关节软骨损伤修复重建学

Articular Cartilage Repair & Restoration

关节软骨损伤修复重建学

Articular Cartilage Repair & Restoration

主　　编　敖英芳

副 主 编　龚　熹　郭秦炜
　　　　　张　辛　胡晓青

主编助理　代岭辉　程　锦

北京大学医学出版社

图书在版编目（CIP）数据

关节软骨损伤修复重建学 / 敖英芳主编 . —北京：
北京大学医学出版社 , 2020.11
　ISBN 978-7-5659-2254-1

　Ⅰ . ①关… 　Ⅱ . ①敖… 　Ⅲ . ①关节软骨—关节损伤—
修复术 　Ⅳ . ① R681.3

中国版本图书馆 CIP 数据核字 (2020) 第 156736 号

关节软骨损伤修复重建学

主　　编：敖英芳
出版发行：北京大学医学出版社
地　　址：（100083）北京市海淀区学院路 38 号　北京大学医学部院内
电　　话：发行部 010-82802230；图书邮购 010-82802495
网　　址：http ://www.pumpress.com.cn
E－mail：booksale@bjmu.edu.cn
印　　刷：北京金康利印刷有限公司
经　　销：新华书店
责任编辑：王　楠　　责任校对：靳新强　　责任印制：李　啸
开　　本：889 mm × 1194 mm　1/16　　印张：24.5　　字数：776 千字
版　　次：2020 年 11 月第 1 版　2020 年 11 月第 1 次印刷
书　　号：ISBN 978-7-5659-2254-1
定　　价：230.00 元
版权所有，违者必究
（凡属质量问题请与本社发行部联系退换）

编者名单

CONTRIBUTORS

主　　编　敖英芳

副 主 编　龚　熹　郭秦炜　张　辛　胡晓青

主编助理　代岭辉　程　锦

编　　者（按姓氏笔画排序）

马　勇　北京大学第三医院	张家豪　北京大学第三医院
王大平　深圳大学第一附属医院 （深圳市第二人民医院）	陆　伟　深圳大学第一附属医院 （深圳市第二人民医院）
王永健　北京大学第三医院	陈海峰　北京大学工学院
石媛媛　北京大学第三医院	陈廖斌　武汉大学中南医院
史尉利　北京大学第三医院	邵振兴　北京大学第三医院
代岭辉　北京大学第三医院	苗　欣　北京大学第三医院
皮彦斌　北京大学第三医院	欧阳宏伟　浙江大学医学院
朱伟民　深圳大学第一附属医院 （深圳市第二人民医院）	金　岩　中国人民解放军空军军医大学 孟庆阳　北京大学第三医院
任　爽　北京大学第三医院	赵逢源　北京大学第三医院
刘　平　北京大学第三医院	胡晓青　北京大学第三医院
刘　强　北京大学第三医院	敖英芳　北京大学第三医院
刘世宇　中国人民解放军空军军医大学	袁慧书　北京大学第三医院
刘振龙　北京大学第三医院	铁　楷　武汉大学中南医院
孙牧旸　北京大学第三医院	郭秦炜　北京大学第三医院
孙铁铮　北京大学人民医院	黄红拾　北京大学第三医院
李　宗　北京大学第三医院	黄洪杰　北京大学第三医院
李　玳　北京大学第三医院	曹永星　上海交通大学医学院
李　琪　北京大学第三医院	附属瑞金医院
李众利　中国人民解放军总医院	曹宸喜　北京大学第三医院
李鉴墨　康膝生物医疗（深圳）有限公司	龚　熹　北京大学第三医院
杨　朋　北京大学第三医院	蒋　青　南京大学医学院附属鼓楼医院
吴　菲　北京大学第三医院	蒋艳芳　北京大学第三医院
余慧镭　北京大学第三医院	程　锦　北京大学第三医院
张　辛　北京大学第三医院	鞠晓东　北京大学第三医院

E主编简介

EDITOR

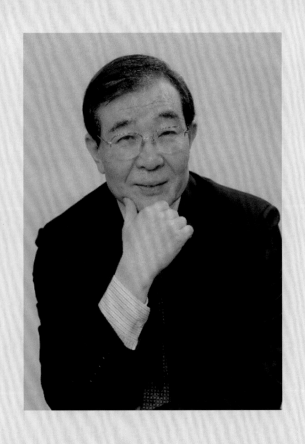

敖英芳，教授，主任医师，博士生导师，北京大学运动医学研究所所长，北京大学第三医院崇礼院区院长，国家区域医疗中心（运动创伤）建设项目负责人，中共中央、国务院、中央军委颁发的"庆祝中华人民共和国成立70周年"纪念章获得者，享受国务院政府特殊津贴。

在临床、教学、科研一线工作38年，全国运动创伤外科与关节镜微创外科学术领域带头人，国家卫健委有突出贡献专家，全国优秀科技工作者，现代中国运动医学与关节镜微创外科领军人物。学术专长：运动损伤临床与基础研究，重点是膝关节韧带损伤的修复与重建、软骨损伤的修复与关节镜下微创治疗手术等。特别围绕软骨损伤修复这一国际前沿课题与国家战略需求开展深入研究，建立软骨损伤早期诊断及损伤修复微环境创新理论体系，在国内率先开展生物3D打印组织工程修复软骨损伤研究，达到国际先进水平。在脱细胞基质生物材料研究与临床转化应用方面，在国际上首先提出原创性自体、原位、一次性软骨修复再生理论并应用于临床取得良好临床效果。

兼任中国体育科学学会副理事长，中华医学会常务理事、运动医疗分会创始人、前任主委，骨科分会关节镜外科学组组长；中国医师协会运动医学医师分会创始会长，北京医师协会运动医学专科医师分会创始会长；北京医学会骨科学分会关节镜外科学组组长；国际关节软骨修复学会常委，国际关节软骨修复学会中国部主席，国际矫形与创伤外科学会中国部副会长、运动医学分会会长，亚洲关节镜学会主席，亚洲关节软骨修复学会创始人兼秘书长，*British Journal of Sports Medicine* 中文版主编。"十三五"国家重点研发计划重点专项专家组组长，国家科技规划健康促进领域专家组组长。

2008—2020年多次出任奥运会医疗卫生核心专家组副组长、成员。主持国家"863"计划、国家科技支撑计划、国自然重点项目等国家级项目9项。担任2项国家"科技冬奥"重点专项课题的骨干专家。主编专著12部，主译专著3部，发表学术论文409篇（SCI 129篇），以第一或通讯作者 在 *Advanced Materials*、*Nature Communication*、*Biomaterials*、*American Journal of Sports Medicine* 等国际权威期刊发表学术论文123篇。获中国奥委会2008年北京奥运会特别贡献奖，获国家科技进步二等奖1项，省部级一等奖2项、二等奖6项，获第九届吴阶平医学研究奖-保罗·杨森药学研究一等奖（运动医学）、首届全国创新争先奖。

P 前 言
PREFACE

关节软骨是人体关节的重要结构，在运动功能中发挥重要作用。由于关节软骨结构特殊、愈合能力差，一旦损伤，难以自我修复，严重影响关节运动功能，许多运动员甚至因此告别运动生涯。对于普通人，关节软骨损伤常会加速关节退变导致骨关节炎。因此，关节软骨损伤是临床上常见、多发、难治性关节伤病，关节软骨损伤修复与重建也一直是运动医学与骨关节外科领域具有挑战性的重点、难点课题。

北京大学运动医学研究所长期从事运动损伤性伤病的临床治疗与基础研究，成立 60 多年来，在这些领域积累了丰富的经验，并做了大量卓有成效的工作。20 世纪 60 年代，北京运动医学研究所（现北京大学运动医学研究所）的研究证明关节软骨损伤后其病理发生、发展过程有针对自身软骨胶原蛋白的自身免疫反应参与，也证明了软骨表面的无形层对这种自身免疫反应有屏蔽作用，这一结论为关节软骨损伤的防治提供了理论依据。1981 年，研究所将硅橡胶固体及胶体修复软骨缺损技术应用于临床，并证明了软骨异体移植、贮存软骨异体移植 3 年后均有吸收现象，可能为晚期排斥反应。此外，北京大学运动医学研究所在关节软骨损伤时自身免疫反应、胶原蛋白分型、骨关节炎软骨中细胞因子的不对称表达等方面的研究均已达到国内外领先水平。近年来，在关节软骨细胞线粒体相关研究、纳米金颗粒探针早期发现软骨损伤、软骨损伤修复过程中相关调控因子（microRNA、lncRNA 等）、软骨组织亲和多肽、新型组织工程软骨技术、新材料研究、关节镜微创技术治疗小面积关节软骨损伤及运动员早期骨性关节炎、新型脱钙皮质骨松质骨作为软骨修复支架治疗关节软骨损伤等方面取得重要成果。为了更好地促进相关工作开展，我们在总结北京大学运动医学研究所有关软骨损伤修复研究成果与临床治疗经验的基础上，结合国内外相关领域专家的研究工作，编写了这本专著，与广大从事骨关节外科与运动创伤工作的同仁共享。

本书将基础研究与临床实践相结合，基于编者的工作，结合国内外相关研究进展，全面系统地介绍了关节软骨损伤修复相关基础与临床研究。全书共分三篇十五章，第一篇为关节软骨损伤生物学基础，介绍了关节软骨的发生、发育与组织结构，关节软骨的生物力学特性，关节软骨损伤的病理生理学基础；第二篇为关节软骨损伤修复基础研究与转化，介绍了关节软骨损伤基础研究的技术与应用，关节软骨损伤修复的实验研究，组织工程修复关节软骨损伤实验研究，增材制造在软骨修复中的研究与应用，关节软骨损伤修复的临床转化研究等；第三篇为关节软骨损伤修复重建，主要介绍了关节软骨损伤的流行病学特点，关节软骨损伤的影像学基础与进展，关节软骨损伤的临床评价、临床治疗，关节软骨损伤修复与重建的临床转化研究，关节软骨损伤康复治疗及关节软骨损伤修复的临床效果评价。书中附有大量基础研究与临床治疗的宝贵图片，图文并茂展示了关节软骨损伤的基础与临床研究成果，更有利于读者学习掌握相关知识与手术操作技术。

本书是编者在关节软骨损伤领域多年基础研究及临床研究工作的总结和智慧的结晶，是团队努力的成果，凝结着专家、教授以及研究生、博士后的辛勤劳动，是医院、学校、教育部、国家自然科学基金委等研究基金项目支持的成果。本书的出版正值我国积极筹备北京冬奥会，作为北京大学第三医院崇礼院区（北京冬奥会核心区医疗保障单位）院长和本书主编，我愿以此书作为 2022 年北京冬奥会的献礼，助力科技冬奥。

本书的出版得到了北京大学医学出版社的大力支持与帮助，他们为本书的成功出版做出了积极努力、卓有成效的工作。由于他们的努力和辛劳付出，本书得以在新冠病毒肺炎疫情防控条件下快速、高质量出版。在此，我谨代表全体编者向所有做出贡献的同仁表示衷心的感谢，同时向所用参考文献的作者表示诚挚的谢意，我们在共同传承着关节软骨损伤修复事业！

由于主编的理论与实践水平有限，书中会有需要进一步完善之处，殷切期望广大读者和同仁给予批评指正，以便再版修订改进。

敖英芳

北京大学运动医学研究所所长
北京大学第三医院崇礼院区院长

C目录
CONTENTS

第一篇

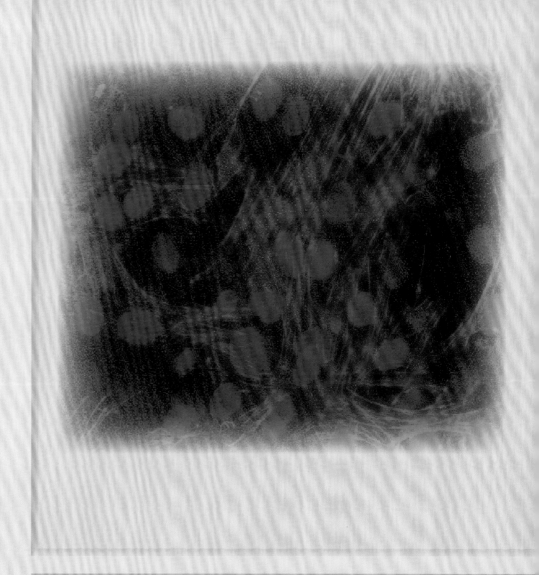

关节软骨损伤
生物学基础

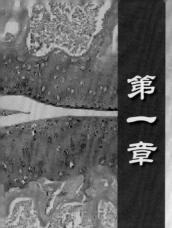

第一章 关节软骨的发生、发育与组织结构

第一节 关节软骨的发生、发育

一、软骨的胚胎期发育和生长

在人胚胎发育过程中，逐渐形成内胚层、中胚层和外胚层。软骨和骨由中胚层和外胚层发育而来：轴旁中胚层局部成对增生发育形成体节，体节横断面呈三角形，中空腔隙为体节腔，体节逐渐分化成生肌节、生皮节和生骨节，而生骨节位于体节腔的内侧壁和腹侧壁，生骨节最终分化为中轴骨（O'Rahilly et al., 1975）。侧中胚层发育形成垂直于它的肢体骨骼（Olson et al., 1996），四肢的骨和软骨即由这部分发育而来，而头颅软骨由外胚层神经嵴细胞迁移发育形成。

本书内容主要讨论关节软骨的发生发育，因此本节也偏重探讨关节软骨细胞的来源与生长。人体胚胎在 4 周左右时，肢体骨骼逐渐发育出肢芽，其后形成关节（图 1-1-1），关节的发育可以分为两个阶段：软骨间叶原基（cartilaginous anlagen）的形成和关节的形成。关节发育前，肢体骨骼内的细胞主要是间充质前体细胞，主要分泌透明质酸和 Ⅰ 型胶原（collagen Ⅰ）等细胞外基质，也含有少量的 Ⅱ 型胶原前体（Sandell et al., 1994），随后出现细胞聚集（condensation）（Widelitz et al., 1993），向成软骨细胞系和成肌细胞系分化，内部的细胞分化形成软骨，外围的分化形成肌肉，周围的上皮细胞等也会影响间充质前体细胞的成软骨分化。胚胎软骨细胞出现后就可以在肢芽内观察到软骨结节，软骨结节外围的细胞形态会逐渐扁平化并伸长形成软骨膜（Mariani et al., 2003）。

同时在肢体形成时，软骨细胞会逐渐分化形成两个细胞群：生长板软骨细胞和长骨两端的关节软骨细胞。关节软骨细胞可以继续增殖，产生 Ⅱ 型胶原（collagen Ⅱ）等基质蛋白形成软骨样组织，而生长板软骨细胞群最终经历细胞肥大并被骨组织代替（Zhou et al., 2014）。软骨生长板

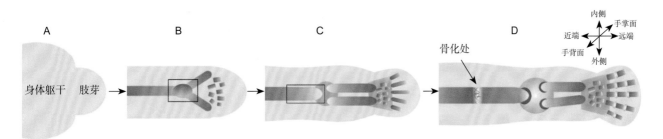

图 1-1-1 肢芽生长发育示意图 A.间充质干细胞聚集；B.远端细胞聚集；C.中间区域分化；D.关节腔形成

决定了长骨的发育，胚胎出生后，生长板软骨细胞进行增殖和分化，通过间质内生长的方式使长骨增长（Farnum et al., 1993）；同时在出生前不久，在骨骺和软骨中间会形成第二骨化中心，即骨骺板，第二骨化中心会随着骨发育的成熟逐渐发育成骨组织而消失（图 1-1-2）。

二、软骨的胚后发育和生长

胚胎发育后，根据软骨细胞形态，软骨生长板被水平分为三个区域：静息区、增殖区和肥大区。静息区（resting zone）位于软骨生长板上方软骨与骨骺之间的狭窄区域，静息区软骨细胞个体偏小，多为圆形，单个或成对散乱分布在细胞外基质中，细胞增殖能力弱。增殖区（proliferative zone）位于静息区下层，细胞来源于静息区的软骨前体细胞，呈扁平拉长状，细胞长轴与组织生长方向垂直，细胞沿着组织生长轴扩增，在组织切片中可以观察到圆柱状细胞群（Pitsillides et al., 2011）。增殖区内细胞增殖水平并不一致，上半部分细胞增殖能力强，而下半部分细胞增殖能力弱，细胞逐渐成熟，增殖区细胞平均经历 4 次有丝分裂，逐渐往深层移动取代生长板远端的肥大软骨

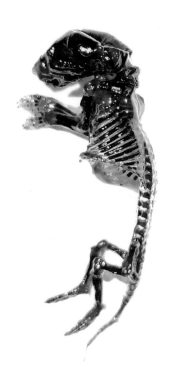

图 1-1-2　小鼠阿尔新蓝 - 茜素红全骨架染色，图中红紫色显示骨组织染色，蓝色显示软骨染色，小鼠为 P0 天的 C57BL/6 小鼠

细胞（Wilsman et al., 1996）。在增殖区向肥大区（hypertrophic zone）过渡的区域内，软骨细胞体积逐渐变大，到软骨肥大区时，细胞大小比静息区软骨细胞大 10 ~ 15 倍（Farnum et al., 2002），呈卵圆形。软骨肥大区细胞 II 型胶原和聚集蛋白聚糖（aggrecan）等基质基因不再表达，而是以表达 X 型胶原（collagen X）为主（Park et al., 2015），肥大区软骨细胞最终会经历程序性死亡而消失或终末分化为成骨细胞（Hunziker et al., 1987）（图 1-1-3）。

三、软骨内成骨

从发育学角度来看，软骨也是骨形成的生长板，骨组织的形成有两种方式：一种是胚胎间充质组织直接转变成骨组织，称为膜内成骨，另一种是将原始的雏形转化为骨组织，称为软骨内成骨。软骨内成骨是人体骨发育的主要方式，长骨纵径的生长就是典型的软骨内成骨（Hunziker et al., 1989）。在该过程中，软骨细胞停止分裂，出现细胞肥大（hypertrophy）（Yang et al., 2014），软骨细胞外基质也发生改变，软骨细胞开始分泌 X 型胶原（collagen X），基质中纤连蛋白成分增多，同时 II 型胶原的含量减少（Kronenberg, 2003）；软骨细胞内钙离子浓度升高，促进胞外囊泡的分泌，胞外囊泡中碱性磷酸酶、基质金属蛋白酶（matrix metalloproteinase, MMP）和磷酸钙的成分可以进一步使得细胞外基质矿化（Hunziker, 1994）。

四、关节软骨细胞发生发育的分子调控

（一）肢体发育早期细胞聚集的分子调控

在肢体发育中，最开始的细胞并不是"凭空出现"的。来源于胚层的肢体母细胞，通过细胞膜上的受体感受外界趋化因子信号，循着趋化因子梯度进行迁移，趋化因子为 8 ~ 10 kDa 的蛋白质分子，这个现象也被称为细胞的趋化性（Hall et al., 2000）。在细胞迁移的过程中，细胞通过整合素和钙黏素介导的细胞黏附相互聚集。钙黏素（cadherin, calcium-dependent adhesion）是一类跨细胞膜蛋白分子，在细胞内，它和联蛋白（catenin）和细胞骨架肌动蛋白相互作用，进而影响细胞的信号传导。有研究表明神经钙黏素（neural cadherin, N-cadherin）在肢体发育中

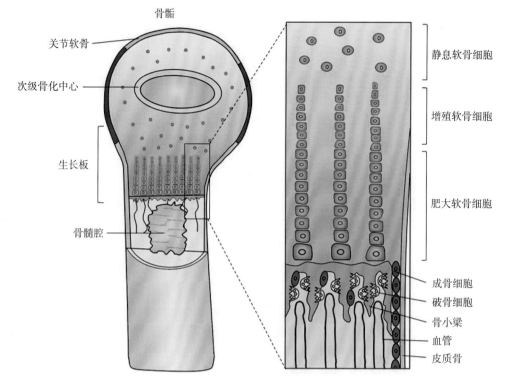

图中标注：

骨骺

关节软骨

次级骨化中心

生长板

骨髓腔

静息软骨细胞

增殖软骨细胞

肥大软骨细胞

成骨细胞

破骨细胞

骨小梁

血管

皮质骨

图 1-1-3 软骨与骨胚后发育模式图

对细胞聚集起到了重要作用（Oberlender et al., 1994），但在成熟的软骨细胞中，由于细胞和细胞间的接触很少，钙黏素的作用并不突出（Luo et al., 2005）。整合素（integrin）是一类异质二聚体跨膜蛋白，与细胞外基质和肌动蛋白细胞骨架相互作用，整合素可以和软骨细胞外基质中的胶原、纤连蛋白、玻连蛋白、层粘连蛋白等相互作用。除了细胞间相互作用对细胞聚集的影响，细胞本身还会表达一些基因调控该过程。骨形态发生蛋白（bone morphogenetic protein, BMP）家族的 BMP5 的表达可以调节聚集细胞中特定细胞群的细胞形态（Pizette et al., 1999）。细胞聚集的边界受到同源异型框（homeobox, Hox）基因家族（homeobox gene family）的 HoxA2 调控（Kanzler et al., 1998），而 Hox 家族的另一成员 HoxA13 可以改变软骨前体细胞的黏附特性，从而影响细胞聚集。

（二）肢体发生和发育的分子调控

肢芽的发生和发育是一个很繁复而又系统的过程，很多基因都参与了这个过程。Hox 基因家族对皮质和间质的相互作用有重要作用，HoxA 和 HoxD 基因簇在整个肢体发育过程中都有表达，对肢体发生发育至关重要（Nelson et al., 1996），同时它们也可以调控细胞内成纤维细胞生长因子（fibroblast growth factor, FGF）8（FGF8）和音猬因子（Sonic hedgehog, SHH）的表达，FGF8 可以直接影响肢芽最初形成的大小。在体外细胞培养的成软骨模型中，成软骨初期 HoxD10、HoxD11 和 HoxD12 在所有细胞内都有表达，HoxD9 和 HoxD13 只在少量细胞内有表达，随着成软骨进行，HoxD9 和 HoxD13 只在成软骨的细胞内表达，而 HoxD10 和 HoxD12 在成软骨和非成软骨细胞内都有表达。

前肢和后肢的发生发育依赖于 T-box（TBX）基因家族的表达，TBX 蛋白含有 DNA 结合域，是一类转录因子。在基因过表达模型中，TBX4 和 TBX5 可以调节肢芽向前肢和后肢不同方向发育，但目前学界只认为它们和肢芽向前肢和后肢的起始发育有关（Minguillon et al., 2005）。但是 TBX4 的上游调控成对同源异型结构域蛋白转录因子 1（paired-like homeodomain transcription factor 1, PITX1）被认为可以引起 TBX4 在后肢的表达并影响后肢的发育（Logan et al., 1999）。

（三）肢体发育的分子调控中心

动物实验研究表明，肢体发育过程中的信号分子来源于肢芽的特定区域，影响着最终骨架的形成。肢芽形成后有两个很重要的区域：外胚层顶嵴（apical ectodermal ridge，AER）和极性活性区（zone of polarizing activity，ZPA）。外胚层顶嵴形态上不同于外胚层，位于肢芽的远端顶点处，在发育过程中将这部分区域切除会导致骨骼发育畸形。外胚层顶嵴最主要是通过产生 FGF 和 BMP 来调控发育，在小鼠胚胎发育中，外胚层顶嵴特异性表达 FGF4、FGF8、FGF9 和 FGF17，单独诱导 FGF4、FGF9 和 FGF17 缺失表达不会引起肢体发育异常，但 FGF8 不表达会引起肢体的发育不全，并且同时让 FGF4 和 FGF8 不表达，肢体发育不全更加严重（Sun et al.，2002）；而外胚层顶嵴来源的 BMP 负性调节外胚层顶嵴的结构和功能，促进外胚层顶嵴的退化（Pizette et al.，1999）。极性活性区位于肢芽的后远端边缘，控制着肢体前后轴的发育（手指的发育）。研究表明，极性活性区产生的 SHH 发挥了主要作用，通过诱导 BMP2 的表达调控肢体的形态发育。

（四）软骨发育的分子调控

软骨发育过程受到细胞、生长因子、转录因子、表观调控（Michigami，2013）等多重因素的影响，如 Sox9、Runx2、转化生长因子-β超家族、甲状旁腺激素相关肽以及它们之间的相互作用共同影响了软骨发育（Long et al.，2013）。

1. Sox9（性别决定区 Y 框蛋白 9，sex-determining regionY-box 9）　软骨细胞分化的特点是细胞外基质中 II 型胶原、IX 型胶原（collagen IX）和 XI 型胶原 collagen XI）的增加，同时伴随细胞核内转录因子 Sox9 的表达水平增高（Shum et al.，2002）。Sox9 对细胞由聚集的软骨前体细胞分化为软骨细胞来说是必需的，并在之后的软骨细胞分化中也扮演着重要角色。Sox9 在聚集细胞的软骨前体细胞和成软骨细胞中均有表达，一般和 Sox5、Sox6 共同表达，但在肥大的软骨细胞内无表达（Lefebvre et Al.，2001）。Sox9 的表达受 BMP 信号通路调节，BMP2 可以直接引起细胞内 Sox9 表达水平的升高，同时 Sox9 也可以维持软骨细胞的表型并抑制软骨细胞肥大。体外细胞培养中，Sox9 可以刺激软骨基质相关的基因的表达，如 COL2A1、COL11A2 和聚集蛋白聚糖。细胞核内，Sox9 二聚体可以与软骨细胞特异性基因 COL2A1 第一个内含子中的增强子结合，从而激活 COL2A1 的表达。Barx2 和 c-Maf 转录因子也可以和 COL2A1 的增强子结合，协同 Sox9 激活 COL2A1 的表达（Akiyama et al.，2008）。体外研究发现，甲状腺素可以直接作用于软骨细胞，通过下调 Sox9 促进软骨细胞肥大（Okubo et al.，2003）。

2. 转化生长因子-β（transforming growth factor-β，TGF-β）超家族　TGF-β超家族包括转化生长因子（TGF）、激活素（activin）、BMP 和生长分化因子（GDF）等多个亚家族，在调控细胞生长和分化中起着重要的作用。TGF-β 可以调控细胞的生长、分化、运动和凋亡，BMP 亚族也在软骨的发生发育中起到了重要作用。TGF-β 和 BMP 信号通路依赖于四个不同分子间的相互作用，作为配体的 TGF-β 和 BMP、细胞膜上的受体、第二受体和细胞内信号转导分子 Smad。激活状态下，配体与 II 型跨膜蛋白受体结合，然后招募并磷酸化 I 型受体，活化的 I 型受体的丝氨酸/苏氨酸激酶可以使受体依赖的 Smad（receptor-activated Smad，R-Smad）磷酸化，活化的 R-Smad 可以与 Smad4 结合，转移到细胞核内和其他转录因子协同激活靶基因。

BMP 的 I 型受体 BMPR1B 在细胞聚集过程中表达，BMPR1A 在整个胚胎内几乎都有表达，在小鼠胚胎发育中，敲除 BMP 拮抗分子 Noggin 的表达也会引起细胞聚集紊乱并导致肢体发育不全。BMP 在软骨发育后期也发挥重要作用，BMP2、BMP3、BMP4、BMP5、BMP7 在软骨膜内表达，BMP2 和 BMP6 在肥大区软骨细胞内表达，BMP7 在增殖区软骨细胞内表达，GDF5、GDF6 和 GDF7 在关节形成过程中表达。

3. 甲状旁腺激素相关肽（parathyroid hormone-related peptide，PTHrP）　PTHrP 作为旁分泌因子，在软骨膜周围的软骨细胞中表达水平最高，在增殖区软骨细胞中表达水平相对较低，相应的，PTHrP 受体（PTHR1）在增殖区软骨细胞中表达水平也较低，而软骨细胞在成熟逐渐向肥大转变的过程中，PTHR1 水平逐渐升高（Guo et al.，2002）。人体内 PTHR1 基因抑制性突变会导致 Blomstrand 型软骨发育不良，表现为长骨变短而骨密度升高，而 PTHR1 过表达性突变会导致 Jansen

型干骺端软骨发育不良。实验研究表明PTHrP是通过激活cAMP相关信号通路，使*Sox9*基因过度表达和调节HDAC4-MEF2C复合体影响软骨细胞肥大（Huang et al., 2001）。

4. 印度刺猬因子（Indian hedgehog, IHH） 刺猬因子家族（hedgehog family）包括印度刺猬因子（IHH）、音猬因子（Sonic hedgehog, SHH）和沙漠刺猬因子（desert hedgehog, DHH），在动物发育过程中有很重要的作用。在软骨发育中，IHH在肥大前软骨细胞（prehypertrophic chondrocytes）和早期肥大软骨细胞中表达，动物实验中，敲除*IHH*基因会降低软骨细胞增殖活力和肥大软骨细胞数量，IHH信号通路也可以直接调节圆柱状软骨细胞群的形成（Hilton et al., 2005）。在骨骼发育的某些特定区域，PTHrP的表达也依赖于IHH，PTHrP的表达受到IHH抑制因子GLI3的调节，同时敲掉*GLI3*和*IHH*基因的表达可以恢复软骨细胞的正常增殖活力和肥大，并恢复PTHrP的表达水平（Koziel et al., 2005）。

5. 成纤维细胞生长因子（fibroblast growth factor, FGF） FGF信号通路对软骨细胞的增殖和分化有重要作用（Ornitz et al., 2002），22个FGF家族基因和4个FGF受体基因在软骨内骨化过程中也有不同水平的表达（Sun et al., 2002）。抑制*FGFR1*基因表达可以延缓肥大软骨细胞的成熟。抑制*FGFR2*基因表达可以引起骨骼形态发育异常，骨密度变大。抑制*FGFR3*基因表达可以提高软骨细胞增殖能力，软骨肥大增多，同时*IHH*表达水平升高，而*FGFR3*在小鼠体内过表达可以降低软骨细胞增殖能力，肥大软骨减少，*IHH*表达水平也受到抑制，*FGFR3*对软骨发育的影响有可能是经由IHH/PTHrP信号通路介导的。软骨发育中*FGFR3*对应的FGF配体目前尚无定论，但在软骨膜周围的细胞中，*FGF9*和*FGF18*都有表达，在生长板的软骨细胞中，*FGF18*表达水平较低，而*FGF9*和*FGF18*都可以与*FGFR3*结合并促进软骨细胞增殖。

6. 表观遗传分子调控 有研究表明表观遗传在软骨发育中也起到了很重要的作用（Goldring et al., 2012）。组蛋白的乙酰化和去乙酰化都可以影响软骨细胞的表型，组蛋白去乙酰化酶4（HDAC4）可以通过抑制*Runx2*基因的表达来阻止软骨细胞肥大（Vega et al., 2004），而组蛋白去乙酰化酶1（HDAC1）和组蛋白去乙酰化酶2（HDAC2）可以抑制软骨细胞内*Col2a1*等基因的表达（Hong et al., 2009）。去乙酰化酶1（SIRT1）可以通过招募Sox9转录因子来促进软骨细胞*Col2a1*基因的表达。

胚胎发育本身是一个非常复杂而有序的过程，其中分子水平的调控也是相互之间作用的，其中的"分子图谱"并没有被完全解析（Klein et al., 2015），上述软骨发育的分子调控叙述仅仅作为一个概述。随着近年来单细胞测序技术的成熟和推广，笔者认为，软骨发育的分子调控机制也会更加清晰（Kester et al., 2018）。

（杨　朋　胡晓青）

第二节　关节软骨的组织结构

一、关节软骨的结构与功能

人体关节软骨为透明软骨，新鲜时呈半透明、略带淡蓝的乳白色，表面光滑，边缘整齐，无软骨膜覆盖，具有弹性，易折断，厚度2～7 mm。关节软骨主要的功能为分散压力、降低关节活动时的摩擦力，减少关节磨损。关节软骨由软骨细胞及细胞外基质组成，细胞外基质约占90%的软骨体积（Knudson et al., 2001），主要为胶原与聚合的蛋白多糖分子（分别占软骨干重的40%～70%、10%～30%）。关节软骨由浅至深大致可分为浅表层（或切线层）、中间层（或移行层）、深层（或放射层）和钙化层（Atesok et al., 2016）（图1-2-1）。关节软骨的存在增加了关节面的受力面积，并且由于关节软骨具有弹性，运动时关节软骨可吸收并分散应力，起到缓冲作用；关节腔的关节液能降低关节软骨在运动时的摩擦力，起到润滑的作用（Freeman et al., 1975）。

二、关节软骨细胞形态与分布

成熟的软骨细胞呈圆形或椭圆形，细胞核呈圆形或卵圆形，关节软骨细胞在软骨中存在于软骨陷窝中和软骨囊之中，呈规律性分布。浅表层软骨

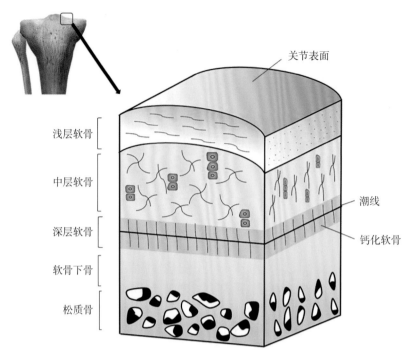

图 1-2-1 关节软骨结构图，从上到下依次为浅表层、中间层、深层、钙化层

细胞长轴与软骨表面平行，为幼稚的成软骨细胞，体积较小，呈扁圆形，单个分布，胶原纤维致密；中间层软骨细胞逐渐成熟，体积增大，呈椭圆形或圆形，成群分布，每群 2~8 个软骨细胞，均由同一个成软骨细胞分裂发育而来，胶原纤维随机散在分布；深层软骨细胞长轴垂直于软骨表面，与胶原纤维走行方向一致（图 1-2-2）。

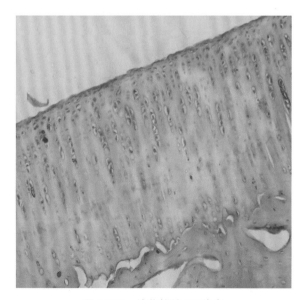

图 1-2-2 关节软骨 HE 染色

三、关节软骨细胞超微结构

电镜下，软骨细胞含有丰富的滑面内质网、粗面内质网和高尔基体。人正常关节软骨的浅表层、深层和非钙化区域的细胞中可观察到胞质突，延伸到其周围的细胞基质中。在细胞质当中可以看到圆形微胞饮泡与细胞膜紧邻，有一些与细胞膜融合，有向胞外的开口（Roy et al., 1968）。在有些软骨细胞中可以看到包含降解细胞器的双层膜或单层膜自噬体。高尔基体在软骨细胞中呈片层状密集分布，其中含有大小不等的囊泡，用于软骨细胞合成物质的储存、转运和分泌。软骨细胞细胞核同其他组织细胞基本相似，均由双层核膜包绕，其内为致密核质，细胞核旁偶见中心粒（图 1-2-3）。

四、关节软骨细胞线粒体结构

由于体内关节软骨细胞在相对低氧的环境中生存，其能量代谢同其他组织细胞有所不同，主要依靠糖酵解供能（Marcus, 1973），但研究证实关节软骨细胞同样可以在线粒体内进行氧化磷酸化供能，近年来研究发现软骨细胞线粒体功能改变

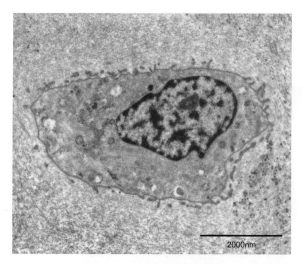

图 1-2-3　软骨细胞电镜图

可能与关节软骨退变性疾病相关。此处主要探讨线粒体在软骨细胞中的分布与功能。

（一）关节软骨细胞线粒体分布特点

1. 体外软骨细胞线粒体分布特点　笔者所在单位研究发现（Cao et al., 2013），使用体外培养的 C57BL/6 小鼠膝、髋关节软骨细胞，通过动态观察线粒体的形态和分布，发现体外培养的单层软骨细胞中的线粒体十分活跃，其形状和分布都处在不断变化之中。在数量方面，每个软骨细胞有数百条线粒体。在形态方面，C57BL/6 小鼠关节软骨细胞中典型的线粒体形态为短丝状或棒状，长度

为 1～5 μm，但长度差异较大，最长可达 10 μm；线粒体直径为 0.3～1 μm。在分布方面，线粒体在大部分软骨细胞中分布相对均匀，但可观察到核周网络状分布以及核膜与细胞膜之间放射状分布，可能与不同的细胞活动有关（图 1-2-4）。

2. 体内关节软骨线粒体分布特点　与体外培养的软骨细胞不同，在体小鼠关节软骨原位线粒体共聚焦成像显示线粒体在关节软骨中的分布因层次不同而有所区别。线粒体体积占原位软骨细胞质体积的 10%～15%。关节软骨由浅至深软骨细胞体积逐渐增大，细胞直径在 10～20 μm，线粒体在深层软骨细胞分布稀疏。在分布方面，由于单细胞截面积随着关节软骨深度的增加而增大，但平均单细胞线粒体截面积没有随深度变化而发生明显变化，因此线粒体密度（线粒体截面积 / 细胞截面积）随着深度的增加而逐渐降低，即浅层软骨细胞体积小但线粒体密集，深层软骨细胞细胞体积大但线粒体稀疏（图 1-2-5）。

研究还发现浅层软骨、生长板软骨线粒体丰富；深层软骨、钙化软骨层线粒体非常少。这可能与氧张力与代谢底物浓度在不同层次的差异有关。关节软骨的营养来自于关节活动挤压关节液的由浅至深地扩散，因此随关节软骨层次加深形成了逐渐降低的氧张力梯度，浅层氧张力为 5%～7%，深层氧张力可低于 1%，因此不同层次软骨细胞代谢可能因营养物质浓度和氧张力的不同而存在差异，这与线粒体密度差异相符。

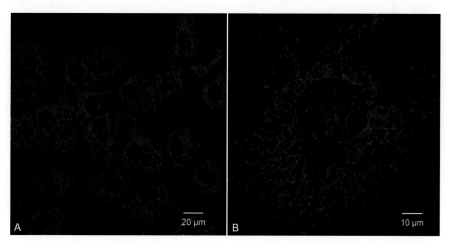

图 1-2-4　软骨细胞线粒体的分布。体外培养的野生型 C57BL/6 小鼠软骨细胞行体外单层培养和传代，采用 Hoechst 33342 对培养的第一代软骨细胞细胞核 DNA 进行染色（蓝色），采用 TMRM 对线粒体进行染色（红色）。染料加载后置于 LSM700 激光共聚焦显微镜下双通道观察。Hoechst 33342 采用 405 nm 激发光，TMRM 采用 555 nm 激发光 A. 大视野多细胞图像；B. 单一软骨细胞图像

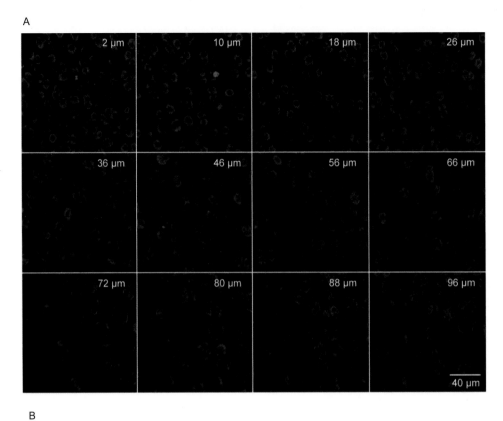

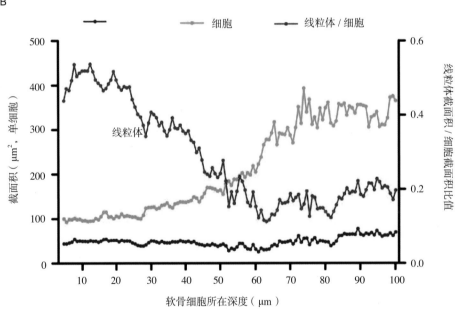

图 1-2-5　A. 小鼠股骨浅层（2 μm、10 μm、18 μm、26 μm）、中层（36 μm、46 μm、56 μm、66 μm）、深层（72 μm、80 μm、88 μm、96 μm）软骨细胞线粒体染色（红色）；B. 对获取的圈层软骨细胞图像应用 Image J 软件进行分析后获取平均单细胞截面积、线粒体截面积及二者比值与软骨细胞深度之间的关系

使用共聚焦显微镜对人关节软骨线粒体原位观察发现，人关节软骨线粒体在数量、形态、大小等方面与上述小鼠软骨细胞线粒体非常相似，具有可比性。

（二）关节软骨细胞线粒体功能

线粒体在一般组织细胞中参与氧化磷酸化供能、调节细胞氧化还原状态，同时与细胞凋亡、细胞自噬、细胞钙代谢有关。线粒体在关节软骨细胞中的功能尚未被研究透彻，目前已知其参与软骨细胞氧化应激、氧化磷酸化、钙代谢、自噬和凋亡等过程（图 1-2-6）。

（三）关节软骨细胞线粒体超氧炫现象

1. 软骨细胞线粒体存在超氧炫现象　笔者研究团队发现利用质粒转染方法制作了全身表达 cpYFP 的转基因小鼠观察软骨细胞超氧阴离子自由基（O_2^-）的产生情况，结果发现，这些小鼠在生物行为及组织学水平上与正常野生型小鼠无明显差别。然后利用从此小鼠获取的软骨细胞进行体外培养，发现静息软骨细胞线粒体存在与心肌、骨骼肌、HeLa 细胞类似的 O_2^- 量子化产生现象，称为超

氧炫（图 1-2-7）。软骨细胞超氧炫的动力学特征与其他细胞类似，这也说明超氧炫是生物体各个组织细胞线粒体的一个共有特征。利用原位观察方法，在原位软骨细胞中也发现了超氧炫现象，除了在发生频率及发生面积方面低于体外培养细胞外，其他参数特征与培养的软骨细胞无差别（图 1-2-8）。

2. 促炎性细胞因子可使软骨发生氧化应激及其机制　笔者研究团队同样发现关节炎症反应中两种重要的促炎性细胞因子即白细胞介素 -1β（interleukin-1β, IL-1β）或肿瘤坏死因子（tumor necrosis factor-α, TNF-α），它们可刺激软骨细胞超氧炫活性明显增加，同时还可引起线粒体颗粒化。受到促炎性细胞因子刺激的软骨细胞线粒体形态中丝状及长杆线粒体变少，点状线粒体占多数。而在整个实验过程中细胞形态及核无明显变化，这表明线粒体颗粒化是伴随超氧炫活性增加而引起，以及线粒体颗粒化是促炎性细胞因子致软骨细胞凋亡的早期事件（图 1-2-9）。

超氧炫是线粒体大通道 mPTP 开放所触发的。IL-1β 或 TNF-α 诱导超氧炫活性的增加不依赖新蛋白质合成，而 JNK 通路的激活可能与此通路的激活过程相关。

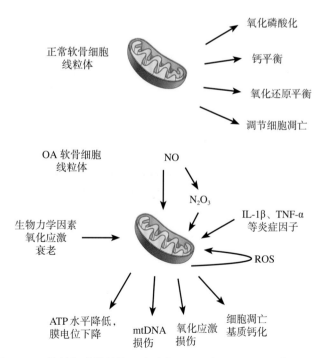

图 1-2-6　软骨细胞线粒体正常功能及 OA 软骨细胞线粒体功能异常

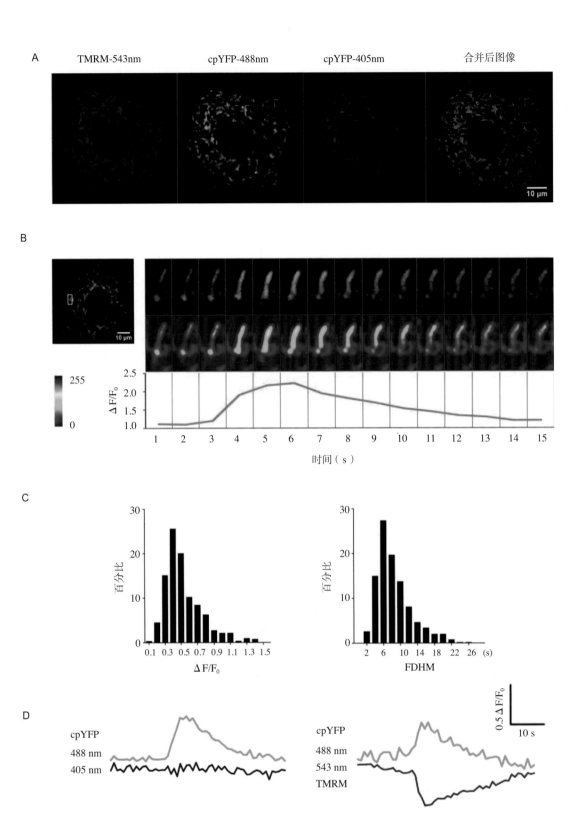

图 1-2-7 体外培养软骨细胞超氧炫。TMRM：膜电位红色荧光；cpYFP：环状排列的黄色荧光蛋白；FDHM：钙火花的平均时间半高宽 A.体外培养 mt-cpYFP 细胞经 TMRM 染色后，543 nm、488 nm、405 nm 激光激发图像及合并后的图像。B.典型的软骨细胞超氧炫，右侧图像是左侧软骨细胞白色矩形框的放大，并按照 2 帧 / 秒的速率采集的时间序列图像；上排：488 nm 激光激发图像；中排：对应热阶图像；下排：时间 - 荧光强度曲线。C.线粒体超氧炫 ΔF/F₀ 及 FDHM 频数分布图。D.左图：cpYFP 荧光 405 nm 及 488 nm 同时激发；右图：cpYFP 488 nm 及 TMRM 543 nm 同时激发

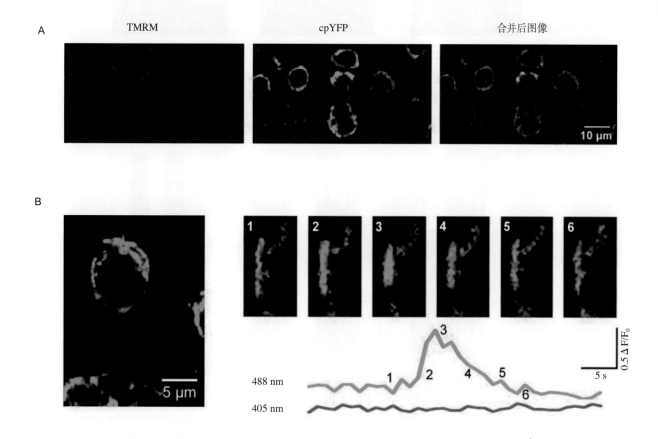

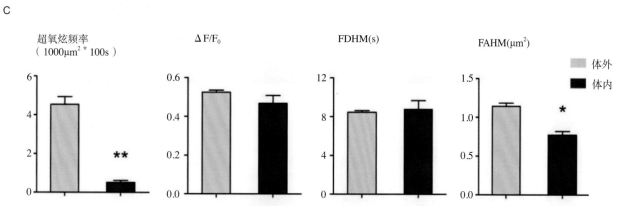

图 1-2-8　原位软骨细胞超氧炫　A. 原位 mt-cpYFP 软骨细胞经 TMRM 染色后，543 nm、488 nm 激光激发图像及合并后的图像。B. 典型的软骨细胞超氧炫，右侧图像是左侧软骨细胞红色矩形框的放大，并按照 2 帧 / 秒的速率采集的时间序列图像；下方为 cpYFP 488 nm 和 405 nm 时间 - 荧光强度曲线。C. 体外培养与原位软骨细胞超氧炫特征对比。TMRM：膜电位红色荧光；cpYFP：环状排列的黄色荧光蛋白；FDHM：钙火花的平均时间半高宽；FAHM：超氧炫发生面积

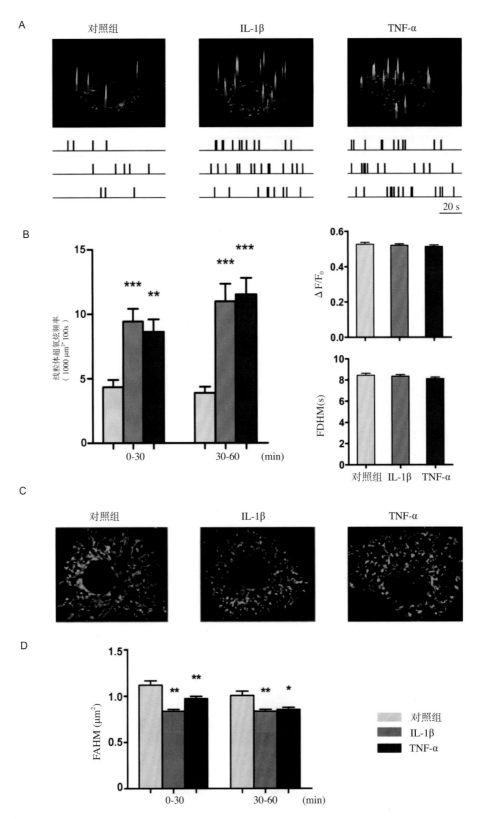

图 1-2-9　IL-1β 和 TNF-α 对培养软骨细胞线粒体超氧炫的影响　A. 对照组、IL-1β 和 TNF-α 处理组软骨细胞超氧炫活性变化的典型示例。上图所示为相应细胞 100 s 中发生的超氧炫的叠加图，尖峰所在位置代表发生超氧炫的线粒体位置。下图为超氧炫的时间记录（每组 3 个细胞），其中最上排代表的是图中三个细胞超氧炫发生的时间点。B. 三组线粒体超氧炫活性、幅度及动力学特征对比。C. 三组典型的软骨细胞线粒体形态。D. 三组发生超氧炫的线粒体截面积的对比。数据为平均值 ± 标准误，每组 42 ~ 49 个细胞不等，每组超氧炫数 179 ~ 576 不等。*P＜0.05；**P＜0.01；***P＜0.001

（吴　菲　曹永星）

第三节 关节软骨细胞外基质的构成

关节软骨细胞外基质（extracellular matrix, ECM）与一般的细胞外基质组织相似，主要由水（75%）、胶原蛋白（20%）和蛋白多糖（5%~7%）（如透明质酸、硫酸软骨素等）构成，基质中也含有细胞因子和生长因子。但由于关节软骨组织无血管和神经分布的特点，关节软骨细胞外基质有其特殊性，正常情况下，它在基质金属蛋白酶（matrix metalloproteinase, MMP）和基质金属蛋白酶抑制剂（inhibitor of MMP）的作用下处于合成与分解的动态平衡之中。其中，胶原纤维作为细胞外基质的骨架，具有维持关节软骨正常形态结构的功能，同时具有抗张力的机械特性；蛋白多糖带大量负电荷，可吸附水分子，维持软骨渗透压，使其具有弹性和抗压性。

每一个软骨细胞与其周围的环形细胞周基质（pericellular matrix, PCM）共同组成一个软骨单位（chondron）（Wilusz et al., 2014）（图 1-3-1）。近年来，PCM 在细胞-细胞、细胞-基质相互作用中的功能逐渐被了解，研究证实，软骨细胞周基质对于软骨细胞生物化学和生物力学特性的维持、细胞信号转导等方面发挥关键的调节作用（Guilak et al., 2006）。细胞周基质主要成分为Ⅵ、Ⅱ、Ⅸ型胶原，基底膜聚糖，多种蛋白多糖，纤连蛋白。

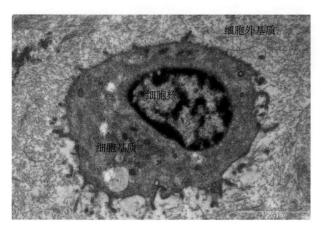

图 1-3-1 电镜下观察的软骨单位，由内向外依次为细胞核、细胞基质、细胞外基质

一、胶原

关节软骨的特异性胶原为Ⅱ、Ⅸ、Ⅹ、Ⅺ型胶原，非特异性胶原为Ⅰ、Ⅲ、Ⅳ、Ⅵ、Ⅻ型胶原。Ⅱ、Ⅸ、Ⅺ型胶原相连，构成软骨的骨架，其他胶原与骨架相连，共同构成软骨胶原网络。在哺乳动物中，Ⅱ、Ⅸ、Ⅺ型胶原的比例在软骨不同区域之间并不存在较大的差异。不同类型胶原在软骨中的占比有所不同（表 1-3-1）。

表 1-3-1 不同类型胶原在软骨中的分布（Eyre et al., 2006）

胶原类型	软骨中占比
Ⅱ型胶原	胎儿 75%，成人 >90%
Ⅲ型胶原	成人关节软骨中 >10%
Ⅵ型胶原	软骨单位，微丝 <1%
Ⅸ型胶原	共价交联胶原，胎儿占 10%，成人占 1%
Ⅹ型胶原	仅见于肥大软骨
Ⅺ型胶原	纤维板，胎儿占 10%，成人占 3%
Ⅻ/ⅩⅣ型胶原	非共价交联胶原
ⅩⅢ型胶原	跨膜胶原

二、关节软骨胶原纤维结构

在关节软骨的不同层中，胶原纤维网状结构具有不同的排列方式。在软骨表层，胶原纤维较密集，长轴方向与软骨表层平行；在过渡区域，胶原纤维方向随机，胶原间交联丰富，呈开放的网状结构；在软骨深层的中部，较大的胶原纤维直径可达 27~71 nm，与软骨表面垂直排列，其间有大量小的胶原纤维散布；在深层下部，胶原纤维直径剧增，可达 74~107 nm（Vanden Berg-Foels et al., 2012）。

（一）特异性胶原

1. Ⅱ型胶原 Ⅱ型胶原主要分布于软骨中，在脊索、胎儿脑、发育中的心脏和眼中也有分布。它是由 3 条相同的 α1 多肽链组成同源三聚体 [α1

（Ⅱ）]3，α1 链由单基因 *COL2A1* 编码，*COL2A1* 基因的变异可以导致骨软骨发育不良。每条 α1 多肽链含 1050 个氨基酸残基，其 N 端肽和 C 端肽分别具有 19 和 27 个氨基酸残基（Antipova et al.，2010），Ⅱ型胶原具有连续的三螺旋结构及末端的非三螺旋端肽。其半衰期很长，为 117 年，在关节软骨中分布均匀，Ⅱ型胶原作为关节软骨基质的结构基础，因其生化、结构和力学特点在关节软骨中发挥复杂的作用，如参与蛋白多糖的代谢、软骨细胞稳态的维持及软骨细胞分化，从而影响关节功能与寿命（Tiku et al.，2016）。

2. Ⅸ型胶原 Ⅸ型胶原属于不连续三螺旋结构的纤维相关胶原蛋白，它由 3 条不同的肽链组成：α1、α2、α3。每个肽链含有 3 个胶原域（collagenous domains，COL）和 4 个非胶原域（non-collagenous domains，NC），即 COL1～COL3 和 NC1～NC4（Diab et al.，1996）。Ⅸ型胶原分子量为 270 kDa，形态呈短棒状，线性结构长 190 nm，在一端存在球状结构域（Bruckner et al.，1988）。在人正常关节软骨基质中，Ⅸ型胶原数量较少，占成人关节软骨胶原的 1%，它与Ⅱ

型胶原分布一致，并在Ⅱ型胶原纤维表面与其形成共价交联（图 1-3-2）。在成人软骨中，Ⅸ型胶原更多存在于细胶原纤维群中，主要存在于软骨区基质（territorial matrix）；在胚胎软骨中，Ⅸ型胶原广泛分布，宽度为 20 nm。Ⅸ型胶原 α1（Ⅸ）、α2（Ⅸ）、α3（Ⅸ）的 COL2 胶原域与Ⅱ型胶原 α1（Ⅱ）的 N 端，以及 α3（Ⅸ）的 COL2 胶原域与 α1（Ⅱ）的 C 端共价结合形成交联（Wu et al.，1992）。

在软骨发育过程中及软骨细胞周围区，Ⅸ型胶原与Ⅺ型胶原密度最高，同Ⅱ型胶原的比值最高，随着软骨的成熟，胎儿软骨中Ⅱ型胶原比例逐渐增高（Diab et al.，1996）。Ⅱ型胶原可维持胶原骨架的机械完整性，提供机制内机械约束的功能，对抗骨关节炎时蛋白多糖渗透压增高导致的胶原网络肿胀。

3. Ⅺ型胶原 Ⅺ型胶原是与Ⅱ型胶原同样大小的纤维形成蛋白，在发育中的软骨，Ⅺ型胶原是异源三聚体分子，由 α1（Ⅺ）、α2（Ⅺ）、α3（Ⅺ）组成，其中 α3（Ⅺ）与 α1（Ⅱ）的一级结构相同；在成熟软骨中，α1（Ⅺ）与 α1（Ⅴ）数量几乎相等，α1（Ⅴ）与 α1（Ⅺ）、α2（Ⅺ）形成异聚体。

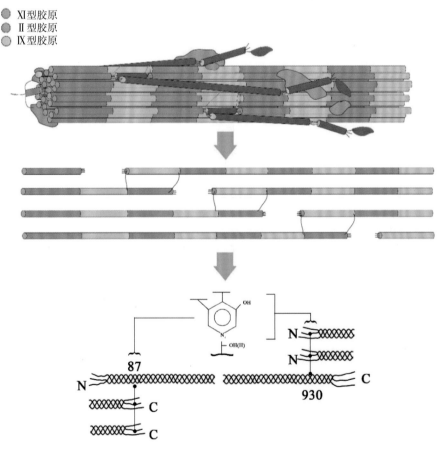

图 1-3-2　软骨基质Ⅱ/Ⅸ/Ⅺ型胶原内部轴向关系立体示意图

Ⅺ型胶原在软骨细胞周围的细胶原纤维中密度最高（Eyre，2002）。

4. Ⅹ型胶原　Ⅹ型胶原是一种非纤维形成短链胶原，主要存在于胎儿长骨、肋骨、椎骨骨骺中。它在关节软骨中主要存在于钙化的成熟软骨中，若在非钙化区出现，则与骨关节炎发病有关，在骨赘形成过程中Ⅹ型胶原可出现在增殖发育的软骨细胞周围。

（二）非特异性胶原

1. Ⅲ型胶原　Ⅲ型胶原是纤维形成胶原，是一种异分子聚合物，存在于正常人及骨关节炎患者的关节软骨中，电镜显示它在同一纤维束中与Ⅱ型胶原共定位，与Ⅱ型胶原相连，是胶原网络中数量较少但常规存在的胶原分子（Young et al.，2000）。

2. Ⅳ型胶原　Ⅳ型胶原是经典的基底膜纤维网络形成蛋白，在牛和鼠类关节软骨的细胞周基质中可以检测到其存在，在人退变的关节软骨中，Ⅳ型胶原数量比在正常人软骨中少。Ⅳ型胶原可能与维持软骨细胞表型、软骨发育、细胞活性和骨关节炎发病有关。

3. Ⅵ型胶原　Ⅵ型胶原由三条不同的α链组成：α1、α2和α3。α4、α5、α6可作为亚基替换α3链。它主要集中在软骨细胞周基质中，是软骨细胞周基质的特异性胶原，但也散布于基质。它同其他细胞外基质成分共同使软骨细胞附着于胶原网络，同时也参与细胞与胞外基质之间的信号传递。Smeriglio的研究证实可溶性Ⅵ型胶原可促进正常软骨细胞和骨关节炎软骨细胞增殖（Smeriglio et al.，2015）。

4. Ⅻ型胶原　Ⅻ型胶原属于不连续三螺旋结构的纤维相关胶原蛋白，它与其他胶原不是通过共价结合相交联，而是通过其COL1/NC1区与胶原纤维相连。在牛胎儿软骨和人髌软骨中（Dharmavaram et al.，1998）可以检测到Ⅻ型胶原，同时，在软骨胶原纤维有序排列的区域也可以检测到Ⅻ型胶原，提示其可能具有促进并维持胶原排列以维持软骨基质的抗压性能。

三、蛋白多糖

蛋白多糖的概念于1967年提出，用以描述一类糖胺聚糖（glycosaminoglycan，GAG）分子链连接在蛋白上的分子家族，是一种线性糖类聚合体。软骨蛋白多糖由软骨细胞合成并分泌，它以一条核心蛋白作为主链，糖胺聚糖由重复的双糖单元构成，不同的双糖单元可区分不同的糖胺聚糖，包括：透明质酸、硫酸软骨素（chondroitin sulfate，CS）、硫酸皮肤素（dermatan sulfate，DS）、硫酸乙酰肝素（heparan sulfate，HS）、硫酸角质素（keratan sulfate，KS）（Hardingham，1981）。硫酸软骨素、硫酸皮肤素、硫酸角质素一端通过特定的四糖连接体连接到核心蛋白上，而透明质酸并不连接于核心蛋白，而是暴露于细胞外环境中。蛋白多糖广泛存在于人体结缔组织中，但区别于其他组织，关节软骨中的蛋白多糖有其独特的特点。关节软骨中的蛋白多糖带有固定负电荷，使分子间具有很强的排斥力，主要功能是为软骨组织提供膨胀压力，软骨受外力作用时，软骨基质内压超过膨胀压力，引起软骨内液体外流。人蛋白多糖核心蛋白分子量为250 kDa，其上连接有约100个硫酸软骨素分子和多个硫酸角质素分子，蛋白多糖分子量为（0.5～4.0）×10^6 Da，关节软骨的蛋白多糖分子量为（1～3）×10^6 Da。

软骨蛋白多糖的代谢相对较快，半衰期为3.4年，参与蛋白多糖降解的酶类包括基质金属蛋白酶（MMP）、蛋白聚糖酶及其他蛋白酶等。

1. 透明质酸　透明质酸分子量为1.6×10^6 Da，它与蛋白多糖不是通过交联结合，而是通过与核心蛋白末端的单一的位点结合。透明质酸单链与蛋白多糖的核心蛋白链垂直，并可以结合蛋白多糖分子量250倍的水。透明质酸与蛋白多糖的相互作用增加了黏度和流体力学强度。

2. 硫酸软骨素（CS）　硫酸软骨素分子中含有大量的硫酸基和羧基，由重复的葡糖醛酸和N-乙酰半乳糖胺的双糖单元构成，平均每条硫酸软骨素分子链含有25～30个这样的双糖单元，但每个双糖几乎只含1个硫酸基团。硫酸软骨素氨基己糖环的4位或6位C可硫酸化，形成同分异构体，两种同分异构体均存在于人关节软骨中，6位C硫酸化的硫酸软骨素的成分比例随年龄增长而增加，两种异构体的组成变化可能受到特定降解酶（如软骨素酶）的影响。6位C硫酸化的硫酸软骨素可能与胶原和其他蛋白成分存在更强的相互作用。

3. 硫酸角质素（KS）　硫酸角质素只存在于

软骨、椎间盘及角膜的蛋白多糖中，分为Ⅰ型硫酸角质素（存在于角膜）和Ⅱ型硫酸角质素（又称骨骼硫酸角质素）。硫酸角质素在分子链长度、硫化方面比硫酸软骨素更加多变。Ⅱ型硫酸角质素在硫化、结构方面区别于Ⅰ型硫酸角质素。它通过末端半乳糖氨基残基与蛋白的丝氨酸与苏氨酸羟基结合连接到蛋白分子上。

4. 蛋白多糖的聚合 —— 连接蛋白的作用　连接蛋白并不是蛋白多糖分子，它结合于蛋白多糖之上，但它本身并不促进聚合作用，其主要用于稳定蛋白多糖-透明质酸盐复合物（Hardingham，1979），分子量为（2~3）×10⁵Da。在聚集蛋白聚糖中，连接蛋白与蛋白多糖数量比例为1∶1。蛋白多糖的聚合如图1-3-3所示，由三种主要成分：蛋白多糖、连接蛋白、透明质酸盐参与聚合，为软骨组织提供承受分散应力的生物力学性能。

聚集蛋白聚糖（aggrecan）的分子可有效地固定于胶原网络当中，聚合的蛋白多糖在被提取之前必须先要从聚集蛋白聚糖中分离出来。聚集蛋白聚糖比单体具有更好的抗压缩性能，为软骨提供了抗压硬度。同时，聚集蛋白聚糖更能抵抗蛋白酶的水解作用，其被分解的过程较缓慢，因为只有单体完全与聚集蛋白聚糖分离时，才能被降解（Muir，1978）。游离透明质酸（而不是结合在聚集蛋白聚糖中的透明质酸）能够抑制蛋白多糖的合成。

关节应力对蛋白多糖的代谢至关重要，多种动物模型提示关节去负荷后番红O和甲苯胺蓝染色减少，关节软骨变薄，提示蛋白多糖的丢失（Luan et al.，2015）。研究表明在小鼠动物模型中，关节固定和去负荷后关节软骨蛋白多糖显著减少，但软骨细胞的密度、分布及形态不发生改变，提示关节固定引起的软骨细胞代谢改变可能引起蛋白多糖减少，这可能与细胞凋亡无关，并且蛋白多糖的丢失比胶原改变更加严重（Nomura et al.，2017）。

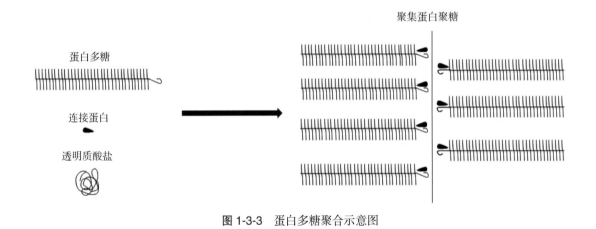

图1-3-3　蛋白多糖聚合示意图

（吴　菲　胡晓青）

参考文献

Akiyama H. Control of chondrogenesis by the transcription factor Sox9. Mod Rheumatol, 2008, 18(3):213-219.

Antipova O, Orgel JP. In situ D-periodic molecular structure of type Ⅱ collagen. J Biol Chem, 2010, 285(10):7087-7096.

Atesok K, Doral MN, Karlsson J, et al. Multilayer scaffolds in orthopaedic tissue engineering. Knee Surg Sports Traumatol Arthrosc, 2016, 24(7):2365-2373.

Bruckner P, Mendler M, Steinmann B, et al. The structure of human collagen type Ⅸ and its organization in fetal and infant cartilage fibrils. J Biol Chem, 1988, 263(32):16911-16917.

Cao Y, Zhang X, Shang W, et al. Proinflammatory Cytokines Stimulate Mitochondrial Superoxide Flashes in Articular Chondrocytes In Vitro and In Situ. PLoS One, 2013, 8(6):e66444.

Dharmavaram RM, Huynh AI, Jimenez SA. Characterization of human chondrocyte and fibroblast type Ⅻ collagen cDNAs. Matrix Biol, 1998, 16(6):343-348.

Diab M, Wu JJ, Eyre DR. Collagen type Ⅸ from human cartilage: a structural profile of intermolecular cross-linking sites. Biochem J, 1996, 314(Pt 1):327-332.

Eyre D. Collagen of articular cartilage. Arthritis Res, 2002, 4(1):30-35.

Eyre DR, Weis MA, Wu JJ. Advances in collagen cross-link analysis. Methods, 2008, 45(1):65-74.

Eyre DR, Weis MA, Wu JJ. Articular cartilage collagen: an irreplaceable framework? Eur Cell Mater, 2006, 12:57-63.

Farnum CE, Wilsman NJ. Determination of proliferative characteristics of growth plate chondrocytes by labeling with bromodeoxyuridine. Calcif Tissue Int, 1993, 52(2):110-119.

Farnum CE, Lee R, O'Hara K, et al. Volume increase in growth plate chondrocytes during hypertrophy: the contribution of organic osmolytes. Bone, 2002, 30(4):574-581.

Freeman MA, Swanson SA, Manley PT. Stress-lowering function of articular cartilage. Med Biol Eng, 1975, 13(2):245-251.

Goldring MB, Marcu KB. Epigenomic and microRNA-mediated regulation in cartilage development, homeostasis, and osteoarthritis. Trends Mol Med, 2012, 18(2):109-118.

Guilak F, Alexopoulos LG, Upton ML, et al. The pericellular matrix as a transducer of biomechanical and biochemical signals in articular cartilage, Ann NY Acad Sci, 2006(1068):498-512.

GuoJ,Chung UI, Kondo H, et al. The PTH/PTHrP receptor can delay chondrocyte hypertrophy in vivo without activating phospholipase C. Dev Cell, 2002, 3(2):183-194.

Hall BK, Miyake T. All for one and one for all: condensations and the initiation of skeletal development. Bioessays, 2000, 22(2):138-147.

Hardingham T. Proteoglycans: their structure, interactions and molecular organization in cartilage. Biochem Soc Trans, 1981, 9(6):489-497.

Hardingham TE. The role of link-protein in the structure of cartilage proteoglycan aggregates. Biochem J, 1979, 177(1):237-247.

Hilton MJ, Tu X, Cook J, et al. Ihh controls cartilage development by antagonizing Gli3, but requires additional effectors to regulate osteoblast and vascular development. Development, 2005, 132(19):4339-4351.

Hong S, Derfoul A, Pereira-Mouries L, et al. A novel domain in histone deacetylase 1 and 2 mediates repression of cartilage-specific genes in human chondrocytes. FASEB J, 2009, 23(10):3539-3552.

Huang W, Chung UI, HM Kronenberg, et al. The chondrogenic transcription factor Sox9 is a target of signaling by the parathyroid hormone-related peptide in the growth plate of endochondral bones. Proc Natl Acad Sci USA, 2001, 98(1):160-165.

Hunziker EB, Schenk RK, Cruz-Orive LM. Quantitation of chondrocyte performance in growth-plate cartilage during longitudinal bone growth. J Bone Joint Surg Am, 1987, 69(2):162-173.

Hunziker EB, Schenk RK. Physiological mechanisms adopted by chondrocytes in regulating longitudinal bone growth in rats. J Physiol, 1989, 7(414):55-71.

Hunziker EB. Mechanism of longitudinal bone growth and its regulation by growth plate chondrocytes. Microsc Res Tech, 1994, 28(6):505-519.

Kanzler B, Kuschert SJ, Liu YH, et al. Hoxa-2 restricts the chondrogenic domain and inhibits bone formation during development of the branchial area. Development, 1998, 125(14): 2587-2597.

Kester L, A van Oudenaarden. Single-Cell Transcriptomics Meets Lineage Tracing. Cell Stem Cell, 2018, 23(2):166-179.

Klein AM, Mazutis L, Akartuna I, et al. Droplet barcoding for single-cell transcriptomics applied to embryonic stem cells. Cell, 2015, 161(5):1187-1201.

Knudson CB, Knudson W. Cartilage proteoglycans. Semin Cell Dev Biol, 2001, 12(2):69-78.

Koziel L, Wuelling M, Schneider S, et al. Gli3 acts as a repressor downstream of Ihh in regulating two distinct steps of chondrocyte differentiation. Development, 2005, 132(23):5249-5260.

Kronenberg HM. Developmental regulation of the growth plate, Nature, 2003, 423(6937):332-336.

Lefebvre V, Behringer RR, de Crombrugghe B. L-Sox5, Sox6 and Sox9 control essential steps of the chondrocyte differentiation pathway. Osteoarthritis Cartilage, 2001, 9 Suppl A:S69-75.

Logan M, Tabin CJ. Role of Pitx1 upstream of Tbx4 in specification of hindlimb identity. Science, 1999, 283(5408):1736-1739.

Long F, Ornitz DM. Development of the endochondral skeleton. Cold Spring Harb Perspect Biol, 2013, 5(1):a008334.

Luan HQ, Sun LW, Huang YF, et al. Use of micro-computed tomography to evaluate the effects of exercise on preventing the degeneration of articular cartilage in tail-suspended rats. Life Sci Space Res(Amst), 2015, 6:15-20.

Luo Y, Kostetskii I, Radice GL. N-cadherin is not essential for limb mesenchymal chondrogenesis. Dev Dyn, 2005, 232(2):336-344.

Marcus RD. The effect of low oxygen concentration on growth, glycolysis, and sulfate incorporation by articular chondrocytes in monolayer culture. Arthritis Rheum, 1973, 16(5):646-656.

Mariani FV, Martin GR. Deciphering skeletal patterning: clues from the limb. Nature, 2003, 423(6937):319-325.

Michigami T. Regulatory mechanisms for the development of growth plate cartilage. Cell Mol Life Sci, 2013, 70(22):4213-4221.

Minguillon C, Buono JD, Logan MP. Tbx5 and Tbx4 are not sufficient to determine limb-specific morphologies but have common roles in initiating limb outgrowth. Dev Cell, 2005, 8(1):75-84.

Muir H. Proteoglycans of cartilage. J Clin Pathol, 1978, Suppl(R Coll Pathol)12: 67-81.

Nelson CE, Morgan BA, Burke AC, et al. Analysis of Hox gene expression in the chick limb bud. Development, 1996, 122(5):1449-1466.

Nomura M, Sakitani N, Iwasawa H, et al. Thinning of articular cartilage after joint unloading or immobilization. An experimental investigation of the pathogenesis in mice. Osteoarthritis Cartilage, 2017, 25(5):727-736.

Oberlender SA, Tuan RS. Spatiotemporal profile of N-cadherin expression in the developing limb mesenchyme. Cell Adhes Commun, 1994, 2(6):521-537.

Okubo Y, Reddi AH. Thyroxine downregulates Sox9 and promotes chondrocyte hypertrophy. Biochem Biophys Res Commun, 2003, 306(1):186-190.

Olson EN, Brown D, Burgess R, et al. A new subclass of helix-loop-helix transcription factors expressed in paraxial mesoderm and chondrogenic cell lineages. Ann NY Acad Sci, 1996, 785:108-118.

O'Rahilly R, Gardner E. The timing and sequence of events in the development of the limbs in the human embryo. Anat Embryol, 1975, 148(1):1-23.

Ornitz DM, Marie PJ. FGF signaling pathways in endochondral and intramembranous bone development and human genetic disease. Genes Dev, 2002, 16(12):1446-1465.

Page-McCaw A, Ewald AJ, Werb Z. Matrix metalloproteinases and the regulation of tissue remodelling. Nat Rev Mol Cell Biol, 2007, 8(3):221-233.

Park J, Gebhardt M, Golovchenko S, et al. Dual pathways to endochondral osteoblasts: a novel chondrocyte-derived osteoprogenitor cell identified in hypertrophic cartilage. Biol Open, 2015, 4(5):608-621.

Pitsillides AA, Beier F. Cartilage biology in osteoarthritis--lessons from developmental biology. Nat Rev Rheumatol, 2011, 7(11):654-663.

Pizette S, Niswander L. BMPs negatively regulate structure and function of the limb apical ectodermal ridge. Development, 1999, 126(5):883-894.

Roy S, Meachim G. Chondrocyte ultrastructure in adult human articular cartilage. Ann Rheum Dis, 1968, 27(6):544-558.

Sandell LJ, AM Nalin, RA Reife. Alternative splice form of type II procollagen mRNA(II A) is predominant in skeletal precursors and non-cartilaginous tissues during early mouse development. Dev Dyn, 1994, 199(2):129-140.

Shea CA, Rolfe RA, Murphy P. The importance of foetal movement for co-ordinated cartilage and bone development in utero: clinical consequences and potential for therapy. Bone Joint Res, 2015, 4(7):105-116.

Shum L, Nuckolls G. The life cycle of chondrocytes in the developing skeleton. Arthritis Res, 2002, 4(2):94-106.

Smeriglio P, Dhulipala L, Lai JH, et al. Collagen VI enhances cartilage tissue generation by stimulating chondrocyte proliferation. Tissue Eng Part A, 2015, 21(3-4):840-849.

Sun X, Mariani FV, Martin GR. Functions of FGF signalling from the apical ectodermal ridge in limb development. Nature, 2002, 418(6897):501-508.

Tiku ML, Madhan B. Preserving the longevity of long-lived type II collagen and its implication for cartilage therapeutics. Ageing Res Rev, 2016, 28:62-71.

Vanden Berg-Foels WS, Scipioni L,Huynh C , et al. Helium ion microscopy for high-resolution visualization of the articular cartilage collagen network. J Microsc, 2012, 246(2):168-176.

Vega RB, Matsuda K, Oh J, et al. Histone deacetylase 4 controls chondrocyte hypertrophy during skeletogenesis. Cell, 2004, 119(4):555-566.

Wang W, Rigueur D, Lyons KM. TGF beta signaling in cartilage development and maintenance. Birth Defects Res C Embryo Today, 2014, 102(1):37-51.

Widelitz RB, Jiang TX, BA Murray, et al. Adhesion molecules in skeletogenesis: II . Neural cell adhesion molecules mediate precartilaginous mesenchymal condensations and enhance chondrogenesis. J Cell Physiol, 1993, 156(2):399-411.

Wilsman NJ, Farnum CE, Leiferman EM, et al. Differential growth by growth plates as a function of multiple parameters of chondrocytic kinetics. J Orthop Res, 1996, 14(6):927-936.

Wilusz RE, Sanchez-Adams J, Guilak F. The structure and function of the pericellular matrix of articular cartilage. Matrix Biol, 2014, 39:25-32.

Wu JJ, PE Woods, Eyre DR. Identification of cross-linking sites in bovine cartilage type IX collagen reveals an antiparallel type II -type IX molecular relationship and type IX to type IX bonding. J Biol Chem, 1992, 267(32):23007-23014.

Yang L, Tsang KY, Tang HC, et al. Hypertrophic chondrocytes can become osteoblasts and osteocytes in endochondral bone formation. Proc Natl Acad Sci USA, 2014, 111(33):12097-12102.

Young RD, Lawrence PA, Duance VC, et al. Immunolocalization of collagen types II and III in single fibrils of human articular cartilag. J Histochem Cytochem, 2000, 48(3):423-432.

Zhou X, von der Mark K, Henry S, et al. Chondrocytes transdifferentiate into osteoblasts in endochondral bone during development, postnatal growth and fracture healing in mice. PLoS Genet, 2014, 10(12):e1004820.

第二章

关节软骨的生物力学特性

第一节　关节软骨的生物力学基础

关节软骨可承受应力、吸收震荡、传递负荷、减少摩擦，它主要由软骨细胞和基质组成，细胞埋藏于基质内。胶原和蛋白多糖均为结构性成分，可形成有力的网状结构，以承受软骨负重时组织内部产生的压力。水分是正常关节软骨内最丰富的成分，集中在浅表层，并随深度的增加而减少。水分中含有多种可自由移动的阳离子，如钠离子、钾离子和钙离子，这些阳离子通常会影响软骨的力学性能；另外，细胞外的间质水分的自由流动对控制软骨的力学行为和润滑关节起着重要作用。硫酸软骨素可影响基质的质地和弹性。胶原、水分、蛋白多糖和硫酸软骨素之间的相互作用形成了多孔渗透性纤维化基质，具有固体的基本力学性质，并且水分与离子使得基质膨胀以抵抗关节负荷时的高应力应变（Nordin et al., 2008）。关节软骨在生理性压力刺激下，软骨细胞和关节腔内的营养物质进行相互交换，从而维持软骨细胞的生物学活动。当关节受到超异常高强度的应力刺激时，软骨细胞外基质出现松解，力学支撑结构被破坏，进而导致基质降解（图 2-1-1）。

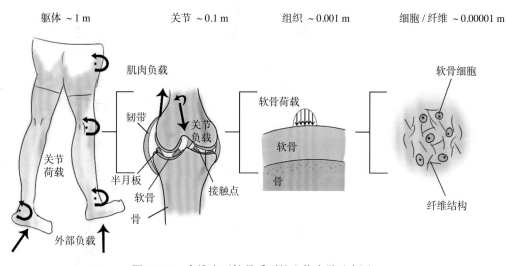

图 2-1-1　多维度下软骨受到的生物力学示意图

一、关节软骨的生物力学特性

（一）渗透性

渗透性反映液体流过多孔物质的固体基质时的摩擦阻力。渗透性越低，承载时液体流动阻力越大。与普通海绵的渗透性相比，健康软骨的渗透性很小。随着压力和变形的增加，健康关节软骨的渗透性大大降低。因此，关节软骨具有一个机械反馈调节机制，防止组织间液完全流出。

（二）软骨的蠕变反应

一个恒定的载荷瞬间施加于关节上，在载荷的作用下，软骨的压缩变形连续增加，直至获得一个平稳状态或近似值，这就是"蠕变"。

（三）边界润滑

润滑作用分为边界润滑和液膜润滑。边界润滑是依靠单层润滑剂分子化学吸附到接触的固体面上。做相对运动时，承载面受到互相滑动的润滑剂分子保护，防止因表面粗糙发生的黏合和磨损。

液膜润滑是一薄层的液膜将表面与表面分开，加载时液膜内产生压力支持载荷。液膜润滑的两种典型模型：工程学上定义为动态流体与挤压液膜润滑。这些模型用于刚性承载面由相对不变形材料组成，如不锈钢。

动态流体润滑常发生于液膜润滑的不平行的刚性承重表面，彼此相对切线运动（即彼此滑动），间隙内液体形成楔状。由于承载运动吸引液体进入表面间的楔状间隙，流体黏性产生一个支撑力。

挤压液膜发生于承载表面彼此垂直运动，流体的黏性抵抗力起到阻止流体从间隙中溢出，且形成液膜，生成支撑力。在短时间内，挤压液膜机制足以承受高负载，但是，液膜最终会变得很薄，使得两个承受面的凸起部分（定点）接触。

（四）关节的润滑作用机制

软骨的近似无摩擦属性与人造材料不同，用于解释刚性非渗透性材料（如钢铁）的润滑作用的经典理论不能完全解释关节的润滑作用机制。例如，当承受材料是非刚性的，而是相对柔软的，如关节表面所覆盖的关节软骨，会产生液膜润滑的动态流体滑膜模型与挤压润滑模型的不同。相对柔软的表面承受滑动或挤压液膜作用，且液膜内的压力使得表面明显变形，这时的锐化称为弹性动态流体润滑。这样的润滑增大了接触面面积和一致性，改善了膜的几何性质。承载接触面积的增大减少了润滑剂从承载面之间流走，形成持续较长时间的润滑剂膜，从而关节的应力降低而更持久。

二、关节软骨对力学刺激的反应

正常软骨受到的力学刺激主要来源于自身的体重以及周围的韧带、肌肉，多个方向力学刺激施加于软骨表面，其中最重要的是垂直方向的压力。关节软骨的正常生长和发育，依赖一定强度的力学刺激，生理性的力学强度对细胞维持表型、分化和正常代谢具有重要作用（Frenkel et al., 2000）。在正常负载范围内，局部的压力刺激作用于软骨表面时，软骨可以将压力刺激转化为牵张力。当力学刺激超过正常范围时，软骨无法承受巨大的压缩力，导致细胞外基质支撑结构的破坏，软骨细胞失去保护，导致细胞形态、细胞外基质代谢、生物力学和分子生物学等发生一系列改变（Hirano et al., 2008）（图 2-1-2）。

日常活动时软骨承受生理性的负荷，一定强度和频率的力学刺激是软骨细胞维持正常功能和表型的重要因素。当受到外伤或机械刺激时，软骨承受异常的压力，可以引起软骨细胞破坏以及软骨细胞外基质成分的降解。研究发现在软骨分化过程中，异常力学作用时间越长，软骨细胞恢复正常的可能性越低，当超过 24 h 或压力负荷超过 30% 时，软骨出现永久性的损害。生理状况下，软骨不会出现免疫排斥反应；但异常的力学刺激会使软骨暴露抗原决定簇，发生免疫反应，促使多种酶、细胞因子和趋化因子的分泌，引起自体免疫性关节炎的发生。

有研究表明不同层的软骨生物力学性质不同，其中表层关节软骨对维持软骨生物力学性质极其重要。同时，关节表面受到的力学刺激与受力的面积相关，当外伤导致局部受到高强度力学刺激时，包括关节内的骨折或者韧带损伤等，都会导致软骨局部压力增大（Najima et al., 1997；Sah et al., 1997）。目前研究发现异常的应力可以直接导致黏多糖的释放，破坏软骨细胞骨架结构，导致软骨细胞的破坏，细胞外基质的降解，最终导致

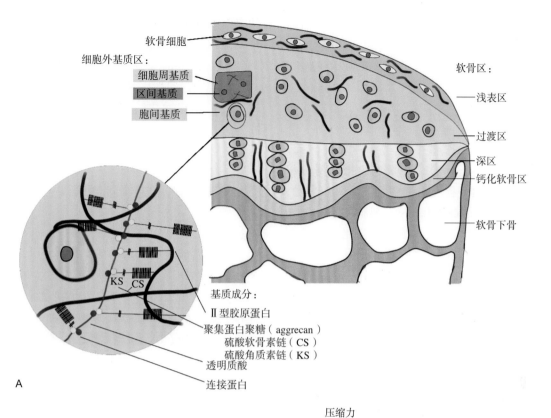

软骨细胞

细胞外基质区：
细胞周基质
区间基质
胞间基质

软骨区：
浅表区
过渡区
深区
钙化软骨区
软骨下骨

KS CS

基质成分：
Ⅱ型胶原蛋白
聚集蛋白聚糖（aggrecan）
硫酸软骨素链（CS）
硫酸角质素链（KS）
透明质酸
连接蛋白

A

区域	胶原蛋白和蛋白聚糖（PG）成分和组织	机械性能
浅表区	• 高含量的平行胶原原纤维 • 高含量（H_2O） • PG 含量低	• 胶原蛋白抵抗拉伸和剪切力 • 高流体流动、渗出润滑关节，以应对压缩力和大的基质固结
过渡区	• 中等含量的斜向胶原 • 中等含量（H_2O） • PG 含量高	• 胶原蛋白抵抗剪切压缩力 • 高 PG 产生抗压缩的静水压力，具有低流体流动、渗出和基质固结
深区	• 低含量的垂直胶原原纤维 • 低含量（H_2O） • PG 含量非常高	• 高 PG 抗压缩力，通过创造流体静压抗压缩，流体流动和基质固结很少

B

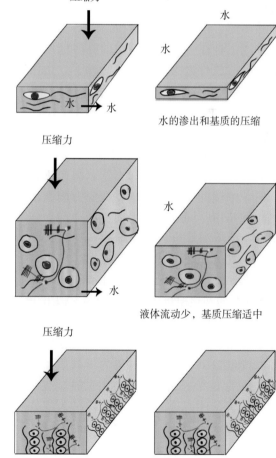

压缩力

水

水

水

水的渗出和基质的压缩

压缩力

水

水

液体流动少，基质压缩适中

压缩力

液体流动很少，基质压缩很小

图 2-1-2　关节软骨：生理学、生物力学和损伤修复的变化过程

骨关节炎（OA）的发生和发展。有研究发现流体剪切力对于软骨细胞的影响，当超过一定强度时，可诱导软骨 Caspase-3、P53、c-myc 等基因的表达，导致软骨细胞的凋亡。

（刘　强　敖英芳）

第二节　力学传导调控机制

关节软骨细胞位于软骨陷窝内，被自身分泌的 II 型胶原和蛋白多糖为主的细胞外基质包裹着，当力学刺激作用于软骨组织时，细胞外基质的变化会进一步影响到其内软骨细胞的变化，力学刺激与软骨组织细胞外基质之间产生相互作用，这在第一节中已经做了比较详细的描述，本节将主要关注力学刺激下软骨细胞与细胞外基质以及软骨细胞本身的分子水平变化（Green et al., 2006）。

一、软骨细胞的力学微环境

软骨细胞外基质中富含蛋白多糖，蛋白多糖单体通常由一条核心长链蛋白和其周围的糖胺聚糖，也称黏多糖（glycosaminoglycan, GAG）以共价结合的方式组合在一起，软骨中的黏多糖以硫酸角质素和硫酸软骨素为主，电离状态下，蛋白多糖上的硫酸基团和羧基使软骨细胞外基质带有负电荷，生理 pH 值下，软骨的恒定电荷密度（fixed charge density）一般在 0.05～0.3 mEq/g，软骨细胞外基质本身带负电荷导致软骨细胞外基质中的离子浓度比外界溶液中的高，因此在力学刺激作用于软骨时，离子浓度的变化使得软骨在应力刺激下发挥出更大的作用，同时也使得简单的力与力相互间的作用变得更加复杂（Mlynarik et al., 2000；DiMicco et al., 2004）。软骨层中的软骨细胞最直接的力学元件是细胞周基质（pericellular matrix），软骨细胞外周基质的弹性模量比软骨细胞高，但低于周围的软骨基质。关节软骨由表入里并不是均匀分布的，力学分布也存在差异，在软骨表层，软骨基质的弹性模量最小，因此在外界力学刺激条件下，软骨表层的形变是最小的，会优先通过改变深层软骨的力学条件，从而一定程度保护表层软骨细胞（Guilak et al., 1995；Darling et al., 2010；McLeod et al., 2013）。

二、软骨细胞的力学刺激表现

（一）力学刺激下软骨细胞外基质的合成与代谢

体外实验表明，离体培养的软骨组织块在过度的力学刺激作用下，黏多糖的含量会降低。这些研究直接证明了力学刺激可以引起软骨细胞的细胞外基质代谢，但力学刺激并不是单纯的一个"抑制因子"。生理情况下，压缩形变力学刺激可以促进软骨细胞外基质的合成，包括黏多糖、胶原和软骨寡聚基质蛋白（cartilage oligomeric matrix protein, COMP），软骨细胞的这些变化取决于受到力学刺激的强度、频率和时长的影响。软骨细胞在受到损伤性力学刺激时（力学强度引起软骨组织损伤），存活的软骨细胞基质合成与降解相关基因的表达也会出现明显差异，这说明力学刺激对于软骨细胞内的信号转导也具有非常重要的影响作用（Kurz et al., 2001）。

（二）力学加载系统

目前应用最多的加载系统为 Flexcell，主要构成包括力学加载底座、控制模块、计算机和基底培养皿等部分；通过设定通气参数，控制底座拉伸幅度和频率，从而控制细胞培养基底膜的形变，最终控制施加的力学强度（Jones et al., 2005）。为探究软骨细胞生物力学特性，笔者研究团队利用力学加载系统 Flexcell-5000 构建软骨细胞力学模型（图 2-2-1）。已有研究证实在关节正常活动中，软骨细胞受到 5% 的牵张力。低强度（2%～8%）的力学刺激（CTS）软骨无异常反应，而高强度（>10%）的力学刺激促发炎症因子的表达，进而导致细胞外基质的降解。因此，笔者建立软骨细胞力学模型的参数为正弦波形，施力方向为牵拉应力，施力大小为 10% CTS，频率为 0.5 Hz，时

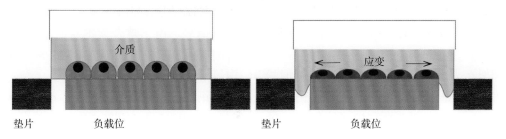

介质　应变

垫片　负载位　垫片　负载位

图 2-2-1　体外软骨细胞力学模型

间为 24 h（Liu et al., 2016）。

三、力学刺激下软骨细胞活性改变

软骨组织内软骨细胞的数量和活性对于衡量软骨组织的生理学作用非常重要，因此，讨论力学刺激下的软骨细胞活性状态也非常有意义。很多研究已经表明，过度的力学刺激可以引起软骨细胞的死亡，其中讨论比较多的是细胞凋亡。细胞凋亡的特点是和能量代谢有关，伴随细胞膜通透性的改变。体外软骨细胞在过度外界力学刺激的作用下，可以观察到细胞核体积缩小、核质浓缩、胞膜有大量的小泡样形成等细胞凋亡的形态学变化，同时有研究者给离体的软骨组织施加过度的力学刺激，也检测到软骨细胞出现凋亡，而在骨关节炎晚期患者的软骨组织中，也检测到软骨细胞出现了一些细胞凋亡阳性特征（Loening et al., 2000；D'Lima et al., 2001），但骨关节炎软骨细胞的凋亡是否单一由长时间的力学刺激引起，还不能做出定论，但二者显然存在一定的联系（Hashimoto et al., 1998；Lotz et al., 1999）。

笔者的研究结果显示了力学刺激后软骨细胞的形态。对照组软骨细胞（NC），细胞核形态正常，细胞质中有大量粗面内质网；在受到力学刺激后，细胞核形状缩小，核固缩，细胞质内出现肿胀的内质网，并伴有大量的囊泡（图 2-2-2）。

此外，力学刺激也可对软骨产生保护作用，前文中，对力学刺激的描述总是加了一些限定条件，那是因为力学刺激并不是单一的"坏"条件。动物模型实验中，日常运动的仓鼠软骨可以很好地保持其完整性，而对照限制运动的仓鼠发现其软骨会有纤维化（Otterness et al., 1998）。非损伤强度力学刺激可以抑制 IL-1β 或 TNF-α 引起的 COX-2，MMP、IL-1β 等促炎因子的转录表达。5 dyn/cm^2 的流体剪切力处理软骨细胞可以抑制 MMP1 和 MMP13 等基质降解酶基因的表达，并能促进转录因子 CITED2（CITED 可以调节 MMP1 和 MMP13 的表达，调控细胞力学传导）的表达。周期性力学牵拉刺激也可以抑制 IL-1β 引起的 NF-κB 的转录活性（Wong et al., 2003）。

四、软骨细胞的力学传导

力学刺激可以改变软骨细胞的形态学、生理学特征，形态的改变是比较容易理解的，而生理学的改变并不是力学刺激作用直接引起的，不能直接观察出来。细胞本身就是一个工厂，各种细胞器直接的相互协同作用使得其能有序应对外界的各种刺激，而细胞膜表面的受体、整合素和离子通道等就是细胞与外界沟通的窗口，可以将外界

NC　　　　　　　　CTS

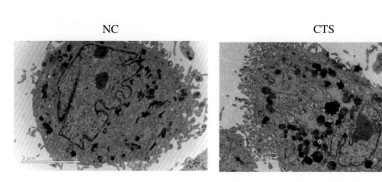

图 2-2-2　软骨细胞透射电镜：左图为对照组（NC）软骨细胞；右图为力学刺激（CTS）后软骨细胞

的刺激传导到细胞内，从而做出相应的变化。

（一）细胞骨架

细胞骨架在力学刺激引起细胞形态改变时扮演着重要角色，软骨细胞骨架由肌动蛋白微丝（actin microfilaments）、波形蛋白中间丝（vimentin intermediate filaments）、微管蛋白（tubulin）和核纤层蛋白（lamin）等构成。F-actin 是肌动蛋白微丝的主要成分，在软骨细胞表层形成细胞皮层，调控细胞的局部定位和形态；波形蛋白中间丝在软骨细胞质内大量分布，形成高度有序的结构；微管蛋白大量散在分布于细胞质内，形成松散的网状结构。F-actin 对力学引起的细胞外基质硬度变化最为敏感，而波形蛋白和微管蛋白对力学引起的细胞体积改变细胞形态恢复起着重要作用（Blanchoin et al., 2014）。

软骨细胞应对压力刺激主要取决于 F-actin 细胞骨架，力学刺激最先改变软骨细胞形态和大小，从而激活细胞内的信号传导通路，将力学刺激转换为生化信号。在力学条件刺激下，F-actin 肌动蛋白骨架可以通过聚合与解聚合来保持软骨细胞的完整性，这个过程还需要 Ca^{2+}、Rho 和一些激酶的参与。波形蛋白中间丝也具有力学感受的作用，生理条件下的力学刺激可以诱导纤维的形成，但过度的力学刺激会引起该纤维的解聚合，而在骨关节炎软骨中，软骨在受到周期性牵拉力刺激时，波形蛋白中间丝网络可以发生再聚合，一旦这个力学刺激超过生理承受范围，解聚合现象就会增多。软骨细胞微管蛋白在静水压的作用下结构也会发生改变，但改变的阈值较高，微管蛋白中的 α-tubulin 是构成细胞纤毛的主要成分，在应对力学刺激时发挥着重要作用，软骨细胞纤毛在结构上和胶原纤维相连接，它的力学传导依赖于 ATP 激活 Ca^{2+} 相关信号通路（Woods et al., 2017）。

（二）整合素

整合素由异质二聚体跨膜糖蛋白 α 亚基和 β 亚基构成，由于存在 16 种 α 亚基和 6 种 β 亚基，已知 26 种整合素。α 亚基和 β 亚基都含有一个细胞外结构域、一个穿膜结构和一个胞质尾区，细胞外结构域是配体结合位点，胞质尾区和细胞内的信号分子、肌动蛋白细胞骨架相互作用，从而将细胞外结构域的力学信号传递到细胞内，转化为生化信号。由于整合素本身的胞质尾区较短，信号的传递还需要借助于桩蛋白、Shc 蛋白和张力蛋白等衔接蛋白的作用。

正常成人软骨细胞中表达 α1β1、α3β1、α5β1、α10β1、αVβ3 和 αVβ5，而在骨关节炎软骨细胞中，α1β1 和 α3β1 的表达水平会升高，并有 α2β1、α4β1 和 α6β1 的表达。α5β1 和 αVβ5 可以识别并结合软骨细胞外基质中含有 Arg-Gly-Asp（即 RGD 序列）的蛋白，整合素与血小板反应蛋白、COMP 的结合就是 RGD 依赖型的结合。α10β1 可以和 Ⅱ 型胶原结合，而软骨细胞发生骨关节炎病变时表达的 α2β1 也可以与 Ⅱ 型胶原结合，同时也能结合软骨蛋白（chondroadherin）（Loeser, 2014）。周期性牵张力刺激软骨细胞，细胞内的蛋白激酶 C（PKC）的激活与 α5β1 介导的细胞膜超极化有关，同时会使细胞释放白细胞介素 -4（IL-4），进而促进黏多糖基因的表达和抑制 MMP3 基质降解酶的表达。细胞的生长和增殖也都依赖于细胞与细胞外基质之间的相互作用，胞内和受体相关的磷酸化酶既可以正向、也可以负向调控 FAK 和 Shc 的活化，力学条件刺激骨关节炎软骨细胞可以引起磷脂酰肌醇 -3 激酶（PI3K）的活化，软骨细胞在损伤性力学刺激引起的细胞死亡中，整合素介导的 FAK 和 Src 信号通路也起到了作用（Millward-Sadler et al., 2004）。

（三）离子通道

细胞膜上的离子通道控制着细胞与外界环境之间的离子交换，近年来随着研究的深入，离子通道在细胞生理功能中所扮演的角色并不仅仅是离子交换的"通道"，它们在细胞的力学传导中也发挥了重要的作用。

由于软骨细胞外基质天然带有负电荷的特性，力学刺激引起基质中液体的流动就会带动离子流的变化，因此离子通道在力学信号转变为生化信号的过程中起到了重要作用。体外人软骨细胞培养实验发现，周期性的力学刺激可以引起细胞膜极化，进而直接激活慢导 Ca^{2+} 敏感的 K$^+$ 通道（SK 离子通道）。持续性的力学刺激也可以激活 Na$^+$ 通道，引起 Na$^+$ 流，使得细胞膜去极化（D'Andrea et al., 2000；Mouw et al., 2007）。力学刺激引起的细胞膜改变也可以激活膜上的牵张激活性离子通道（stretch-activated ion channels, SAC），这类离子通道的开合可以改变细胞整体的形态和大小，从而影响 SAC 的激活，激活的 SAC 可以影响局部黏着斑激酶（focal adhesion kinase, FAK）和桩蛋白（paxillin）的酪氨酸位点磷酸化，软骨细胞的 SAC 的活性可以影响细胞表型、增殖活力和相关基质基因的表达。瞬时感受器电位蛋白-4（transient receptor potential vanilloid 4, TRPV4）是 Ca^{2+} 选择性离子通道，由细胞渗透压和力学刺激门控，在软骨细胞中发现它的活动可以引起细胞内、外 Ca^{2+} 的流动，在 TRPV4 缺失的情况下可以造成软骨退变的加重，而机制研究表明 TRPV4 在将力学刺激信号转变为生化信号的过程中，可以影响软骨细胞的功能，调节软骨细胞外基质的合成代谢（Phan et al., 2009；Clark et al., 2010；O'Conor et al., 2014）。

五、细胞内信号转导

作用于软骨细胞的力学刺激可以引起细胞内的信号转导，从而影响细胞的表型。力学刺激可以引起细胞内钙离子浓度的波动变化，从而激活 PLC 和 IP3 信号通路；钙离子变化早期也会影响生长因子和细胞因子的分泌，通过与细胞膜上的穿膜受体的结合，进一步激活 MAPK、PKC 和 NF-κB 等信号通路；此外，钙离子变化也可以激活钙调蛋白激酶，进而激活转录因子 AP-1，影响细胞外基质基因的表达。有研究表明，软骨细胞转录因子 SOX9 可以在持续的力学刺激下被激活，从而调控 II 型胶原的表达和分泌（Agarwal et al., 2004；Sun, 2010）。

六、力学刺激后软骨细胞外基质表达

力学传导通过以上的调控机制最终导致软骨细胞在形态及细胞外基质的改变。笔者研究结果显示软骨细胞受到力学刺激时，甲苯胺蓝和阿尔新蓝染色变浅，细胞外蛋白多糖含量降低（图 2-2-3）。细胞外基质成分免疫荧光结果显示，在软骨细胞受到力学刺激时，COL2 表达降低，MMP13 表达升高（Liu et al., 2016，2017）（图 2-2-4）。

总的来说，软骨生物力学传导机制是一个非常复杂的过程，目前的研究只是揭开了该领域的

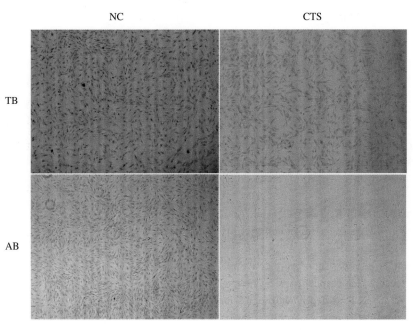

图 2-2-3 软骨细胞在力学刺激后甲苯胺蓝和阿尔新蓝染色；TB：甲苯胺蓝染色；AB：阿尔新蓝染色；NC：对照组软骨细胞；CTS：力学刺激后软骨细胞

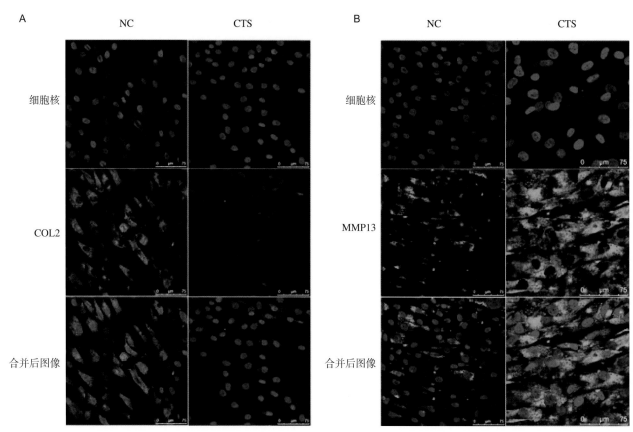

图2-2-4 软骨细胞在力学刺激后COL2和MMP13荧光强度的变化。A. COL2荧光强度的变化；B. MMP13荧光强度的变化。NC：对照组软骨细胞；CTS：力学刺激后软骨细胞（标尺 =75 μm）

序幕，还需要更多、更深入的研究去进一步解开谜团。

（杨 朋 胡晓青）

参考文献

Agarwal S, Deschner J, Long P, et al. Role of NF-kappa B transcription factors in antiinflammatory and proinflammatory actions of mechanical signals. Arthritis Rheum, 2004, 50(11):3541-3548.

Blanchoin L, Boujemaa-Paterski R, Sykes C, et al. Actin dynamics, architecture, and mechanics in cell motility. Physiol Rev, 2014, 94(1):235-263.

Clark AL, Votta BJ, Kumar S, et al. Chondroprotective role of the osmotically sensitive ion channel transient receptor potential vanilloid 4: age-and sex-dependent progression of osteoarthritis in Trpv4-deficient mice. Arthritis Rheum, 2010, 62(10):2973-2983.

D'Andrea P, A Calabrese, I Capozzi, et al. Intercellular Ca^{2+} waves in mechanically stimulated articular chondrocytes. Biorheology, 2000, 37(1-2):75-83.

Darling EM, Wilusz RE, Bolognesi MP, et al. Spatial mapping of the biomechanical properties of the pericellular matrix of articular cartilage measured in situ via atomic force microscopy. Biophys J, 2010, 98(12):2848-2856.

DiMicco MA, Patwari P, Siparsky PN, et al. Mechanisms and kinetics of glycosaminoglycan release following in vitro cartilage injury. Arthritis Rheum, 2004, 50(3):840-848.

D'Lima DD, Hashimoto S, Chen PC, et al. Human chondrocyte apoptosis in response to mechanical injury. Osteoarthritis Cartilage, 2001, 9(8):712-719.

Frenkel SR, Saadeh PB, Mehrara BJ, et al. Transforming growth factor beta superfamily members: role in cartilage modeling. Plast Reconstr Surg, 2000, 105(3):980-990.

Green DM, Noble PC, Ahuero JS, et al. Cellular events leading to chondrocyte death after cartilage impact injury. Arthritis Rheum, 2006, 54(5):1509-1517.

Guilak F, Ratcliffe A, Mow VC. Chondrocyte deformation and local tissue strain in articular cartilage: a confocal microscopy study. J Orthop Res, 1995, 13(3):410-421.

Hashimoto S, Ochs RL, Komiya S, et al. Linkage of chondrocyte apoptosis and cartilage degradation in human osteoarthritis. Arthritis Rheum, 1998, 41(9):1632-1638.

Hirano Y, Ishiguro N, Sokabe M, et al. Effects of tensile and compressive strains on response of a chondrocytic cell line embedded in type Ⅰ collagen gel. J Biotechnol, 2008, 133(2):245-252.

Jones BF, Wall ME, Carroll RL, et al. Ligament cells stretch-adapted on a microgrooved substrate increase intercellular communication in response to a mechanical stimulus. J Biomech, 2005, 38(8):1653-1664.

Kurz B, Jin M, Patwari P, et al. Biosynthetic response and mechanical properties of articular cartilage after injurious compression. J Orthop Res, 2001, 19(6):1140-1146.

Liu Q, Hu X, Zhang X, et al. Effects of mechanical stress on chondrocyte phenotype and chondrocyte extracellular matrix expression. Sci Rep, 2016, 6:37268.

Liu Q, Hu X, Zhang X, et al. The TMSB4 Pseudogene lncRNA Functions as a Competing Endogenous RNA to Promote Cartilage Degradation in Human Osteoarthritis. Mol Ther, 2016, 24(10):1726-1733.

Liu Q, Zhang X, Hu X, et al. Emerging Roles of circRNA Related to the Mechanical Stress in Human Cartilage Degradation of Osteoarthritis. Mol Ther Nucleic Acids, 2017, 7:223-230.

Loening AM, James IE, Levenston ME, et al. Injurious mechanical compression of bovine articular cartilage induces chondrocyte apoptosis. Arch Biochem Biophys, 2000, 381(2):205-212.

Loeser RF. Integrins and chondrocyte-matrix interactions in articular cartilage. Matrix Biol, 2014, 39:11-16.

Lotz M, S Hashimoto, K Kuhn. Mechanisms of chondrocyte apoptosis. Osteoarthritis Cartilage, 1999, 7(4):389-391.

McLeod MA, Wilusz RE, Guilak F. Depth-dependent anisotropy of the micromechanical properties of the extracellular and pericellular matrices of articular cartilage evaluated via atomic force microscopy. J Biomech, 2013, 46(3):586-592.

Millward-Sadler SJ, Salter DM. Integrin-dependent signal cascades in chondrocyte mechanotransduction. Ann Biomed Eng, 2004, 32(3):435-446.

Mlynarik V, Trattnig S. Physicochemical properties of normal articular cartilage and its MR appearance. Invest Radiol, 2000, 35(10):589-594.

Mouw JK, Imler SM, Levenston ME. Ion-channel regulation of chondrocyte matrix synthesis in 3D culture under static and dynamic compression. Biomech Model Mechanobiol, 2007, 6(1-2):33-41.

Najima H, Oberlin C, Alnot JY, et al. Anatomical and biomechanical studies of the pathogenesis of trapeziometacarpal degenerative arthritis. J Hand Surg Br, 1997, 22(2):183-188.

Nordin M, Frankel VH. 肌肉骨骼系统基础生物力学, 3版. 邝适存, 郭霞, 译. 北京: 人民卫生出版社, 2008.

O'Conor CJ, Leddy HA, Benefield HC, et al. TRPV4-mediated mechanotransduction regulates the metabolic response of chondrocytes to dynamic loading. Proc Natl Acad Sci USA, 2014, 111(4):1316-1321.

Otterness IG, Eskra JD, Bliven ML, et al. Exercise protects against articular cartilage degeneration in the hamster. Arthritis Rheum, 1998, 41(11):2068-2076.

Phan MN, Leddy HA, Votta BJ, et al. Functional characterization of TRPV4 as an osmotically sensitive ion channel in porcine articular chondrocytes. Arthritis Rheum, 2009, 60(10):3028-3037.

Sah RL, Yang AS, Chen AC, et al. Physical properties of rabbit articular cartilage after transection of the anterior cruciate ligament. J Orthop Res, 1997, 15(2):197-203.

Sun HB. Mechanical loading, cartilage degradation, and arthritis. Ann N Y Acad Sci, 2010, 1211:37-50.

Wong M, Siegrist M, Goodwin K. Cyclic tensile strain and cyclic hydrostatic pressure differentially regulate expression of hypertrophic markers in primary chondrocytes. Bone, 2003, 33(4):685-693.

Woods A, Wang G, Beier F. Regulation of chondrocyte differentiation by the actin cytoskeleton and adhesive interactions. J Cell Physiol, 2017, 213(1):1-8.

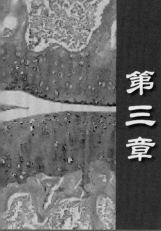

关节软骨损伤的病理生理学基础

第一节 关节软骨损伤的组织学变化

一、生物学标志物

随着分子生物学技术和免疫学的发展，对关节软骨代谢有关的生物学标志物研究逐步深入。在关节软骨损伤的过程中，生物学标志物在体液中的浓度发生显著变化。通过测定其浓度，可以监测关节软骨的损伤程度，提供早期预警。生物学标志物主要分为两大类：一类是反映关节软骨基质合成和降解的生物学标志物，另一类是细胞因子。

（一）与关节软骨基质合成和降解有关的生物学标志物

Ⅱ型胶原 C-端肽（CTX-Ⅱ）和Ⅱ型胶原前肽 Ⅱ型胶原是由 3 条相同的 α 链组成的三股螺旋链状结构。关节软骨损伤时，组织处于修复状态，Ⅱ型胶原降解代谢加速，在蛋白酶作用下裂解出 C-端肽，继而在基质金属蛋白酶（matrix metalloproteinase, MMP）等作用下进一步裂解成小肽，稳定存在于血液、尿液、关节滑液中，通过 ELISA（酶联免疫吸附测定）方法即可检测。在关节软骨损伤早期，CTX-Ⅱ的浓度水平即出现显著变化，因此可以作为监测Ⅱ型胶原降解水平的早期指标。有研究表明，CTX-Ⅱ的浓度水平与反映关节软骨损伤程度的 X 线片 K/L 分级呈正相关（Qvist et al., 2011）。

Ⅱ型胶原前肽是合成Ⅱ型胶原的直接原料，有 C-末端前肽（PⅡCP）和 N-末端前肽（PⅡNP）两种，反映软骨基质的合成功能。关节软骨基质降解时，机体出现软骨代偿性合成代谢，关节液和血清中的 PⅡCP 和 PⅡNP 含量可反映其水平，可通过特异性免疫法测定。在关节软骨损伤早期和中期，关节液中的 PⅡCP 可升高至正常水平的 3 倍，且与软骨损伤程度和体重指数独立相关。在晚期，随着关节软骨基质合成能力的下降，PⅡCP 水平则呈下降趋势（Elsaid et al., 2006）。

1. 软骨寡聚基质蛋白（COMP） COMP 是关节软骨基质中一种重要的非胶原蛋白，属于糖蛋白类凝血酶敏感蛋白类家族，具有关节软骨细胞相对特异性。在关节软骨损伤早期，COMP 水平即出现升高，且只在关节内高表达，具有明显的组织特异性，是早期诊断关节软骨损伤的重要生物学标志物。有研究证实，影像学上关节软骨损伤的程度越严重，患者关节液中或血清中的 COMP 值越高（Lorenzo et al., 2017）。

2. 基质金属蛋白酶（MMP）和组织源性基质金属蛋白酶抑制剂（TIMP） MMP 是金属锌离子依赖酶活性的蛋白酶超家族，是一组能够降解细胞外基质的内肽酶的总称，其主要生物活性是降解软骨细胞外基质中的各种基质蛋白。MMP 有 20 余种，按功能可分为降解Ⅰ、Ⅱ、Ⅲ型胶原的胶原酶（MMP-1、MMP-8、MMP-13），降解Ⅳ、Ⅴ型胶原，弹性纤维和明胶的明胶酶（MMP-2、

MMP-9），降解蛋白多糖、弹性纤维、层粘连蛋白等多种基质蛋白的基质溶解素（MMP-3、MMP-10、MMP-11），通过激活其他 MMP 而发挥作用的 膜 型 MMP（MMP-14、MMP-15、MMP-16、MMP-17）等。

在正常关节软骨中，MMP 和 TIMP 的分泌保持平衡状态。经过连续前肽裂解过程后，无活性的 MMP 前酶发生结构重构从而活化。活化的 MMP 受到 TIMP 的负性调控。MMP 降解软骨细胞外基质中的各种基质蛋白，破坏关节软骨的正常结构，而 TIMP 通过与 MMP 结合使其失活从而抑制软骨破坏过程。关节软骨损伤时，二者的平衡被打破，MMP 过表达，TIMP 水平降低或不变，导致关节软骨基质的降解和破坏。

3. 软骨基质蛋白（YKL-40） YKL-40 属于壳质酶蛋白家族，是一种糖蛋白，又称人软骨糖蛋白（HCpg-39），由关节软骨细胞、滑膜细胞、巨噬细胞和中性粒细胞等分泌。正常关节中 YKL-40 含量极低，而当软骨损伤时则在关节软骨的表层和中层软骨细胞中高表达。其水平与关节软骨的损伤程度呈正相关，是软骨损伤的一个局部诊断性标志物（Vaananen et al., 2014）。

4. 硫酸角质素（KS） KS 是一种具有抗压缩性能、以蛋白多糖形式存在于关节软骨中的黏多糖。在正常软骨中 KS 含量很低，软骨损伤时关节液、血清或尿液中的 KS 水平显著升高。Baccarin 等（Baccarin et al., 2012）通过测定尿液中 KS，计算软骨基质蛋白聚糖的更新率，来评估关节软骨损伤的病程进展。

5. 糖化血清蛋白（GSP） 正常关节软骨中，以 GSP 为代表的高级糖化作用的末端产物含量较低，随着衰老和代谢改变，其在关节软骨中逐渐累积，其含量可代表关节软骨的健康状况（Stout et al., 2018）。GSP 的含量可以通过 ELISA 进行测定。

（二）细胞因子

关节软骨损伤与修复的过程中，多种细胞因子参与并发挥重要作用。细胞因子主要分为分解性细胞因子（IL-1、TNF-α、IL-6、IL-17、IL-18 等）、合成性细胞因子（TGF-β、FGF、IGF、BMP 等）和抑制代谢细胞因子（IL-4、IL-10、IL-11、IL-13、IFN-γ 等），主要作用是参与软骨破坏和凋亡、促进软骨细胞增殖和分化、调节软骨基质降解。分解性细胞因子和合成性细胞因子之间的平衡维持着

正常的软骨细胞分解与合成代谢，保持关节软骨结构和功能的稳定。如果这种平衡被打破，分解性细胞因子高表达，合成性细胞因子被抑制，将破坏关节软骨结构，进而影响关节功能稳定。

1. 分解性细胞因子

（1）肿瘤坏死因子 -α（TNF-α）：TNF-α 来源于巨噬细胞、成纤维细胞、软骨细胞等，是重要的炎性细胞因子，参与并介导多种炎症过程，是软骨基质降解的重要介质。炎性关节软骨损伤时，TNF-α 在软骨各层中均有过量表达。尽管 TNF-α 的生物活性只相当于 IL-1 的 1%，且二者作用于不同的受体，但表现出许多相似的生物学特性。TNF-α 能促进成纤维细胞释放黏附分子，使血液中的白细胞通过与黏附分子相互作用被集中到关节腔参与对软骨细胞的破坏；刺激滑膜与软骨细胞合成胶原酶、PGE_2、MMP 等，促进软骨细胞外基质的降解；激活纤维蛋白溶酶，加重关节炎性损伤，增强糖蛋白降解能力。TNF-α 可与 IL-1 产生强烈的协同效应，促进软骨基质降解，促进蛋白水解酶产生，抑制软骨基质合成。

（2）白细胞介素 -1（IL-1）：IL-1 是激素样多肽，是主要的促炎性细胞因子，分为 IL-1α 和 IL-1β，生物活性相似。IL-1 有 IL-1R Ⅰ 和 IL-1R Ⅱ 两种受体，其中 IL-1α 与 IL-1R Ⅰ 结合能力强，而 IL-1β 和 IL-1R Ⅱ 亲和力高。IL-1 通过与上述受体结合而发挥作用。软骨损伤时细胞表面的 IL-1 受体数量是正常细胞表面的 2 倍，因此损伤的软骨细胞对 IL-1 具有高度的敏感性。大量研究证实，关节软骨损伤时关节液中 IL-1β 的表达水平升高，而且与关节软骨损伤程度呈正相关。总体而言，IL-1 在软骨损伤时发挥如下作用：刺激软骨细胞和滑膜细胞产生 MMP，降解软骨基质；诱导 NF-κB 家族成员 bcl-3 基因抑制因子的表达，从而抑制 bcl-3 表达，促进软骨细胞凋亡；刺激软骨细胞和滑膜细胞产生胶原酶和前列腺素 E_2（PGE_2），促进炎症反应，介导软骨细胞分化；抑制蛋白多糖的合成；抑制软骨细胞增殖。

（3）白细胞介素 -6（IL-6）：IL-6 是在 IL-1 等诱导下产生的具有多种生物学活性的重要炎症介质。在关节软骨损伤早期，血清中 IL-6 可有小幅上升，随着软骨损伤程度加重，其水平显著升高。IL-6 可刺激软骨细胞和滑膜细胞产生 PGE_2 和胶原酶，促进 MMP，增加关节炎性反应，导致软骨基质破坏和降解。

（4）白细胞介素-17（IL-17）：IL-17是促炎性细胞因子，能调节并促进多种炎性介质的产生。软骨细胞中存在IL-17受体，IL-17通过其受体A与诱导型一氧化氮合酶启动子的结合，显著促进细胞诱导型一氧化氮合酶基因的表达和一氧化氮生成，最终影响关节软骨损伤程度。

（5）骨桥蛋白（osteopontin, OPN）：OPN是一种高度磷酸化和硫酸化的糖蛋白，在应激反应、炎性反应和感染等病理过程中发挥重要作用。OPN通过与细胞外基质受体结合发挥生物活性，诱导产生IL-1β、TNF-α、IL-6、NO、PGE$_2$，并激活MMP，导致关节软骨降解和破坏。

2. 合成性细胞因子

（1）转化生长因子-β（TGF-β）：TGF-β在软骨的生长代谢和修复重建中起关键作用，有TGF-β1、TGF-β2和TGF-β3三种亚型，主要参与及控制细胞外基质的产生、修饰以及成分的改变，细胞黏附和细胞间的反应。TGF-β具有诱导间充质干细胞（mesenchymal stem cell, MSC）向软骨细胞分化的能力，在基于MSC修复关节软骨损伤的研究中有重要应用（详见本章第三节）。TGF-β具有促进炎症发展和抑制炎症发展的双重作用：在低浓度时，它能促进软骨细胞合成COMP，抑制IL-1、IL-6、TNF-α、NO等多种炎性介质的生物活性及免疫反应，抑制分解代谢，调控TIMP，抑制MMP合成；在高浓度时，能诱导Th17细胞分泌IL-17，协同分解性细胞因子抑制软骨细胞增殖，加重软骨损伤。

（2）骨形态发生蛋白（BMP）：BMP属于TGF-β超家族，能够影响软骨细胞的生长、分化和凋亡，BMP-2是重要代表。体外研究证实，BMP能显著促进软骨细胞的生长和成熟，并促进Ⅱ型胶原、蛋白多糖和COMP在软骨细胞中的表达。BMP可以促进MSC向软骨细胞分化，促进Ⅱ型胶原和蛋白多糖的合成。BMP调控软骨损伤和修复在本章第三节详细介绍。

（3）胰岛素样生长因子（insulin-like growth factor, IGF）：IGF由软骨细胞和成骨细胞等产生，有IGF-1和IGF-2两种亚型。IGF-1可促进软骨细胞蛋白多糖和Ⅱ型胶原的合成，减少软骨的降解，促进软骨细胞增殖。此外，笔者研究还发现IGF-1可以促进骨髓间充质干细胞向软骨细胞分化，并且和TGF-β1具有协同作用（Ren et al., 2017）。IGF-2在非分化阶段是软骨基质合成的刺激剂，能促进软骨细胞合成蛋白多糖。

3. 抑制代谢细胞因子　白细胞介素-10（IL-10）是除TGF-β外具有抗炎特性的重要细胞因子，又称细胞因子合成抑制因子。IL-10能够减少NO的合成，抑制IL-1和TNF-α等分解性细胞因子的合成，抑制软骨细胞合成MMP，对软骨细胞具有直接保护作用。

二、组织病理学改变

关节软骨损伤可因一次暴力急性损伤和逐渐劳损引起。开始的病理变化是不一样的。一次急性暴力致伤可引起软骨剥脱，软骨骨折，甚至骨软骨骨折。挤压暴力引起软骨的胶原纤维损伤，软骨细胞坏死，再进而引起软骨的一系列病变。慢性劳损则是软骨经常受到微细损伤积累的病理变化。

正常关节软骨组织由软骨细胞和软骨基质组成。软骨细胞分泌基质。基质中的胶原纤维自软骨下骨板向斜上方延伸达软骨表面。各个不同方向的胶原纤维组成无数个"网状拱形结构"，并于表面形成一切线纤维膜，类似一"薄壳结构"。软骨基质保护软骨细胞并维持关节软骨正常形态及功能。胶原纤维的排列形式对软骨承受压力有重要意义。关节面一处受压，通过软骨的弹性变形减轻压力。更重要的是胶原纤维的"网状拱形结构"及表面的"薄壳结构"将压力沿胶原纤维方向传至"四面八方"，平均地分散达骨板。因之减小了局部压强，不致损伤软骨。软骨的受压变形及减压复形也是维持关节软骨营养的主要方式。关节软骨损伤后胶原纤维破坏，则损伤部软骨正常弹性降低，且胶原纤维形成的"网状拱形结构"及表面的"薄壳结构"破坏。所受压力不再能被传递分散，则局部受到超常压力进而损伤软骨下骨质。软骨进一步损伤，细胞坏死。软骨正常弹性的改变也影响了软骨的营养作用，加重了软骨的退行性变。胶原纤维的损伤及软骨细胞死亡，失去分泌基质的能力，则基质退行性变加重。这都引起软骨一系列的病理变化。事实上关节软骨损伤后不只是软骨本身病变，病理改变的范围要广泛得多。局部超常压力直接传递至软骨下骨引起软骨下骨病变；损伤软骨脱落的细胞和胶原形成抗原以及骨的病理反应刺激滑膜产生炎症；滑膜的病变及血循环的改变等又引起周围腱及腱止装置（末端）的病理变化。因此关节软骨损伤后可引起一系列综合性的病理改变（图3-1-1，图3-1-2）。

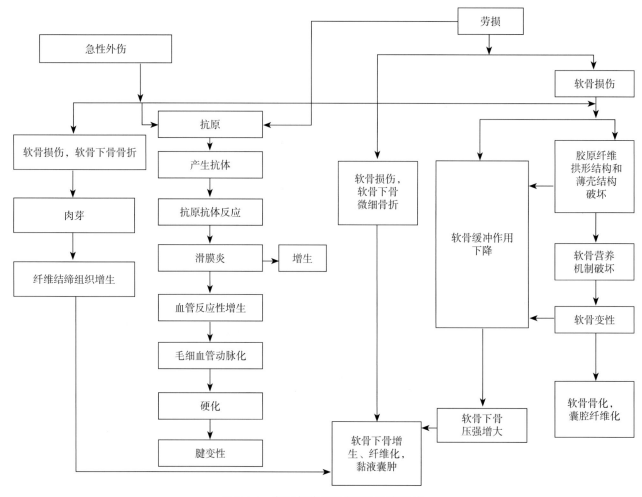

图 3-1-1　软骨损伤后的组织病理学改变

（一）关节软骨改变

由失去光泽、变黄、不透明，到软骨软化、龟裂、剥脱、撬起、囊腔（软骨Ⅲ、Ⅳ层分离，鼓起成一囊腔，其中可有液体）、缺损、溃疡、纤维化等不同变化。深度由Ⅰ层至全层不等。镜下组织病理学所见软骨层病变处软骨细胞排列紊乱、细胞减少、簇聚、核固缩、核融合、坏死。基质退行性变，红染或淡染，出现裂隙空泡。软骨纤维化。软骨内出现纤维结缔组织。血管增生长入软骨。软骨内出现钙化岛、骨岛。滑膜覆盖软骨。软骨层变薄。潮线有涨潮现象。甲苯胺蓝及 PAS 染色减弱。胶原纤维排列紊乱。

（二）软骨下骨改变

骨髓纤维化可长入软骨层或腱组织，髓腔开放。髓腔内形成黏液囊肿。成骨细胞增多，骨增生出现大量新生骨。骨小梁增粗，髓腔变窄。骨内出现软骨岛。增生骨突入软骨层和腱组织内。骨转换率增加，微骨折出现。软骨下骨硬化。

（三）滑膜脂肪垫改变

肉眼可见滑膜充血肥厚，绒毛增生。组织病理学检查：滑膜肥厚，绒毛增生。血管增生、管壁肥厚、管腔狭窄。滑膜增生充填软骨边缘隐窝或覆盖软骨。

三、细胞外基质代谢变化

关节软骨损伤早期，胶原蛋白、蛋白多糖和透明质酸等软骨成分的合成增加。随着软骨损伤程度加重，胶原酶合成增加，软骨胶原纤维排列发生改变，其网状结构被破坏，导致软骨细胞的应力增加。随着软骨基质丢失和原有成分含量下降，软骨硬度

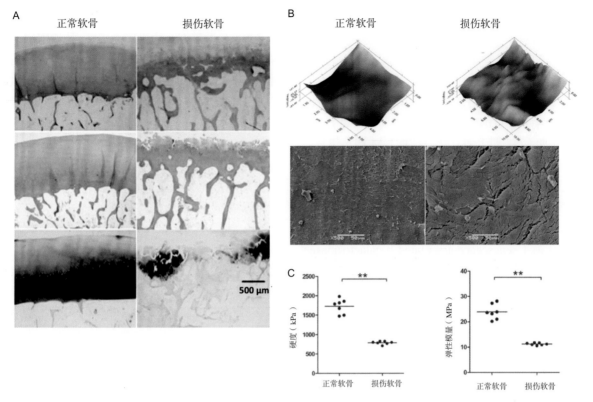

图 3-1-2　正常软骨和损伤软骨的组织学微观结构改变（Liu et al., 2016）A. 番红 O 染色、HE 染色和甲苯胺蓝染色可以看出完整软骨相对损伤软骨结构规则，表面平整。正常软骨细胞形态规则，潮线基本完整。损伤软骨同时细胞数量减少，潮线不完整，基质染色减少，黏多糖含量降低；B. 损伤软骨表面微观结构发生改变，表现为出现裂隙和粗糙不光滑，而正常软骨表面规整光滑；C. 纳米压痕力学检测发现软骨损伤后硬度和弹性模量均下降，**P<0.01

和弹性下降，透明质酸的渗透性上升。关节软骨基质的丧失使胶原纤维减少。关节软骨基质和胶原分解与进行性降解，合成代谢活性则被抑制，特别是基质合成蛋白代谢受到抑制。关节软骨基底钙化层的改变，使血管形成的软骨下骨化高峰提前，促进了关节软骨变薄，关节软骨生物学特性彻底改变。

（孟庆阳　敖英芳）

第二节　关节软骨损伤过程中软骨细胞的病理变化

一、衰老

（一）细胞衰老的概念

细胞衰老是指由于 DNA 损伤、氧化损伤、端粒缩短、化疗药物等因素引起的不可逆的细胞增殖停滞。1912 年 Carrel 等首先观察到传代培养细胞具有无限增殖的特性，并将其描述为"永生化"，从而开始了对细胞衰老的研究。1961 年 Hayflick 和 Moorehead 的研究揭示，大多数正常体细胞不能无限分裂，这种限制细胞分裂的过程即细胞衰老，这种现象是正常细胞不能永生化形成肿瘤的机制。细胞衰老不同于受遗传和环境因素影响的生理性衰老，它是细胞内重要结构渐进性损伤累积的结果。

软骨细胞是增殖能力极弱的终末分化细胞，其在体外增殖能力有限。培养的软骨细胞随传代次数增加不仅细胞形态改变，细胞功能也会随之发生变化，即软骨细胞衰老。软骨细胞衰老是一个极其复杂的过程，并且可以造成多种软骨相关疾病，如骨关节炎。由于软骨细胞在体外扩增过程中会不可避免地老化，如何获得增殖良好、生理生化功能正常的软骨细胞是软骨组织工程研究领域的关键问题。

（二）细胞衰老的特征

1. 不可逆的生长停滞 细胞增殖分裂周期由DNA合成前期（G1期）、DNA合成期（S期）、有丝分裂前期（G2期）和有丝分裂期（M期）组成。软骨细胞在体外培养一定代数后，增殖能力下降，一旦生长停滞则丝裂原无法诱导其进入S期，衰老的软骨细胞多停滞在G1末期。

2. 衰老相关β-半乳糖苷酶表达 衰老相关β-半乳糖苷酶（senescence-associated β-galactosidase，SAβ-gal）是鉴定衰老细胞的标志酶，Dimri等于1995年首先发现SAβ-gal的表达在体外培养的二倍体成纤维细胞中随代龄增加而增加，静止期细胞、终末期分化细胞和永生化细胞内缺乏SAβ-gal，因此SAβ-gal可被认为是细胞衰老的生物学标志。β-半乳糖苷酶是溶酶体酶中的一种，研究发现在酸性条件下衰老与未衰老细胞均可表达溶酶体β-半乳糖苷酶，而在碱性条件下两者均不表达，只有在中性条件下衰老细胞表达的半乳糖苷酶被称为SAβ-gal，SAβ-gal在细胞衰老中的作用机制尚不清楚，目前已知SAβ-gal在多种衰老细胞中表达，如外周血淋巴细胞、神经细胞、成纤维细胞、血管平滑肌细胞等，同样SAβ-gal也可以作为软骨细胞衰老的重要标志物。

3. 端粒-端粒酶系统的变化 端粒由DNA及其结合蛋白组成，是真核生物线形染色体末端的重复序列，具有防止染色体融合、易位和降解，确保基因稳定性的作用。端粒DNA由高度保守的重复核苷酸序列组成，例如人类染色体末端DNA含有重复上千次的TTAGGG序列，细胞每分裂一次，端粒DNA缩短50～200 bp，细胞衰老的端粒学说认为细胞有丝分裂过程中随着端粒长度的缩短，染色体末端因缺乏保护导致染色体降解、融合，当端粒缩短到DNA复制所需的最短长度（一般4 kb），则细胞周期将不可逆地停滞在G1期和G2/M期之间，细胞发生衰老，由此可见端粒长度限制了正常体细胞的寿命。虽然端粒和细胞衰老具有明确相关性，但对于端粒缩短是细胞衰老的原因还是细胞衰老的伴随现象，仍有待进一步研究证实。

细胞核内的端粒酶是一种反转录酶，由RNA、端粒酶相关蛋白质1（telomerase associated-protein 1，TP1/TLP1）和人端粒酶催化亚单位（human telomerase catalytic subunit，hTERT）组成，它能以自身RNA为模板合成端粒DNA，补偿因细胞分裂导致的端粒DNA缩短，从而维持端粒长度的稳定性。衰老的调节有赖于端粒酶对端粒的调控以及端粒和端粒酶的联合作用。增殖能力强的细胞具有较高的端粒酶活性，而增殖能力有限的细胞则不表达或低表达端粒酶。体外细胞培养研究结果发现，利用载体将hTERT转入端粒酶活性阴性的正常细胞，细胞内端粒酶活性增加，细胞有丝分裂次数增加，细胞寿命至少可以延长20代。

4. 细胞外基质的变化 细胞外基质成分改变是软骨细胞衰老的重要特征之一。软骨细胞在分化过程中可合成多种细胞外基质成分，并且维持基质的代谢平衡。软骨细胞外基质主要包含以Ⅱ型胶原为主的胶原成分和以糖基和硫酸基团（硫酸角质素、硫酸软骨素）组成的聚集蛋白聚糖。细胞外基质成分的平衡是保持软骨细胞活性的重要条件。随着软骨细胞衰老，已分化的细胞会表现出去分化特征，合成的细胞外基质成分发生改变，其中Ⅱ型胶原和聚集蛋白聚糖减少，而其他胶原成分和结构不完整的聚集蛋白聚糖含量上升。研究发现，体外培养猪耳软骨细胞Ⅱ型胶原的表达在第3代即降至原代细胞的5.47%±1.04%，到第5代时软骨细胞的形态明显向成纤维细胞的形态转化。软骨细胞衰老的重要特征是胶原合成由Ⅱ型转变为Ⅰ、Ⅲ型胶原，蛋白多糖成分中糖的比例下降，硫酸角质素与硫酸软骨素比例上升，蛋白多糖单体大小下降，聚集蛋白聚糖减少，分子重量下降（Shawi et al.，2008）。

（三）软骨细胞衰老的机制

1. 衰老相关基因 在软骨细胞衰老过程中起作用的基因主要有蛋白质及相关酶类基因、细胞因子类基因、转录因子类基因、细胞增殖和凋亡相关基因。在此重点论述肿瘤抑制基因和细胞周期调控基因在细胞衰老中的作用。

（1）肿瘤抑制基因：肿瘤抑制基因 *p53* 是目前已知与人类肿瘤相关性最高的基因，分为野生型和突变型。其中野生型 *p53* 基因是抑癌基因，野生型 *p53* 基因的失活和突变型 *p53* 基因的表达在肿瘤形成中起重要作用。除此之外，*p53* 对DNA损伤等应激产生应答，其激活可能导致细胞周期停滞、细胞衰老和凋亡。肿瘤和衰老具有相关性，随着年龄的增长，肿瘤发生率增加。在假设 *p53* 诱导细胞衰老的前提下，Garcia Cao 等于 2002 年首先将 *p53* 基因序列转入正常小鼠胚胎细胞，研究发现小鼠对癌症的抵抗力增加，但是 *p53* 小鼠并未表现早期衰老的迹象，进一步研究证实，β 干扰素的持续治疗可以通过启动 *p53* DNA 信号途径和转录活性导致癌前病变细胞发生衰老，说明 *p53* 的激活在细胞衰老中起作用，正常人成纤维细胞内干扰素调节因子 3（interferon regulatory factor3，IRF3）通过激活 p53 的途径抑制细胞生长，敲除 p53 后 IRF3 不能抑制细胞生长。这些均证实 p53 的激活与细胞衰老的相关性。

（2）细胞周期调控基因：细胞周期调控基因与视网膜母细胞瘤的发生密切相关，又名视网膜母细胞瘤基因（retinoblastoma gene，Rb gene）。它位于人 13 号染色体，约含 200 kb 的 DNA，含有 27 个外显子和 26 个内含子，编码 3 种分子量约为 110 kDa 的蛋白质，即 p105、p107 和 p130。它们参与调节细胞的增殖和细胞周期转化以及细胞衰老信号传导。Rb 蛋白存在于细胞核内，并且以活化的非磷酸化和失活的磷酸化两种形式存在。Rb 蛋白含有与多种胞内蛋白如 E2F 家族结合的氨基酸序列，E2F 家族是诱导多种细胞 G1/S 期转化、S 期启动和 DNA 复制相关基因表达的转录因子，是细胞由 G1 期进入 S 期的重要决定因子。非磷酸化的 Rb 蛋白结合 E2F 形成复合物抑制后者的转录活性，阻止依赖于 E2F 的 DNA 复制相关基因表达和周期蛋白 cyclin E、cyclin A 的表达，导致细胞周期停滞。

正常细胞内 cyclin D 与周期蛋白依赖性激酶 CDK4、CDK6 形成复合物，后者使 Rb 磷酸化而失活，失活的 Rb 释放与其结合的 E2F，促进细胞由 G1 期进入 S 期。研究表明衰老细胞和正常增殖细胞内 Rb 的存在形式不同，在衰老细胞中 Rb 蛋白主要以非磷酸化的活化形式存在，因此细胞的 G1/S 期转化受到抑制。敲除老化的小鼠胚胎成纤维细胞中的 *Rb* 基因，细胞可以重新进入细胞周期增殖，从而逆转细胞衰老。在人成纤维细胞，*Rb* 基因的缺失或突变可以使细胞逃逸衰老。

2. 细胞衰老的信号传导通路　细胞衰老过程通过信号传导通路实现，其中 Rb 和 p53 介导的信号通路起重要作用。当这些通路中的关键信号分子发生突变，细胞将延缓衰老或继续增殖。Rb、p53、p16^{INK4a} 和 p19^{ARF} 是细胞衰老信号传导通路的核心蛋白。

（1）pl6^{INK4a}/Rb 信号通路：p16^{INK4a}/Rb 信号途径是目前研究最明确的细胞衰老途径。p16^{INK4a} 是 CDK 抑制因子——INK 家族成员之一，是重要的抑癌因子，同时也是细胞周期抑制蛋白。p16^{INK4a} 在衰老细胞中的作用是特异性地结合 CDK4 和 CDK6，使 CDK4/6 的 N 端区和 C 端区在垂直方向上旋转，导致 CDK4/6 分子构象改变，从而阻止 CDK4/6 与 cyclin D 的相互作用并降低 CDK4/6 与 ATP 的亲和力，抑制 cyclin-CDK4/6 的激酶活性，阻断 Rb 蛋白的磷酸化，使细胞周期停滞在 G1 期。

研究发现，将 *p16* 基因导入卵巢癌细胞系可以显著抑制 Rb mRNA 和蛋白水平的表达，人成纤维细胞中 p16^{INK4a} 的过表达可抑制 Rb 磷酸化，导致细胞早衰，而 *p16* 反义载体转染则延迟细胞衰老。Sage 等在 MEF 细胞中敲除 *Rb* 基因发现，*Rb* 基因的缺失使细胞重新进入细胞周期并逆转细胞老化。

（2）p19/p53/p21^{CIP1} 信号通路：p19/p53/p21^{CIP1} 信号通路是另一条比较明确的细胞衰老信号通路。研究发现，INK4a 位点有一个重叠基因 *ARF*，编码 p19^{ARF} 蛋白。p19^{ARF} 蛋白不是直接作用于 p53，而是结合并抑制针对 p53 的泛素连接酶 MDM2。已知 MDM2 是 E3 型泛素连接酶，促进 p53 被泛素介导的蛋白酶体降解，且在肿瘤细胞中 MDM2 可通过直接结合 p53 的转录区来降低其转录活性。P19^{ARF} 蛋白对 MDM2 的抑制可激活 p53 介导的细胞衰老和生长停滞。

正常细胞中 p53 半衰期很短，表达水平较低。当细胞在外界刺激信号作用下，如缺氧或 DNA 损伤，p53 通过磷酸化而激活，活化的 p53 上调 CDK 抑制因子 p21^{CIP1} 的转录。在 p21^{CIP1} 的 N 端有一个 60 个氨基酸的保守序列，其 C 端存在核定位信号。p21^{CIP1} 对细胞周期的负向调节作用表现在胞核内通过其 N 端的保守序列与 CDK 结合，抑制 CDK 的激酶活性从而导致细胞周期停滞在 G1 期（Quereda et al., 2007）。

二、凋亡

细胞凋亡（apoptosis）是在人或动物的多种组织中发现的一种程序性细胞死亡（programmed cell death, PCD）过程，通过细胞凋亡可使体内失去生命力的细胞或生理上不需要的细胞以有序的方式被清除，从而维持组织中的细胞形成（有丝分裂）与细胞破坏（细胞凋亡）之间的平衡关系。一旦这种平衡被打破，将导致疾病的产生。现已证明，细胞凋亡的异常将引起组织、器官的退行性病变（简称退变），细胞凋亡在软骨相关疾病的发病学和防治方面发挥重要的作用。

（一）细胞凋亡的概念

细胞凋亡是指多细胞有机体为调控机体发育、维护内环境稳定，由基因调控的细胞主动死亡过程。很早以前人们就注意到在机体的发生发育及生长过程中，一直伴随有组织细胞的自发性生理退化甚至死亡现象，并发现这种形式的细胞死亡受细胞内部某些特定基因的操纵。

（二）细胞凋亡的形态学特征

细胞凋亡的形态学特征主要包括细胞皱缩、染色质凝聚、凋亡小体形成、细胞骨架解体等，其中以细胞核的变化最为显著。

1. 细胞核的变化　凋亡细胞的核 DNA 在核小体连接处断裂成核小体片段，并向核膜下或中央部异染色质区聚集，浓缩成染色质块，使细胞核呈现新月状、花瓣状等多种形态，染色质进一步聚集使核膜在核膜孔处断裂，形成核碎片或核残片。

2. 细胞质的变化　由于脱水作用，凋亡细胞的胞质发生明显浓缩，其中的细胞器也发生不同程度的变化，尤其是线粒体和内质网。凋亡早期，可观察到细胞内线粒体增大，嵴增多，接着线粒体出现空泡化。多数情况下，凋亡细胞内的内质网腔增长膨大，并为凋亡细胞形成的自噬体结构提供包裹膜。凋亡细胞原有的疏松、有序的细胞骨架结构也变得致密和紊乱。实际上，细胞骨架的改变不仅仅是细胞凋亡的后果，还影响到细胞凋亡的过程。

3. 细胞膜的变化　凋亡细胞表面原有的特化结构，如微绒毛、细胞突起及细胞间连接等逐渐消失，细胞膜起泡，但细胞膜仍保持完整，没有失去选择通透性。一些与细胞间连接有关的蛋白质从凋亡细胞的膜上消失，但正常情况下位于细胞膜内侧的磷脂酰丝氨酸（phosphatidylserine, PS）则从细胞膜的内侧翻转到细胞膜的表面，暴露于细胞外环境中。这些分子可能与凋亡细胞的清除过程有关。

4. 凋亡小体的形成　凋亡小体的形成有三种方式：①发芽脱落机制。凋亡细胞内聚集的染色质块，形成大小不等的核碎片后，整个细胞通过发芽（budding）、起泡（zeiosis）等方式，形成球形的突起，并在根部绞窄脱落，形成大小不等，内含胞质、细胞器以及核碎片的膜包小体，即凋亡小体。②分隔机制。在凋亡细胞内由内质网分隔成大小不等的分隔区，靠近细胞膜端的分隔膜与细胞膜融合并脱落形成凋亡小体。③自噬体形成机制。凋亡细胞内线粒体、内质网等细胞器和其他胞质成分一起被内质网膜包裹形成自噬体，自噬体在与凋亡细胞膜融合后排出胞外，形成凋亡小体。有些细胞仅仅发生核固缩和胞质浓缩，成为单个致密的结构，这也被称为凋亡小体（Kim et al., 2000）。

（三）细胞凋亡的生化特征

1. DNA 片段化　核小体（nucleosome）是基因组染色体的基本结构，它和接头 DNA（linker DNA）组成核心核小体亚单位（core nucleosomal subunit），总长度为 180～200 bp。细胞发生凋亡时，细胞的内源性核酸内切酶活化，特异性地在连接区切断 DNA 链，形成长度为 180～200 bp 整数倍的寡聚核苷酸片段，因此在进行琼脂糖凝胶电泳时，凋亡细胞表现出特征性的 DNA 梯状条带。而细胞坏死时，DNA 随意断裂为长度不一的片段，琼脂糖凝胶电泳呈"弥散状"。因此，尽管不是所有凋亡细胞都出现 DNA 梯状条带，人们仍把它作为细胞凋亡最典型的生化特征之一。

2. 细胞凋亡中的蛋白酶　细胞凋亡的始动以及发生、发展，主要是通过多种蛋白酶控制的，蛋白酶级联切割是凋亡的关键过程，因此有学者提出蛋白酶的作用是凋亡机制的核心部分。控制凋亡的蛋白酶有多种，如胱天蛋白酶（cystein aspartic acid specific protease, caspase）家族、端粒酶、分裂素及钙蛋白酶（calpain）等。

3. 胞质 Ca^{2+}、pH 值的变化　有研究认为 Ca^{2+} 能通过两条途径诱导细胞凋亡。一是胞内 Ca^{2+} 库释放及胞外 Ca^{2+} 内流使胞质内 Ca^{2+} 持续升高作为凋亡信号启动凋亡；二是 Ca^{2+} 的释放打破了细胞内结构的稳定，使细胞凋亡系统的关键成分与正常时不能接触到的基质发生反应，从而触发凋亡。胞内的 H^+ 和 Ca^{2+} 一样，其浓度对生命活动影响重大。用地塞米松诱导巨噬细胞凋亡时，可观察到胞质内的 pH 值先是急速升高，随后又缓慢降低，胞质逐渐碱化，这表明胞质碱化和酸化均能影响细胞凋亡，前者可能与细胞凋亡的启动有关，而后者可能是细胞凋亡的必然结果。

4. 线粒体在细胞凋亡中的作用 细胞凋亡有胞核和胞质两条途径，胞质中的细胞器也是凋亡的主要目标，尤其是线粒体，在凋亡时会发生一系列显著的变化：①线粒体呼吸链受损，能量代谢受到破坏，导致细胞死亡；②线粒体释放细胞色素 C（cytochrome C, CytC），而 CytC 是凋亡所必需的脱天蛋白酶家族的激活物；③线粒体是细胞产生活性氧类（reactive oxygen species, ROS）物质的主要来源，ROS 是细胞凋亡的信使分子和效应分子，凋亡时线粒体生成 ROS 增多；④线粒体通透性转变孔（permeability transition pore, PT 孔）通透性增高。PT孔是线粒体内膜和外膜在接触部位协同组成的一条通道，PT 孔的开放可导致线粒体呼吸链解联，并且线粒体内的 CytC 可通过开放的 PT 孔释放至胞质，进而触发 caspase 级联反应（图 3-2-1）。PT 孔开放抑制剂，如环孢素（cyclosporin），能够阻断细胞凋亡，表明 PT 孔在凋亡过程中具有重要作用。

（四）诱发软骨细胞凋亡的刺激信号

1. 死亡受体 某些细胞表面的特异性受体和配体的相互作用可诱导细凋亡，如 Fas 及 TNFR1 就是典型的死亡受体蛋白，其胞内段有诱导细胞死亡的特殊结构域，称为死亡结构域（death domain, DD）。Fas 与其配体 FasL 或 Fas 单克隆抗体结合、TNFR1 与其配体结合均可诱导细胞的凋亡。Fas/FasL 在正常软骨组织浅、中层约 8% 的软骨细胞中表达，而深层很少或没有表达。但在 OA 软骨组织中，表层软骨纤维化甚至完全消失，约有 32% 的软骨细胞为 Fas 阳性，而且主要集中于中、深层区域，表明这种死亡受体 / 配体系统可能是软骨细胞凋亡的诱导因子之一。

2. 细胞因子 一些细胞因子是软骨细胞存活所必需的，如果从培养基中去除这些细胞因子会诱发细胞凋亡；而有些细胞因子不利于软骨细胞的存活，如果给培养基中添加这些细胞因子，也会诱导细胞凋亡。如 NO 通过 ERK 和 p38 激酶途径介导环氧合酶 2（COX-2）的表达，使 OA 软骨细胞中前列腺素 E_2（PGE_2）的释放增加；并上调 p53、Bax 及 caspase-3 的表达，从而引起软骨细胞的凋亡。TNF-α 和 IL-1 在 OA 关节中可诱导 NO 和 PGE_2 的合成与释放，也可诱导软骨细胞凋亡。

3. 机械力学改变 正常的软骨可以在一定时间内承受一定强度的外力而不发生损伤，一旦超过该时间或强度则会引起损伤。长期的慢性异常应力

第三章 关节软骨损伤的病理生理学基础

39

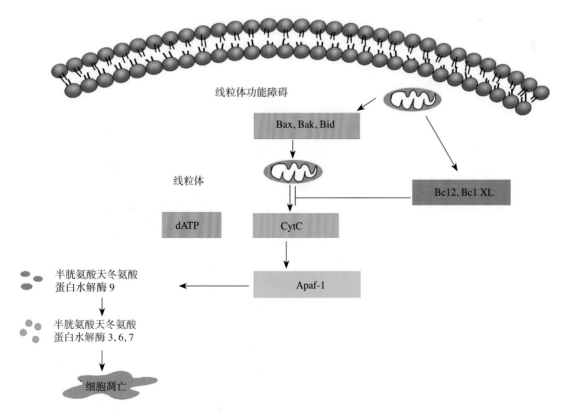

图 3-2-1 线粒体内源性凋亡途径过程

或高强度的急性异常应力都可直接触发 caspase 级联反应，引起软骨细胞凋亡，或者通过炎症细胞因子的作用诱导软骨细胞凋亡。

4. 理化因素　物理因素包括紫外线辐射、电离辐射、热休克等。硝普钠（sodium nitroprusside, SNP）作为 NO 供体，可产生外源性 NO，从而诱导软骨细胞发生凋亡。视黄酸（维甲酸）是维生素 A 在体内的活性形式之一，其可直接与细胞的维甲酸受体结合而调控基因启动与转录，同时促进成熟软骨 X 型胶原表达，引起软骨细胞凋亡。

（五）介导软骨凋亡的信号转导通路

1. 磷脂酰肌醇 3- 激酶 - 蛋白激酶（phosphatidylinositol 3 kinase-protein kinase, PI3K-Akt）信号通路　Akt 是一种丝氨酸 / 苏氨酸蛋白激酶，可以被细胞外因子以 PI3K 依赖的方式磷酸化激活。PI3K-Akt 是一条经典的抗软骨细胞凋亡通路，当细胞外信号激活 PI3K-Akt 通路后，可促进

软骨细胞中抗凋亡因子 Bcl-2 的释放，抑制 Bax 活性，利于蛋白聚糖合成及软骨细胞成活，有效抑制软骨细胞凋亡。

2. p38 促分裂原活化蛋白激酶（mitogen-activated protein kinase, MAPK）信号通路　P38 MAPK 属于应力激酶家族成员，易被促炎细胞因子及渗透压改变、营养缺失、机械性负荷增加、低氧张力等环境因素激活。NO、IL-1β 及 TNF-α 可介导软骨细胞中 p38 的磷酸化，参与调节软骨细胞表型及增殖，促进软骨细胞肥大、钙化、骨架重塑，诱导软骨细胞中 MMP 合成及炎性细胞因子产生，并介导软骨细胞凋亡。Sakata 等（2015）报道十二碳五烯酸可通过抑制软骨细胞中 NO 介导的 P38 MAPK 磷酸化，下调 MMP-3、MMP-13 及 caspase-3 的表达，从而抑制软骨细胞凋亡。Wei 等（2006）报道 p38 MAPK 是骨关节炎的潜在治疗靶点，抑制其活性可达到保持关节软骨细胞功能结构，促进软骨细胞增殖及抑制凋亡的效果（图 3-2-2）。

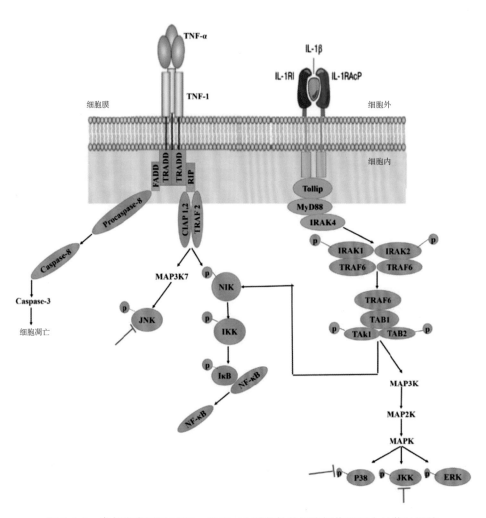

图 3-2-2　参与炎症因子 TNF-α 和 IL-1β 引起软骨细胞损伤过程中的信号通路

3. c-Jun 氨基端激酶（c-jun N-terminal kinase, JNK）信号通路 JNK 又称为应激活化蛋白激酶（stress-activated protein kinase，SAPK），是 MAPK 家族重要成员之一。JNK 信号通路可被细胞应激反应（如电离辐射、热休克、氧化损伤）、细胞因子（如 NO、TNF-α、TGF-β、IL-1β）及生长因子（如 EGF）激活，参与细胞分化与增殖，维持细胞形态及骨架结构，并可直接激活胞质内靶蛋白（如 Bax、Bim），从而介导由线粒体途径引发的细胞凋亡。Sylvester 等（2004）的研究表明，IL-1 通过激活 JNK 信号通路，一方面上调 MMP-13 在软骨细胞中的表达，导致软骨细胞凋亡及关节退变，另一方面促进环氧合酶 2（cyclooxygenase-2，COX-2）基因的转录和表达，诱导软骨细胞炎性反应及凋亡。Lee 等（2015）报道 JNK 信号通路参与了 TNF-α 介导的软骨细胞凋亡，且该过程可被 JNK 抑制剂逆转。

4. 核因子 κB（nuclear factor kappa B，NF-κB）信号通路 NF-κB 是一种具有多向性转录调节作用的蛋白质因子，属于 Rel 蛋白家族，其成熟体为由 RelA（p65）和 p50 组成的异二聚体，参与调节细胞增殖与分化、细胞周期及凋亡等过程。在静息状态下，无活性的 NF-κB 分布于细胞质中，它与抑制因子 IκB 结合成为异源三聚体 P50-P65-IκB。当受到细胞因子等因素刺激时，可启动 IκB 的泛素化降解途径，P50 亚基上的易位信号及 P65 亚基上 DNA 结合位点被充分暴露，使 NF-κB 二聚体易位进入细胞核，调控 Bcl-2 及 p53 等下游靶基因转录，参与介导细胞凋亡。Qin 等（2012）报道在 IL-1β 诱发的体外软骨细胞凋亡模型中，NF-κB 被激活后可刺激软骨细胞中 TNF-α、iNOS 及 COX-2 产生，参与介导软骨细胞炎症及凋亡过程。Lee 等（2012）报道多氯联苯可通过刺激软骨细胞 ROS 及 NO 产生，激活 NF-κB 信号通路，从而诱导软骨细胞凋亡。

5. Janus 激酶/信号转导子和转录激活子（Janus kinase/signal transducer and activator of transcription，JAK/STAT）信号通路 JAK/STAT 通路将细胞外的化学信号传递给细胞核，导致与免疫、增殖、分化、凋亡和肿瘤发生等相关的基因转录与表达。JAK/STAT 信号转导过程概括为：细胞膜上的细胞因子受体与相应配体结合后，诱导受体二聚化并调控与之偶联的 JAK，在胞质内 JAK 及其受体酪氨酸残基上依次发生交互磷酸化，并与周围氨基酸序列结合形成"停泊位点"，STAT 通过 SH2 结构域将 STAT 蛋白补位到该特异位点，从而激活 STAT。活化后的 STAT 与受体解离，形成同源二聚体或异源二聚体转位入细胞核，与 DNA 上特定靶序列结合，调控基因转录及表达。Greene 等（2015）报道 IL-1β 联合抑瘤素作用于人软骨细胞，可通过激活 JAK/STAT 信号通路来介导软骨细胞中 MMP-13 的高表达。Lim 等（2011）证实 IL-1β 可通过激活软骨细胞中 JAK/STAT 信号通路，诱导 MMP-13 表达增高及细胞凋亡，且该过程可被类黄酮药物逆转（Hosseinzadeh et al., 2016）。

（六）软骨细胞凋亡与骨关节炎

骨关节炎（osteoarthritis, OA）是一种常见的慢性、退行性关节病变，其主要特征为关节软骨的退变，包括软骨的磨损、骨赘形成以及由此引起的关节生物应力改变等。目前 OA 的致病机制尚未被完全阐明，但已知与其相关的危险因素包括老龄、肥胖、女性、遗传背景、机械损伤等。软骨细胞是关节软骨中唯一的细胞成分，它具有重要的生理功能，包括分泌细胞外基质、蛋白酶、多种细胞因子等，其凋亡也是关节软骨退变重要的因素之一。随着年龄的增长，软骨细胞凋亡率也随之增加。软骨细胞凋亡不仅是为了腾出空间让成骨细胞和血管进入，Adams 等（1998）在不同年龄组动物中发现，软骨细胞的凋亡程度与年龄增长有关，并且软骨细胞的凋亡对于关节软骨的成熟、塑形及维持其特性十分关键。除此之外，软骨细胞凋亡还在软骨内成骨过程中促进钙的积累和基质钙化、生长因子释放与激活、维护生长板内环境稳定等方面发挥重要的作用。而当发生凋亡的软骨细胞数量超过正常范围时，会导致骨关节病的发生。在 OA 致病因素作用下，软骨细胞主要发生以下变化：细胞凋亡数量增加，细胞的合成分泌功能发生改变（包括基质合成减少，细胞因子、MMP 等合成增加等），细胞表型发生变化，终末分化的肥大软骨细胞增多。其中软骨细胞凋亡是导致 OA 发病的重要环节，这一理论已被大多数学者所接受。在正常人与 OA 患者的对比研究中，OA 患者关节软骨细胞凋亡较正常人增多，且在 OA 患者中在软骨损伤严重的部位细胞凋亡现象更为广泛。Hashimoto 等（1998）用番红 O 染色方法发现 OA 患者软骨细胞凋亡主要发生在软骨的浅层和中间层，并且在这些区域蛋白多糖的损耗也更多。Kim

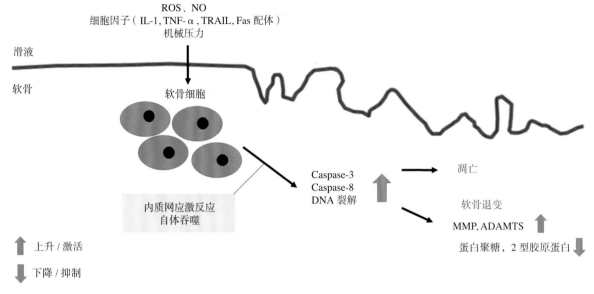

细胞凋亡诱导物

ROS、NO
细胞因子（IL-1,TNF-α,TRAIL,Fas 配体）
机械压力

滑液

软骨

软骨细胞

内质网应激反应
自体吞噬

Caspase-3
Caspase-8
DNA 裂解

凋亡

软骨退变

MMP, ADAMTS

蛋白聚糖，2 型胶原蛋白

上升 / 激活

下降 / 抑制

图 3-2-3　细胞凋亡引起软骨损伤的机制

等（2001）的研究证实胶原蛋白酶能增加软骨细胞的凋亡，并发现胶原结构对维持软骨细胞的正常生存有重要作用，而细胞外基质的损耗可促进细胞凋亡。Lotz 等（1999）研究证明关节软骨中发生软骨细胞凋亡的区域糖蛋白减少，形成的凋亡小体会产生焦磷酸盐并加速钙的沉积，这些都可促进软骨病理性退变和钙化。由此可见软骨细胞凋亡和 OA 两者之间可以互相促进影响：当软骨细胞凋亡超过生理范围，软骨的正常形态和功能难以维持而引发 OA，而 OA 相关病理改变可进一步促进软骨细胞的凋亡。

总之，软骨细胞凋亡与 OA 发病有着紧密联系，对软骨细胞凋亡的发生机制及其在 OA 发生发展中具体作用的深入研究，对于指导 OA 临床治疗具有重要意义。

三、坏死

（一）细胞坏死的概念

引起细胞死亡的原因很多，根据其原因不同，可将细胞死亡分为正常死亡和非正常死亡。非正常死亡主要指超过细胞可承受的强度或阈值的环境因子引起的死亡以及由于机体病理状态导致的细胞死亡。这些环境因子可以是物理的，如高温与超低温、高渗与低渗、强辐射等；可以是化学的，如化学毒物；也可以是生物的，如细菌和病毒感染

等。非正常死亡也被称为细胞坏死（necrosis）。细胞坏死指在外来致病因子作用下，细胞生命活动被强行终止所致的病理性、被动性死亡过程。

（二）细胞坏死的形态学特征

在细胞坏死早期，细胞核无明显变化，表现为细胞肿胀，胞质内线粒体和内质网肿胀、崩解，核发生固缩或断裂。随着胞质内蛋白质变性、凝固或碎裂，细胞膜快速崩解，最后细胞溶解破裂，内容物溢出，溶酶体酶泄漏，引起周围组织的炎症反应。细胞坏死过程中主要的形态学特征表现在以下三方面：①核固缩（pyknosis）：核体积变小，染色质浓缩、深染。②核碎裂（karyorrhexis）：核染色质崩解成碎粒状聚集于核膜下，随着核膜的破裂，染色质颗粒直接分散于胞质或分布在细胞外。③核溶解（karyolysis）：染色质中的 DNA 和核蛋白被 DNA 酶和蛋白酶分解，核淡染，只见或不见核的轮廓。

（三）细胞坏死的机制

坏死是病理条件下细胞的死亡方式，急性缺氧、营养供给不足、病原微生物感染或严重的物理化学损伤，如高温、强酸、强碱、强辐射等都会引起细胞坏死。坏死长期被认为是一种无序的、随机的细胞死亡方式，不需要激活特定的细胞内信号途径。而随着研究日益深入，一种新的细胞

坏死形式被发现，其与传统意义的坏死不同，可受到细胞内信号通路的紧密调控，这种死亡方式被命名为程序性坏死或坏死性凋亡（necroptosis）。程序性坏死目前已被证实与多种关键生理与病理进程密切相关，如免疫系统的发育及稳态维持、组织损伤、宿主对抗细菌与病毒感染的免疫应答等过程。研究显示，程序性坏死参与了缺血再灌注损伤、神经退行性疾病、炎性疾病、肿瘤等多种病变的发生，且在数种疾病动物模型中通过基因调控或特异性抑制剂来抑制程序性坏死可有效延缓疾病进程，目前程序性坏死在病理生理学过程中的作用机制已成为医学研究领域的热点。

程序性坏死作为细胞程序性死亡的新形式，受到细胞内信号分子调控，但与细胞凋亡有着显著区别，其中受体相互作用蛋白激酶（receptor-interacting protein kinase）RIP1 和 RIP3 是程序性坏死过程的关键调控因子。RIP1 与 RIP3 是同属 RIP 家族的丝/苏氨酸激酶，氨基端有保守的激酶区域，另外还有一段特殊的蛋白相互作用区域 -RIP 同型作用基序（RIP homotypic interaction motif, RHIM），RHIM 可促进 RIP1 与 RIP3 相互作用，形成坏死小体（necrosome）。以目前研究最为明确的 TNF-α 所诱发程序性坏死通路为例，当活化的 TNF 受体招募 RIP1 后，RIP1 会结合并活化 RIP3，共同形成引发坏死的 necrosome。RIP3 的活化标志为第 227 位（人）或第 232 位（小鼠）丝氨酸发生磷酸化，该磷酸化位点可使 RIP3 结合并活化其下游效应分子，一种名为混合系激酶区域样蛋白（mixed lineage kinase domain like, MLKL）的假激酶。MLKL 的第 357 位苏氨酸与第 358 位（人）或第 345 位（小鼠）丝氨酸可被 RIP3 磷酸化，磷酸化的 MLKL 将变为寡聚化状态，从细胞质转移到细胞膜上，形成通透性孔道破坏膜完整性，并最终导致细胞坏死。

目前关于软骨细胞坏死的研究并不深入，有学者提出软骨寡聚物基质蛋白（cartilage oligomeric matrix protein, COMP）的突变体 D469del-COMP 可通过介导软骨肉瘤细胞的坏死造成假性软骨发育不全，并有研究证实 TNF-α 介导的软骨细胞死亡主要可由坏死抑制剂 necrostatin 而不是凋亡抑制剂 z-VAD-fmk 所抑制。但总的来说，人们对于软骨细胞的程序性坏死过程与机制，以及其是否参与了 OA 发生发展目前了解甚少。明确程序性坏死在 OA 疾病进程中所发挥的具体作用及机制，不仅有望为 OA 临床治疗提供新靶点，也有助于更全面地阐释程序性坏死的病理生理学意义。

四、自噬

（一）细胞自噬的概念

自噬（autophagy）源于古代希腊语，是 "auto"（自我）与 "phagy"（吞噬）的结合，顾名思义就是细胞的自我吞噬。自噬是指胞质内大分子物质和细胞器在膜包囊泡中大量降解的生物学过程。在自噬过程中，部分或整个细胞质、细胞器被包裹进双层膜的囊泡，形成自噬泡（autophagic vacuole）或自噬体（autophagosome）。自噬体形成后很快变成单层膜，然后与溶酶体结合形成自噬溶酶体（autophagolysosome, autolysosome）。在自噬溶酶体中，待降解的物质在多种酶的作用下分解成氨基酸和核苷酸等成分，进入三羧酸循环，产生小分子和能量，再被细胞所利用，实现细胞本身的代谢需要和细胞器的更新。所以，自噬作用在消化的同时，也为细胞内新细胞器的构建提供原料，即细胞结构的再循环。研究表明，细胞自噬与生物体的发育、分化相关，尤其是在低等生物中，受到环境胁迫因子的影响可诱导细胞自噬现象的产生。因此，长期以来细胞自噬被认为是细胞的自救行为。但近年来发现，在某些条件下，细胞自噬也能导致细胞死亡，并证明细胞自噬的发生受多种基因的调控，如 ATG（autophagy-related gene）基因、蛋白激酶基因和磷酸酶基因等。目前的研究认为，细胞自噬只发生在细胞进入周期后，静止期细胞对自噬诱导因素不敏感。

（二）细胞自噬的发生过程

细胞自噬的发生过程主要包括 4 个阶段，即底物诱导前自噬体（preautophagosome, PAS）的形成、自噬体形成、自噬体与溶酶体融合及自噬体内容物被降解。在即将发生自噬的细胞胞质中会出现许多游离双层膜结构，称为前自噬体。前自噬体逐渐形成杯状凹陷，包裹细胞质或损伤/衰老的细胞器（如线粒体、内质网等），形成自噬体。然后与溶酶体融合成自噬溶酶体。在自噬溶酶体中，其内含物被水解酶重新降解成各自底物，如氨基酸、核苷酸等，供细胞重新利用。自噬体双层膜的起源尚不清楚，有人提出来源于粗面内质网，也有人认为来源于晚期高尔基体及其膜囊泡，也可能是重新合成的，尚有待进一步研究证实。

有多种基因产物参与到细胞自噬的发生过程。目前已经鉴定出几十种自噬相关 ATG 及其同源物，随着研究深入，越来越多 ATG 基因被发现。在哺乳动物自噬体形成过程中，由 Atg3、Atg5、Atg7、Atg10、Atg12 参与的 Atg 复合蛋白过程和 LC3（microtubule-associated protein 1 light chain 3, MAPI-LC3）泛素化过程起着至关重要的作用。在自噬体形成的早期阶段，由 Atg12-Atg5-Atg16L 形成的复合物即与其外膜结合，促进前自噬体的伸展扩张，使之由开始的小囊泡样、杯样结构逐渐发展为半环状、环状结构；此时，浆溶性 LC3-Ⅰ蛋白开始被泛素化修饰成 LC3-Ⅱ，并向膜上募集定位。当双层膜结构的自噬体即将形成环状闭合结构或刚闭合时，Atg5 复合物便从膜上脱落下来，只留下膜结合形式的 LC3-Ⅱ定位于自噬泡膜上。因此，LC3-Ⅱ含量与自噬体数量成正比，LC3-Ⅱ蛋白表达水平或 LC3-Ⅱ/Ⅰ的比例可用来衡量细胞自噬水平。

（三）细胞自噬的调控机制

参与细胞自噬过程的信号调控分子非常复杂，其中哺乳动物雷帕霉素靶蛋白（mTOR）信号通路、磷脂酰肌醇-3 激酶（PI3K）信号通路、G 蛋白亚基 α3（Gαi3）和氨基酸发挥关键调控作用。此外，酪氨酸激酶受体、蛋白激酶 A（PKA）、苏氨酸蛋白激酶Ⅱ、促丝裂原活化蛋白激酶（MAPK）及钙离子也存在于复杂的自噬调控网络中。

1. mTOR 信号通路 mTOR 激酶是细胞自噬负调控分子，也是腺苷三磷酸（ATP）、激素和氨基酸的感受器，对细胞生长发挥重要调节作用。研究表明，位于 mTOR 信号通路下游的核糖体蛋白 S6（p70S6）抑制细胞自噬发生，其活性受 mTOR 调节；雷帕霉素（rapamycin）可通过抑制 mTOR 活性来下调 p70S6 活性，从而诱导自噬发生。

2. PI3K 信号通路 Ⅲ型 PI3K 可磷酸化磷脂酰肌醇（PI），生成磷脂酰肌醇-3 磷酸（PI3P）。PI3P 可募集胞质中含 FYVE 或 PX 基序的蛋白质，用于自噬体膜形成。Ⅲ型 PI3K 还可与 Beclin1 形成复合物，参与自噬体形成，而 PI3K 抑制剂可干扰或阻断自噬体形成。Ⅰ型 PI3K 是细胞自噬负调节分子，可磷酸化磷脂酰肌醇-4 磷酸（PI4P）和磷脂酰肌醇-4, 5 二磷酸，生成磷脂酰肌醇-3, 4 二磷酸和磷脂酰肌醇-3, 4, 5 三磷酸，并结合丝/苏氨酸蛋白激酶（Akt）/蛋白激酶 B（PKB）及其活化分子

3-磷酸肌醇依赖性蛋白激酶-1（3-phosphoinositide-dependent protein kinase-1, PDK1/PDPK1），从而抑制自噬发生。结节性硬化复合物 TSC-1 和 TSC-2 蛋白位于Ⅰ型 PI3K/PKB 信号通路下游，通过抑制小 G 蛋白 Rheb 降低 mTOR 激酶活性，在自噬过程中发挥正调节作用。磷酸酶张力蛋白同源物（recombinant phosphatase and tensin homolog, PTEN）也是自噬正调节分子，可使磷脂酰肌醇-3, 4 5 三磷酸去磷酸化，从而解除Ⅰ型 PI3K/PKB 信号通路对细胞自噬的抑制作用。

3. Gαi3 蛋白和氨基酸 三磷酸鸟苷（GTP）结合的 G 蛋白亚基 Gαi3 是细胞自噬抑制因子，而二磷酸鸟苷（GDP）结合的 Gαi3 蛋白则是细胞自噬的活化因子。Gα 相互作用蛋白（G alpha interacting protein, GAIP）是 G 蛋白信号转导调节蛋白（regulators of G protein signaling, RGS）家族成员之一，通过 Gαi3 蛋白加速 GTP 降解，促进自噬发生。G 蛋白信号传递激活因子 3（activator of G protein signaling 3, AGS3）在细胞自噬过程中也发挥正向调节效应。氨基酸是细胞自噬过程中蛋白降解的终产物，可负反馈调节自噬过程。去除外源性氨基酸可阻断 mTOR 信号通路，而自噬产生的内源性氨基酸则可弥补氨基酸缺陷，从而激活 mTOR 信号通路。

（四）软骨细胞自噬与软骨损伤

目前自噬与软骨损伤相关性研究已成为热点，但研究还处于初级阶段，对软骨损伤过程中自噬所发挥的作用了解尚少。Srinivas 与 Bohensky 等（2006, 2009）对骨骺板发育中自噬作用的研究显示，在压力及低氧条件下，自噬调节能促进已分化软骨细胞成熟，提高软骨细胞生存能力；软骨细胞中低氧诱导因子-1（hypoxia-inducible factor-1, HIF-1）转录沉默使 Beclin1 表达减少，提示 HIF-1 作为自噬的正向调节因子，可扮演阻止细胞死亡的保护性角色。Bohensky 等（2009）在另一项研究发现，骨关节炎软骨和退变软骨中对 HIF-2 进行抑制可引起 HIF-1 的表达上调，与自噬的发生密切相关。Settembre 等（2008）的研究显示，软骨细胞中 Atg 减少或丧失可导致骨骼发育畸形，且均与 Atg 减少或丢失引起的细胞液中降解蛋白产物蓄积有关，提示自噬作用在软骨骨化过程中充当保护性角色。

如前所述，退变是骨关节炎发展的重要特征。

在细胞水平也存在多种与退变相关的改变，如软骨细胞数量整体减少、抗氧化防御能力下降及基因表达模式改变等。Martin 等（2004）研究发现，软骨细胞及细胞外基质的退变与创伤、慢性劳损、长时间缺氧所致代谢物累积相关。Brunk 等（2002）研究发现，退变组织中自噬水平下降（其机制与溶酶体水解失败密切相关），导致退变组织中毒性蛋白增加和自噬体清除减缓。Cuervo 等（2005）研究提出，胰岛素受体信号通路中氧化应激作用可能在退变机体自噬水平下降中扮演关键角色（Lin et al., 2008）。沉默信息调节因子 1（silent information regulator 1, SIRT1）信号通路、mTOR 信号通路、转录因子 FoxO3 信号通路、NF-κB 和 p53 信号通路涉及自噬调节，或在软骨退变进程中发挥相应作用。Levine 等在多种组织器官模型上的研究证实，自噬可阻止各种疾病的发生发展，包括软骨退变。以上研究表明，退变组织中自噬水平明显下降，这提示自噬可能是阻止或延缓软骨组织退变的机制之一。在人和鼠科动物正常关节软骨中，自噬的标志性基因 ULK1、Beclin1 和 LC3 显著表达，而在骨关节炎软骨组织与细胞中，这些自噬标志物表达明显减少，其中 LC3-Ⅱ 减少意味着自噬减慢或被抑制，从而促进细胞死亡。

综上所述，自噬可能是正常软骨细胞的自我保护机制或平衡机制。退变、创伤、炎症所致的骨关节炎与自噬标志性基因如 ULK1、Becin1、LC3 的表达丧失（减少）及其所致的细胞凋亡活跃密切相关。目前对自噬与软骨及其损伤相关性研究尚处于初级阶段，除了在分子水平加深对自噬的认识，自噬在软骨中如何被诱发，其具体信号转导机制及如何对软骨细胞生存产生影响还有待进一步探索。自噬这一现象贯穿软骨细胞生长发育及生理病理过程，并在其中扮演重要角色，对于软骨细胞自噬作用的深入研究具有重要理论意义和应用价值。

五、分化与去分化

（一）细胞分化的概念

细胞分化指具有相同遗传构成和发育潜力的一种细胞，通过分裂增殖，形成形态和生理功能截然不同的两种或多种细胞的现象。从分子生物学的角度来看，分化并非遗传物质在不同细胞中的不同分配所致，而是同样的遗传构成在不同细胞中处于不同活动状态的结果。软骨、骨、肌肉、肌腱、脂肪、神经和髓基质等多种间充质组织由中胚层细胞分化而来，这些前体细胞具有干细胞特性而被定义为间充质干细胞（mesenchymal stem cell, MSC），如骨髓间充质干细胞（bone marrow stem cell, BMSC；bone marrow mesenchymal stem cell, BMMSC）和脂肪间充质干细胞（adipose mesenchymal stem cell, AMSC）等。MSC 具有向多种组织细胞类型分化的能力，骨髓、脂肪组织、骨膜、骨骼肌、成体外周血、脐带血、血管皮细胞、骨组织、羊水、脾以及真皮都可能成为间充质干细胞的来源。

根据软骨组织的功能及发展结局，软骨组织大致可被分为两种类型：一种是暂时性软骨组织，如胚胎期的软骨及生长板软骨，另一种是永久性软骨组织，如气管的环状软骨、耳郭软骨及关节软骨。暂时性软骨组织中的软骨细胞并非处于分化的最终阶段，而是要在体内进一步分化，依次经过活化、增殖、肥大，成为成熟的软骨细胞。软骨细胞从活化到肥大成熟的分化发育过程称为软骨细胞的终末分化。永久性软骨组织中的软骨细胞则不再进一步分化，也不发生肥大，终生都在某一特定位置。

（二）软骨细胞的分化过程

软骨细胞的分化是由祖细胞（progenitor cell）或胚胎全能干细胞（embryonic totipotent stem cell）分化为间充质干细胞，在纤维连接素（fibronectin）和Ⅰ型胶原的作用下，分化为成软骨细胞，成软骨细胞又在蛋白多糖和Ⅱ、Ⅸ、Ⅺ型胶原的作用下，分化为透明软骨，此过程为软骨形成过程。透明软骨细胞在Ⅹ型胶原、碱性磷酸酶（alkaline phosphatase, AP）、骨桥蛋白（osteopontin, OPN）和 MMP13 等的影响下，分化为肥大软骨细胞，如生长板软骨，此阶段称为软骨成熟期。肥大软骨细胞的一部分在Ⅰ型胶原、OPN、骨钙素（又名骨钙蛋白, osteocalcin）的作用下，将转化为骨细胞，此阶段的软骨细胞称为骨形成软骨细胞，另一部分软骨细胞发生凋亡，这两种软骨细胞为终末分化软骨细胞，它们均可转变为破骨细胞被吸收。调控破骨细胞的激素包括降钙素、甲状旁腺激素（parathyroid hormone, PTH）和维生素 D_3。

（三）软骨细胞分化过程中的胶原表型表达

软骨分化的不同时期和软骨的不同区域合成

和表达的胶原表型不同。德国学者 Von der Mark K 等研究发现，软骨细胞分化的不同时期软骨胶原的合成有如下特点：①软骨细胞的前体细胞、去分化的软骨细胞和软骨祖细胞合成Ⅰ型和Ⅲ型胶原；②分化过程中的关节软骨与骺软骨细胞合成Ⅱ、Ⅵ、Ⅸ、Ⅺ型胶原；③肥大软骨细胞特异性地合成Ⅹ型胶原以及Ⅱ型胶原；④软骨细胞肥大后期至形成类成骨细胞的过程中合成Ⅹ型与Ⅰ型胶原；⑤骨组织中存在Ⅰ、Ⅲ、Ⅵ型胶原表达。

与此相对应，胶原在不同分化时期软骨细胞带与骨中分布也不同，其特点为：①Ⅰ型胶原主要分布在骨与软骨膜上，不见于软骨；②Ⅱ型胶原是软骨内主要蛋白成分，分布在软骨全层，不见于软骨膜和骨组织；③Ⅲ型胶原分布与Ⅰ型胶原相一致；④Ⅵ型胶原分布在骨与软骨中；⑤Ⅸ型和Ⅺ型胶原的分布与Ⅱ型胶原相一致；⑥Ⅹ型胶原主要分布在肥大软骨细胞带中。

软骨与骨中胶原表型表达的分布可采用单克隆、多克隆抗体免疫组化，或者采用原位杂交方法检测。根据软骨胶原表型表达的分布特点可以判定软骨细胞是处于分化、肥大还是去分化状态。

（四）软骨细胞分化的调控

软骨细胞分化首先从间充质细胞聚集开始，该过程由转录因子 Sox9 驱动，以Ⅱ型胶原（COL-Ⅱ）的形成为特征，接下来其他软骨细胞特异性基因如 COL-Ⅺ、COL-Ⅸ、钙黏着蛋白（cadherin）和蛋白多糖也相继表达。定向分化的软骨细胞将会进入一个精细协作的软骨内骨化过程。这是一个连续的过程，软骨细胞经历增殖、肥大、凋亡和成骨细胞的内移及血管侵入，直到长骨形成。在肥大的软骨细胞中，可以检测

到一些因子如 IHH（indian hedgehog）、BMP6、COL-Ⅹ和碱性磷酸酶，它们是公认的软骨细胞成熟的标志性因子。与此相反，关节软骨细胞并不表达这些标志性因子。

（五）软骨细胞去分化的概念

软骨细胞去分化是指软骨细胞在体外培养过程中随着传代次数的增加和培养时间的延长，单层培养的软骨细胞形态逐渐从最初的多角形和圆形，转变为类似成纤维细胞样的扁平、长形，同时特异性细胞外基质（ECM）成分从Ⅱ型胶原和聚集蛋白聚糖（aggrecan）转变为Ⅰ型胶原和饰胶蛋白聚糖（decorin）。

除了关节软骨细胞，来源于非关节的异位软骨细胞也表现出去分化的特性。软骨细胞去分化受多种因素影响，研究发现，第1代单层培养的软骨细胞即发生多种合成代谢变化，但是更显著的表型变化发生在第4代（passage4, P4）传代培养之后，因此 P4 被认为是软骨细胞发生不可逆去分化的阈值。去分化软骨细胞以形态和合成代谢变化为主要特征，通过基因微阵列 cDNA 技术可检测到软骨细胞骨架蛋白、转录因子、细胞表面受体和 ECM 相关基因的改变。近年来借助流式细胞术分析方法进一步发现了去分化软骨细胞免疫表型的改变。

（六）软骨细胞去分化的表现

1. 形态和细胞骨架　去分化软骨细胞形态的变化表现为在单层细胞培养过程中，圆形的软骨细胞直径逐渐变大，向纤维样细胞的形态转变（图3-2-4）。这种变化与细胞内骨架蛋白成分和组装的改变直接相关，因为细胞骨架抑制因子在抑制软骨细胞内应力纤维形成的同时，抑制与去分化相关的

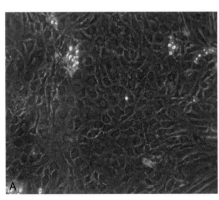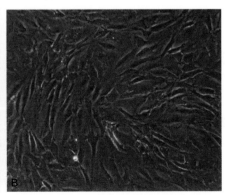

图3-2-4　光学显微镜下正常软骨细胞和去分化软骨细胞的特征 A.正常软骨细胞表现为椭圆形，可见较多的细胞外基质分泌；B.去分化的软骨细胞形状变为长梭形，细胞外基质减少

合成代谢。Sasazaki 等发现，不同于原位或三维培养，单层培养的软骨细胞内形成粗的 F 肌动蛋白纤维（应力纤维），细胞表面将肌动蛋白和细胞内连接蛋白如纽蛋白、桩蛋白、α- 辅肌动蛋白与整合素相连的黏附斑增多，并且去分化软骨细胞内细胞骨架信号蛋白 tensin、tain、桩蛋白和黏着斑激酶（focal adhesion kinase, FAK）的表达下降。去分化软骨细胞骨架成分的变化可能进一步导致细胞内信号传导及 ECM 合成发生改变。

2. 细胞外基质合成　ECM 主要由胶原蛋白、弹性蛋白、蛋白多糖和糖蛋白等不溶性结构成分以及与基质代谢相关的蛋白酶和细胞因子组成，ECM 是细胞附着的基本框架和代谢场所，是维持细胞正常生存、分化和运动的外环境。软骨细胞分泌的 ECM 主要分为 3 类：①胶原类，以 II 型胶原为主，是维持组织强度的来源；②蛋白多糖类，主要为酸性糖胺聚糖（glycosaminoglycan, GAG），包括硫酸软骨素、硫酸角质素和肝素；③结构糖蛋白，主要为软骨蛋白聚糖 aggrecan。

II 型胶原是软骨基质的主要胶原成分，在保持软骨结构紧密性和生物力学特性方面起重要作用。II 型胶原的合成与分泌是软骨细胞维持其分化表型的特征性标志。软骨细胞在体外单层培养过程中合成的 II 型、IX 型胶原和蛋白聚糖迅速下降，而通常在软骨中并不表达的 I 型胶原和其他类型的间质胶原如 III 型、IV 型胶原合成增加。II 型胶原向 I 型胶原的转换被公认为是软骨细胞去分化的标志。

多种蛋白多糖成分在软骨细胞去分化过程中发生变化。糖胺聚糖（GAG）是软骨 ECM 中主要的蛋白多糖成分，占透明软骨的 20% ~40%，其含量直接代表了软骨基质中特异性大分子聚糖体的含量。ECM 中 GAG 的含量可作为判断体外培养软骨细胞分泌基质功能的依据，因此也是软骨细胞体外培养功能鉴定的指标之一。在人关节软骨细胞去分化过程中软骨细胞表达的小分子蛋白多糖如纤调蛋白聚糖（fibromodulin）下调，可能是软骨细胞去分化的标志物。与此相反，去分化软骨细胞合成的小分子蛋白多糖如饰胶蛋白聚糖（decorin）、双糖链蛋白聚糖（biglycan），大分子蛋白多糖如多能蛋白聚糖（versican）以及糖蛋白纤维连接蛋白（fibronectin）则含量增加。

聚集蛋白聚糖（aggrecan）是一种结构复杂的生物大分子，通过核心蛋白、连接蛋白与 GAG、透明质酸连接形成庞大的分子网络。软骨细胞合成的 aggrecan 进入 ECM，会经历一个凝聚沉积的过程，最终形成可以发挥正常生物学功能的 aggrecan 聚集体。在软骨 ECM 中，aggrecan 的合成与分解维持着严格的动态平衡，随着软骨细胞的去分化，首先 aggrecan 的 mRNA 表达下降、其糖基化和硫酸化受到影响，随后核心蛋白上连接的 GAG 侧链数目、长度和构象发生变化，进而影响核心蛋白与透明质酸的结合，最终 ECM 中 aggrecan 聚集体形成受阻，软骨细胞的成软骨能力发生障碍。

3. 软骨细胞表面受体　随着软骨细胞去分化及新的 ECM 成分形成，软骨细胞表面受体发生显著变化，与软骨特异性 ECM 相互作用的受体如胶原受体 α1 表达下调，而与新的 ECM 成分结合的表面受体如纤维连接素受体表达升高。细胞表面受体的变化说明去分化软骨细胞的表型逐渐向间充质的前软骨细胞分化，而且成人去分化关节软骨细胞可以表现多分化潜能，Diaz-Romero 等甚至观察到去分化软骨细胞表达 MSC 表面标志物。通过综合分析 CD90、CD14 和 CD105 的表达可以明确地区分去分化关节软骨细胞和骨髓起源的 MSC，去分化软骨细胞表现为 CD90 阳性、CD14 强阳性、CD105 弱阳性，而 MSC 则表现为 CD90 阴性、CD14 弱阳性、CD105 强阳性。除此之外，去分化软骨细胞表面的 CD166（活化白细胞黏附分子，ALCAM）、CD54（细胞间黏附分子 -1，ICAM-1）、CD10、CD26、CD44（透明质酸受体）、CD49c（α3 整合素）、CD49e（α5 整合素）及 CD51/CD61 等标志物表达升高，而 CD49a（α1 整合素）的表达下降。软骨细胞表面标志物的显著变化多发生在细胞传代培养的早期阶段（P1-2），而 CD26 的上调和 CD49 的下调发生在传代培养的后期。Diaz-Romero 等认为 CD14/CD90 是人关节软骨细胞新的分化标志物，而 CD26 是成软骨潜能下降的标志（Diaz-Romero et al., 2008）。

4. 其他　此外，笔者也发现软骨去分化过程中伴随着小 RNA（miRNA）的改变（Lin et al., 2011）。在去分化的软骨细胞中 miR-548e、miR-342-5p、miR-146a、miR-365、miR-193b、miR-27a、miR-335、miR-18a、miR-220b、miR-1284 和 miR-519e 表达升高在 4 倍以上，其中对应的靶基因包括 SOX9、ACAN、CTGF、IGF1 和 SMAD5 等。这些结果表明软骨去分化过程中通过改变 miRNA 水平调控软骨相关基因的表达。

（七）软骨细胞去分化的信号传导通路

1. Wnt 信号通路　Wnt 是一类分泌型糖蛋白，通过自分泌或旁分泌发挥作用。Wnt/β- 连环蛋白（β-catenin）信号转导通路不仅参与肿瘤发生发展过程，还与细胞生长、分化、凋亡密切相关。Wnt 受体是卷曲蛋白（Frz），为 7 次跨膜蛋白，其胞外 N 端具有富含半胱氨酸结构域（CRD），与 Wnt 结合后可作用于胞质内散乱蛋白（Dsh），而 Dsh 能切断 β-catenin 降解途径，使降解复合体糖原合酶激酶（GSK）-3β、轴蛋白（axin）、结肠腺瘤性息肉病（APC）蛋白、酪蛋白激酶（CK）1 解散，β-catenin 得以在细胞质中积累进入细胞核，与 T 细胞因子（TCF）/ 淋巴增强因子（LEF）相互作用，调节靶基因表达。Wnt/ β-catenin 信号激活可诱导关节软骨细胞去分化，而 2- 脱氧 D- 葡萄糖（2DG）作为软骨细胞主要能量底物和糖胺聚糖合成的主要前体，可通过 β-catenin 信号调节软骨细胞去分化。软骨细胞去分化时，α-catenin 和 β-catenin 的表达均可通过逃避蛋白酶降解而增加；α-catenin 可通过 Gli3 蛋白抑制因子（Gli3R）、α-catenin、β-catenin 三元复合因子调节印度刺猬因子（Ihh）依赖的 Wnt/β-catenin 信号转导通路活化，即 α-catenin 作为核因子，通过招募 β-catenin 转录抑制因子 Gli3R 来抑制 β-catenin 转录活动及关节软骨去分化，恢复细胞表型。然而骨关节炎时 α-catenin、Gli3R 水平下降，导致 β-catenin 升高，关节软骨退变。有研究提出，LEF1 可结合环氧合酶（COX）-2 基因位点 3' 区，与 β-catenin 共同作用并上调软骨细胞 COX-2 表达，导致软骨细胞去分化，而抑制 LEF1 表达可下调 COX-2 表达。

2. Notch 信号通路　Notch 信号转导通路是一个高度保守的信号通路，由 Notch 受体、Notch 配体和 DNA 结合蛋白 CSL 等组成。Notch 及其配体均为单次跨膜蛋白，配体和 Notch 受体结合后 Notch 被酶切，释放出具有核定位信号的胞内片段 NICD 并进入细胞核与 CSL 结合，形成 NICD-CSL 转录激活复合体，从而激活 Hes 等碱性螺旋 - 环 -

螺旋（bHLH）转录抑制因子家族的靶基因，在细胞增殖、分化、凋亡和器官发育中发挥调控作用。人类有 4 个 Notch 基因（Notchl-4），可与 Delta、Jagged、微纤维相关糖蛋白（MAGP）等配体结合，参与调控关节软骨发育、增殖及分化，因此与骨关节炎发生密切相关。研究发现，体外培养软骨细胞去分化过程伴有 Notch 配体 Delta1 和 Jagged1 的增加，Notchl 及其靶基因 Hes1、Notch3 表达水平也随传代而上升。此外，Notch 信号转导通路活化可上调 MMP-13 表达，导致软骨细胞去分化。

3. MAPK 信号通路　MAPK 家族是细胞内重要的信号转导系统之一，包括细胞外信号调节激酶（ERK）、c-Jun 氨基端激酶（JNK）、p38 MAPK 等亚家族。MAPK 与炎症因子引起的软骨细胞 MMP 表达增加密切相关。整合素是分布在细胞表面的受体，对细胞间及细胞与细胞外基质间黏附起介导作用，参与细胞间信号通路转导。软骨细胞可表达多种整合素来调节自身多种功能，如基质重组、力学刺激反应、增殖分化及存活等。Fukui 等研究发现，整合素 αvβ5 通过 ERK 信号转导通路激活并参与软骨细胞去分化，整合素 αvβ5 配体亲和力在关节软骨细胞中受小分子鸟苷三磷酸（GTP）酶 R-ras 基因调节，R-ras 基因在单层培养的软骨细胞中逐渐被激活，通过提高整合素 αvβ5 活性和激活下游的 Ras-Raf-MEK-ERK 信号转导通路使软骨细胞外基质基因表达逐渐降低。有研究显示，MAPK 信号的异常可影响单层培养中的软骨细胞表型，软骨细胞单层培养中阻断 ERK 及 JNK 信号能显著增加软骨和纤维基因表达，阻断 p38 信号则可上调 Ⅱ型胶原表达，抑制 Ⅰ型胶原表达；在颗粒培养基中，对 ERK 和 JNK 的抑制导致更多 Ⅰ型胶原表达，抑制 p38 则促进 Ⅱ型胶原表达，对 Ⅰ型胶原无明显作用；而阻断上述 3 种信号通路均能增加糖胺聚糖的表达。该研究提示 p38 促进单层培养的软骨细胞去分化，而抑制 p38 能提高软骨细胞表型，促进软骨组织再生。

（程　锦）

第三节 关节软骨损伤后信号通路和非编码 RNA 的变化

一、Wnt 信号通路与软骨损伤

（一）Wnt 信号通路

Wnt 通路对关节软骨发育具有重要的作用。在间充质细胞早期发育成软骨细胞的过程中，经典的 Wnt 信号传导似乎会抑制软骨发育，而非经典的 Wnt 通路如 Wnt5a、Wnt5b 会增强软骨发育（Blom et al., 2010）。虽然 Wnt1 在肢体发育过程中并不内源性表达，通过逆转录病毒过表达 Wnt1 可以严重抑制软骨形成，造成骨骼畸形。Wnt3A 可以增加间充质干细胞的自我更新并减少凋亡，增加数量。软骨分化过程中 Wnt3A 表达减少，当外源性使用 Wnt3A 可以抑制软骨特异性的 II 型胶原和硫酸化蛋白聚糖的表达，提示 Wnt3A 下调对软骨形成发挥着重要作用。Wnt4 被认为与关节形成和软骨发育有关。Wnt/β-catenin 信号通路可以在软骨细胞、骨细胞和间充质干细胞中表达，从而影响软骨与骨的形成。β-catenin 是祖细胞向成软骨细胞和成骨细胞分化之间的分子开关，在骨骼系统发育过程中发挥着重要的作用。间充质干细胞内 Wnt/β-catenin 信号通路激活可以促进其向成骨细胞分化，抑制向成软骨细胞和脂肪细胞分化。间充质干细胞向成骨细胞分化时，β-catenin 表达上调先于成骨细胞特异性转录因子 RUNX2 和 OSX 表达之前，表明高水平的 β-catenin 在成骨细胞分化之前。相反，间充质干细胞向成软骨细胞分化时 β-catenin 的表达是下调的。早期胚胎发育中 β-catenin 的缺失可以引起骨软骨祖细胞向成骨细胞分化的停滞，促进向软骨细胞分化。当条件性敲除软骨细胞中 β-catenin 后，小鼠表现出骨破坏，而条件性激活软骨细胞中 β-catenin 表现出高骨量。这些均提示 Wnt/β-catenin 通路在软骨和骨的发育有重要作用。

（二）关节软骨损伤后 Wnt/β-catenin 信号通路的改变

Wnt 通路被认为可以抑制细胞凋亡途径，在适当的浓度下是一种细胞存活信号。Nalesso 等（2017）通过小鼠内侧半月板去稳定（DMM）的损伤模型的研究发现，在术后第 2 天、第 7 天，手术组关节软骨细胞中 Wnt16 的蛋白表达水平比假手术组中显著增高，而在 8 周时 Wnt16 表达消失，证明急性关节软骨损伤可以引起 Wnt16 的上调。随后研究人员在野生型和 Wnt16 缺陷小鼠 DMM 关节损伤模型发现，Wnt16 缺陷小鼠可以发生更严重的骨关节炎，这与经典 Wnt 信号传导的过度激活有关。对 Wnt 信号通路的系统分析揭示了软骨损伤会引起 Wnt-16 的上调，FRZB 的下调，Wnt 靶基因的上调以及受损软骨中 β-catenin 的核定位（Dell'Accio et al., 2008）。已经表明，软骨稳态需要 Wnt 活性的微妙平衡，因为 β-catenin 蛋白途径的抑制和持续活化均可以导致软骨破坏，而 Wnt16 可以平衡经典 Wnt 信号传导并防止有害的过度激活，这有利于防止关节软骨的进一步损伤。

DKK 和 Frizzled 相关蛋白 FRZB 是 Wnt 通路的分泌型拮抗剂，可以防止蛋白多糖的流失而起到保护软骨完整性的作用。有证据表明，在软骨损伤和软骨发育过程中 DKK3 表达是降低的。在小鼠髋关节撕脱伤后 1 小时软骨中 DKK3 的表达降低约 44.4%，并在损伤后 48 小时保持低水平（降低约 71.8%）。Dell'Accio 等（2006）发现人关节软骨外植体在机械损伤后 5 小时便可以引起 Wnt 抑制剂 FRZB 表达下调，同时在关节表面损伤的小鼠模型中证实了 FRZB 蛋白的下调，表明 Wnt 通路在机械损伤后表现出去抑制。同时，研究者还在受损外植体中检测到 β-catenin 在软骨细胞质中表达增多和核定位，以及靶基因 Axin-2 和 c-JUN 的 mRNA 的上调。以上说明软骨损伤时 Wnt 信号通路可以在多个水平上调节软骨微环境。

由于软骨细胞是成熟软骨中唯一存在的细胞类型，因此疾病过程的特征在于这些细胞的变化。Wnt/β-catenin 信号通路对成熟的软骨细胞具有相反的作用，可以引起软骨细胞去分化和肥大，甚至致病。越来越多证据证实该信号通路参与骨关节炎（OA）的发生和发展。Zhu 等（2009）通过免疫组织化学染色的方法发现轻度 OA 患者（9 例）和重度 OA 患者（13 例）关节软骨组织中的 β-catenin 蛋白表达较正常人（20 例）关节软骨中表达显著升高，他们通过在小鼠关节软骨中条件性激活软骨

细胞内 β-catenin 蛋白，观察到实验组小鼠关节组织中出现细胞克隆、表面原纤化、垂直切割、骨赘形成、关节软骨面积的减少甚至软骨层的缺失和软骨下骨区域中新的编织骨形成，提示 β-catenin 的激活促进了软骨细胞过早分化和 OA 样表型的发展。

有研究发现 Wnt-3A 在 OA 软骨中呈现高表达，并且与这种表达与 OA 的关节软骨损伤程度、相应的 Mankin 病理评分呈显著正相关，提示 Wnt-3A 高表达可以促进软骨损伤。在 OA 中，Wnt-16 和 β-catenin 在完好的软骨区域几乎检测不到，但在同一关节的中度至重度软骨损伤区域中有显着上调。其他研究也发现 OA 患者关节软骨中 β-catenin 的积累（Corr et al., 2008；Zhu et al., 2009），以及在小鼠 OA 模型中发现软骨中表达增多的 Wnt 通路相关因子如 Wnt6（1.7 倍）、Wnt10B（1.8 倍）、Wnt16（2.1 倍）、LRP6（2.3 倍），提示过度激活的 Wnt 信号系统在 OA 中扮演重要角色。这些都提示过度激活的 Wnt 通路可能诱导关节软骨退化，导致 OA 发生。

类似地，当 Wnt 通路抑制剂 FRZB 失活引起的 Wnt 过度活化可以导致小鼠和人的 OA 易感性增加（Blom et al., 2009）。有研究发现对 Wnt 通路有抑制作用的 DKK1 在 OA 患者关节软骨中表达增加，并且与炎症和软骨细胞的凋亡有密切联系。DKK1 表达增加可以诱导软骨细胞凋亡和 OA 样表型，提示 DKK1 可能通过阻断 β-catenin 引起软骨退化最终导致 OA（Weng et al., 2009）。Snelling 等（2016）研究发现 DKK3 在 OA 患者关节软骨组织表达中较正常人关节软骨中上调 10 倍以上。在小鼠 OA 模型中也发现了表达增加的 DKK3（Blom et al., 2009）。可见，Wnt 通路激活和抑制的失衡是 OA 发生的一个重要事件。

二、TGF 信号通路与软骨损伤

（一）TGF 信号通路

转化生长因子（transforming growth factor-β，TGF-β）超家族属于分泌性多肽细胞因子，在哺乳动物中除了包括 TGF-β 外还包括活化素、抑制素、骨形态发生蛋白等超过 30 种。TGF-β 配体有三种亚型：TGF-β1、TGF-β2 和 TGF-β3，它们的核苷酸序列之间具有 70%～80% 的高度序列同源性，因此具有一定功能的重叠。TGF-β 受体有 I 型、II 型和 III 型三种，在信号转导途径中主要是 I 型和 II 型受体发挥作用，二者均属于跨膜丝氨酸 / 苏氨酸激酶受体家族。TGF-β 存在时，先与 II 型受体二聚体结合，随后 I 型二聚体加入形成配体 - 受体复合物。II 型受体自磷酸化后激活 I 型受体的 GS 结构域使其具有激酶活性，I 型受体的活化是 TGF-β 信号转导的起点。TGF-β 在胞内的信号转导通过效应因子 Smad 传导到细胞核内。Smad 蛋白家族在哺乳动物中共有 8 种，根据结构和功能可以分为三类，分别是：① 与 I 型受体结合的激活型 Smad（receptor-activated Smad, R-Smad）：Smad1、Smad2、Smad3、Smad5 和 Smad8；② 与磷酸化的 R-Smad 结合并共同转运至细胞核的通用型 Smad（common mediator Smad, Co-Smad）：Smad4；③ 调控配体 - 受体复合物失活的抑制型 Smad（inhibitory Smad, I-Smad）：Smad6 和 Smad7。

（二）关节软骨损伤后 TGF 信号通路的变化

大量研究已表明 TGF-β 与对软骨发生具有重要的作用。研究人员在急性软骨损伤的兔子模型中发现 TGF-β3 可以刺激细胞外基质的合成，起到保护软骨的作用。近期一项研究通过运动诱发大鼠关节软骨损伤，并引起了关节软骨 TGF-β 通路的改变。软骨损伤的早期，TGF-β/ALK5/Smad2/3 信号通路中的关键组分 ALK5 表达水平轻度升高，引起靶基因 Serpine1 活化，进而促进 II 型胶原的合成从而促进软骨损伤的修复，这可能是软骨损伤早期软骨组织局部的代偿性保护机制。当运动损伤持续第三周时，ALK5 表达水平与正常大鼠相当，下游靶基因 Serpine1 显著降低，提示随着软骨损伤加重，TGF-β/ALK5/Smad2/3 活性受到抑制。而 TGF-β/ALK1/Smad1/5/8 通路作为作用效果相反的通路，在运动诱发关节软骨损伤过程中，始终处于较高活化水平，且与运动强度成正比，也与软骨损伤成正相关，促进软骨细胞分化和矿化，抑制 II 型胶原的合成，促进 I 型胶原的合成和释放，诱导软骨组织退行性改变，提示 TGF-β1 下游信号通路相对活化水平的失衡可能是运动性软骨损伤发生的重要机制。在一项小鼠内侧半月板去稳定引起的关节软骨损伤中，研究人员发现在 2 周时 TGF-β 途径中的 TGF-β2、TGF-β3、Ltpb1（潜在 TGF-β 结合蛋白 1）和 Ltpb4 均上调但受体 TGFBR1 和 TGFBR3 下调，同时 TGF-β 和 Wnt 信号通路的拮抗剂 Gremlin1 在 2 周时强烈下调（Gardiner et al., 2015）。以上研究提示 TGF-β 稳态在软骨损伤中发挥重要的作用。

目前研究显示外源性 TGF-β 可以促进软骨损伤的修复。Cucchiarini 等（Cucchiarini et al., 2018）在成年小型猪膝关节软骨损伤动物模型中，将包含 TGF-β 片段的重组腺病毒载体注射到实验组关节腔内，4 周后进行软骨生成评分发现 Goebel 和 Oswestry 评分实验组均显著高于对照组，免疫组织化学染色发现 II 型、X 型胶原在实验组显著高表达，而 I 型胶原表达在两组无统计学差异，提示 TGF-β 可能对早期关节软骨损伤修复具有一定的治疗效果。笔者课题组通过构建可以缓释 TGF-β1 的复合型组织工程支架，在细胞水平和动物水平中均证明具长时间缓释活性因子 TGF-β1 有良好的促进 BMSC 向软骨细胞分化，促进膝关节软骨损伤修复的效果（Man et al., 2014；Ren et al., 2017）（图 3-3-1，图 3-3-2）。

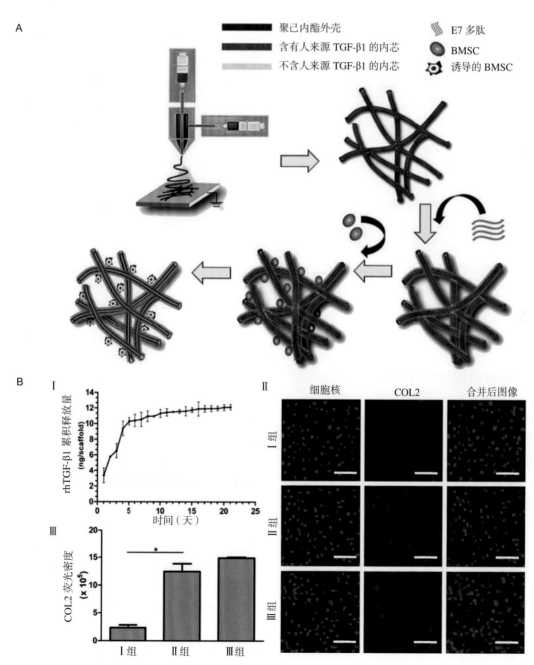

图 3-3-1　利用 TGF-β1 缓释修复软骨损伤的体外探索　A. 电纺丝缓释 TGF-β1 的策略概览；B. I：TGF-β1 的缓释曲线；II 和 III：TGF-β1 促进软骨特异性胶原 COL2 生成细胞免疫荧光图和定量分析说明 TGF-β1 可以促进软骨生成

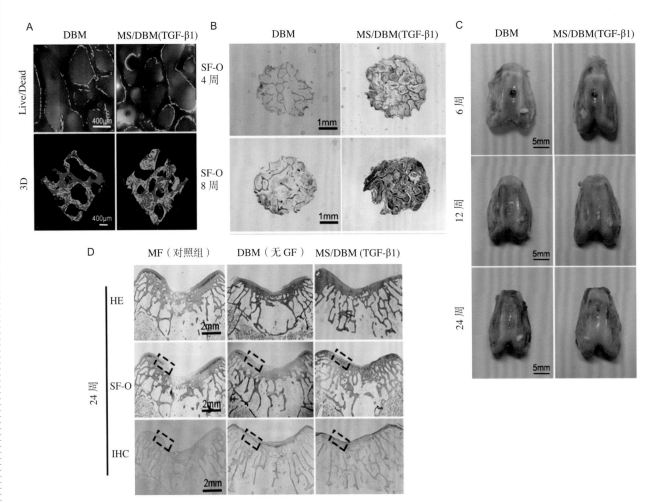

图 3-3-2　脱钙骨支架通过微球缓释 TGF-β1 生长因子促进兔关节软骨损伤的修复　A. MS/DSM 支架通过微球缓释 TGF-β1 促进细胞增殖；B. 番红 O- 固绿染色证明 TGF-β1 促进软骨再生；C. TGF-β1 促进兔关节软骨损伤的修复大体观察发现在第 6 周和 12 周 TGF-β1 修复效果均好于对照组；D. 组织学染色显示手术 24 周后，TGF-β1 缓释组显示出最强的软骨再生能力。MF，微骨折术；DBM，脱钙骨支架；MS，微球

三、BMP信号通路与软骨损伤

（一）BMP 信号通路

　　骨形态发生蛋白（bone morphogenetic protein，BMP）是一种分泌型多功能蛋白，目前已经发现20 多种。除 BMP-1 以外，均属于 TGF-β 超家族的重要亚族。活化的 BMP 以二聚体形式存在，由二硫键和疏水键维持结构的稳定（除外 BMP-15）。BMP 信号通路可以分为两类，第一类是依赖 Smad的经典信号通路，其作用方式与 TGF-β/Smads 基本相似。另一类为不依赖 Smad 的丝裂原活化蛋白激酶（mitogen activated protein kinases，MAPK）途径，包括 MAPK、JNK、p38、ERK 等。

（二）软骨损伤后 BMP 信号通路的改变

　　Dell'Accio 等（2006）研究发现人关节软骨外植体在机械损伤 5 小时即表现出 BMP2 mRNA 显著上调，并通过机械损伤关节表面的小鼠模型体内证实下游 SMAD-1/5 蛋白的磷酸化。近年来研究发现多种应力刺激可以激活软骨细胞内 p38MAPK。Ding 等（2010）的研究发现在受到撞击力后 20 分钟，软骨细胞的 p38MAPK 被激活，在 24 小时可以发现直接作用的软骨区域和邻近的未损伤区域软骨细胞中 ERK 的表达均增加，同时伴随着 MMP13、TNF-α 表达上调。同样地，Rosenzweig 等（2012）也证明了相似的结果，机械应力促进了牛软骨中的 MAPK 和 ERK 通路的活化，并且和软骨细胞凋亡有密切联系。在软骨损伤疾病中，一个重要的病理改变是大量炎症因子的产生。许多研究表明，p38MAPK 通路与软骨损伤时软骨细胞内炎症因子的产生和调控有重要的作用。例如，炎性因子 IL-1β 可以刺激软骨细胞中 p38 激活促使产生 NO，后者又激活 p38 促进软骨中 IL-1 转化酶以及其他炎性因子如 COX-2、PGE$_2$ 等合成，加剧软骨损伤。此外，p38 被激活除了产生炎性因子 IL-6、IL-1、TNF 外，亦可以促进抗炎因子 IL-12 表达，从而影响致炎和抗炎平衡。有学者通过采用多种 p38 阻断剂研究 OA 软骨细胞炎性因子表达差异，结果发现所有 p38 阻断剂均可以抑制环氧合酶 COX-2，诱导型一氧化氮合酶（iNOS）、MMP13 等。通过抑制 p38、ERK1/2 或 NF-κB 均可以抑制 COX-2 和 iNOS，从而抑制炎症反应。

关节软骨的完整表面被切割损伤后可以引起 3 个 MAPK 下游改变，包括 JNK、p38MAPK 和 ERK 信号通路的激活。其激活主要是因为碱性成纤维细胞生长因子 2（FGF-2）在软骨损伤后的迅速释放以及存储在细胞周围基质中持续发挥作用（Watt et al., 2013）。此外，NF-κB 和 PI3K 信号通路也被激活。体内和体外实验均表明软骨损伤引起的 activin A、Mmp19、Timp1、Pdpn 等表达改变均依赖于损伤后 FGF-2 的快速释放。而在外植体软骨中再次切割软骨块，只引起 ERK 和 PI3K 的激活（Chong et al., 2013）。

TGF-β 激活激酶 1（TAK1）是 MAPK 途径的重要的信号调节分子。活化的 TAK1 可以通过介导 MAPK 信号转导通路和 NF-κB 信号转导通路，调节多种靶基因及靶蛋白的表达。Ismail 等（Ismail et al., 2017）的研究发现软骨损伤可以引起 TAK1 的活化，并且抑制 TAK1 可消除损伤引起的炎症相关基因表达。笔者前期通过向大鼠关节腔内注射腺病毒过表达 TAK1 基因，发现可以引起 OA 相关的炎性因子、降解细胞外基质的金属蛋白酶、II 型胶原表达降低，关节软骨退化以及生物力学性能降低，提示 TAK1 表达增加可以导致 OA；随后发现 TAK1 抑制剂 5Z-7 可以抑制大鼠 OA 细胞模型和 OA 患者的软骨细胞和滑膜细胞中 NF-κB、JNK、p38 信号通路，并影响人 OA 来源的软骨和滑膜细胞细胞外基质的表达；通过共培养系统证明抑制 TAK1 可以显著减少微环境中 MMP 和炎性因子，增加软骨细胞外基质；同时，5Z-7 在人 OA 软骨外植体和 OA 大鼠模型中也表现出延缓细胞外基质降解的作用（图 3-3-3）。笔者的研究揭示了 TAK1 通过破坏关节软骨微环境引起 OA 的可能机制，TAK1 可能是临床治疗 OA 的潜在靶点（Cheng et al., 2016）。可见，软骨损伤后可以引起微环境中 BMP 信号系统的改变，并通过非经典途径激活

下游 MAPK、JNK 等信号通路促进炎症因子释放加重软骨损伤。

但是，外源性 BMP 可以通过依赖 Smad 的经典信号通路促进软骨生成，相关研究也较多。笔者课题组通过构建过表达 BMP4 的脂肪来源间充质干细胞（ADSC），并将其负载到藻酸盐水凝胶支架观察对小型猪软骨损伤的研究发现，负载过表达 BMP4 的 ADSC 的支架修复软骨损伤的效果最好，证明了 BMP4 具有促进软骨修复的效果（陈临新等，2016）。笔者将过表达 BMP4 的 ADSC 负载到 PLLGA 支架用于修复兔的关节软骨损伤，同样表现出良好的修复效果（Shi et al., 2013）。这些证据均表明外源性 BMP 可以促进软骨损伤的修复（图 3-3-4）。此外，笔者也发现 BMP4 具有诱导去分化的软骨细胞再分化的作用（Lin et al., 2008）。将过表达 BMP4 的第五代去分化软骨细胞移植到损伤的兔膝关节 12 周后，新生的软骨组织大体观和组织学均和周围正常软骨类似，而移植去分化软骨细胞后修复效果较差。

软骨损伤后除了以上信号通路的改变，还包括 NF-κB、Hippo 等信号通路的改变。NF-κB 信号转导是 OA 发病炎症机制中涉及的主要途径。一项无创膝关节撞击伤小鼠模型的研究发现相对于未损伤的对照组，给予损伤刺激组的 p65 在损伤 12 小时就被激活并持续至少两周，p100 在损伤后 48 小时出现活化，证明了机械损伤可以刺激关节软骨细胞经典（p65）和非经典（p100）的 NF-κB 途径（Yan et al., 2016）。也有多项研究表明通过抑制 NF-κB 可以起到延缓 OA 软骨损伤的作用。最近的一项研究表明 OA 中存在 Hippo 信号通路和 NF-κB 之间的拮抗作用。研究者发现小鼠随着年龄的增加 Hippo 信号通路中关键因子 YAP 表达降低，提示 YAP 可能防止软骨退化。随后，研究者发现在 OA 患者和 OA 小鼠模型关节软骨中均发现 YAP 的表达显著降低，其表达水平与软骨退化的严重程度相关，并证明了 YAP 通过与 TAK1 结合以预防 IKKα/β 活化，从而抑制 NF-κB 信号传导，提示 Hippo 通路拮抗 NF-κB 信号转导保护软骨（Deng et al., 2018）。这与笔者之前报道的 TAK1 抑制剂 5Z-7 在人 OA 软骨外植体和 OA 大鼠模型中表现出延缓细胞外基质降解（Cheng et al., 2016）从而保护软骨的观点是一致的（图 3-3-3）。

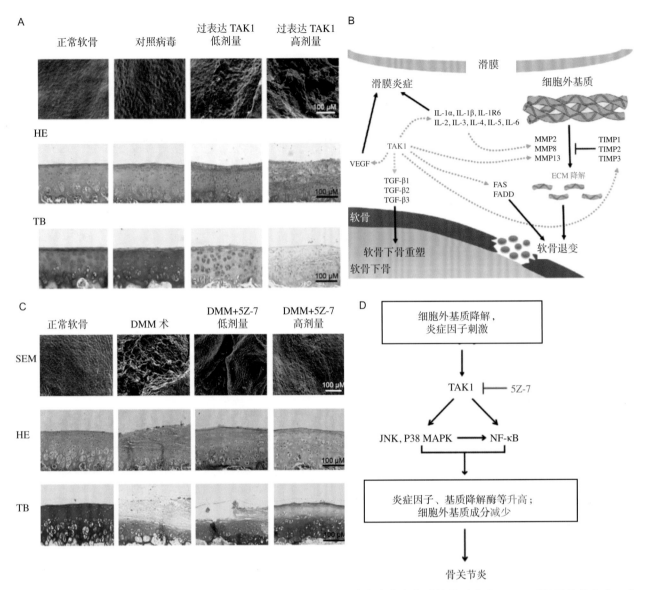

图 3-3-3　BMP 信号通路中 TAK1 对软骨损伤的作用研究　A. 通过腺病毒在大鼠膝关节过表达 TAK1 可以引骨关节炎，表现为软骨表面凹凸不平，软骨微观结构破坏和黏多糖的减少；B. TAK1 表达增加可以引起 IL 家族表达升高，MMP 家族和 TIMP 家族表达降低，引起骨关节炎；C. TAK1 抑制剂小分子化合物 5Z-7 可以减轻骨关节炎的软骨损伤；D. 5Z-7 通过抑制 BMP 信号通路中 JNK、p38MAPK 以及 NF-κB 信号通路促进软骨损伤后修复。DMM：膝关节内侧半月板韧带切除术；SEM：扫描电子显微镜；HE：苏木精—伊红染色；TB：甲苯胺蓝染色；TIMP：组织金属蛋白酶抑制物

四、软骨损伤后非编码RNA的变化

近年来，越来越多研究证明了软骨损伤后非编码 RNA 的表达发生了改变，提示在软骨损伤中可能具有重要的调节用。Le 等（2016）使用髋关节撕脱伤小鼠模型，检测到在关节软骨损伤后 48 小时 miR-29a、miR-29b、miR-29c 表达升高。同时，在髋关节 OA 患者中 miR-29a、miR-29b、miR-29c 表达也是升高的。此外，在小鼠膝关节 DMM 术后关节损伤 24 小时检测到表达上调的 miR-29b-3p。miR29 可以反向调控 Smad、NF-κB 以及经典的 Wnt 信号通路。其中几种 Wnt 相关基因是 miR-29 家族的直接靶标，它们包括 FZD3、FZD5、DVL3、FRAT2 和 CK2A2。Nakamura 等（2019）发现 miR-181a-5p 在人膝关节 OA 和创伤诱导的膝小鼠 OA 膝关节软骨中表达增多，并且在细胞和动物水平验证了抑制 miR-181a-5p 可以改善软骨损伤的可能机制，即通过减少软骨细胞凋亡和增加 Ⅱ 型胶原产生而实现。有研究发现有机械损伤可以引起关节软骨细胞中 miR-146a 和 VEGF 的表达增加，而 Smad4 表达降低。并进一

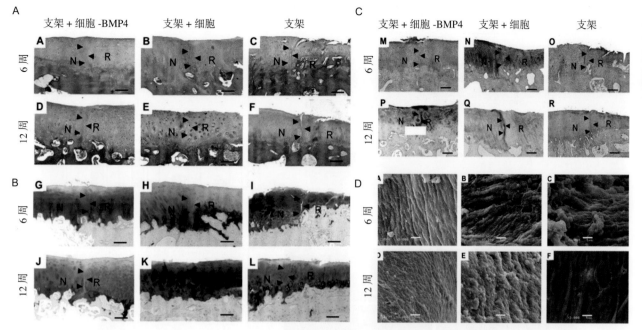

图 3-3-4　BMP4 促进关节软骨缺损的修复　A. HE 染色显示过表达 BMP4 的 ADSC 支架组缺损处再生的组织结构更接近正常软骨，新生组织内可见软骨细胞分布于软骨陷窝中；B. 甲苯胺蓝染色 BMP4 可以显著促进软骨黏多糖的产生；C. Ⅱ型胶原染色发现过表达 BMP4 组新生软骨表达最多，且结构与旁边正常软骨最接近；D. 扫描电镜发现 BMP4 组新生软骨表面规整，相对其他组更均一和光滑

步证明 miR-146a 通过与 Smad4 结合抑制 TGF-β 信号通路、软骨细胞凋亡和 VEGF 的表达。

笔者利用高通量基因芯片技术筛选出完整软骨和损伤软骨中差异表达的长链非编码 RNA（lncRNA）和 mRNA，每组中包含 4 个样本（大于 2 倍，$P<0.05$），不同颜色代表数值高于或低于中间值。研究共发现差异表达的 107 个长链非编码 RNA，其中 51 个在损伤软骨中高表达，56 个在完整软骨中高表达（图 3-3-5）。根据高通量基因芯片结果，选取与软骨特异性相关的 mRNA 在体外进行验证，结果显示，COL2 和 ACAN 在损伤软骨中表达下降，而 TMSB4、MMP13 和 ADAMTS5 在损伤软骨中表达升高。将差异表达的基因按照基因功能（GO）分析，从中选择出包括细胞外基质、骨骼系统发育、软骨发育等聚类的 GO 分类。同时，笔者筛选出力学因素特异性 lncRNA-MSR，并通过构建体外软骨细胞力学刺激模型，证实 lncRNA-MSR 可以与 TMSB4 竞争性结合 miR-152，促进软骨细胞外基质的降解，并引起细胞骨架蛋白的改变（Liu et al., 2016）。

通过高通量基因芯片分析和比较 OA 和正常软骨中非编码 RNA 包括 circRNA、lncRNA 以及 miRNA 研究，发现在 OA 和正常软骨中有多达 152 个 lncRNA 存在差异表达（>8 倍），在 OA 软骨中有 82 种 lncRNA 表达上调，70 种表达下调（图 3-3-6），其中包括一种与软骨损伤特异性相关的 lncRNA 即 lncRNA-CIR（cartilage injury related lncRNAs）（Liu et al., 2014）。在 OA 细胞模型中，笔者通过分别敲低和过表达 lncRNA-CIR 证明了 lncRNA-CIR 能够引起细胞外基质合成减少，降解增加。

此外，笔者发现 OA 软骨与正常软骨中有 71 个 circRNA 存在差异表达，其中 OA 组织中有 16 个表达上调，55 个下调（Liu et al., 2016）。通过对 circRNA 潜在靶点进行预测分析，分别构建了正常软骨和 OA 软骨的 circRNA-miRNA-mRNA 共表达网络（图 3-3-7）。在软骨细胞的机械应力下，cirRNA-CER 表达上调，并且 cirRNA-CER 可通过作为 miR-136"吸附海绵"在软骨降解中调控 MMP13 的表达。表明 cirRNA-CER 通过作为一个竞争性内源性 RNA 调控 MMP13 的表达并参与软骨细胞外基质降解过程。

利用 IL-1 刺激正常软骨细胞是建立 OA 样软骨细胞模型的重要方法。笔者利用这一模型发现软骨细胞损伤后 miR-101、miR-27b、miR-30b、miR-30c 和 miR-30d 表达显著升高。随后通过动物实验

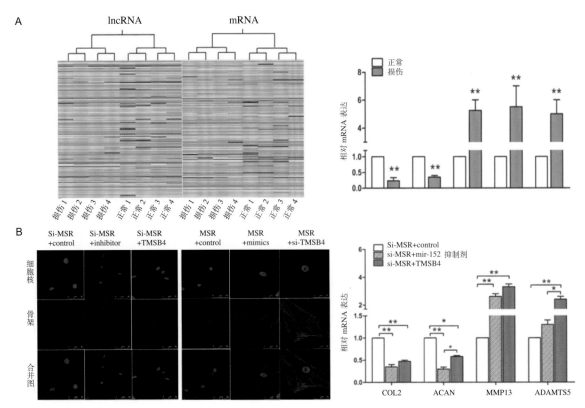

图 3-3-5 正常软骨和损伤软骨长链非编码 RNA（lncRNA）表达差异和机制研究。高通量芯片揭示正常软骨和损伤软骨的 lncRNA 和 mRNA 差异 A.正常软骨和 OA 软骨 lncRNA 差异表达的聚类分析热图；B. lncRNA-MSR 通过 TMSB4 调控软骨损伤的机制探讨

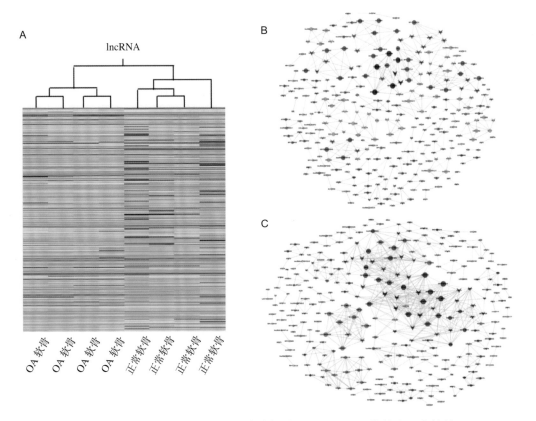

图 3-3-6 A.正常软骨和 OA 软骨 lncRNA 差异表达的聚类分析热图；B、C.OA 软骨和正常软骨 circRNA-mRNA 共表达网络

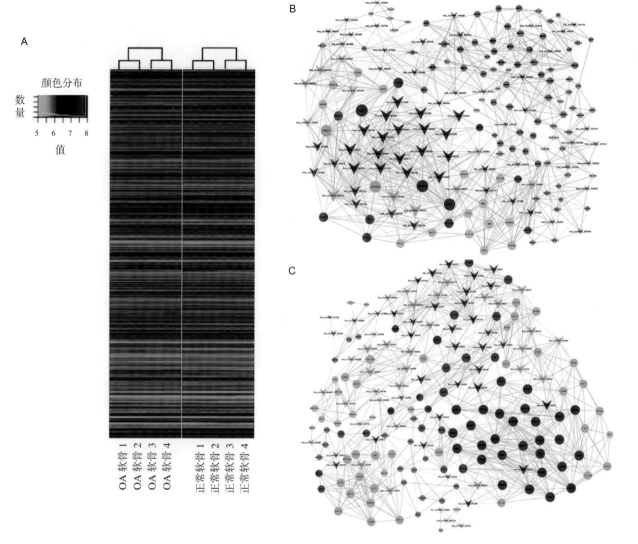

图 3-3-7　A. 正常软骨和 OA 软骨 circRNA 差异表达的聚类分析热图；B、C. 正常软骨和 OA 软骨 circRNA-miRNA-mRNA 共表达网络

发现大鼠 OA 动物模型中给予 miR-101 注射可以加重软骨损伤，表现为关节软骨变薄，甲苯胺蓝染色和软骨特异性的 Ⅱ 型胶原表达显著降低，同时伴有多种炎症因子的升高；而给予 miR-101 抑制剂显著延缓了 OA 大鼠的关节软骨退变。同时通过抑制软骨微环境中 SOX9 表达、细胞外基质合成和胶原结合相关基因表达促进 OA，而抑制 miR-101 可以延缓 OA 进展（Dai et al., 2012；Dai et al., 2015），提示 miR-101 作为潜在治疗靶点通过改善软骨微环境治疗 OA 的可能（图 3-3-8）。此外，国内外学者有报道 miR34a、miR-381a-3p、miRNA-140、miR-146a、miR-149 等在 OA 软骨微环境中发挥调控作用。

软骨损伤后局部微环境的变化是复杂的，包括炎症因子、信号通路、非编码 RNA 等的变化。促进软骨修复和介导局部破坏的因素都会在软骨微环境中起作用，最终的动态平衡决定了软骨损伤是否向骨关节炎进展。本节综述了近年来笔者及国内外其他学者对关节软骨损伤后一些信号通路如 Wnt 通路、TGF-β 通路等的改变以及非编码 RNA 的变化，为以后基因治疗或者小分子药物在软骨损伤和骨关节炎领域的应用提供了一些参考。

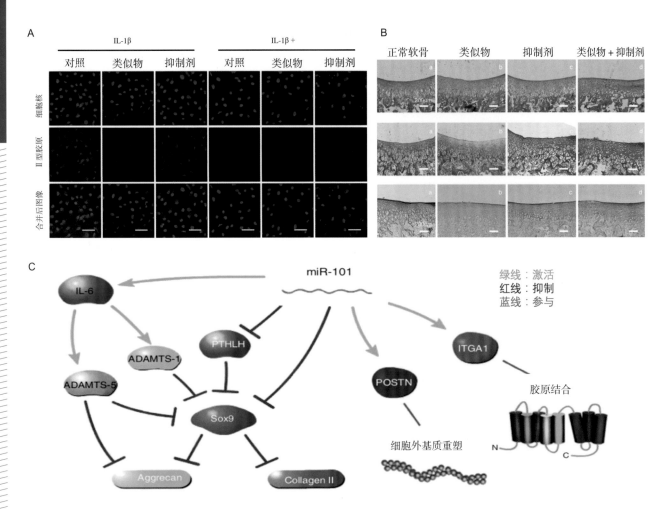

图 3-3-8 miR-101 调控在 OA 发病中的作用和相关机制 A. 在 IL-1β 诱导的 OA 细胞模型和正常软骨细胞中，miR-101 均抑制 Ⅱ 型胶原表达，而 miR-101 抑制物可以促进 Ⅱ 型胶原表达；B. HE 染色、甲苯胺蓝（TB）染色和 Ⅱ 型胶原染色均提示 miR-101 可以破坏软骨结构，而 miR-101 具有软骨保护作用；C. miR-101 破坏软骨的作用机制

（李　琪　胡晓青）

第四节　关节软骨损伤的影响因素

一、异常应力

关节软骨具有传递吸收震荡、分散应力、减少关节摩擦等功能，对维持关节功能有着重要作用。正常关节软骨中含有多型胶原和蛋白聚糖，以 Ⅱ 型胶原和蛋白聚糖为主要成分，构成软骨细胞微环境。软骨细胞对于力学微环境的改变非常敏感。力学微环境改变时，软骨细胞表型可发生变化，例如 Ⅰ 型胶原分泌大量增加，从而影响关节软骨的结构和功能。异常应力是导致关节软骨损伤的重要原因之一，无论是创伤、关节不稳，还是力线异常均会引起关节内力学模式改变，关节软骨局部受力增加，力学微环境发生改变。

（一）创伤

关节软骨容易损伤，多次小剂量的冲击或超过 25 MPa 的单次应力均可使关节软骨出现不可逆性损害。软骨损伤后难以修复，出现软骨细胞凋亡和软骨退变，半年左右即发生组织病理学改变。软骨损伤后早期表现软骨细胞凋亡，凋亡后 24 小时即出现周围软骨细胞的增殖、基质合成、分解代谢均代偿性增强。如果损伤深达软骨下骨，修复组织成分以纤维软骨为主，其生物力学特性如力学强度、弹性模量等都与透明软骨存在差距，使得局部生物力学环境发生改变，进而导致软骨退变。

关节骨折后关节软骨面的"台阶"样改变，可使关节软骨的局部压力升高3倍。局部压力升高使得关节内软骨负重区改变，引起软骨应力改变。软骨细胞受损的程度与冲击创伤的能量大小成正比。以胫骨平台骨折为例，在高能量的冲击、剪切力作用下，软骨细胞出现急性死亡。软骨细胞功能减退，Ⅱ型胶原及蛋白多糖合成减少，导致关节软骨不可逆性损伤。创伤导致软骨损伤的可能机制如下：①创伤冲击使得相应部位的软骨细胞凋亡、坏死，软骨细胞密度降低，低细胞浓度的情况下软骨细胞存活性差，同时软骨内无吞噬细胞，无法及时清除软骨细胞凋亡后产生的凋亡小体及囊泡，而凋亡小体内的碱性磷酸酶和基质囊泡内的磷酸盐结晶均可促进软骨钙盐沉积；②创伤冲击导致软骨基质降解，而软骨基质可介导细胞间的信号传导。蛋白多糖降解后产生的G1结构域可与透明质酸相结合，存留于软骨中，降低细胞与软骨基质的结合及黏附，加重软骨细胞凋亡；③软骨损伤后激活细胞内信号传导通路引发一系列级联反应。软骨细胞内线粒体损伤，释放氧自由基，诱发软骨细胞凋亡和软骨基质降解，关节滑膜内的炎性细胞因子前体和介质如TNF-α、IL-1、NO、MMP、纤连蛋白增高。

（二）力线异常和关节不稳

膝关节是下肢的中枢关节，与下肢力线的关系密切，而正常的下肢力线是人体应力传导的基础，是维持下肢正常功能的根本。运动时，人体的重量负荷沿着下肢力线进行传导。在正常力线的情况下，光滑的膝关节软骨承重面因其摩擦系数低，关节面之间的运动近乎无摩擦作用。当下肢力线异常时，产生的偏距将加重软骨的压力，超过软骨的生理承受负荷，引起软骨生物特性改变，影响关节软骨吸收、减缓冲击的作用，使关节面的应力分布不均匀。软骨下骨骨床稳定的生物力学性能是关节软骨完整性的基础，关节不均匀应力可导致软骨下骨产生微骨折，出现软骨下骨硬化、骨质破坏和骨囊性变。这种软骨下骨力学性能的改变，使得关节软骨遭受异常的张力和剪切力，进一步加剧关节软骨应力不均，加重软骨损伤，进一步引起力线异常，形成恶性循环。此外，力线异常会改变下肢生物力学承载模式，患者常通过调整步态来代偿关节内的力学失平衡。而步态的改变引起人体重心改变和骨盆倾斜，导致更大范围的力学不平衡。

笔者所在的北京大学第三医院运动医学研究所在临床研究中发现，关节不稳与软骨损伤密切相关，例如前交叉韧带（ACL）断裂，后交叉韧带（PCL）、半月板损伤，踝关节韧带撕裂等均可引起不同程度的软骨损伤。

ACL断裂急性损伤造成的关节软骨损伤主要在股骨外侧髁，随着时间的增加，股骨内髁关节软骨损伤的发生率显著增加，而股骨外侧髁软骨损伤的发生率基本处于稳定状态（徐雁等，2002）。ACL断裂后造成关节软骨损伤的原因除了暴力直接损伤和创伤造成炎性因子释放影响软骨代谢外，更主要的因素是ACL断裂后，胫骨出现反常的前向移动，使关节接触面和压力发生改变，关节软骨在异常的应力下出现软骨损伤，并随损伤时间的延长而加重。双侧ACL断裂的患者，其双侧膝关节股骨内侧髁软骨和内侧胫骨平台软骨损伤发生率和损伤程度均比单侧ACL断裂的膝关节股骨内侧髁软骨和内侧胫骨平台软骨要高、要重。这可能是由于一侧膝ACL断裂后日常活动或运动将增加对侧膝关节的代偿使用，身体重心偏移，对侧膝关节会负担更多的应力，这种异常的应力可能作用于膝关节内侧间室，在持续的异常应力作用下造成股骨内侧髁软骨和内侧胫骨平台软骨损伤（徐雁等，2002；马勇等，2007）。

PCL断裂急性期软骨损伤主要是由导致PCL断裂的创伤直接引起的。胫前伤是造成PCL断裂最多见的创伤机制，这种暴力下，髌股关节可以直接受到冲击引发此间室的软骨撞击伤。其次，股骨内侧髁大而平，其最少突出的部位即负重区软骨是最脆弱的，PCL断裂时胫骨突然后移，易造成该部位软骨挫伤。PCL明显较ACL粗大，若要使其断裂，所受暴力强度也要更大，因而PCL断裂急性期软骨损伤的程度更重一些。很多情况下急性期合并骨挫伤，如胫前伤与过伸伤可致胫骨平台与股骨髁骨挫伤，此时软骨损伤因素已存在，但可能并无临床表现，随时间推移及关节不稳的出现逐渐发展，最终表现为慢性期的软骨退变，这也是慢性期软骨损伤明显增多的原因之一。发生PCL断裂后如不及时治疗尽快恢复膝关节的动力学稳定性，则会引起关节不稳，胫骨平台长期处于后向半脱位状态，使关节内各间室组织受力改变而形成继发损害。生物力学实验发现，当切除 PCL 后，膝关节在屈曲 60° 并给予股四头肌和腘绳肌负荷下，胫骨后移及外旋均明显增大，使髌股关节接触压增高，同时，切除 PCL 还将增加内侧间室的接触压，导致这些区域出现软骨损伤并进行性加重，这是慢性期软骨损伤增多的另一原因（焦晨等，2003）。

内侧半月板撕裂后，缺少完整半月板的缓冲保护作用，关节不稳，内侧间室关节软骨力学环境发生改变，加之滑膜炎症反应等，最终出现关节软骨损伤。在临床中可以发现，半月板切除后，胫骨平台和股骨内、外侧髁的接触面积可减少大约一半，单位面积软骨的应力负荷明显增加，胫骨平台上的峰压力可达正常的 200%，这可导致关节软骨损伤，软骨基质合成受抑制，关节软骨继续退变和坏死，出现关节不稳定，形成恶性循环。外侧半月板损伤导致软骨损伤与之类似。

慢性踝关节外侧不稳常合并骨软骨损伤，生物力学研究表明，与健侧相比，外侧踝韧带损伤后的距骨软骨峰应力明显增加，峰应力发生的位置向前向内侧移位。这也就解释了大多数外踝韧带损伤的患者合并的软骨损伤发生在距骨顶部的前内侧（江东等，2015）。

二、炎症因子

关节软骨损伤后，刺激软骨细胞产生一系列炎症介质，包括细胞因子、趋化因子、活性氧类等，与 PGE_2 和白三烯类化合物等脂源性炎性介质协同作用，促进软骨细胞的分解代谢，激活 MMP 等水解酶，导致软骨基质破坏。炎症因子会通过细胞内的信号转导途径将信号传递给各种转录因子，从而介导软骨细胞的分化，诱导软骨细胞表型变为成纤维细胞表型，促使关节中的软骨细胞数量减少，周围组织纤维化，最终引起软骨基质降解。这些途径主要为 MAPK 信号通路、NF-κB 信号通路和 Wnt/β-catenin 信号通路等（详见本章第三节）。

软骨损伤后一方面通过软骨细胞增殖进行修复，但软骨细胞表型常发生去分化，合成非典型软骨 ECM。这种非典型 ECM 影响软骨细胞的力学环境，进一步加重软骨细胞去分化和非典型软骨 ECM 合成。另一方面通过间充质干细胞（MSC）向软骨细胞分化来修复。而 IL-1、TNF-α 和 PGE_2 等炎症细胞因子对软骨细胞表型维持和间充质干细胞成软骨分化都有负性影响。研究表明，MSC 成软骨分化过程中，IL-1 抑制 Sox9 的表达，导致 Ⅱ 型胶原和蛋白聚糖的合成减少。

三、环境因素

（一）物理因素

1. 温度　已有文献显示，生活在寒冷地区与温暖地区的动物无论在生长速率还是最终肢体长度上都存在着明显的差异，且动物在寒冷与温暖环境之间迁徙时，尾部的生长速率也会迅速变化，具体表现为由寒冷地转移到温暖地时生长速率增快，而由温暖地转移到寒冷地时则迅速减缓，说明环境对动物生长具有明显的影响效应，且这种效应是可逆性的（Serrat，2014）。关节软骨在动物生长过程中扮演着极其重要的角色，对于缺乏血管的软骨组织来说，自身的温度调节极易受环境温度的影响，然而一直以来，温度对软骨影响的相关研究较少。研究发现，环境温度可通过许多温度敏感通路或基因来调节骨生长板生长调节水平，如骨髓扩张、内质网应激、热休克蛋白 70（HSP70）、TRPV4（阳离子通道）。软骨细胞增殖和基质合成可直接对温度做出敏感性反应，在较温暖的环境下，软骨细胞增殖率较高，软骨细胞外基质含量也显著增加，这可能是在温度影响下导致不同个体生长差异的基础。与体温一样，健康膝关节软骨的温度处于恒定状态，而在长时间机械负荷运动后可使软骨局部的温度轻度升高，轻度的温度改变即可对软骨的生化反应过程产生一定的影响，例如影响软骨细胞蛋白多糖合成速率、滑膜细胞透明质酸合成速率等。然而，胶原纤维的破坏似乎对温度变化更为敏感，研究人员发现软骨局部温度上升高 3 ℃就可使滑膜来源的胶原酶对胶原纤维破坏率升高 4 倍（Harris et al.，1974），并同时影响软骨中蛋白质及多糖的运输。有观点认为，这种热量促进生长（或损伤）效应可能是由于在软骨中存在一种被称为频谱响应的机制，同时，在软骨细胞上存在一些冷热控制元件，这些元件在不同的特定温度下触发不同的下游通路，引起一系列的适应性变化。研究发现，温度变化可导致细胞外基质蛋白的生物化学过程发生变化，进而影响内分泌和 / 或旁分泌生长调节因子的扩散速率，而基质中与温度相关的任何变化（物理或生物化学）都将促进或抑制这些信号分子发挥作用。有研究结果表明，寒冷环境可直接导致软骨组织的代谢率升高，并影响糖胺聚糖合成和胶原蛋白钙化，而实际上，温度可以诱导生长板软骨甚至骨形成过程中几乎所有细胞过程。在一些动物研究中，人们发现热刺激与电刺激结合可增加软骨细胞和关节软骨HSP70蛋白表达，促进软骨基质代谢，另一项研究则发现在高湿度条件下无论冷热刺激都可诱导大鼠骨关节炎的发生（Bai et al.，2012）。

2. 辐射 放射因素离我们并不遥远。日常生活中人们时刻暴露在有放射元素的环境中，如日光中的紫外光，空气、污染的土壤与水等。众所周知，放射因素对人体具有明显的伤害，长期暴露于放射环境可导致人体组织细胞损伤以及造血系统、免疫系统等功能障碍，甚至引起体细胞及生殖基因突变，诱发各种肿瘤发生及生殖功能障碍。一百多年前，德国科学家伦琴发现了X射线，此后人们利用X射线、超声和γ射线等多种放射性手段对许多疾病进行疾病诊断。随着科技进步，越来越多的影像医疗诊断设备不断更新，影像学检查早已成为了一项重要的辅助诊断技术，广泛应用于几乎所有疾病的辅助诊断和治疗。影像学检查是骨与关节疾病的常规检查手段，其可以迅速了解骨肌系统的形态结构变化，为临床诊断提供了极大的便利。一直以来，放射因素对骨与软骨的影响似乎并没有得到人们的强烈关注，而事实上了解这种影响对保护骨与关节的健康意义重大。调查显示，因盆腔恶性肿瘤接受骨盆照射的女性患者骨盆骨折的发生率大大提高。研究发现，对小鼠进行全身2 Gy的X射线照射后，多个骨骼部位的骨小梁快速丢失，这种变化可能是辐射诱导了破骨细胞数量增加，骨吸收增强导致骨质流失（Zashikhin，1989）。Baxter等（2005）也发现X线照射骨关节结构可引起软骨的损伤，笔者用2 Gy的X线照射猪关节软骨外植体，发现其在照射后1周时组织厚度变薄、组织刚度及硬度降低，弹性模量值分别低75%和60%，而糖胺聚糖（GAG）含量则降低55%。细胞水平的研究显示，X线照射可以破坏软骨中蛋白多糖的代谢及基质降解，这可能与射线损害软骨细胞中的IGF1信号有关，但X线可能对软骨Ⅱ型胶原影响不大，而β射线照射则可引起Ⅱ型胶原合成障碍。进一步研究发现，辐射可通过ROS依赖性的p38激酶活化下调SIRT1的表达，诱导关节软骨细胞的细胞衰老。然而，另一项研究则发现了一个有趣的现象，Thangaraj等（2016）在体外培养的软骨与成骨细胞中加入TNF-α以模拟体内炎症环境，随后通过同

样是2 Gy的X线照射，发现X线能够逆转TNF-α的炎症作用，并提高AChE和碱性磷酸酶（ALP）活性（Thangaraj et al.，2016）。无论如何，更多研究仍然指向辐射对关节健康的副作用，然而对于一些临床必要的诊断和治疗，辐射又是难免的，因此，做好适当的保护减少暴露是最重要的防护措施，也许随着科技不断发展，更优质安全的技术将会逐渐替代传统的诊断方式和治疗手段。

3. 电磁力 软骨细胞来源于间充质干细胞，许多生物化学因素都参与调节了间充质干细胞向软骨细胞分化的过程，在这些过程中，钙离子在调节细胞功能中发挥了关键作用。细胞内钙通道的调节除了电压因素及机械因素，电磁力因素也起到了关键作用。其实早在多年前就已发现，60 Hz的磁场可提高T淋巴细胞内钙浓度。而近年来越来越多的研究表明电磁场与胞内钙通道及钙离子浓度具有明显相关性。研究发现，50 Hz，20 mT的磁场能抑制人间充质干细胞的生长，同时刺激这些细胞的成骨分化；同样的，使用极低频电磁场（15 Hz，5 mT）处理人间充质干细胞，发现其表达Ⅱ型胶原蛋白及合成GAG能力增强，表明极低频电磁场具有刺激和维持人间充质干细胞软骨形成的潜力（Uzieliene et al.，2018）。最新研究报道，使用脉冲电磁场刺激可改善关节镜自体软骨移植治疗膝关节软骨病变的临床预后，提高手术成功率（Collarile et al.，2018），其机制可能是脉冲电磁场通过腺苷受体A2A和A3释放合成代谢形态如骨形态发生蛋白和抗炎细胞因子来刺激软骨细胞增殖、分化和细胞外基质合成。有研究发现正弦或脉冲电磁场可促进关节软骨细胞或软骨组织增殖及细胞外基质（ECM）沉积，而这些作用均与电磁场对细胞内钙的调节相关，并具有磁场剂量效应，即软骨细胞产生的细胞外基质的量与磁场暴露总量成反比（Parate et al.，2017）。此外，电磁场对软骨细胞的作用可能并不是普遍的而是特异性的，即低剂量电磁场可增加OA软骨细胞特异性基因表达，而对正常OA软骨细胞没有影响（Zöger et al.，2006），表明电磁场可能的治疗效应与其本身相关，也与软骨质量相关，这也许可以为临床应用电磁疗法治疗OA提供研究依据。

（二）化学因素

1. 环境化学毒物

（1）重金属：环境中对关节软骨造成损伤的重

金属包括镉和铅。镉污染是主要的工业和环境污染物之一，广泛存在于大气、水和土壤中，可通过呼吸系统和消化系统进入人体并在体内长期蓄积，对肾、骨骼及血液等系统产生毒性作用。研究发现，环境中重金属镉污染可以显著增加关节软骨及血液中镉含量，且重金属镉对软骨基质具有损伤作用，进而可导致关节软骨退变。镉所致关节软骨损伤的主要发生机制是通过降低关节软骨细胞外基质中Ⅱ型胶原合成，或通过引起关节软骨中基质金属蛋白酶表达增加，从而降解细胞外基质，导致软骨破坏。重金属铅污染对骨骼健康的危害也已得到广泛关注，并对关节软骨的结构和功能影响较大。动物实验发现，铅在酸性的关节液环境下可以分解，并导致关节软骨损伤和骨关节炎的发生。研究发现，铅可通过激活关节软骨细胞中的信号转导途径，影响骨关节炎的发生和严重程度（Holz et al.，2012）。

（2）有机物：环境中有机物也可导致关节软骨出现不同程度的损伤。腐殖酸是一类成分复杂的天然有机物质，是植物的残骸在微生物参与下经过复杂的化学、生物的分解及合成反应生成的产物，存在于土壤、煤炭、湖泊、河流及海洋中。腐殖酸根据其分子量的不同分为三类：黄腐酸、胡敏酸和黑腐酸。黄腐酸因其分子量较小，可直接溶于水，容易被生物体吸收利用，与人体关系最为密切。大量的动物实验和人群研究表明，腐殖酸对软骨存在损伤作用。腐殖酸可造成软骨细胞过氧化损伤。同时，腐殖酸是重要的外源性自由基物质，含有具有生物功能的半醌自由基，可以作为中间体参与机体的自由基代谢，产生具有损伤机体生物功能的超氧离子，从而造成人体软骨细胞损伤。

（3）烟草碱（尼古丁）：我国已成为全球最大的烟草生产国，吸烟人口亦居世界第一，因吸烟所致的各种疾病及死亡人数逐年上升。流行病学研究发现，尼古丁滥用是影响自体软骨细胞移植修复软骨缺损临床效果的不良因素之一，且尼古丁可影响骨髓间充质干细胞的软骨缺损修复。体外研究发现，尼古丁持续暴露4周可显著抑制大鼠骨髓间充质干细胞体外软骨定向分化中的蛋白多糖合成和软骨标志基因表达。动物研究也发现，孕期尼古丁暴露可导致子代关节软骨发育不良，并在成年后不良因素刺激下，出现骨关节炎表型。

2. 药物

（1）喹诺酮类药物：喹诺酮类药物是临床上常用的抗菌药，可选择性抑制细菌DNA螺旋酶。因其抗菌谱广、活性强、生物利用度高，且与其他抗菌药无交叉耐药性，在临床上广泛用于消化、呼吸、泌尿及生殖系统感染等疾病的治疗。然而，喹诺酮类药物的软骨毒性问题引起了国内外学者的广泛关注。临床研究发现，未成年人服用喹诺酮类药物后引起关节疼痛肿胀。孕中晚期服用喹诺酮类药物可导致胎儿软骨细胞损伤和软骨发育毒性，因此临床上限制了喹诺酮类药物在儿童、青少年、孕妇、哺乳期妇女等群体中使用。大量体内外实验研究表明，喹诺酮类药物可致幼龄动物关节软骨损伤，提示喹诺酮类药物可对幼龄子代造成关节软骨毒性（Vormann et al.，1997）。喹诺酮类药物，如左氧氟沙星可与镁离子酶螯合，从而抑制下游的MAPK/ERK信号传导通路，引起软骨细胞凋亡。此外，左氧氟沙星呈量效、时效依赖性引起软骨细胞损伤，并且氧化应激损伤可能是左氧氟沙星致软骨细胞损伤的机制之一。

（2）糖皮质激素类药物：地塞米松是临床上常用的合成类糖皮质激素，具有强效的抗炎和免疫抑制作用。然而，有研究发现地塞米松可抑制软骨细胞增殖，导致软骨细胞基质和Ⅱ型胶原合成降低。同时，地塞米松可促进软骨细胞凋亡，表现为Fas表达上调、Bcl-2表达下调和软骨细胞超微结构破坏。地塞米松作为一种合成长效皮质类固醇激素，在临床上也常用于有早产风险产妇的常规治疗。但是地塞米松过暴露会引起子代低出生体重和软骨发育异常。动物实验发现，孕期地塞米松暴露以疗程、剂量、时间依赖性地方式诱导胎关节软骨发育不良。其中多次、大剂量或早期暴露对关节软骨发育的毒性作用更大，主要表现为软骨基质含量降低，其机制可能与地塞米松下调胎关节软骨TGF-β信号通路，进而抑制软骨基质合成有关。

（3）食品及饮料

1）酒（乙醇）：饮酒是常见的生活行为，而乙醇是酒的主要成分。调查发现，年轻女性饮酒率逐年增加。部分孕妇在孕期仍持续饮酒，在欧美发达国家，12.4%～53.9%的孕期女性饮酒，3.4%～26%的孕妇酗酒。除了直接饮酒，孕妇还可能在日常生活中隐性接触大量酒精性饮料，如果酒、米酒等，也有大量的药物是以乙醇为主要溶媒的，如外用消肿止痛类药，常用的无铅汽油也被乙醇汽油所代替。因此，孕妇在怀孕期间可能通过各种途径显性或隐性接触乙醇。孕期饮酒除了对母体造成损伤以外，尚可对胎儿造成严重损害。通过观察孕 20 天孕期乙醇暴露仔鼠关节软骨发育情况，以及关节软骨细胞中胰岛素样生长因子 -1（IGF-1）信号通路和细胞外基质相关基因表达，发现孕期乙醇暴露可导致仔鼠关节软骨发育不良，并与关节软骨细胞中 IGF-1 信号通路持续低表达有关，而且孕期乙醇暴露后成年子代骨关节炎易感性显著增加（Ni et al., 2018）。

2）茶和咖啡：咖啡因属黄嘌呤类生物碱，广泛存在于咖啡、茶、软饮料、食品及一些镇痛药物中。日常生活中，妊娠期妇女摄入咖啡因的现象也较为常见。临床应用中，咖啡因正逐渐取代茶碱，成为预防和治疗早产儿呼吸暂停的首选用药。前期研究发现，孕期咖啡因暴露可致胎鼠的关节软骨发育迟缓、成年高脂饮食下软骨质量降低及骨关节炎易感，其发生机制与关节软骨细胞中 IGF-1 信号通路持续低表达有关。

3）生物因素

ⅰ．细菌：有调查显示，肥胖者易患骨关节炎，生活中有接近一半以上的骨关节炎患者都是因为肥胖所致。最新的临床和动物研究结果表明，骨关节炎与肥胖的深层关联或是与肥胖患者全身和局部炎症增加有关。另一方面，研究已证实，肥胖症炎症反应的激活多是由肠道菌群的移位引起。近期，美国罗切斯特大学医学中心（University of Rochester Medical Center, URMC）的科学家们阐明了肥胖相关性肠道菌群与骨关节炎的炎症性联系。URMC 团队给实验小鼠喂食高脂饮食，对照小鼠喂食低脂健康饮食。12 周后，实验小鼠出现明显肥胖，同时患上糖尿病，与对照小鼠相比，其体脂肪百分比增加一倍。发现肥胖小鼠的结肠菌群以促炎细菌为主，几乎找不到重要的益生菌 —— 双歧杆菌。同时，研究人员还发现小鼠肠道微生物群的变化与全身炎症发生轨迹相一致，其中就包括半月板撕裂诱发的膝关节炎。研究显示，与瘦小鼠相比，肥胖小鼠的 OA 进展更快，几乎所有的软骨在发生撕裂后的 12 周内都消失。而软骨对关节来说既是缓冲垫又是润滑剂，一旦完全失去软骨，患者就不得不置换整个关节，这意味着骨关节炎已经发展至终末期。这些结果表明肠道菌群移位可以影响关节炎症和变性（Schott et al., 2018）。

ⅱ．病毒：病毒是急性骨关节炎的重要原因之一，常见的引起关节炎的病毒有细小病毒 B19、乙型肝炎病毒、风疹病毒、甲病毒及反转录病毒，包括 HIV、嗜人 T 淋巴细胞病毒。乙型肝炎病毒性关节炎是人体感染了乙型肝炎病毒，病毒在体内大量复制，机体抵抗力下降，发生免疫反应而引起。乙型肝炎病毒性关节炎的发病主要与免疫复合物的沉积有关。关节炎发生在感染的前驱期，此时乙型肝炎表面抗原（HBsAg）的量多于乙型肝炎表面抗体（HBsAb），因而形成大量的免疫复合物，在患者的血清、滑膜及关节液中均有此种免疫复合物存在。类风湿关节炎（rheumatoid arthritis, RA）与病毒主要是 EB 病毒的关联。研究表明，EB 病毒感染所致的关节炎与 RA 是有很大区别的，RA 患者对于 EB 病毒比正常人有强烈的反应性。

ⅲ．真菌：真菌对关节软骨的损伤作用主要由其毒性代谢产物导致。脱氧雪腐镰刀菌烯醇（deoxynivalenol, DON）属于单端孢霉烯族毒素的一种，主要是由禾谷镰刀菌和黄色镰刀菌产生的毒性代谢产物，DON 多分布于小麦、大麦、玉米等谷物籽实中，对谷物污染率和污染水平居镰刀菌毒素之首。研究认为在含量较高的单端孢霉烯族毒素能超诱导 IL-1β mRNA 的表达和蛋白质的合成，使 IL-1β 的水平显著升高，继而导致软骨基质中胶原和蛋白聚糖合成代谢减少，分解代谢增加，造成一系列软骨损伤变化。DON 对鸡胚关节软骨细胞也具有明显的毒性作用，其超微结构的改变主要为软骨细胞膜系统的损伤。软骨细胞质膜节段性缺损，线粒体断裂溶解，膜结构模糊、粗面内质网断、核蛋白体脱粒，并出现大量变性空泡，软骨基质变疏松，DON 对软骨细胞具有明显的毒性，导致细胞呈现各种病理变。大骨节病（Kaschin-Beck-disease, KBD）属于骨关节疾病，属于由软骨代谢异常导致的、以疼痛为主要表现的关节疾病。除了累及关节软骨，同时也损害骺板软骨和骨骺。分析真菌毒素环境反应基因在大骨节病和正常关节软骨中的表达谱差异，KBD 软骨中存在多种真菌毒素的环境反应基因表达且显著不同于正常对照，提示真菌毒素可能通过影响相关环境反应基因在关节软骨中的表达，诱发软骨细胞功能障碍和关节软骨损伤。国内外已较多研究表明 DON 是大骨节病的主要致病因素之一，且其损伤机制与软骨细胞凋亡有关（Chen et al., 2006）。

（孟庆阳 铁楷 陈廖斌）

参考文献

陈临新, 石媛媛, 张辛, 等. 骨形态发生蛋白4基因修饰的脂肪来源干细胞复合藻酸钙凝胶支架修复关节软骨的实验研究. 中国运动医学杂志, 2016, 35(3): 234-239, 268.

江东, 胡跃林, 焦晨, 等. 慢性踝关节外侧不稳合并骨软骨损伤术后中期随访报告. 中国微创外科杂志, 2015, 15(8): 673-675.

焦晨, 于长隆, 敖英芳. 单纯后交叉韧带断裂继发关节内损伤的临床研究. 中国运动医学杂志, 2003, 22(4): 337-343.

马勇, 敖英芳. 双膝前交叉韧带损伤特点及治疗. 中国运动医学杂志, 2007, 26(2): 168-171.

徐雁, 敖英芳. 前交叉韧带断裂继发软骨损伤的临床研究. 中国运动医学杂志, 2002, 21(1): 7-10.

Adams CS, Horton WE Jr. Chondrocyte apoptosis increases with age in the articular cartilage of adult animals. Anat Rec, 1998, 250(4): 418-425.

Baccarin RYA, Machado TSL, Lopes-Moraes AP, et al. Urinary glycosaminoglycans in horse osteoarthritis. Effects of chondroitin sulfate and glucosamine. Research in veterinary science, 2012, 93(1): 88-96.

Bai YJ, Jiang DX, Na AN, et al. Effects of cold-damp and hot-damp environment on VEGF and IL-1 expression in joint cartilage cells in adjuvant arthritis in rats. Journal of Traditional Chinese Medicine, 2012, 32(2): 256-260.

Baxter NN, Habermann EB, Tepper JE, et al. Risk of pelvic fractures in older women following pelvic irradiation. Jama, 2005, 294(20): 2587-2593.

Blom AB, Brockbank SM, van Lent PL, et al. Involvement of the Wnt signaling pathway in experimental and human osteoarthritis: prominent role of Wnt-induced signaling protein 1. Arthritis & Rheumatism: Official Journal of the American College of Rheumatology, 2009, 60(2): 501-512.

Blom AB, van Lent PL, van der Kraan PM, et al. To seek shelter from the WNT in osteoarthritis? WNT-signaling as a target for osteoarthritis therapy. Current drug targets, 2010, 11(5): 620-629.

Bohensky J, Terkhorn SP, Freeman TA, et al. Regulation of autophagy in human and murine cartilage: hypoxia-inducible factor 2 suppresses chondrocyte autophagy. Arthritis Rheum, 2009, 60(5): 1406-1415.

Brunk UT, Terman A. Lipofuscin: mechanisms of age-related accumulation and influence on cell function. Free Radic Biol Med, 2002, 33(5): 611-619.

Carrel. A pure cultures of cells. J Exp Med, 1912, 16(2): 165-168.

Chen J, Chu Y, Cao J, et al. T-2 toxin induces apoptosis, and selenium partly blocks, T-2 toxin induced apoptosis in chondrocytes through modulation of the Bax/Bcl-2 ratio. Food Chem Toxicol, 2006, 44(4): 567-573.

Cheng J, Hu X, Dai L, et al. Inhibition of transforming growth factor β-activated kinase 1 prevents inflammation-related cartilage degradation in osteoarthritis. Scientific reports, 2016, 6:34497.

Chong KW, Chanalaris A, Burleigh A, et al. Fibroblast growth factor 2 drives changes in gene expression following injury to murine cartilage in vitro and in vivo. Arthritis & Rheumatism, 2013, 65(9): 2346-2355.

Collarile M, Sambri A, Lullini G, et al. Biophysical stimulation improves clinical results of matrix-assisted autologous chondrocyte implantation in the treatment of chondral lesions of the knee. Knee Surgery, Sports Traumatology, Arthroscopy, 2018, 26(4): 1223-1229.

Corr M. Wnt-β-catenin signaling in the pathogenesis of osteoarthritis. Nature clinical practice Rheumatology, 2008, 4(10): 550-556.

Cucchiarini M, Asen A-K, Goebel L, et al. Effects of TGF-β overexpression via rAAV gene transfer on the early repair processes in an osteochondral defect model in minipigs. Am J Sport Med, 2018, 46(8): 1987-1996.

Cuervo AM, Bergamini E, Brunk UT, et al. Autophagy and aging: the importance of maintaining "clean" cells. Autophagy, 2005, 1(3): 131-140.

Dai L, Zhang X, Hu X, et al. Silencing of microRNA-101 prevents IL-1beta-induced extracellular matrix degradation in chondrocytes. Arthritis Res Ther, 2012, 14(6): R268.

Dai L, Zhang X, Hu X, et al. Silencing of miR-101 prevents cartilage degradation by regulating extracellular matrix-related genes in a rat model of osteoarthritis. Molecular Therapy, 2015, 23(8): 1331-1340.

Dell'Accio F, De Bari C, El Tawil NMF, et al. Activation of WNT and BMP signaling in adult human articular cartilage following mechanical injury. Arthritis research & therapy, 2006, 8(5): R139.

Dell'Accio F, De Bari C, Eltawil NM, et al. Identification of the molecular response of articular cartilage to injury, by microarray screening: Wnt-16 expression and signaling after injury and in osteoarthritis. Arthritis & Rheumatism, 2008, 58(5): 1410-1421.

Deng Y, Lu J, Li W, et al. Reciprocal inhibition of YAP/TAZ and NF-κB regulates osteoarthritic cartilage degradation. Nature communications, 2018, 9(1): 1-14.

Diaz-Romero J, Nesic D, Grogan SP, et al. Immunophenotypic changes of human articular chondrocytes during monolayer culture reflect bona fide dedifferentiation rather than amplification of progenitor cells. Journal of cellular physiology, 2008, 214(1): 75-83.

Dimri GP, Lee X, Basile G, et al. A biomarker that identifies senescent human cells in culture and in aging skin in vivo. Proc Natl Acad Sci U S A, 1995, 92(20): 9363-9367.

Ding L, Heying E, Nicholson N, et al. Mechanical impact induces cartilage degradation via mitogen activated protein kinases. Osteoarthritis and cartilage, 2010, 18(11): 1509-1517.

Elsaid KA, Chichester CO. Review: Collagen markers in early arthritic diseases. Clinica Chimica Acta, 2006, 365(1-2): 68-77.

Gardiner MD, Vincent TL, Driscoll C, et al. Transcriptional

analysis of micro-dissected articular cartilage in post-traumatic murine osteoarthritis. Osteoarthritis and cartilage, 2015, 23(4): 616-628.

Greene MA, Loeser RF. Function of the chondrocyte PI-3 kinase-Akt signaling pathway is stimulus dependent. Osteoarthritis Cartilage, 2015, 23(6): 949-956.

Harris Jr ED, McCroskery PA. The influence of temperature and fibril stability on degradation of cartilage collagen by rheumatoid synovial collagenase. New England Journal of Medicine, 1974, 290(1): 1-6.

Hashimoto S, Ochs RL, Komiya S, et al. Linkage of chondrocyte apoptosis and cartilage degradation in human osteoarthritis. Arthritis Rheum, 1998, 41(9): 1632-1638.

Hayflick L, Moorhead PS. The serial cultivation of human diploid cell strains. Exp Cell Res, 1961, 25:585-621.

Holz JD, Beier E, Sheu TJ, et al. Lead induces an osteoarthritis-like phenotype in articular chondrocytes through disruption of TGF-β signaling. Journal of Orthopaedic Research, 2012, 30(11): 1760-1766.

Hosseinzadeh A, Kamrava SK, Joghataei MT, et al. Apoptosis signaling pathways in osteoarthritis and possible protective role of melatonin. Journal of pineal research, 2016, 61(4): 411-425.

Hwang HS, Kim HA. Chondrocyte Apoptosis in the Pathogenesis of Osteoarthritis. Int J Mol Sci, 2015, 16(11): 26035-26054.

Ismail HM, Didangelos A, Vincent TL, et al. Rapid Activation of Transforming Growth Factor β-Activated Kinase 1 in Chondrocytes by Phosphorylation and K63-Linked Polyubiquitination Upon Injury to Animal Articular Cartilage. Arthritis & Rheumatology, 2017, 69(3): 565-575.

Kim HA, Lee YJ, Seong SC, et al. Apoptotic chondrocyte death in human osteoarthritis. The Journal of rheumatology, 2000, 27(2): 455-462.

Kim HA, Suh DI, Song YW. Relationship between chondrocyte apoptosis and matrix depletion in human articular cartilage. J Rheumatol, 2001, 28(9): 2038-2045.

Le LTT, Swingler TE, Crowe N, et al. The microRNA-29 family in cartilage homeostasis and osteoarthritis. Journal of molecular medicine, 2016, 94(5): 583-596.

Lee HG, Yang JH. PCB126 induces apoptosis of chondrocytes via ROS-dependent pathways. Osteoarthritis Cartilage, 2012, 20(10): 1179-1185.

Lee SW, Rho JH, Lee SY, et al. Leptin protects rat articular chondrocytes from cytotoxicity induced by TNF-α in the presence of cyclohexamide. Osteoarthritis Cartilage, 2015, 23(12): 2269-2278.

Lim H, Park H, Kim HP. Effects of flavonoids on matrix metalloproteinase-13 expression of interleukin-1β-treated articular chondrocytes and their cellular mechanisms: inhibition of c-Fos/AP-1 and JAK/STAT signaling pathways. J Pharmacol Sci, 2011, 116(2): 221-231.

Lin L, Shen Q, Zhang C, et al. Assessment of the profiling microRNA expression of differentiated and dedifferentiated human adult articular chondrocytes. Journal of Orthopaedic Research, 2011, 29(10): 1578-1584.

Lin L, Zhou C, Wei X, et al. Articular cartilage repair using dedifferentiated articular chondrocytes and bone morphogenetic protein 4 in a rabbit model of articular cartilage defects. Arthritis & Rheumatism, 2008, 58(4): 1067-1075.

Liu Q, Hu X, Zhang X, et al. Effects of mechanical stress on chondrocyte phenotype and chondrocyte extracellular matrix expression. Sci Rep, 2016, 6:37268.

Liu Q, Hu X, Zhang X, et al. The TMSB4 pseudogene LncRNA functions as a competing endogenous RNA to promote cartilage degradation in human osteoarthritis. Molecular Therapy, 2016, 24(10): 1726-1733.

Liu Q, Zhang X, Dai L, et al. Long noncoding RNA related to cartilage injury promotes chondrocyte extracellular matrix degradation in osteoarthritis. Arthritis & rheumatology, 2014, 66(4): 969-978.

Liu Q, Zhang X, Hu X, et al. Circular RNA related to the chondrocyte ECM regulates MMP13 expression by functioning as a MiR-136 'Sponge' in human cartilage degradation. Scientific reports, 2016, 6(1): 1-11.

Lorenzo P, Aspberg A, Saxne T, et al. Quantification of cartilage oligomeric matrix protein(COMP) and a COMP neoepitope in synovial fluid of patients with different joint disorders by novel automated assays. Osteoarthritis and cartilage, 2017, 25(9): 1436-1442.

Lotz M, Hashimoto S, Kühn K. Mechanisms of chondrocyte apoptosis. Osteoarthritis Cartilage, 1999, 7(4): 389-391.

Man Z, Yin L, Shao Z, et al. The effects of co-delivery of BMSC-affinity peptide and rhTGF-β1 from coaxial electrospun scaffolds on chondrogenic differentiation. Biomaterials, 2014, 35(19): 5250-5260.

Martin JA, Brown T, Heiner A, et al. Post-traumatic osteoarthritis: the role of accelerated chondrocyte senescence. Biorheology, 2004, 41(3-4): 479-491.

Musumeci G, Castrogiovanni P, Trovato FM, et al. Biomarkers of Chondrocyte Apoptosis and Autophagy in Osteoarthritis. Int J Mol Sci, 2015, 16(9): 20560-20575.

Nakamura A, Rampersaud YR, Nakamura S, et al. microRNA-181a-5p antisense oligonucleotides attenuate osteoarthritis in facet and knee joints. Annals of the rheumatic diseases, 2019, 78(1): 111-121.

Nalesso G, Thomas BL, Sherwood JC, et al. WNT16 antagonises excessive canonical WNT activation and protects cartilage in osteoarthritis. Annals of the rheumatic diseases, 2017, 76(1): 218-226.

Ni Q, Lu K, Li J, et al. Role of TGFβ signaling in maternal ethanol-induced fetal articular cartilage dysplasia and adult onset of osteoarthritis in male rats. Toxicological Sciences, 2018, 164(1): 179-190.

Parate D, Franco-Obregón A, Fröhlich J, et al. Enhancement of mesenchymal stem cell chondrogenesis with short-term low intensity pulsed electromagnetic fields. Scientific reports, 2017, 7(1): 1-13.

Qin J, Shang L, Ping AS, et al. TNF/TNFR signal transduction pathway-mediated anti-apoptosis and anti-inflammatory effects of sodium ferulate on IL-1β-induced rat osteoarthritis chondrocytes in vitro. Arthritis Res Ther, 2012, 14(6): R242.

Quereda V, Martinalbo J, Dubus P, et al. Genetic cooperation between p21 Cip1 and INK4 inhibitors in cellular senescence and tumor suppression. Oncogene, 2007, 26(55): 7665-7674.

Qvist P, Bay-Jensen A-C, Christiansen C, et al. Molecular serum and urine marker repertoire supporting clinical research on joint diseases. Best Practice & Research Clinical Rheumatology, 2011, 25(6): 859-872.

Ren B, Hu X, Cheng J, et al. Synthesis and characterization of polyphosphazene microspheres incorporating demineralized bone matrix scaffolds controlled release of growth factor for chondrogenesis applications. Oncotarget, 2017, 8(69): 114314.

Rosenzweig DH, Djap MJ, Ou SJ, et al. Mechanical injury of bovine cartilage explants induces depth-dependent, transient changes in MAP kinase activity associated with apoptosis. Osteoarthritis and cartilage, 2012, 20(12): 1591-1602.

Sage J, Mulligan GJ, Attardi LD, et al. Targeted disruption of the three Rb-related genes leads to loss of G(1) control and immortalization. Genes Dev, 2000, 14(23): 3037-3050.

Sakata S, Hayashi S, Fujishiro T, et al. Oxidative stress-induced apoptosis and matrix loss of chondrocytes is inhibited by eicosapentaenoic acid. J Orthop Res, 2015, 33(3): 359-365.

Schott EM, Farnsworth CW, Grier A, et al. Targeting the gut microbiome to treat the osteoarthritis of obesity. JCI Insight, 2018, 3(8):95997.

Serrat MA. Environmental temperature impact on bone and cartilage growth. Compr Physiol, 2014, 4(2): 621-655.

Settembre C, Arteaga-Solis E, McKee MD, et al. Proteoglycan desulfation determines the efficiency of chondrocyte autophagy and the extent of FGF signaling during endochondral ossification. Genes Dev, 2008, 22(19): 2645-2650.

Shawi M, Autexier C. Telomerase, senescence and ageing. Mechanisms of ageing and development, 2008, 129(1-2): 3-10.

Shi J, Zhang X, Zhu J, et al. Nanoparticle delivery of the bone morphogenetic protein 4 gene to adipose-derived stem cells promotes articular cartilage repair in vitro and in vivo. Arthroscopy, 2013, 29(12): 2001-2011.e2002.

Snelling SJB, Davidson RK, Swingler TE, et al. Dickkopf-3 is upregulated in osteoarthritis and has a chondroprotective role. Osteoarthritis and cartilage, 2016, 24(5): 883-891.

Srinivas V, Bohensky J, Shapiro IM. Autophagy: a new phase in the maturation of growth plate chondrocytes is regulated by HIF, mTOR and AMP kinase. Cells Tissues Organs, 2009, 189(1-4): 88-92.

Srinivas V, Shapiro IM. Chondrocytes embedded in the epiphyseal growth plates of long bones undergo autophagy prior to the induction of osteogenesis. Autophagy, 2006, 2(3): 215-216.

Stout AC, Barbe MF, Eaton CB, et al. Inflammation and glucose homeostasis are associated with specific structural features among adults without knee osteoarthritis: a cross-sectional study from the osteoarthritis initiative. BMC musculoskeletal disorders, 2018, 19(1):1.

Sylvester J, Liacini A, Li WQ, et al. Interleukin-17 signal transduction pathways implicated in inducing matrix metalloproteinase-3, -13 and aggrecanase-1 genes in articular chondrocytes. Cell Signal, 2004, 16(4): 469-476.

Thangaraj G, Manakov V, Cucu A, et al. Inflammatory effects of TNFα are counteracted by X-ray irradiation and AChE inhibition in mouse micromass cultures. Chemico-biological interactions, 2016, 259:313-318.

Uzieliene I, Bernotas P, Mobasheri A, et al. The role of physical stimuli on calcium channels in chondrogenic differentiation of mesenchymal stem cells. International journal of molecular sciences, 2018, 19(10): 2998.

Vaananen T, Koskinen A, Paukkeri EL, et al. YKL-40 as a novel factor associated with inflammation and catabolic mechanisms in osteoarthritic joints. Mediators Inflamm, 2014, 2014:215140.

Vormann J, Förster C, Zippel U, et al. Effects of magnesium deficiency on magnesium and calcium content in bone and cartilage in developing rats in correlation to chondrotoxicity. Calcified tissue international, 1997, 61(3): 230-238.

Watt FE, Ismail HM, Didangelos A, et al. Src and fibroblast growth factor 2 independently regulate signaling and gene expression induced by experimental injury to intact articular cartilage. Arthritis & Rheumatism, 2013, 65(2): 397-407.

Wei L, Sun XJ, Wang Z, et al. CD95-induced osteoarthritic chondrocyte apoptosis and necrosis: dependency on p38 mitogen-activated protein kinase. Arthritis Res Ther, 2006, 8(2): R37.

Weng LH, Wang CJ, Ko JY, et al. Inflammation induction of Dickkopf-1 mediates chondrocyte apoptosis in osteoarthritic joint. Osteoarthritis and cartilage, 2009, 17(7): 933-943.

Yan H, Duan X, Pan H, et al. Suppression of NF-κB activity via nanoparticle-based siRNA delivery alters early cartilage responses to injury. Proceedings of the National Academy of Sciences, 2016, 113(41): E6199-E6208.

Zashikhin AL. Development and ultrastructure of the neuromuscular junction in bronchial smooth muscle tissue. Arkhiv anatomii, gistologii i embriologii, 1989, 97(7): 80-85.

Zhu M, Tang D, Wu Q, et al. Activation of β-catenin signaling in articular chondrocytes leads to osteoarthritis-like phenotype in adult β-catenin conditional activation mice. Journal of Bone and Mineral Research, 2009, 24(1): 12-21.

Zöger N, Roschger P, Hofstaetter JG, et al. Lead accumulation in tidemark of articular cartilage. Osteoarthritis and cartilage, 2006, 14(9): 906-913.

第二篇

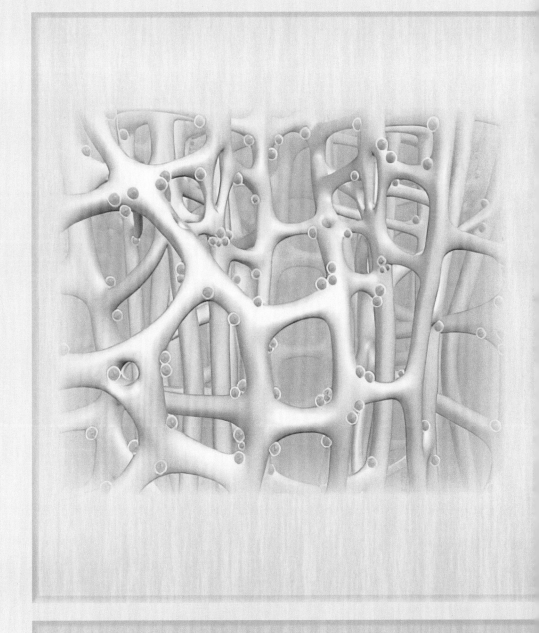

关节软骨损伤修复
基础研究与转化

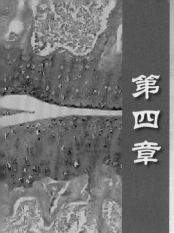

第四章 关节软骨基础研究的技术与应用

第一节　原代细胞分离与培养技术

原代培养是指组织细胞分离之后至第一次传代之前的细胞培养阶段，可分为 4 个步骤：获取样品、分离组织、解剖或解离组织、接种于培养器皿中培养。组织分离之后，原代细胞可分为两种，一种是将组织块贴附于适宜的基质中，细胞可自组织块向外迁移生长，另一种是将组织块用机械法或酶消化法处理获得细胞悬液，接种细胞悬液，其中部分细胞将黏附于基质开始生长。常用的消化酶包括胰蛋白酶、胶原酶、分散酶、弹性蛋白酶、透明质酸酶等，这些酶可以单独使用或者联合使用。不同类型的原代细胞培养要满足不同的条件，但共同的原则为：①操作过程中严格遵循无菌操作原则；②取材时需去除杂质组织及坏死组织；③为减少对组织的损伤，应使用锋利的器械；④原代培养组织细胞的存活率较低，用于原代培养的细胞密度应高于正常传代培养的细胞密度（Vunjaknovakovic et al., 2016）。

一、软骨细胞分离培养

（一）分离培养步骤

1. 无菌条件下获取软骨组织，低温、湿润条件下保存及运输。

2. 使用磷酸盐缓冲液（phosphate buffer saline, PBS）清洗软骨组织，并去除周围韧带、滑膜、脂肪等其他组织。

3. 使用手术刀或剪刀将软骨切成约 0.5 mm³ 的小块。

4. 加入 10 ml 0.3% Ⅱ型胶原酶溶液，37 ℃下消化至大部分组织块解离为单细胞，将细胞悬液移入 50 ml 离心管，使用孔径为 70 μm 的细胞筛滤去消化后残留的组织。

5. 300 g 室温离心 3 min。

6. 弃上清，使用完全培养液重悬细胞，用细胞计数板计数。

7. 按 5×10^5/皿将细胞悬液铺于直径 100 mm 培养皿中（图 4-1-1），每 2 天换液，当培养达到 70%～80% 汇合时进行传代。

（二）软骨细胞鉴定

通过免疫荧光、聚合酶链反应（PCR）、蛋白免疫印迹检测细胞Ⅱ型胶原蛋白表达，通过 PCR、阿尔新蓝（alcian blue）染色检测蛋白聚糖的表达（图 4-1-2）。

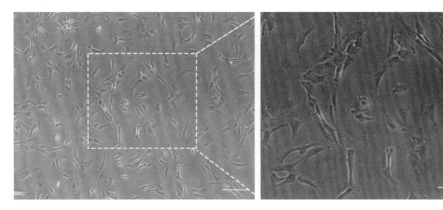

图 4-1-1　P1 代人来源软骨细胞贴壁生长（标尺 =200 μm）

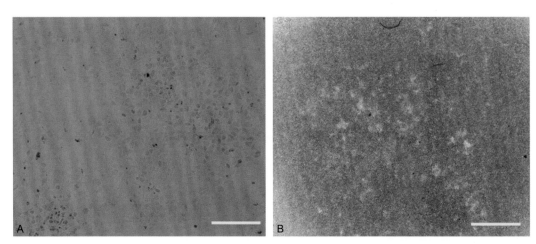

图 4-1-2　A. 软骨原代细胞在光学显微镜下形态；B. 成软骨诱导培养后阿尔新蓝染色鉴定为软骨细胞（标尺 =500 μm）

二、成体干细胞分离培养

成体干细胞为在已经分化的组织中存在的未分化细胞，这种细胞具有自我更新并且能够分化形成组成该类型组织的能力。成体干细胞存在于机体的多种组织器官中，具有多向分化潜能，近年来有多种成体干细胞用于软骨组织的修复研究，包括骨髓间充质干细胞、脂肪干细胞、滑膜干细胞。

（一）骨髓间充质干细胞

间充质干细胞（mesenchymal stem cell, MSC）是一群中胚层来源的具有自我更新和多向分化潜能的多能干细胞，骨髓间充质干细胞（bone marrow stem cell，BMSC）的比例占单个核细胞的 $1/10^6 \sim 1/10^5$，能够被诱导分化为多种组织细胞，包括骨、软骨、脂肪细胞等，也能分泌多种细胞因子，由于获取容易，取材时对组织损伤小，是目前间充质干细胞研究的最主要细胞来源。目前广

泛用于软骨损伤修复的微骨折技术即通过增加内源性骨髓间充质干细胞在软骨缺损区的含量从而改善软骨修复效果。常见 BMSC 物种来源包括人、兔、大鼠、小鼠等，人及兔等大动物的骨髓取材部分常为髂骨，大鼠、小鼠等小动物常为股骨和胫骨。

1. 人骨髓间充质干细胞分离培养步骤

（1）抽取 2 ml 髂骨骨髓至含有 3 ml α-MEM 的肝素化采血管中，暂存于 4℃冰箱中。

（2）为了不让骨髓凝聚，尽快利用磷酸盐缓冲液（PBS）以 1∶2 的比例稀释转移至 50 ml 离心管。

（3）另取 1 个 50 ml 离心管，加入 15 ml 聚蔗糖（Ficoll-Paque）单核细胞分离液，在上面缓慢放入稀释的骨髓（Ficoll 和骨髓不能混合），1000 g 室温离心 30 min。

（4）此时最下层呈红色是红细胞层，其上是无色透明的 Ficoll 层，最上层是血清和 PBS 的黄色层。黄色层和透明 Ficoll 层之间有很薄的暗黄色层，即白细胞层（Buffy coat）（图 4-1-3）。

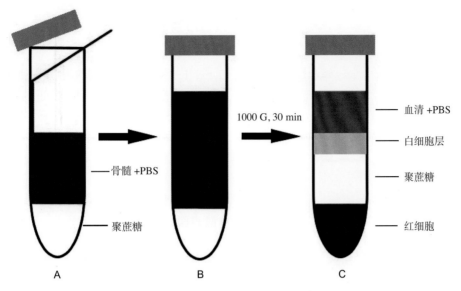

图 4-1-3　聚蔗糖梯度离心法示意图　A.将骨髓加入 Ficoll 分离液中；B.离心操作；C.分层示意图（PBS：磷酸盐缓冲液；Ficoll：一种分离液）

（5）利用吸管收集 Buffy coat 转移至新 50 ml 离心管中，加 PBS 调整至交界面细胞悬液体积的 3 倍以上，300 g 室温离心 3 min。

（6）弃上清，重复步骤 5 一次。

（7）弃上清，使用 30 ml 完全培养液重悬细胞沉淀。

（8）取 10 μl 细胞悬液加至 10 μl 台盼蓝（锥虫蓝）溶液中，使用细胞计数板观察细胞活力。

（9）将 30 ml 细胞悬液铺至 3 个直径 10 mm 培养皿中，置于 5%CO_2，37℃培养箱中培养 72 h。

（10）取出培养皿，弃去上清，加 5 ml PBS 轻柔摇动培养皿以清洗单细胞层。

（11）加入 10 ml 新鲜培养液。

（12）每 2 天重复清洗及换液步骤，直至培养皿中清晰可见贴壁、成纤维细胞样的 MSC 克隆，当培养达到 70%～80% 汇合时进行传代。

2. 大鼠骨髓间充质干细胞分离培养

（1）腹腔过量麻醉注射法处死大鼠，置于 70% 乙醇中浸泡 10 min。

（2）取双侧股骨、胫骨，去除周围肌肉、韧带组织，切开关节末端，使用 2 ml 注射器吸取 PBS 溶液插入骨髓腔中反复吹打，直至所有骨髓被冲出。

（3）300 g 室温离心 3 min，弃上清，加完全培养液重悬细胞。

（4）将细胞悬液铺至培养皿中，置于 5%CO_2，37℃培养箱中培养 72 h（图 4-1-4）。

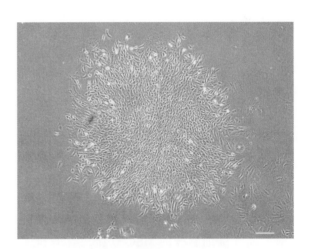

图 4-1-4　P0 代大鼠来源骨髓间充质干细胞，可见由孤立的贴壁细胞增殖而来的细胞团（标尺 =200 μm）

（5）取出培养皿，弃去上清，加 5 ml PBS 轻柔摇动培养皿以清洗单细胞层。

（6）加入 10 ml 新鲜培养液。

（7）每 2 天重复清洗及换液步骤，直至培养皿中清晰可见贴壁、成纤维细胞样的 MSC 克隆，当培养达到 70%～80% 汇合时进行传代（图 4-1-5）。

（二）脂肪干细胞

取材部位：腹膜后、髌下脂肪垫。

1. 无菌条件下获取脂肪组织，低温保存运输。

2. PBS 洗涤脂肪组织，置于克-林碳酸氢盐缓冲液中室温孵育 2～4 min。

3. 使用剪刀将脂肪组织剪碎成约 0.5 mm^3 小

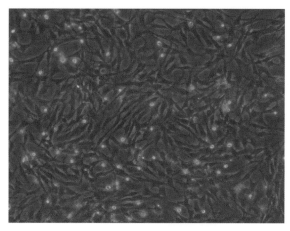

图 4-1-5　P2 代大鼠来源骨髓间充质干细胞，可见细胞呈长梭形，此时细胞已经完全在培养皿中伸展

块，置于 50 ml 离心管中。

4. 按体积比 1∶1 加入 0.1% Ⅰ 型胶原酶溶液，于 37℃恒温摇床中孵育约 60 min，直至组织呈光滑糜状。

5. 300 g 室温离心 5 min。

6. 弃去上层油脂及脂肪细胞，保留下层棕色的胶原酶溶液，加 PBS 重悬细胞。

7. 300 g 室温离心 3 min，弃去上清，注意尽量去除油脂。

8. 加培养液重悬细胞清洗，300 g 室温离心 3 min，弃去上清。

9. 重悬细胞后铺于培养皿中，孵育 72 h 后弃去上清，换新培养液，直至培养皿中清晰可见贴壁、成纤维细胞样的 MSC 克隆，当培养达到 70%～80% 汇合时进行传代（图 4-1-6）。

（三）滑膜干细胞

取材部分：关节滑膜。

1. 无菌条件下获取滑膜组织。

2. 仔细去除滑膜组织邻近的脂肪组织等杂质，使用 PBS 洗涤滑膜组织。

3. 使用剪刀将滑膜组织剪碎成约 0.5 mm³ 小块，置于 50 ml 离心管中，加完全培养液浸泡 10 min。

4. 将组织块铺在使用完全培养液润湿的培养皿表面，使组织块均匀分布，间距约 5 mm，置于 5% CO_2，37 ℃培养箱中培养 12 h 使组织块贴于培养皿底。

5. 小心加入培养液，避免组织块飘浮。

6. 每 3 天换液并观察组织块周围是否有细胞爬出。

7. 待培养皿中清晰可见组织块周围有贴壁、成纤维细胞样的细胞克隆，轻轻吹打去除组织块，继续培养，当培养达到 70%～80% 汇合时进行传代（图 4-1-7）。

（四）成体干细胞的鉴定

各种成体干细胞的来源、细胞表型、增殖潜能及分化潜能方面并不完全一致，但它们具有一组共同的细胞生物学特征，可以用于干细胞的鉴定。

1. 一般生物学特性　各种成体干细胞均易贴附于塑料器皿表面生长，在体外适宜的培养条件下，能够形成单细胞克隆，90% 以上细胞处于 G0/G1 期（图 4-1-8A）。

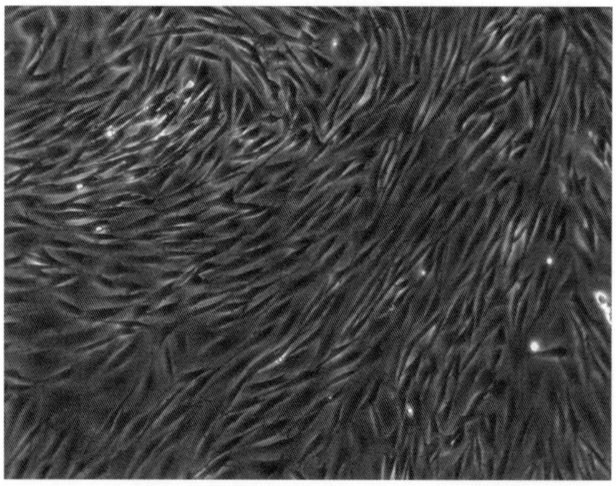

图 4-1-6　P2 代大鼠来源脂肪干细胞，可见细胞呈长梭形，此时细胞已经完全在培养皿中伸展

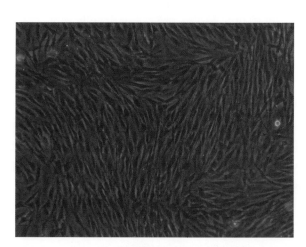

图 4-1-7　P2 代大鼠来源滑膜干细胞，可见细胞呈长梭形，此时细胞已经完全在培养皿中伸展

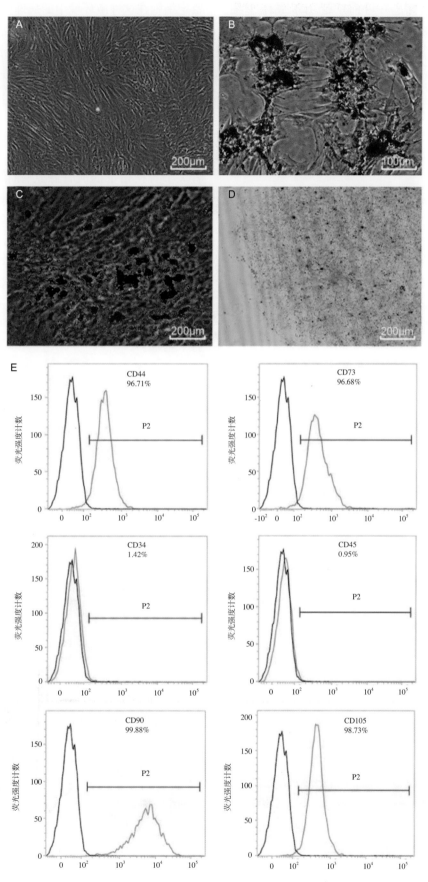

图4-1-8　A.大鼠来源 P3 代骨髓间充质干细胞；B.茜素红染色显示诱导成骨分化结果；C.油红 O 染色显示诱导成脂分化结果；D.阿尔新蓝染色显示诱导成软骨分化结果；E.流式细胞鉴定结果

2. 细胞表面标志　目前广泛用于成体干细胞鉴定的细胞表面标志中，阳性标志有 CD90、CD105、CD44，阴性标志有 CD45 和 CD34（图4-1-8E）。

3. 多向分化潜能

（1）成骨分化：在含有维生素 C、β- 磷酸甘油和地塞米松的培养液中培养 2 周可被诱导分化为成骨细胞，出现钙质沉积以及碱性磷酸酶活性增加（图 4-1-8B）。

（2）成软骨分化：在含有 TGF-β1、维生素 C、100 mol/L 地塞米松的培养液中培养 3 周能够分化为软骨细胞，可检测到 Ⅱ 型胶原及蛋白聚糖的表达（图 4-1-8D）。

（3）成脂分化：在地塞米松、胰岛素和 3- 甲基 - 异丁酰 - 黄嘌呤作用 2~3 周后分化为脂肪细胞，形成可通过油红 O 染色检测的脂滴（图 4-1-8C）。

三、原代细胞分离与培养技术在软骨基础研究中的应用

细胞处于生命活动的中心位置，体外细胞实验是生物基础研究的重要组成部分。进行原代细胞的分离和培养，进而体外模拟细胞生存的病理生理微环境（生长因子、药物、生物材料拓扑结构等），

鉴定细胞在这种微环境中的病理生理表型是进一步行体内动物实验的基础。因此在软骨基础研究中原带细胞分离与培养技术具有较广泛的应用，本小节就软骨细胞和成体干细胞在软骨基础研究中的应用进行举例分析。

（一）软骨细胞在软骨基础研究中的应用实例

石媛媛等（Shi et al., 2019）使用骨关节炎患者关节置换留下的股骨髁软骨标本进行软骨细胞的分离和培养。使用实时聚合酶链反应（real-time polymerase chain reaction, RT-PCR）验证了一种小分子化合物（BNTA）具有抑制骨关节炎软骨细胞中炎症相关基因表达并且促进成软骨相关基因表达的作用（图 4-1-9）。对处于病理状态的细胞进行分离培养，通过体外细胞实验验证这种小分子药物的生理作用，可以为进一步的体内动物实验研究打下基础。

（二）成体干细胞在软骨基础研究中的应用实例

史尉利等（Shi et al., 2017）利用大鼠股骨骨髓腔中骨髓组织进行骨髓间充质干细胞的分离和培养。进一步使用免疫荧光染色形态分析的方法验证了一种结构和功能优化的 3D 打印丝素蛋白 - 明胶

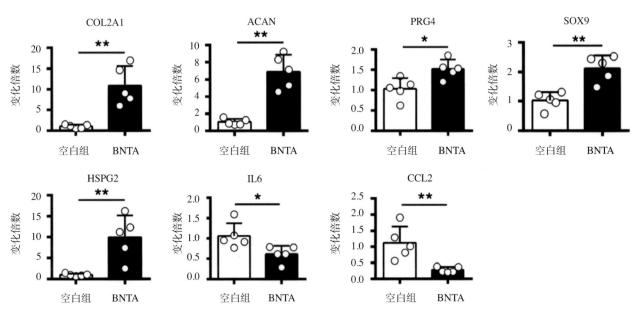

图 4-1-9　使用 RT-PCR 检测 BNTA 对于骨关节炎患者软骨细胞促进成软骨分化作用以及抑制炎症反应的作用（促进合成代谢的指标：COL2A1、ACAN、PRG4、SOX9、HSPG2；促进炎症的指标：IL6、CCL2；*$P<0.05$，**$P<0.01$）；COL2A1：Ⅱ 型胶原蛋白 α1 片段相关基因；ACAN：软骨特异性蛋白多糖核心蛋白基因；PRG4：蛋白多糖 4 基因；SOX9：转录因子 SOX9 基因；HSPG2：基底膜特异性硫酸乙酰肝素蛋白聚糖核心蛋白相关基因；IL6：白细胞介素 6 相关基因；CCL2：趋化因子（C-C 基序）配体 2 相关基因

支架具有诱导骨髓间充质干细胞成软骨分化的作用（图4-1-10）。为进一步体内实验研究和临床转化打下了坚实的基础。

笔者又进一步验证了这种结构和功能优化的3D打印生物支架能够促进种植在支架上的骨髓间充质干细胞增殖。而且 E7 多肽偶联后的支架具有更好的细胞黏附性能，随着时间的推移从支架上脱落的细胞在 E7 多肽偶联组发生得更少。这部分体外细胞实验证明了 E7 多肽具有黏附细胞的作用，为体内实验打下基础，并提供理论依据（图4-1-11）。

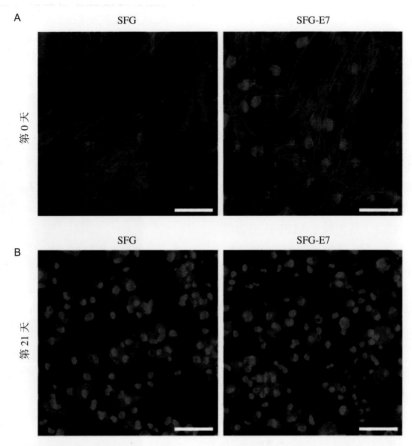

图 4-1-10 支架对于干细胞成软骨分化的影响 A.种植于支架上的骨髓间充质干细胞在第 0 天时是长梭形结构；B. 21 天后细胞变为圆球形，类似软骨细胞的形态结构（标尺 =50 μm；SFG：丝素蛋白-明胶 3D 打印支架；SFG-E7：偶联有 E7 多肽的丝素蛋白-明胶 3D 打印支架）

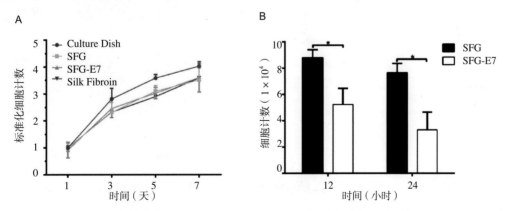

图 4-1-11 结构和功能优化的 3D 打印支架对骨髓间充质干细胞增殖和细胞黏附的影响 A.CCK-8 测试验证支架对骨髓间充质干细胞增殖的影响；B.从支架上脱落细胞的计数（Culture dish：平面培养细胞；SFG：丝素蛋白-明胶支架；SFG-E7 多肽偶联的丝素蛋白-明胶支架；Silk Fibroin：单纯丝素蛋白）

（余慧镭 胡晓青）

第二节 软骨细胞生物学性状的常规检测方法

一、细胞增殖和周期检测

细胞增殖多采用二甲基噻唑二苯基四唑溴盐（dimethylthiazol diphenyl tetrazolium bromide, MTT）比色法进行检测。MTT比色法是一种检测细胞存活和生长的常用方法，其显色剂MTT是能够接受氢原子的染料。活细胞线粒体中的琥珀酸脱氢酶可以使外源的MTT还原为难溶性的蓝紫色结晶物甲臜（formazan）并沉积在细胞中，二甲基亚砜可以溶解细胞中的甲臜，用酶联免疫检测仪在490 nm波长处测定其吸光值，可间接反映活细胞数量。CCK-8试剂盒（Cell Counting Kit-8）是相较于MTT法更为简便的替代方法，CCK-8试剂中含有四唑盐WST-8，在电子载体1-Methoxy PMS的作用下被细胞线粒体中的脱氢酶还原为具有高度水溶性的黄色甲臜产物。生成的甲臜量与活细胞数量成正比。在450 nm波长处测定其光吸收值可间接反映活细胞数量（图4-2-1）。

EdU（5-Ethynyl-2'-deoxyuridine）是一种胸腺嘧啶核苷类似物，能够在细胞增殖时期代替胸腺嘧啶（T）渗入正在复制的DNA分子中，通过基于EdU与Apollo®荧光染料的特异性反应快速检测细胞中DNA复制活性，可以用于检测处于增殖状态的细胞（EdU染色阳性）（图4-2-2）。

流式细胞术是检测细胞周期的主要方法。细胞增殖通过细胞周期进行，一个完整的细胞周期包

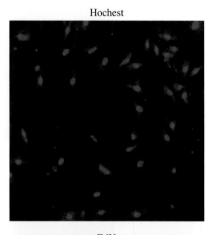
Hochest

EdU

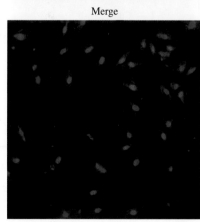
Merge

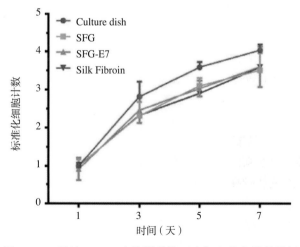

图4-2-1 通过CCK-8法检测种植于支架上的大鼠骨髓间充质干细胞随着时间变化的细胞增殖情况（Culture dish：平面培养细胞；SFG：丝素蛋白-明胶支架；SFG-E7 多肽偶联的丝素蛋白-明胶支架；Silk Fibroin：单纯丝素蛋白）

图4-2-2 EdU染色检测处于增殖状态的大鼠来源骨髓间充质干细胞（Hochest：染细胞核；EdU：处于增殖状态的细胞）

括生长前期（G1 期）、DNA 合成期（S 期）、生长后期（G2 期）和有丝分裂期（M 期）。正常人静止期体细胞（G0 期）为二倍体细胞，细胞内的 DNA 含量在各个时期呈现周期性变化，在 G1 期，DNA 含量仍保持二倍体；进入 S 期，DNA 开始合成，其含量介于 G1 和 G2 期之间；当 DNA 复制结束时成为四倍体，细胞进入 G2 期，直到 M 期完成，细胞保持四倍体状态。因此单纯从 DNA 含量无法区分 G0 期和 G1 期、G2 期和 M 期细胞。流式细胞术通过核酸染料标记 DNA，由流式细胞仪分析得到细胞各个时相的分布，进而计算 G0/G1 期、S 期、G2/M 期细胞的百分比（图 4-2-3）。

二、软骨细胞衰老的检测

（一）衰老相关 β- 半乳糖苷酶染色

细胞衰老相关 β- 半乳糖苷酶（senescence-associated β-galactosidase, SAβ-gal）检测多采用组织化学染色法，细胞爬片后经漂洗、固定，加入作用底物 5- 溴 -4- 氯 -3- 吲哚 -β-D- 半乳糖苷（5-bromo-4-chloro-3-indolyl-β-D-galactoside, X-gal）在室温下染色孵育，经中性红复染细胞核后，即可在显微镜下观察（图 4-2-4）。这种方法简单易行、重复性好，在细胞衰老研究中具有重要的生物学意义。但是，此法有一定的局限性，在分析时应综合考虑 DNA 的损伤修复能力、线粒体 DNA 片段缺失、DNA 甲基化水平、端粒长度等生物学指标，通过建立统一的量化公式，才有助于客观评价细胞衰老。

（二）端粒长度检测

经典的端粒长度检测通过 Southern blot（DNA 印迹）法进行，即用限制性核酸内切酶切割后分析端粒末端限制性片段（terminal restriction fragment,

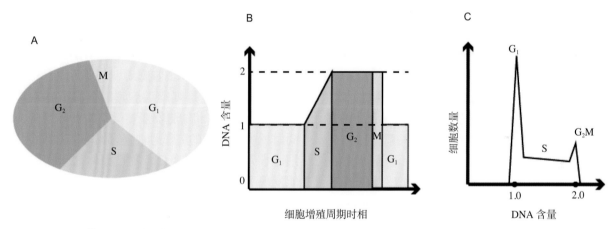

图 4-2-3 细胞周期及流式分析结果示意图 A. 细胞周期示意图；B. 不同细胞周期的细胞 DNA 含量变化；C. 典型的流式分析细胞周期结果示意图

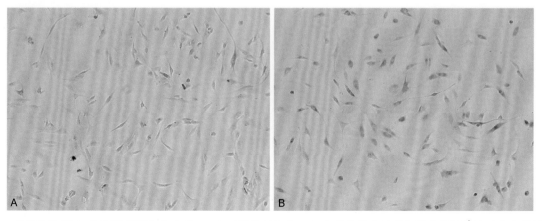

图 4-2-4 软骨细胞的 β- 半乳糖苷酶染色实验 A. 人正常软骨细胞；B. 人骨关节炎软骨细胞（蓝绿色显示有高酶活性的 β- 半乳糖苷酶表达，说明细胞处于衰老状态）

TRF）长度。首先提取基因组 DNA，经限制性内切酶消化，将消化后的片断进行琼脂糖凝胶电泳、转膜、标记探针杂交并显影，然后分析测定端粒长度。这种方法虽然结果较为准确可靠，但所需样本量大，操作复杂。

定量荧光原位杂交法（quantitative fluorescence in situ hybridization, Q-FISH）所用样本量小，可检测染色体间端粒长度，但衰老细胞处于分裂相者少，易造成检测结果的偏差。流式细胞仪荧光原位杂交法是由 Q-FISH 发展而来，操作简单、快速，不但可以检测细胞端粒长度，还可以检测细胞表型，但是这种方法采用的肽核酸探针尚未普及，限制了它的广泛应用。另外，荧光定量实时聚合酶链反应（real-time polymerase chain reaction, RT-PCR）法可以对 DNA 进行定量。这种方法具有重复性好、快速简便、结果可靠、可高通量处理大量样本的特点，适合推广使用。

（三）端粒酶活性检测

研究人员在 PCR 技术的基础上建立了端粒重复序列扩增法（telomeric repeat amplification protocol, TRAP）测定端粒酶活性（Skvortsov et al., 2011）。但是传统的 TRAP 法只能对端粒酶活性进行定性测定，不能进一步探讨端粒酶活性的高低及其与疾病发生、发展和预后的关系。1996 年 Boehringer 公司用标记的地高辛探针检测端粒酶扩增产物，推出了端粒重复序列扩增 - 酶联免疫吸附法（Trap-enzyme linked immunosorbent assay, TRAP-ELISA），利用双波长酶标仪测定反应液在 450 nm 和 690 nm 波长处的吸光值，以两者之差（A450-A690）判断端粒酶活性。这种方法极大地方便了临床检测，其优点是省时、无放射污染，并减少了由污染造成的假阳性结果。

三、软骨细胞凋亡的检测

（一）形态学观察

细胞形态学观察法是指通过普通光镜和透射电镜可以观察到凋亡细胞。细胞或组织经苏木精 - 伊红染色法（hematoxylin-eosin staining, H-E staining）处理后在光学显微镜下可以看到单个散在分布的凋亡细胞，细胞变圆或缩小，微绒毛消失，胞质浓缩，核膜皱褶，核染色质固缩、浓集呈团块状、核深染、碎裂，以及凋亡小体和吞噬现象。通过甲基绿呱咯宁染色在光镜下可以区分凋亡细胞和坏死细胞：凋亡是细胞的主动死亡过程，细胞内有蛋白质合成，因此细胞质内 mRNA 表达增强，而坏死则是一种被动死亡过程，细胞质内通常有 mRNA 的损失。由于甲基绿可以使固缩核内的脱氧核糖核酸着色，呱咯宁与 RNA 具有亲和性，因此在光镜下凋亡细胞的细胞核呈绿色或蓝绿色着染，细胞质呈紫红色着染，而坏死细胞胞质染色呈阴性。

电子显微镜是观察细胞形态的最好方法（图 4-2-5），细胞核和细胞器亚显微结构清晰易辨，可同时反映细胞膜的完整性、胞质中细胞器的改变、细胞核及染色质的改变、凋亡小体的形成等，故能发现早期凋亡细胞。电镜下可以观察到凋亡细胞染色质固缩，常聚集于核膜下，呈境界分明的小团块或月形小体，胞质浓缩或裂解成质膜包绕的碎片，细胞质内可见结构完整的细胞器。

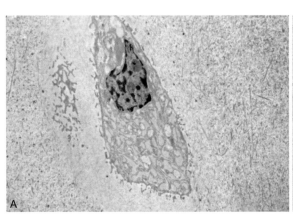
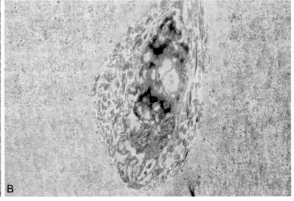

图 4-2-5　典型凋亡细胞在透射电镜下形态结构 A. 凋亡早期，可见细胞皱缩，体积变小，细胞膜出芽起泡；B. 凋亡晚期，可见细胞结构逐渐碎片化

（二）DNA凝胶电泳

正常活细胞的DNA凝胶电泳为一条区带，而凋亡细胞由于DNA被裂解成单个核小体和寡聚核小体，电泳时呈现特征性的"阶梯状"（ladder）条带。

当细胞发生凋亡时，细胞中DNA发生断裂，小分子DNA片段不断增加，高分子DNA片段不断减少，而且在细胞的胞质内出现DNA片段。但是凋亡细胞DNA断裂的特点是，DNA断裂不是随机的，而是由于内源性的内切酶作用，因此DNA的断点都是规律性地发生在核小体之间，因此出现的DNA片段都是180～200 bp的片段或者是180～200 bp整数倍的DNA片段。在凝胶电泳中，如果出现这种特征性的电泳条带，就可以判断细胞发生了凋亡。

DNA凝胶电泳被认为是判断细胞凋亡的金标准之一。这种方法简便易行，但是也存在以下缺点：特征性的DNA梯带并非凋亡细胞独有，在某些罕见的情况下细胞发生凋亡也可无DNA断裂；只能进行半定量分析，不能准确定量；所测标本细胞数至少在1×10^6以上才能进行电泳分析。

（三）酶联免疫吸附法

酶联免疫吸附法（enzyme-linked immunosorbent assay, ELISA）是定量检测细胞凋亡的免疫化学法，其基本原理是利用夹心ELISA方法检测由组蛋白及DNA片断形成的核小体。在微定量板上吸附抗组蛋白抗体，加入细胞裂解后离心所得的含有核小体的上清液，核小体上的组蛋白与包被的抗组蛋白抗体结合，再加入辣根过氧化物酶标记的抗DNA抗体，后者与核小体上的DNA结合，最后加酶底物测其吸光值。这种方法所需细胞数少、敏感性高，可检测低至5×10^2cells/ml的凋亡细胞，但仍然不能精确测定凋亡细胞的绝对数量，仅适合单一细胞成分的凋亡检测。

（四）原位末端标记法

原位末端标记（in situ end-labeling, ISEL）法是在酶催化作用下将外源核苷酸与凋亡细胞产生的单股或双股断链相结合，再通过一定的显示系统使之显示出来。通常有两种方法：即原位缺口平移（in situ nick translation, ISNT）法和末端脱氧核糖核酸转移酶（terminal deoxynucleotidyl transferase,

TdT）介导的dUTP缺口末端标记（TUNEL）法。其中TUNEL法是原位检测细胞凋亡最为敏感、快速和特异的方法，检测原理与ISNT法相似，所介导的酶是TdT，该酶能将带有标志物的外源性核苷酸在无需DNA模板的条件下连接到凋亡细胞DNA断裂的3'羟基末端。此法与流式细胞术结合可定量凋亡细胞的百分比，与免疫组化结合可进行形态学分析。细胞凋亡时DNA断裂早于形态学改变且DNA含量减少，因此该方法较前述各法具有更高的灵敏性。另外研究证明TUNEL法的敏感性远高于ISNT，尤其是对早期凋亡采用TUNEL法进行检测更为适用。这两种方法还可同时进行细胞表面标志物检测，以明确多细胞组成的组织或细胞悬液中发生凋亡的细胞种类。这些方法的缺点是：①坏死细胞亦有DNA裂点形成，也可呈现TUNEL反应阳性，因而特异性较差。据报道，TUNEL反应中坏死细胞的标记量比凋亡细胞的标记量少一个数量级。②TUNEL法结合免疫组化检测时，固定过程对检测的影响较大，切片的大小、薄厚会直接影响到固定效果，从而产生结果差异。

（五）流式细胞术

流式细胞术（flow cytometry, FCM）是将流体喷射技术、激光光学技术、电子技术和计算机技术等集为一体，用于对细胞或细胞颗粒定量分析和进行细胞分类研究的一种新技术。目前，利用FCM对细胞凋亡进行检测的方法种类很多，主要包括以下几个方面：①根据形态学特性的改变来区分凋亡细胞和坏死细胞：在光散射图谱上，流式细胞术的前向散射（PSC）反映细胞大小，侧向散射（SSC）与细胞内粒子性质有关，反映细胞的均质性；细胞凋亡时PSC低于正常，SSC高于正常。②根据DNA含量来分析细胞凋亡率：碘化吡啶（PI）特异地与染色质结合，经PI染色后分析，会在二倍体峰前出现一个亚二倍体峰，即凋亡峰（apoptosis peak, Ap），可根据此峰的高低或面积计算凋亡细胞的百分率。③膜联蛋白（annexin）联合PI检测法：这种方法可以区分凋亡细胞与坏死细胞。凋亡细胞和坏死细胞膜上的磷脂酰丝氨酸基团均暴露于膜外侧，呈annexin染色阳性，同时采用PI法染色，可以观察到正常活细胞annexin、PI均低染，凋亡细胞annexin高染、PI低染，坏死细胞annexin、PI均高染。这种方法是目前较为理想的凋亡定量检测方法。

四、细胞生物学性状检测方法在软骨基础研究中的应用

对细胞的生物学相应表型进行检测是进行体外细胞实验研究的重要组成部分。多种实验方法的多层次验证能够提高实验的可靠性，这部分举一个生物学检测方法在软骨基础研究中的应用。

余慧镭等（Yu et al., 2020）使用共培养的方法验证了大鼠来源的骨髓间充质干细胞对于大鼠来源肌腱干细胞增殖的影响。使用 EdU 染色（图 4-2-6）、CCK-8 法（图 4-2-7）以及 RT-PCR 检测（图 4-2-8）增殖细胞核抗原（proliferating cell nuclear antigen, PCNA）基因表达来评估细胞增殖情况。

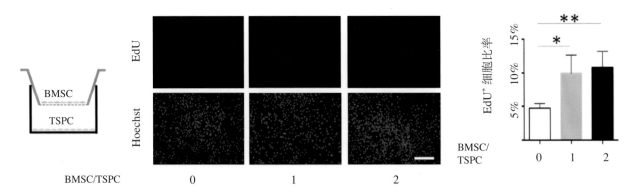

图 4-2-6 EdU 免疫荧光染色鉴定大鼠来源骨髓间充质干细胞对大鼠来源肌腱干细胞增殖的影响（BMSC：骨髓间充质干细胞；TSPC：肌腱来源干细胞；0 组：肌腱干细胞单独培养；1 组：与 1×10^4 个骨髓间充质干细胞共培养；2 组：与 2×10^4 个骨髓间充质干细胞共培养）。可见 1 组和 2 组细胞红色（EdU）较 0 组更明显，半定量结果表明结果有统计学差异（*P<0.05，**P<0.01）

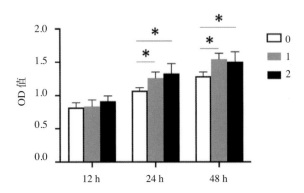

图 4-2-7 使用 CCK-8 法研究大鼠来源骨髓间充质干细胞对大鼠来源肌腱干细胞增殖的影响（0 组：肌腱干细胞单独培养；1 组：与 1×10^4 个骨髓间充质干细胞共培养；2 组：与 2×10^4 个骨髓间充质干细胞共培养；*P<0.05）

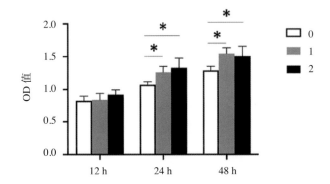

图 4-2-8 RT-PCR 检测增殖相关基因 PCNA 的表达情况（0 组：肌腱干细胞单独培养；1 组：与 1×10^4 个骨髓间充质干细胞共培养；2 组：与 2×10^4 个骨髓间充质干细胞共培养；*P<0.05）

（程　锦）

第三节　胶原和蛋白聚糖的检测方法

软骨细胞外基质主要由水、胶原蛋白、蛋白聚糖以及其他小分子成分构成（Huey et al., 2012）。胶原蛋白是软骨细胞外基质中最丰富的结构性大分子，其中Ⅱ型胶原占总胶原的90%～95%，它呈骨架样分布于软骨细胞外基质中，并和蛋白聚糖形成纤维交织。除了Ⅱ型胶原，软骨中还有少量的Ⅰ、Ⅳ、Ⅴ、Ⅵ、Ⅸ、Ⅹ和ⅩⅠ型胶原（Li et al., 2015）。蛋白聚糖是软骨细胞外基质中第二多的大分子结构，它的亚单位由一个核心蛋白和多个糖胺聚糖（glycosaminoglycan, GAG）组成，糖胺聚糖又包括硫酸软骨素和硫酸角质素，这些亚单位以透明质酸（hyaluronic acid, HA）为轴聚合成蛋白多糖聚合物，并且与Ⅱ型胶原形成三维网状结构（Kogan et al., 2017）。关节软骨基础研究中对于胶原和蛋白聚糖的检测具有重要意义。

一、胶原和蛋白聚糖的组织学、免疫组化检测方法和影像学新技术

组织学染色、免疫组化染色是检测和分析组织形态结构和成分的成熟手段。其他一些检测方法：例如功能 MRI 可以从影像学角度来分析软骨中蛋白聚糖的含量。这些检测方法具有直观的优点，在软骨研究中广泛应用，然而研究者需要注意这些检测方法大多是定性或半定量的，而且存在非特异性干扰，需要结合其他定量检测方法来检测软骨中胶原和蛋白聚糖成分。本部分主要介绍软骨中的主要胶原成分——Ⅱ型胶原以及蛋白聚糖的非定量检测方法。

（一）胶原

组织学染色可以用来观察胶原纤维的排列方向及走行，免疫组化染色可以用来观察胶原纤维的不同类型。苏木精 - 伊红（HE）染色可以观察胶原纤维的走行和排列（高改霞等，2010）。天狼猩红染料可以附着在Ⅰ型胶原和Ⅲ型蛋白螺旋片段上，由于不同程度的附着，在偏振光显微镜下可以看到形成从黄色到到绿色的纤维结构。这样通过普通染色，可以对胶原纤维的走行和结构进行大体观察。在软骨中胶原纤维的排列方向尤为重要，二次谐波

成像显微镜是通过光学方法观察胶原纤维的排列走行，是一种非毁坏性的无创检测方法（Campagnola et al., 2013）。除了胶原纤维的排列方向，其纤维直径和交联对于关节软骨的生理学功能同样非常重要。透射电镜可以用来测量胶原纤维的直径。

Ⅱ型胶原免疫组化染色是Ⅱ型胶原的重要检测方法（图 4-3-1），通过这一检测方法可以使Ⅱ型胶原特异性染色，以区别于其他胶原类型，进而进行半定量分析和比较。Ⅱ型胶原免疫组化染色简易操作流程如下：

1. 将切片在自动染片机中脱蜡至水；
2. 3%H_2O_2 去离子水 15 min；PBS 冲洗 3 min，3 次；
3. 胃蛋白酶抗原修复 30 min，37℃避光孵育；PBS 冲洗 3 min，3 次；
4. COL2 一抗孵育下 4 ℃过夜；PBS 冲洗 3 min，3 次；
5. 二抗 37 ℃孵育 30 min；PBS 冲洗 3 min，3 次；
6. DAB 显色；流水冲洗 3 min；
7. 苏木精复染细胞核 5 min，自来水洗去浮色，分色 2 s，返蓝 2 s，95% 酒精中脱水 2 s；100% 酒精中脱水 2 s；
8. 二甲苯替代物溶液中透明 1 min，2 次；
9. 中性树脂封片后通风橱中风干，采集图像。

对于Ⅱ型胶原免疫组化图像的分析，可以使

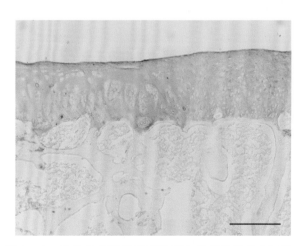

图 4-3-1　兔软骨组织的Ⅱ型胶原免疫组化染色（标尺 = 200 μm）（棕黄色代表阳性染色）

用 ImageJ 软件或 IPP 软件，采用半定量的方法比较Ⅱ型胶原的多少。

（二）蛋白聚糖

由于软骨蛋白聚糖带有负电荷，番红 O、甲苯胺蓝和阿尔新蓝染料可以结合在上边，使之带有颜色。番红 O 可以把软骨中的蛋白聚糖染成红色，一般和固绿染料同时使用作为背景颜色，在染色之前首先浸润冰醋酸。甲苯胺蓝是一种异染性染料，当几个携带染料的硫酸软骨素分子聚集就会出现由蓝色向紫色变色的过程。甲苯胺蓝多用于区分硫酸软骨素与其他类型携带阴离子的分子。关节软骨蛋白聚糖的染色需要确保染色的成分为蛋白聚糖，而不是其他带有电荷的物质。这些染料染色后无法区分具体是哪一种蛋白聚糖被染色，此时可以使用免疫组化染色的方法来区分具体是哪一种蛋白聚糖。以下介绍番红 O 和甲苯胺蓝染色的简易操作流程。

1. 番红 O- 固绿染色

（1）1.25 g 番红 O 溶于体积分数 95% 的乙醇，制备成 2.5% 的番红 O 乙醇母液，使用时再和蒸馏水按照（1∶5）比例稀释；

（2）按照 1% 配制固绿母液，切片浸染 1 min；

（3）1% 冰醋酸分化液分化 15 s，固定固绿染色，蒸馏水洗 1 min；

（4）入番红 O 染液中浸染 30 s，蒸馏水洗 1 min；

（5）分别用 95%、100% 乙醇脱水；

（6）二甲苯替代物溶液中透明 1 min，2 次；

（7）中性树脂封片后通风橱中风干，采集图像（图 4-3-2）。

2. 甲苯胺蓝染色

（1）将切片在自动染片机中脱蜡至水；

（2）甲苯胺蓝染色 8 min；

（3）自来水洗去浮色；

（4）95% 酒精中脱水 2 s；

（5）100% 酒精中脱水 2 s；

（6）二甲苯替代物溶液中透明 1 min，2 次；

（7）中性树脂封片后通风橱中风干，采集图像（图 4-3-3）。

（三）影像学新技术

传统影像学（X 线、CT、MRI）主要用于评估软骨组织有无病理结构进而判断其病理生理过程。然而这种方法具有滞后性，当软骨组织结构出现了严重病理改变时才能在影像上表现出来。在软骨形态学改变之前，主要为软骨内部生化成分的改变，如水含量的增加、胶原纤维的崩解及蛋白多糖的缺失，准确地评估软骨损伤程度可以有效地延缓关节疾病的进展。目前，多种新型 MRI 技术已用于膝关节软骨生理成像，可以在早期评估软骨退变和损伤程度（高丽香等，2016）。例如：T2 mapping 序列可以反映出软骨中水、胶原纤维和蛋白聚糖的含量变化，进而反映软骨病变；T1ρ 序列可以显示软骨中蛋白多糖的分布；GAG 序列可以半定量分析软骨中的蛋白聚糖含量，其利用水中的质子与溶质中的质子之间交互作用的原理，可以更好地评估软骨中的蛋白聚糖含量（Muller-Lutz et al., 2015）。不同的 MRI 技术有其不同特点及成

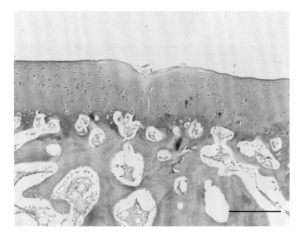

图 4-3-2　兔软骨组织番红 O- 固绿染色（标尺 =200 μm）（红色代表透明软骨中蛋白聚糖 GAG 着色）

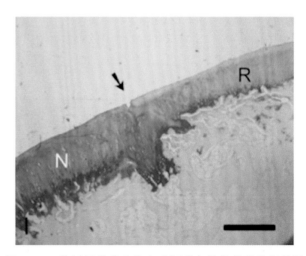

图 4-3-3　使用甲苯胺蓝染色法评估兔关节软骨修复结果（Dai et al., 2014）（N：正常软骨区；R：软骨修复区；箭头：交界区；标尺 =500 μm）（深蓝色代表透明软骨中蛋白聚糖 GAG 着色）

像方法，这里具体介绍一下 T2-mapping 成像。

T2-mapping 成像（图 4-3-4）一般采用多回波 SE 序列，经工作站后处理形成伪彩图，通过测量感兴趣区（ROI）的 T2 弛豫时间来定量分析关节软骨内生化成分的变化（Oei et al., 2018）。在软骨组织中，水分子的分布与胶原纤维的排列方向平行，但不同软骨层次的胶原纤维排列方向却不尽相同，这就导致了水分子分布的各向异性，从而产生稳定的磁化矢量夹角，这就是软骨图像的魔角效应，魔角效应是决定软骨 T2 值的主要因素（Van et al., 2004）。关节软骨损伤早期，软骨大体形态无明显变化，而内部大分子的改变却会造成软骨内水含量的相应变化，如软骨表面胶原蛋白退变、破坏以及胶原纤维的排列方式发生改变，导致对水的通透性增高。另外，关节损伤造成蛋白聚糖的合成受到抑制，蛋白聚糖的含量减少及伸展空间增大也可增加水的含量，水含量的增加会导致 T2 弛豫时间延长。因此，软骨损伤早期表现为 T2 弛豫时间延长，MRI 图像上信号增强，且软骨退变越严重，T2 值越高。黄洪杰等（2014）使用 T2-mapping 成像技术评估了一种 E7 亲和多肽修饰过的壳聚糖 - 脱钙骨生物支架修复兔软骨缺损在第 24 周时的效果，并对 T2 弛豫时间进行了定量分析（图 4-3-5）。证明了一种 E7 亲和多肽修饰过的壳聚糖 - 脱钙骨生物支架具有良好的软骨修复效果。

小动物 MRI 检查具体步骤：

（1）将样本从 −80 ℃取出后置于密封袋，放于 37 ℃水浴解冻，解冻完全后用小动物线圈固定将兔膝关节固定其中，使兔处于仰卧位，膝关节处于微屈 15 ℃；

（2）获取膝关节矢状位、横断位、冠状位磁

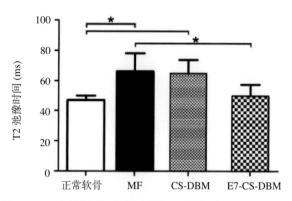

图 4-3-5　定量评估不同组别的 T2 弛豫时间，可见 E7 多肽偶联的壳聚糖 - 脱钙骨支架组的 T2 值相对微骨折组和壳聚糖 - 脱钙骨支架组更低，数值更接近正常软骨，说明修复效果最佳（MF：微骨折组；CS-DBM：壳聚糖 - 脱钙骨支架组；E7-CS-DBM：E7 多肽偶联的壳聚糖 - 脱钙骨支架组；*$P<0.05$）

共振定位图像，根据定位像调整膝关节位置，确保体位一致。

（3）按照设定的 MRI 序列进行检测。

T2 相和 T2-mapping 序列参数见表 4-3-1。

表 4-3-1　T2 相与 T2-mapping 序列参数

序列	T2 相	T2 mapping
位置	冠状位	矢状位
TR（ms）	2000	1000
TE（ms）	72	13.8
FOV（mm）	70	80
翻转角	150°	180°
每层间距（mm）	2	2
矩阵	256×256	512×256

注：TR，重复时间；TE，回波时间；FOV，视野

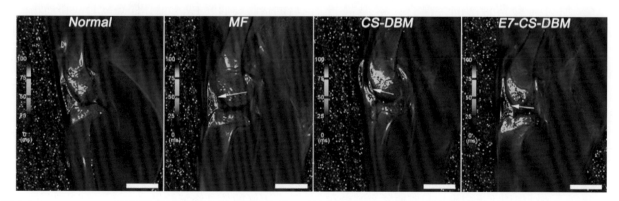

图 4-3-4　T2 mapping 评估测试评估软骨内蛋白聚糖含量，可见多肽偶联的壳聚糖 - 脱钙骨支架组在修复区的信号较弱，与正常软骨类似，说明软骨修复效果最佳（Huang et al., 2014）（Normal：正常软骨；MF：微骨折组；CS-DBM：壳聚糖 - 脱钙骨支架组；E7-CS-DBM：E7 多肽偶联的壳聚糖 - 脱钙骨支架组；标尺 =2 cm）

二、胶原和蛋白聚糖的定量分析方法

关节软骨成分可以通过染料结合、直接反应或抗体结合的方法来检测。然而这些方法大多是定性的，无法定量评估，这就无法在不同的研究结果中进行客观比较。因此找到定量评估胶原和蛋白聚糖的检测方法尤为重要。

（一）胶原

胶原含有一独特的氨基酸排列序列，而且富含羟脯氨酸（hydroxyproline, HYP）。水解胶原会释放羟脯氨酸，之后羟脯氨酸会被氯胺 T 氧化形成吡咯，吡咯与艾利希试剂反应会产生颜色，之后使用分光光度计可以进行定量分析。然而通过测定羟脯氨酸来定量评估胶原的方法并不准确，会受到其他含有羟脯氨酸的细胞外基质成分的影响。对于生理软骨组织，这一误差可忽略不计，因为生理软骨组织含有大量的胶原成分。然而对于通过组织工程修复的软骨组织研究者不能认为组织由大量胶原构成。因为这些组织工程支架中含有的干细胞会分泌如弹性蛋白等的其他物质。而且其他种类的胶原成分，例如 I 型胶原（意味纤维软骨的形成），同样可以水解形成羟脯氨酸，进而造成干扰。同样 ELISA 也是另外一种定量检测胶原的方法。以下介绍羟脯氨酸的检测方法步骤：

1. 体外培养后的支架进行冷冻干燥，称重；
2. 加 6 mol/L HCl 溶液裂解支架（10 mg 支架：1 ml HCl），110℃，24 h；
3. 裂解完全后加 5 ml 双蒸水（dd H$_2$O）稀释；
4. 取裂解液 400 μl，进一步稀释至 10 ml；
5. 取稀释后裂解液 4 ml 加氯胺 T 溶液 2 ml，混合，室温静置 20 min；
6. 加过氯酸溶液 2 ml，混合，室温静置 5 min；
7. 加对二甲氨基苯甲醛溶液 2 ml，混合，60℃，2 min；水中冷却；
8. 多功能酶标仪 580 nm 检测吸光度，根据 L-羟基脯氨酸标准曲线计算 HYP。

（二）蛋白聚糖

关节软骨中的蛋白聚糖在维持软骨压缩应力方面起到了关键作用。蛋白聚糖与胶原紧密结合在一起，无法从基质中分离出。蛋白聚糖带有负电荷，一般通过结合的方法来进行定量分析。由于蛋白聚糖带有阴离子，因此很多染料都可以与之结合从而进行定量分析。最常见的一种对蛋白聚糖上硫酸基团的染色是 1,9- 二甲基亚甲基蓝（DMMB），这种染料在溶解状态下的吸收光的峰值在 590 nm，当蛋白聚糖分子将染料聚集在一起的时候吸收光的峰值变为 530 nm，这种颜色变化可以通过分光光度计进行定量评估。目前已经存在商品化的 DMMB 试剂盒。以下为 DMMB 试剂盒检测的步骤和方法：

1. 取 20 μl 支架裂解液，加入 200 μl 1,9- 二甲基亚甲蓝（DMMB）

试剂并充分混合，室温下孵育 30 min 后取 100 μl 滴入 96 孔板；
2. 将 96 孔板放入多功能酶标仪检测，在 525 nm 波长处检测 OD 值；
3. 根据硫酸软骨素标准品的浓度和 OD 值，作出 OD 值与浓度的标准曲线；
4. 根据标准曲线算出支架裂解液的 sGAG 含量；
5. 用同一支架裂解液的 DNA 含量校正 sGAG 含量。

三、胶原和蛋白聚糖检测方法在软骨基础研究中的应用

由于胶原和蛋白聚糖是软骨细胞外基质的主要成分，因此对于其定性和定量检测在软骨组织修复相关基础研究中十分重要。这部分将举例说明其在一项软骨损伤修复基础研究中的实际应用。

孟庆阳等（Meng et al., 2017）使用脱细胞处理后的猪腹膜偶联 E7 多肽用于兔软骨缺损动物模型的软骨修复（图 4-3-6）。笔者在体外分别使用羟脯氨酸法和 DMMB 法验证了这种 E7 多肽偶联的支架较无 E7 偶联的支架能促进骨髓间充质干细胞合成并分泌更多的胶原蛋白和蛋白聚糖。在体内动物实验部分笔者对软骨组织标本进行 II 型胶原免疫组化染色（图 4-3-7），验证了使用 E7 多肽偶联的支架修复兔关节软骨缺损，在修复区能形成更多的透明软骨（II 型胶原），进一步说明了这种生物支架有更好的软骨修复效果。

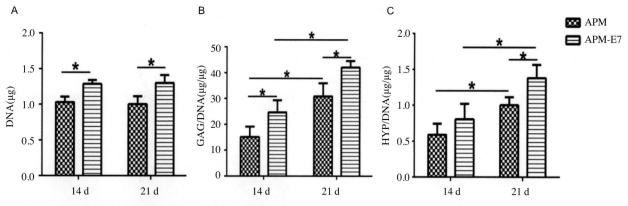

图 4-3-6　两种支架上细胞增殖和透明软骨样细胞外基质的分泌　A. DNA 含量；B. GAG/DNA 含量；C. HYP/DNA 含量（GAG：蛋白聚糖；HYP：羟脯氨酸；APM：脱细胞处理的猪腹膜支架；APM-E7：E7 多肽偶联的脱细胞猪腹膜支架；* 代表两组间有统计学意义，$P<0.05$）

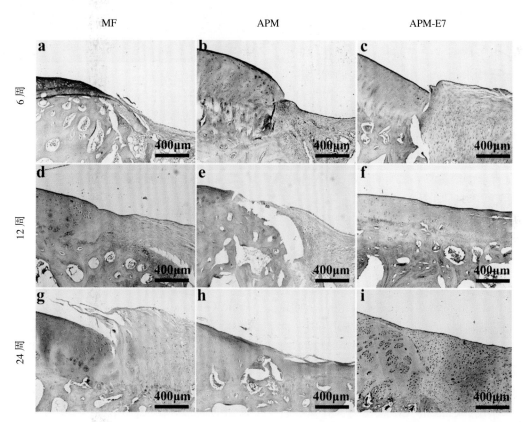

图 4-3-7　Ⅱ型胶原免疫组化染色结果，可见 E7 多肽偶联的脱细胞猪腹膜支架组相对其他两组有更好的软骨修复形态结构，并且修复区Ⅱ型胶原着色更深（MF：微骨折组；APM：脱细胞猪腹膜支架组；APM-E7：E7 多肽偶联的脱细胞猪腹膜支架组）

（赵逢源　胡晓青）

第四节 免疫荧光技术在软骨基础研究中的应用

免疫荧光技术（immunofluorescence technique）又称荧光抗体技术，是标记免疫技术中发展最早的一种。它是在免疫学、生物化学和显微镜技术的基础上建立起来的一项技术。很早以来就有一些学者试图将抗体分子与一些示踪物质结合，利用抗原抗体反应进行组织或细胞内抗原物质的定位。这种以荧光物质标记抗体而进行抗原定位的技术称为荧光抗体技术（fluorescent antibody technique）。

用荧光抗体示踪或检查相应抗原的方法称荧光抗体法；用已知的荧光抗原标志物示踪或检查相应抗体的方法称荧光抗原法。这两种方法总称免疫荧光技术，因为荧光色素不但能与抗体球蛋白结合，用于检测或定位各种抗原，也可以与其他蛋白质结合，用于检测或定位抗体，但是在实际工作中荧光抗原技术很少应用，所以人们习惯称为荧光抗体技术，或称为免疫荧光技术。以荧光抗体方法较常用。用免疫荧光技术显示和检查细胞或组织内抗原或半抗原物质的方法称为免疫荧光细胞（或组织）化学技术。

该技术的主要特点是：特异性强、敏感性高、速度快，能够直观地把内容呈现出来。这项技术在软骨相关基础研究领域有较广泛的应用。

一、检测细胞活性

使用 Live-Dead 染料对细胞进行染色，从而区分活细胞和死细胞是一种常用的免疫荧光方法（图 4-4-1）。Calcein-AM 和碘化丙啶（PI）溶液分别可对活细胞和死细胞染色。Calcein-AM 的乙酸甲基酯亲脂性很高，使其可透过细胞膜，通过活细胞内的酯酶作用，Calcein-AM 能脱去 AM 基，产生的 Calcein（钙黄绿素）能发出强绿色荧光，因此 Calcein-AM 仅对活细胞染色。另一方面，作为核染色染料的 PI 不能穿过活细胞的细胞膜。它穿过死细胞膜的无序区域而到达细胞核，并嵌入细胞 DNA 双螺旋从而产生红色荧光（激发：535 nm，发射：617 nm），因此 PI 仅对死细胞染色。由于 Calcein 和 PI-DNA 都可被 490 nm 激发，因此可用荧光显微镜同时观察活细胞和死细胞。用 545 nm 激发，仅可观察到死细胞。根据以上特点，

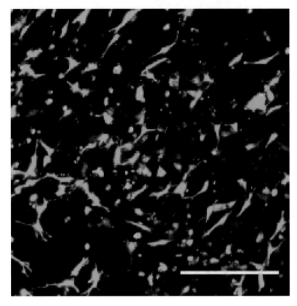

图 4-4-1 大鼠来源 P3 代骨髓间充质干细胞的 Live-Dead 染色（绿色长梭形细胞为活细胞；同时染上绿色和红色的小圆形细胞为死细胞）（标尺 =200 μm）

Calcein-AM 和碘化丙啶（PI）经常被结合用来作为活细胞和死细胞的双重染色。

二、鉴定细胞骨架结构

细胞质中有大量的球状肌动蛋白（globular actin, G-actin），这些 G-actin 单体通过非共价交联能够形成纤丝状肌动蛋白（filamentous actin, F-actin）。通过对细胞中的 F-actin 进行免疫荧光染色能够观察细胞的胞质骨架结构，可以使用 Hochest 或 DAPI 染液进行细胞核的标记，进一步评估细胞的生理状态（图 4-4-2）。

三、鉴定细胞增殖

使用 EdU 免疫荧光染色可以鉴定正处于增殖状态的细胞（图 4-4-3）。

四、鉴定细胞内特定标志物的表达

免疫荧光技术同免疫组织化学技术一样可以

图 4-4-2　大鼠来源 P3 代骨髓间充质干细胞的细胞骨架染色，红色代表细胞骨架，蓝色代表细胞核（标尺 =50 μm）

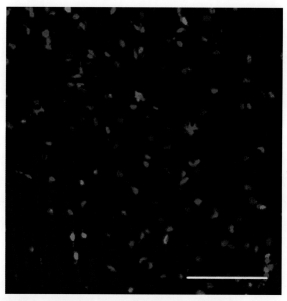

图 4-4-3　大鼠来源 P3 代骨髓间充质干细胞的 EdU 染色鉴别处于增殖状态的细胞，红色代表处于增殖状态的细胞，蓝色代表细胞核染色（标尺 =200 μm）

用来鉴定细胞内特定的标志物的表达情况。具体的实验步骤如下（以大鼠软骨细胞 II 型胶原作为示例）：

1. 冲洗　收集不同处理组的成指数生长的大鼠软骨细胞，将培养基更换成 PBS 溶液，冲洗两次，每次 3 分钟；

2. 固定　样品使用 4% 多聚甲醛固定，于室温放置 30 分钟；使用 PBS 溶液冲洗 3 次，每次 5 分钟；

3. 透膜　样品中加入 Triton X-100 进行透膜，于室温放置 5 分钟；之后加入 PBS 溶液冲洗 3 次，每次 5 分钟；

4. 封闭　使用 10% 驴血清封闭样品中非特异性抗原结合位点，于 37 ℃通风橱中放置 15～30 分钟；之后吸弃样品中的驴血清，勿洗；

5. 一抗孵育　样品中加入一抗，于 4 ℃孵育过夜；之后加入 PBS 溶液冲洗 3 次，冲洗时间分别为 5 分钟、5 分钟、10 分钟；

6. 二抗孵育　样品中加入 FITC 标记的二抗，于室温避光孵育 1 小时；之后加入 PBS 溶液冲洗 3 次，冲洗时间分别为 5 分钟、5 分钟、10 分钟；

7. 复染细胞核　样品中加入 Hoechst 33258 复染细胞核，室温避光孵育 5 分钟；加入 PBS 溶液冲洗 3 次，每次 5 分钟；

8. 上机检测　样品中加入少量 PBS 溶液，于

荧光显微镜下检测样品中荧光强度的变化。利用 LAS_X software 对软骨细胞中蛋白质的荧光强度进行半定量分析（图 4-4-4）。

五、免疫荧光示踪技术在体内外研究的应用

免疫荧光技术除了可以检测细胞的死活、形态、增殖和定向分化性质外，还广泛用于细胞、micro-RNA、小分子化合物和外泌体在体内外的示踪。

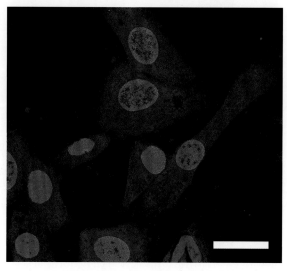

图 4-4-4　大鼠软骨细胞的 II 型胶原表达情况，红色代表 II 型胶原着色，蓝色代表细胞核（标尺 =25 μm）

研究者可以使用 Hochest33342 对细胞核染色，从而标记细胞。然而这种方法无法对特定细胞进行标记，使用绿色荧光蛋白（GFP）或红色荧光蛋白（RFP）可以对特定细胞进行标记。

这种通过慢病毒转染 GFP 标记细胞的方式在短时间内可以起到良好的标记效果，然而长时间后会有荧光强度下降的现象，无法用于较长时间在体内进行细胞示踪，进而研究细胞的生理学功能。胡小青等（Hu et al., 2015）使用氟磷酸钙 $[Ca_{10}(PO_4)_6F_2；FA]$ 结合稀土元素 Yb^{3+} 和 Ho^{3+} 形成一种纳米晶体，当在 980 nm 处激发时这种纳米晶体表现出明显的激发荧光，其峰值在 543 nm 和 654 nm 附近。研究者使用这种纳米晶体和 GFP 同时标记骨髓间充质干细胞，注射到大鼠关节腔内，发现 12 周后这种纳米晶体的标记强度没有明显下降，而 GFP 的标记已几乎无法看到（图 4-4-5）。从而证明这样一种纳米晶体能够长久地对细胞进行标记，有利于体内细胞长时间示踪研究。

GFP 同样可以用来标记 micro-RNA，对 micro-RNA 进行体内外示踪研究，验证其生物学功能。代岭辉等（Dai et al., 2015）使用同时携带有 GFP 和 miR-101 的腺病毒对大鼠关节腔进行注射，证明

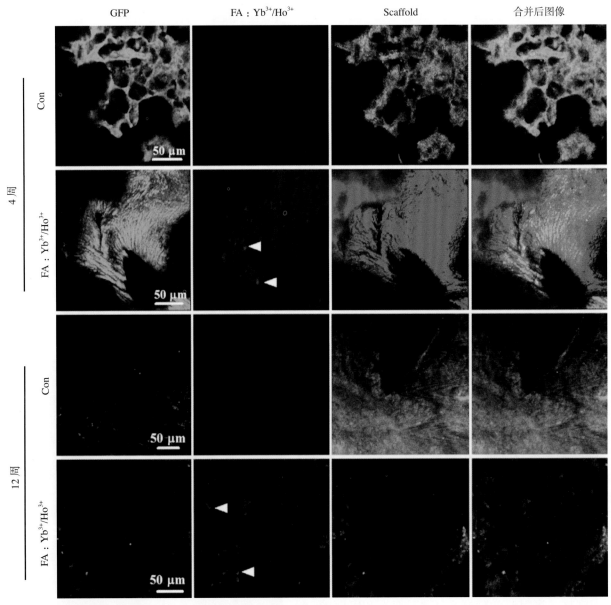

图 4-4-5　FA：Yb^{3+}/Ho^{3+} 纳米晶体与 GFP 对骨髓间充质干细胞的标记效果对比，可见 4 周时两种方法都有明显的荧光，而 12 周后 GFP 标记的骨髓间充质干细胞很难找到，而 Yb^{3+}/Ho^{3+} 纳米晶体标记的细胞的荧光强度未见明显下降（Con：对照组，单纯 GFP 标记无纳米晶体标记；FA：Yb^{3+}/Ho^{3+}：同时有纳米晶体标记和 GFP 标记）

了 miR-101 可以进入关节软骨和滑膜内部，miR-101 在注射后第一天又明显表达升高，持续了 6 天时间。为进一步验证 miR-101 对于骨关节炎的生理作用打下了动物模型基础（图 4-4-6）。

同样我们可以使用试剂盒对外泌体内的 RNA 进行标记，相当于标记了外泌体，进而能够对外泌体进行示踪研究。余慧镭等（Yu et al., 2020）对大鼠骨髓间充质干细胞来源的外泌体进行荧光标记，验证了大鼠来源肌腱干细胞能够摄取外泌体，为进一步的验证打下了基础（图 4-4-7）。

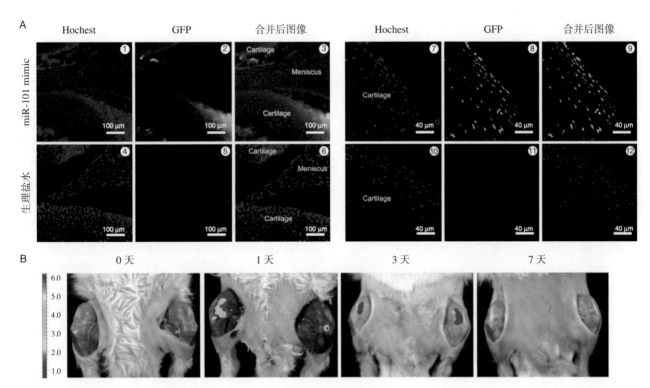

图 4-4-6　体内验证 miR-101 能够作用于关节软骨和滑膜，并且验证其作用时间　A. 证明 miR-101 在大鼠关节内部存在；B. 证明 miR-101 能够作用于关节软骨内部

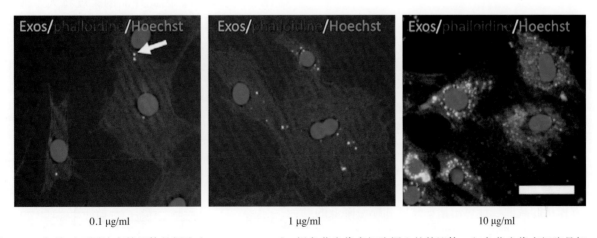

图 4-4-7　细胞对不同浓度外泌体的摄取（Yu et al., 2020），绿色荧光代表细胞摄入的外泌体，红色荧光代表细胞骨架，蓝色荧光代表细胞核（Exos：外泌体；phalloidine：细胞骨架；Hochest：细胞核；标尺 =10 μm）

（赵逢源　胡晓青）

第五节 软骨研究中的生物力学测试

关节软骨是关节两端关节面具有弹性的负重组织，具有提供低磨损和摩擦的光滑界面、发挥缓冲震荡、传递载荷等支撑作用。关节软骨具有复杂的结构，由固体相（胶原纤维、蛋白多糖）和液体相（水及电解质等）组成，其中固体相显微结构属于纤维增强型的复合结构。膝关节因其所承受运动量大、应力高的特点，使关节软骨损伤在临床上较为常见。通过组织工程的方法修复软骨损伤部位，使新生软骨组织在结构和生物力学功能上替代原始软骨是软骨修复的目的。然而由于软骨生理结构的复杂性，完全恢复软骨的结构和生物力学功能是软骨修复的难点。对于软骨组织的生物力学测量进而评估修复后的软骨组织能否达到良好的生物力学功能具有重要意义。

纳米压痕技术（nanoindentation），也称深度敏感压痕技术（depth-sensing indentation, DSI），是近年来兴起的测试材料力学性质的方法，可以在纳米尺度上测量材料的各种力学性质，如载荷 - 位移曲线、弹性模量（elastic modulus）、硬度（hardness）、断裂韧性（fracture toughness）、应变硬化效应（strain hardening effect）、黏弹性（viscoelastic）或蠕变（creep）行为等。同时还可以评估材料或组织的微观形貌，从微观形态学评估修复组织。

一、纳米压痕技术的优势

由于软骨相关研究使用的小动物模型的尺寸较小，而且生物组织具有异质性（不同层次组织的生物力学性质不同），使用传统的力学测试方法难以完成对生物组织生物力学的准确测量。

纳米压痕技术，是通过对测量物表面施加受控载荷以引起局部表面变形，在装载和卸载过程中监控载荷和位移，并使用基于弹性接触理论的公认方程从卸载曲线计算出诸如硬度和模量降低的特性。其使用的是亚微米级别的探针，工作力范围为 1 μN 至 500 mN，位移范围为 1 nm 至 20 μm。这种技术改善了传统测量方法的空间、力和位移分辨率，为表征亚微米分辨率的组织和其他生物材料提供了强大的工具。由于其探针尺寸小，纳米压痕可用于测量小型、薄型和异质样品中的局部材料特性。而生物组织具有这些特点，使用传统测量方法误差大、可靠性差，因此纳米压痕对于测量生物组织或生物材料的力学特性具有较大优势（Anthony, 2011）。

二、纳米压痕技术的原理

测量过程中位移通常通过电容或电感来监控，而通过静电力的产生、电磁线圈或压电元件的膨胀来提供力致动。使用三板电容器进行位移感测的纳米压头系统的示意图如图 4-5-1 所示。尖端直接安装在电容器的中间板上，并施加负载以将尖端移动到样品中。如图 4-5-2A 所示，在压痕过程中将连续监视载荷和位移，从而产生载荷 - 位移曲线。压痕过程中尖端和样品之间的相互作用如图 4-5-2B 所示。生物材料的弹性模量（E）和硬度（H）是最常见的测量指标，通常使用顺应性方法根据载荷 - 位移曲线对其进行测量并计算。

三、纳米压痕实施过程中需要注意的问题

（一）探针的选择

探针尖端通常由非常坚硬的材料制成，例如金刚石或蓝宝石，因此样品的柔度将大于探针尖端。对于金属和陶瓷的纳米压痕，通常使用尖锐的三棱锥尖端，例如 Berkovich 尖端和立方角尖端。这种形状的探针尖端也已用于测量许多矿化的组织

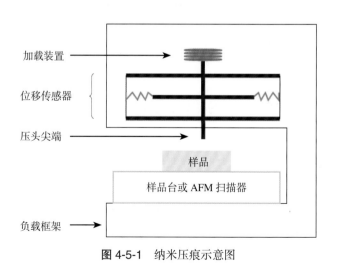

图 4-5-1　纳米压痕示意图

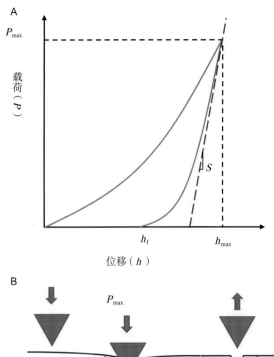

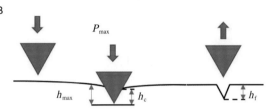

图 4-5-2　A. 典型的载荷 - 位移曲线；B. 压痕过程示意图；P_{max}：施加的最大负载；h_{max}：穿透深度；h_c：接触深度（尖端与样品之间的接触高度）；h_f：最终深度；S：卸载刚度

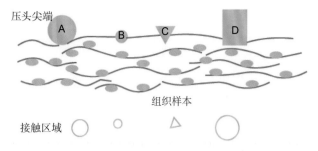

Tips A：钝接触　接触面积≫单个细胞
Tips B：钝接触　接触面积≈单个细胞
Tips C：锐接触　接触面积＜单个细胞
Tips D：扁平下压　接触面积≫单个细胞

图 4-5-3　用于组织样品纳米压痕的尖端示意图　A. 大直径球形尖端；B. 小直径球形尖端；C. Berkovich 尖端；D. 圆柱形平冲头；图示在压痕过程中接触尺寸的比较

和玻璃状聚合物（Vanlandingham，2003）。对于生物组织较柔软，通常使用球形尖端以最大程度地减少塑性变形和应力集中，并避免损坏样品。在黏弹性材料研究中偶尔使用的是圆柱形平冲头。扁平尖端的优势是恒定的已知接触面积（随深度而定），但在接触周长处具有较高的应力集中。

除了选择探针尖端的几何形状外，尖端的尺寸可能也很重要。例如，如果目标是测量软组织中的组织水平特性，则必须使用大直径的球形尖端（＞50 μm），以使接触面积远大于单个细胞的直径（~8 μm）或胶原纤维（图 4-5-3）。相反，在测量骨骼或牙齿中超微结构特征的机械性能时，使用 Berkovich 尖端可最大程度地提高空间分辨率，并可以在高度矿化的样品中选取精确位置进而测量其机械性能。

（二）样品水分对测试结果的影响

尽管大多数生物组织都含有大量水分，但早期许多工作是对嵌入环氧树脂或树脂中的脱水生物样品进行测量的。研究显示，脱水后压痕模量增加了 11% 至 28%（Rho et al.，1999）。一项对完全

脱矿质牙本质（与软组织的可比性更强）的研究表明，脱水后模量增加了四个数量级，即使再水化后，样品的硬度仍比原始样品高三倍（Balooch et al.，1998）。这些研究表明，避免样品在制备过程中长时间脱水非常重要。

因此选择合适的标本保湿液能够减小测量误差。Habelitz 等（Habelitz，2002）证明在 Hank 平衡盐溶液（HBSS）中存储牙本质和牙釉质标本可以保持机械性能，而在去离子水或 $CaCl_2$ 溶液中存储会导致模量和硬度降低，这可归因于表面的脱矿质。另外把标本置于液体中进行纳米压痕也是一种方法。

（三）样本表面制备方法对结果的影响

表面制备方法也会影响机械性能，因为表面粗糙度可能会对使用纳米压痕法测量模量产生重大影响。为了使由表面粗糙度引起的误差最小化，通常在压痕之前对矿化的组织进行切片或抛光（通常小至 0.05 μm 粒径）（Roy et al.，1999）。对于压入深度设定，需要使表面粗糙度（R）小于总穿透深度的 10%（Habelitz et al.，2001）。切片和抛光的骨和牙齿表面的比较显示，切片表面显示出更低的表面粗糙度。对于软组织，冷冻切片术可能是减少表面粗糙度的一种选择。

四、纳米压痕的操作步骤和数据处理方法

（一）检测过程

1. 获取膝关节，用 5 mm 角膜环钻钻取软骨缺损区，注意保护软骨表面；

2. 10% 中性甲醛固定 1 h，流水洗去固定液；

3. 将样品固定在纳米压痕测试托柄上，PBS 溶液保持样品湿润；

4. 选用直径 400 μm 球状蓝宝石探头，压缩臂选用 Tribo-Indenter；

5. 压缩条件设定为：加载 10 s，保持 10 s，卸载 10 s；最大压痕深度为 500 nm；

6. 通过视频监控选定测试点，依次测量修复区周边四点及中心点（图 4-5-4），取五点平均值为修复组织的力学特性。

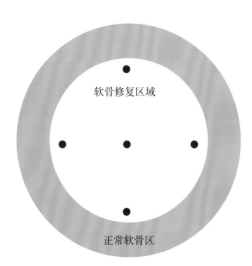

图 4-5-4　纳米压痕实验测试区域

（二）微观扫描

利用纳米压痕仪器微观探头，对软骨缺损修复进行微观扫描，获取修复组织的微观形貌图，分析修复关节面的平整度。

（三）数据处理

纳米压痕过程中数据的收集包括载荷与压痕深度，频率为 50 Hz，初步获得样品的载荷 - 位移曲线（图 4-5-5）。

纳米压痕仪器根据曲线自动计算出测试样品的纳米压痕硬度及折合模量，计算过程简述为：用最小二乘法拟合计算出曲线中去载荷的上端 30%，得到方程式（1）；根据方程式（2）得出接触刚度（contact stiffness），用方程式（3）再计算出接触深度（contact depth），代入方程式（4）中求得接触面积（contact area），最后根据方程式（5）得到硬度（hardness）。利用接触刚度和接触面积计算得到折合模量（reduced modulus）即方程式（6）。

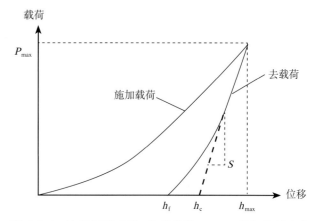

图 4-5-5　纳米压痕载荷 - 位移曲线；P_{max}：施加的最大负载；h_{max}：穿透深度；h_c：接触深度（尖端与样品之间的接触高度）；h_f：最终深度；S：卸载刚度

$$P = a(h-h_f)^m \qquad (1)$$

$$S = (\frac{dP}{dh})h = h_{max} \qquad (2)$$

$$h_c = h_{max} - \in \frac{P_{max}}{S} \qquad (3)$$

$$A = f(h_c) \qquad (4)$$

$$H = \frac{P_{max}}{A} \qquad (5)$$

$$E_r = \frac{\sqrt{\pi}}{2\beta} \frac{S}{\sqrt{A}} \qquad (6)$$

五、纳米压痕技术在软骨研究中的举例分析

黄洪杰等（Huang et al., 2014）使用 E7 偶联及壳聚糖修饰的脱钙骨作为支架修复兔关节软骨缺损。利用纳米压痕技术对重建软骨进行力学分析，并与正常软骨相比较，判断重建软骨的效果。载荷 - 位移曲线显示微骨折组及单纯双相复合支架组的力学强度比正常软骨明显偏低，尤其是微骨折组。而功能双相复合支架组的力学曲线比正常软骨略低，但曲线形态与正常软骨基本一致（图 4-5-6），说明功能双相复合支架组软骨修复组织的力学反应与正常软骨相类似。

作为含水量较高的关节软骨组织，黏弹性是一项非常重要的力学指标。结果显示与正常软骨相

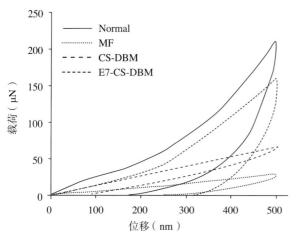

图 4-5-6 软骨损伤修复区纳米压痕载荷 - 位移曲线；Normal：正常软骨；MF：单纯微骨折手术；CS-DBM：单纯双相复合支架；E7-CS-DBM：E7 多肽修饰的双相复合支架

比，微骨折组及单纯双相复合支架组软骨修复组织的折合模量明显降低，而功能双相复合支架组软骨修复组织的折合模量接近正常软骨（图 4-5-7A），且明显高于微骨折组，说明功能双相复合支架组软

骨修复组织的压缩复原性达到了正常软骨水平。与正常软骨相比，微骨折组及单纯双相复合支架组软骨修复组织的力学硬度明显降低，而功能双相复合支架组软骨修复组织的硬度接近正常软骨，且明显高于微骨折组及单纯双相复合支架组（图 4-5-7B），说明功能双相复合支架组软骨修复组织的力学硬度达到了正常软骨水平。

通过纳米压痕仪的微观探头扫描软骨缺损修复区，能够获取修复区表面的微观地形图，与大体观察、扫描电子显微镜（SEM）及组织学方法结合，全面评估软骨修复的形态。术后 24 周时，微骨折组兔膝关节软骨修复区表面起伏明显，有较深的沟裂出现，内部充斥混杂排列；单纯双相复合支架组修复组织表面略平整，但仍有明显高低起伏，与正常软骨相差巨大；功能双相复合支架组软骨修复组织平整，未见明显沟裂及高低起伏，与正常软骨的微观地貌基本一致（图 4-5-8）。结果与软骨修复大体观察一致，表明 E7 修饰的脱钙骨 - 壳聚糖水凝胶双相复合支架有效填充、修复软骨缺损，随着术后修复组织的重塑，能够形成平整的软骨表面。

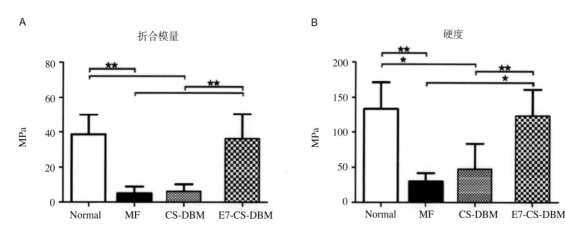

图 4-5-7 A.折合模量（n=5，**P<0.01）；B.硬度（n=5，*P<0.05，**P<0.01）。Normal：正常软骨；MF：单纯微骨折手术；CS-DBM：单纯双相复合支架；E7-CS-DBM：E7 多肽修饰的双相复合支架

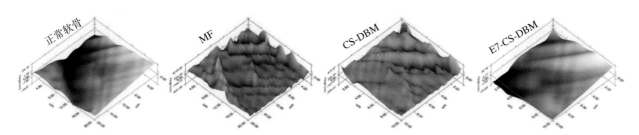

图 4-5-8 软骨损伤修复区微观形貌图；MF：单纯微骨折手术；CS-DBM：单纯双相复合支架；E7-CS-DBM：E7 多肽修饰的双相复合支架

（赵逢源 胡晓青）

第六节 软骨基础研究相关先进生物制造技术

与其他器官和组织相比，软骨的血供匮乏，细胞密度低，因此组织的愈合时间长，愈合效果差。近年来使用组织工程的方法制备含有细胞、生物因子和生物材料的生物支架用于软骨修复得到了广泛的临床应用。常见的生物制造技术包括冷冻干燥技术、脱细胞技术、盐析技术、电纺丝技术和 3D 打印技术等。

在生物体中细胞外基质的主要成分为胶原纤维，而胶原纤维是由胶原原纤维构成的（Mouw et al., 2014）。胶原原纤维是一种直径从几十纳米到几百纳米的纳米纤维丝，它通过纤连蛋白与细胞膜上的整合素蛋白相连接，能够介导细胞的黏附、增殖和发挥生物学功能。因此胶原原纤维这种纳米纤维丝是细胞生命活动的最重要载体结构。静电纺丝技术是近年来兴起的一种技术，是通过使带电荷的聚合物溶液或熔体在静电场中射流，来制备聚合物纳米纤维的生物制造方法。由于这种方法制作出来的纳米纤维在超微结构上能够较好地模拟胶原原纤维，因此在软骨组织修复和再生领域有较好的应用前景。

在以往的组织工程支架中，受限于材料学与工程技术的发展，支架侧重于作为自体细胞的载体，为细胞提供稳定的力学和生物化学微环境，促进自体细胞的募集、黏附、增殖和分化。随着 3D 打印技术的进步，人们可以将细胞与材料学、工程学相结合，实现对支架的空间结构定制和生物活性定制。3D 生物打印技术也让构建复杂生物活性支架这一修复策略具备可行性。通过使用多种生物墨水和细胞联合打印，研究人员已实现血管化的心、肺等脏器的打印与体外培养。

本节主要介绍静电纺丝技术和生物 3D 打印技术在软骨研究中的应用。

一、静电纺丝技术在软骨研究中的应用

静电纺丝是一种新兴技术，通过该技术可以直接获得连续的纳米纤维或亚微米纤维。它主要由高压电源、注射泵、纺丝溶液容器、喷丝板和收集器组成。高压电源在喷丝头和集电器之间提供高压电场，从而产生与所喷出的纺丝溶液表面张力相反的电场力。并且随着电场力的增加，喷丝头末端的液滴被拉伸成圆锥体，即泰勒圆锥体。当电场力超过临界值时，液滴将形成射流。在高速拉伸过程中，射流中的有机溶剂逐渐挥发，射流最终将沉积在收集器上并形成聚合物纤维（图 4-6-1）。与传统的制备技术相比，静电纺丝技术相对简单，生产效率高。通过静电纺丝生产的随机排列的纳米纤维在微观层面上类似于天然 ECM（细胞外基质）的结构。电纺纳米纤维支架具有较大的比表面积，可以吸收更多的蛋白质并暴露更多的细胞膜受体结合位点，从而促进细胞黏附，增殖和细胞外基质的分泌。因此，在软骨组织工程学中越来越强调静电纺丝技术。同轴电纺丝技术、形成具有取向性纳米纤维的静电纺丝技术和纳米纱线技术是近年来新兴的电纺丝技术，具有良好的应用前景。

（一）同轴静电纺丝技术

同轴静电纺丝技术采用的是套筒式针头，针头分为两层即"外壳"层和"夹芯"层，这两层分别连接不同的注射器，注射器内含有不同的溶液。一般而言"夹芯"层所含的溶液含有生长因子，"外壳"层一般为降解相对缓慢的材料，这样就能够产生含有"外壳 - 夹芯"结构的纳米纤维。这种纳米纤维的"夹芯"层含有生长因子，"外壳"层起到限制生长因子释放的作用，从而起到了缓释效果。

满振涛等（Man et al., 2014）使用溶解于三氟乙醇的聚己内酯作为外层溶液，使用溶解于三氟乙醇的聚乙烯吡咯烷酮作为内层溶液，并在内层溶液中其中加入生长因子 rhTGF-β1。静电纺丝能够产

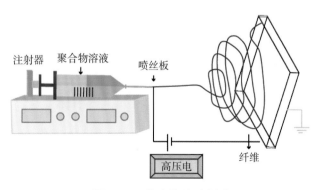

图 4-6-1 静电纺丝示意图

生具有夹心结构的纳米纤维，进而将 E7 多肽与纳米纤维偶联。这样一种纳米纤维结构既能够募集自体骨髓间充质干细胞也可以缓释生长因子，促进成软骨分化，具有良好的软骨修复临床应用前景（图4-6-2）。

（二）制备具有一定取向性的纳米纤维

纳米纤维的拓扑结构对于细胞的形态排列、黏附和发挥生物学作用有重要影响。采用相应技术制备具有一定取向形式的纳米纤维，对于软骨及相关基础研究具有重要意义。

朱敬先等（Zhu et al., 2013）使用 L- 聚乳酸溶解于三氟乙醇中作为溶液制备电纺丝纳米纤维，分别使用锡箔纸和 200 目铜网接收纤维。锡箔纸接收的纳米纤维排列杂乱，而铜网接收的纤维在网格框的边缘形成了分层且相互交叉的纤维，这样一种纤维排列形式与韧带和骨交界处超微结构类似（图4-6-3）。体内外实验证实这样一种取向性的纳米纤维能够促进骨髓间充质干细胞成骨分化，能够促进兔腱骨愈合。

（三）制备由纳米纤维构成的纳米纱线

如何制备仿生组织工程支架并模拟生物组织的生物力学特性是再生医学研究的一个难点。特别是像软骨、韧带，具有致密的细胞外基质结构，具有较强的生物力学属性。而传统编织技术能够实现制备具有较强力学性质的支架，能否使用编织技术把纳米纤维编织成具有良好生物力学强度的纳米电纺丝支架值得研究。

Laranjeira 等（2017）使用一种水槽接收电纺丝纤维，能够实现连续接收纳米纤维而不中断，收集而来的纳米纤维聚集成束，形成纳米纱线。进而把纳米纱线编织成相应结构的支架，具有良好的生物力学性质（图 4-6-4）。

（四）电纺丝的基本操作流程

这里我们以制作聚己内酯电纺丝纳米纤维为例，介绍电纺丝的操作流程。

1. 将 0.75 g 聚己内酯溶于 5 ml 三氟乙醇，低速搅拌 2 小时至聚己内酯完全溶解，配成 15%（w/

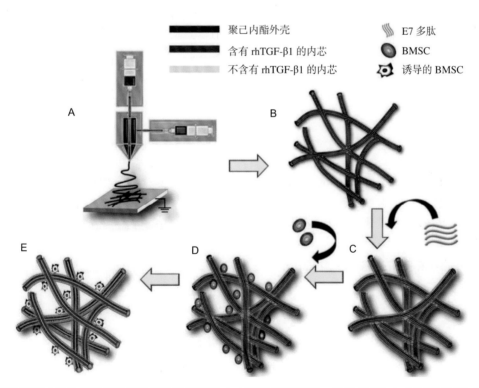

聚己内酯外壳
含有 rhTGF-β1 的内芯
不含有 rhTGF-β1 的内芯
E7 多肽
BMSC
诱导的 BMSC

图 4-6-2　功能性同轴电纺丝支架构建示意图及工作原理　A. 同轴电纺丝装置：电纺丝喷头由内外两层同轴的针头组成，外层针头喷射"外壳"层溶液，内层针头喷射"夹芯"层溶液；B. 同轴电纺丝纤维支架：其纤维含有"外壳 - 夹芯"结构；C. 同轴电纺丝纤维支架偶联上 BMSC 亲和多肽 E7，制成功能性同轴电纺丝支架；D. 功能性电纺丝支架表面能够募集 BMSC；E. 功能性电纺丝支架"夹芯"层的 rhTGF-β1（人来源转化生长因子 β1）缓释，促进 BMSC 成软骨分化

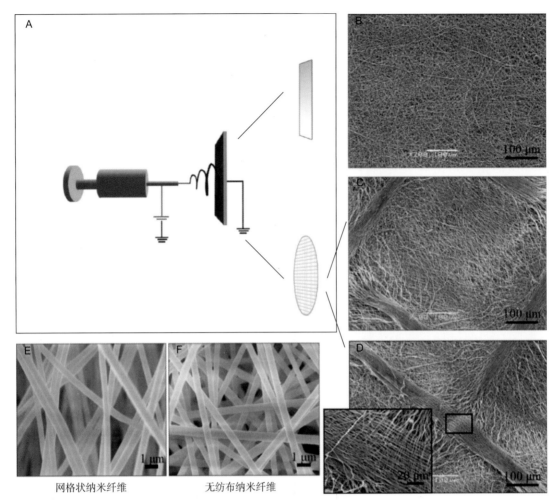

网格状纳米纤维　　　　　无纺布纳米纤维

图 4-6-3 电纺丝法制备无纺及网格状 PLLA 纳米纤维膜的示意图及电镜照片 A.电纺丝装置示意图，分别将电纺丝膜接收在锡箔及铜网上，得到无纺及网格状的纤维膜；B.无纺纤维膜的纺丝分布无序、均匀；C、D.网格状纤维膜的纤维排列方式不同，在网格框上呈平行排列，在网格中间类似无纺排列，而在框的边缘呈现放射状射线式排列；E、F.放大后的纤维（纳米级别），无纺和网格状膜中的纤维无明显差别

v）的溶液。

2. 将上述溶液吸取至注射器中，并置入静电纺丝机，保持溶液的推进速度为 0.21 ml/h。

3. 针头处的加速电压为 10.6 kV；使用铝箔收集电纺丝，针头与铝箔之间的距离为 20 cm。

二、生物3D打印技术在软骨研究中的应用

近年来生物 3D 打印技术的相关研究主要集中在细胞 3D 打印上，细胞 3D 打印是指把生物墨水和细胞混合并一体化打印出相应结构的增材制造技术（Heinrich et al., 2019）。为了模拟细胞的微环境结构，人们通常使用水凝胶作为细胞的载体材料（Zhu et al., 2011）。与其他材料形式相比，水凝胶具有黏弹性特征，同组织的生物力学特性相仿，结构亲水有助于细胞黏附。此外，水凝胶理论上可以吸收超过自身干重 1000 倍的水分而不发生溶解（Ahmed, 2015）。与传统组织工程中的水凝胶不同，3D 打印技术对水凝胶的成型速率、结构强度、凝胶的黏弹性等都有更高的要求。为了实现细胞打印，材料的打印条件需要温和可控，从 pH 值、温度、离子浓度、力学环境等多个方面不会对细胞造成影响。因此目前可用于细胞打印的生物墨水种类还很有限，合成高分子材料中仅有聚乙二醇和普朗尼克（Pluronic F-127）这两种材料被应用。虽然天然高分子具有更好的生物相容性，但是受限于材料的化学修饰能力和不可控的分子量，目前只有明胶、海藻酸盐、胶原蛋白、透明质酸、脱细胞基质以及丝素蛋白等材料可以在保证细胞活性的同时实现稳定的 3D 打印。针对这些材料，常见的交联形式包括光固化交联、离子交联、温敏自组装等方法。人们通常会依据 3D 打印的不同原理来选择与之相适应的

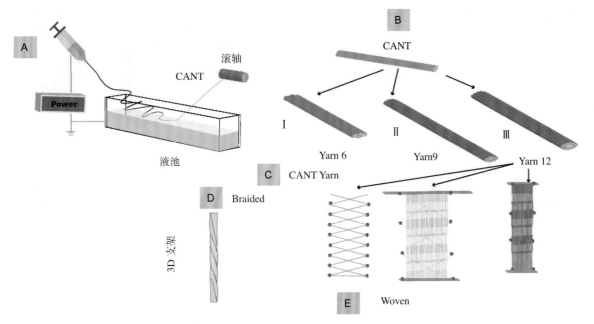

图 4-6-4 静电纺丝设置和纳米纱线的分层组装示意图 A.连续静电纺丝系统生产纳米纱线；B.纳米纱线作为 3D 组件的基本单元，模仿天然肌腱中的胶原纤维；C.由纳米纱线扭转形成的纱线束代表肌腱束：（ⅰ）6 股纱线，（ⅱ）9 股纱线，（ⅲ）12 股纱线；D.使用纳米纱线生产的编织 3D 支架；E.使用纳米纱线的编织过程：（ⅰ）1 毫米针的阵列，（ⅱ）纱线编织，（ⅲ）最终的 3D 编织支架；两种纺织支架都代表肌腱单元（CANT：电纺丝纳米纱线；Yarn：纱线；Woven：编织）

交联方法。3D 生物打印的方式包括液滴喷射打印、挤出成型打印、激光辅助打印三种（Murphy et al.,2014；Monika et al., 2017）（图 4-6-5）。

（一）液滴喷射打印

液滴喷射打印是目前在生物制造领域使用最广泛的一类打印方法。

常见的液滴喷射打印机使用电场、声场或者热能等方式产生液滴。热喷墨打印机对打印头施加电机控制的加热，使打印头产生压力脉冲，迫使液滴从针尖中挤出。

（二）挤出成型打印

挤出成型打印机通常通过机械控制生物墨水的挤出，墨水挤出沉降在基底上时以连续的线条，而非液珠的形式存在。实现生物墨水的 3D 打印。用于挤出成型的生物墨水通常都是非牛顿流体，材料的黏度随着剪切力的变大而变小，而在剪切力消失时又会恢复初始状态。墨水通常具有较低的黏附性和表面张力，避免黏在针尖的外表面。此外，墨水需要有快速成胶的能力，避免其在打印的过程中出现坍塌。

（三）激光辅助打印

激光辅助打印通过激光的高能量实现组织块的快速高精度打印。一个典型的激光辅助打印设备包括一个脉冲激光束，一个准焦系统，一个附有激光吸收层的玻璃板以及接收平台。把墨水覆盖在激光吸收层（金或者铂）的表面，然后用激光聚焦在吸收层，使得对应位置的生物墨水层出现汽化

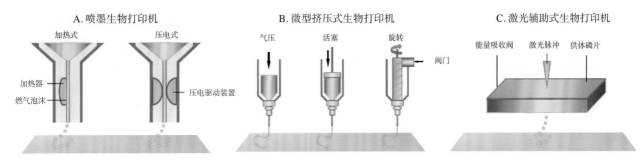

图 4-6-5 三种生物打印的原理对比

膨胀，将生物墨水挤出表面形成射流，沉降在接收板上。激光辅助打印的精度受激光功率、表面张力、基底的润湿性、生物墨水的黏度与厚度等多方面影响。

（四）挤出成型 3D 打印技术用于细胞打印的操作步骤

挤出成型 3D 打印技术是目前最常用的细胞 3D 打印技术，此处我们以海藻酸盐生物墨水载大鼠来源骨髓间充质干细胞 3D 打印为例，介绍基础细胞 3D 打印的基本流程。

1. 将海藻酸盐粉末溶解于不加血清的 MEM 培养基中（ 2.5%，w/v ），用磁力搅拌器搅拌 12 小时，放置于 4℃ 冰箱保存；

2. 提前一天使用 0.5% 聚乙烯亚胺把 6 cm 的细胞培养皿进行皿底涂层；

3. 设计 3D 打印模型结构，并导入计算机；

4. 使用 0.25%EDTA 胰蛋白酶消化大鼠来源骨髓间充质干细胞，制作细胞悬液；

5. 使用注射器互推法，将墨水和细胞混合均匀（ 互推 40 次以上），墨水中的细胞浓度为 3×10^{6} cells/ ml ；

6. 打印前在 6 cm 培养皿中加入含有 0.1%（ w/v ）聚乙烯亚胺的 50 mmol/l $CaCl_2$ 溶液 2 ml ；

7. 打印机参数设置：①打印机针管温度：20 ℃；②打印平台温度：20 ℃；③挤出压力：10 kPa；④针头移动速度：12 mm/s；⑤层高 180 μm；⑥打印针头：200 μm 内径；⑦线条间距设定：800 μm；

8. 校准打印针头的位置；

9. 将 6 cm 培养皿放置于平台中央，进行 3D 打印，边打印边观察线条粗细和是否连续，进而决定是否调整打印机参数（图 4-6-6，图 4-6-7 ）。

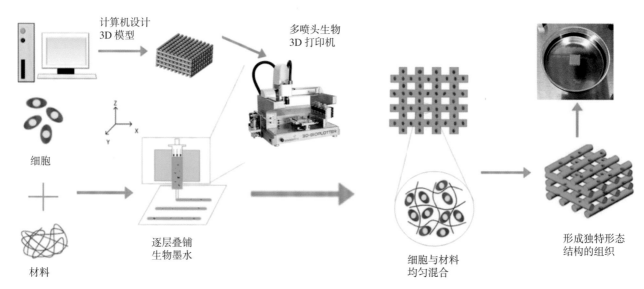

图 4-6-6　3D 细胞打印示意图

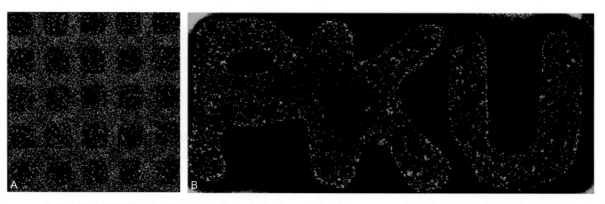

图 4-6-7　使用大鼠来源骨髓间充质干细胞进行 3D 打印后 48 小时进行 Live-Dead 染色结果 A. 打印的网格状结构；B. 打印的 "北京大学" 英文字母缩写模型

（孙牧旸　胡晓青）

第七节 基因芯片技术在软骨相关疾病中的应用

软骨由于无血管、无神经支配，因而愈合能力有限。软骨损伤后，如果不能及时进行治疗，最终将导致骨性关节炎的发生，影响患者的日常生活和工作。基因芯片又称 DNA 芯片、基因微阵列或者 cDNA 微距列，其原理是与已知的核酸探针进行杂交，从而实现对核酸序列的测定与检测分析。近年来，基因芯片技术逐渐应用于关节相关疾病的探究，包括成软骨分化的机制，骨性关节炎发病机制的探究及治疗等。

刘强等利用应用高通量芯片技术检测关节软骨组织中长链非编码 RNA 的表达谱，利用生物信息学方法，结合基因功能和信号通路分析，选择

与软骨损伤过程相关的基因与长链非编码 RNA。利用高通量基因芯片筛选发现，在软骨损伤过程中存在大量长链非编码 RNA 差异表达；并且发现其中 lncRNA-CIR 为软骨损伤过程中相关性和特异性最高的长链非编码 RNA。在体外培养软骨细胞中加入炎症因子刺激可以模拟软骨损伤过程，发现可以诱导 lncRNA-CIR 的表达增加，同时软骨细胞的基质发生破坏，表明 lncRNA-CIR 参与软骨损伤和细胞外基质降解过程。在正常软骨中和损伤软骨细胞体系中都表明，lncRNA-CIR 通过靶向调控 vimentin 发挥功能；并且高表达的 lncRNA-CIR 能促进软骨细胞外基质降解，抑制 lncRNA-CIR 则可

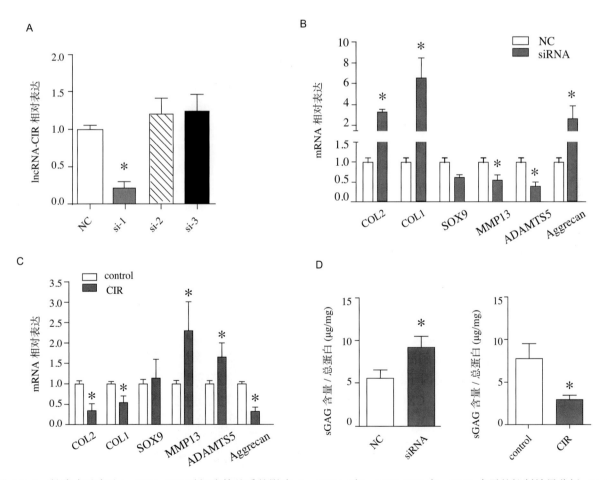

图 4-7-1　敲除或过表达 lncRNA-CIR 对细胞外基质的影响　A. siRNA 对 lncRNA-CIR 在 mRNA 水平的抑制效果分析；B. 在 si-lncCIR 敲除后，COL2、COL1、SOX9、MMP13、ADAMTS5 和 aggrecan 的表达水平；C. 转染质粒 p-lncCIR 后，采用 RT-PCR 检测 COL2、COL1、SOX9、MMP13、ADAMTS5 和 aggrecan 表达水平；D. 敲除或过表达 lncRNA-CIR 后，sGAG 含量的变化（NC：空载；COL2：Ⅱ型胶原蛋白相关基因；COL1：Ⅰ型胶原蛋白相关基因；SOX9：转录因子 SOX9 基因；MMP13：基质金属蛋白酶 13 基因；ADAMTS5：具有血小板反应蛋白基序的双整合蛋白和金属蛋白酶 5 基因；Aggrecan：软骨特异蛋白多糖核心蛋白相关基因；control：对照）

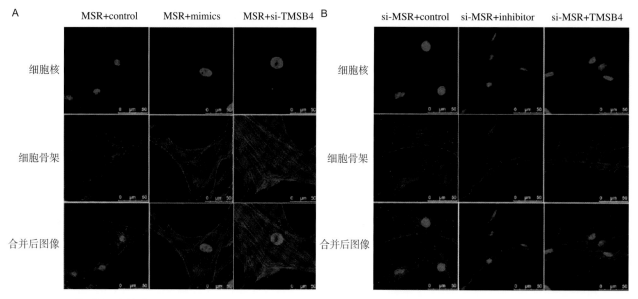

图 4-7-2　A. 软骨细胞转染 lncRNA-MSR、si-TMSB4 和 miR-152 mimics 后骨架蛋白的形态；B. 软骨细胞转染 si-MSR、p-TMSB4 和 miR-152 inhibitor 后骨架蛋白的形态

以保护细胞外基质成分（Liu et al., 2016）。

此外，刘强等利用高通量基因芯片筛选出与软骨相关的力学因素特异性的 lncRNA-MSR。在体外成功构建软骨细胞力学模型，证实随着力学刺激的时间和强度改变，lncRNA-MSR 和 TMSB4 的表达随之变化。通过进一步的实验证实，lncRNA-MSR 与 TMSB4 竞争性结合 miR-152，调控 TMSB4 的表达，进一步调控细胞骨架的构型和 MMP 的表达，最终导致细胞外基质的降解（Liu et al., 2016）。

Sandell 等采用基因芯片手段探讨了（IL-1β）对成人关节软骨细胞基因表达的影响以及转化生长因子 -β1（TGFβ1）、成纤维细胞生长因子 18（FGF-18）、骨形态发生蛋白 -2（BMP-2）是否可以逆转 IL-1β 的影响。研究发现，IL-1β 处理的软骨细胞高表达粒细胞集落刺激因子 -3、内皮细胞黏附分子 1、白血病抑制因子以及大量趋化因子，包括 CXCL、CXCL2、CXCL3、CXCL5、CXCL6、CXCL8、CCL2、CCL3、CCL4、CCL5、CCL8、CCL20、CCL3L1、CX3CL1、细胞因子 IL-6、MMP13 和 BMP-2，低表达 COL2A1 和 aggrecan。TGF-β1 可以部分逆转 IL-1β 引起的基因变化。BMP-2 对其没有影响。在 IL-1β 诱导条件下，FGF-18 增加 ADAMTS-4、aggrecan、BMP-2、COL2A1、CCL3、CCL4、CCL20、CXCL1、CXCL3、CXCL6、IL-1β、IL-6 和 IL-8 的表达，降低 ADAMTS-5、MMP-13、CCL2 和 CCL8 的表达。IL-1β 对人体软骨细胞中的基因表达谱具有多种影响，包括基质相关基因、趋化因子和细胞因子。TGF-β1 可以拮抗 IL-1β 诱导的表型变化（Sandell et al., 2008）。

Miyaki 等探讨了在软骨细胞分化过程中 microRNA（miRNA）所发挥的作用。研究者采用 miRNA microarrays 和荧光实时定量 PCR 方法，研究了人关节软骨细胞和骨髓间充质干细胞所表达的不同 miRNA。发现 miR-140 在骨髓间充质干细胞成软骨分化过程中差异表达最大。正常的软骨细胞也表达 miR-140，而在骨关节炎软骨中表达降低。在 IL-1β 诱导下，软骨细胞中 miR-140 的表达也出现降低。软骨细胞中转染 ds-miR-140 可以降低 IL-1β 诱导的 ADAMTS5 的表达，增加 IL-1β 诱导的 aggrecan 的表达。研究证实，miR-140 在成软骨分化过程中发挥重要作用，miR-140 的降低可能会促进骨关节炎的进展（Miyaki, et al., 2009）。

软骨由于没有自愈能力，因此亟需探索软骨分化过程和骨关节炎进展的机制，为软骨修复提供可行的解决方法。基因芯片技术为探索软骨分化和骨关节炎进展的机制提供了一种新的方法。通过筛选差异表达的与软骨损伤过程相关的基因与长链非编码 RNA，为软骨损伤的治疗提供新的方法。

（石媛媛　敖英芳）

参考文献

高改霞, 卫小春, 李凯,等. 大鼠膝关节软骨不同染色方法的差异. 中国组织工程研究, 2010, 14(24):4385-4389.

高丽香, 袁慧书. MR新技术在膝关节软骨成像中的应用. 实用放射学杂志, 2016, 32(1):143.

Ahmed EM. Hydrogel: Preparation, characterization, and applications: A review. Journal of Advanced Research, 2015, 6(2):105-121.

Anthony C Fischer-Cripps. Nanoindentation Testing. New York: Springer, 2011.

Balooch M, Wu-Magidi IC, Balazs A, et al. Viscoelastic properties of demineralized human dentin measured in water with atomic force microscope(AFM)-based indentation. Journal of Biomedical Materials Research Part A, 1998, 40(4):539-544.

Campagnola PJ, Loew LM. Second-harmonic imaging microscopy for visualizing biomolecular arrays in cells, tissues and organisms. Nature biotechnology, 2013, 21(11):1356-1360.

Dai L, X Zhang, Hu X, et al. Silencing of miR-101 Prevents Cartilage Degradation by Regulating Extracellular Matrix-related Genes in a Rat Model of Osteoarthritis. Molecular therapy: the journal of the American Society of Gene Therapy, 2015, 23(8):1331-1340.

Dai L, He Z, Zhang X, et al. One-step repair for cartilage defects in a rabbit model: a technique combining the perforated decalcified cortical-cancellous bone matrix scaffold with microfracture. Am J Sports Med, 2014, 42(3):583-591.

Ebenstein DM, Pruitt LA. Nanoindentation of biological materials. Nano Today, 2006, 1(3):26-33.

Habelitz S, Marshall SJ, Marshall GW, et al. Mechanical properties of human dental enamel on the nanometre scale. Archives of oral biology, 2001, 46(2):173-183.

Habelitz S. Nanoindentation and storage of teeth. Journal of biomechanics, 2002, 46:73-183.

Hastings R. DNA cell cycle by flow cytometry. LindedIn Science, 2017.

Heinrich MA, Liu W, Jimenez A, et al. 3D Bioprinting: from Benches to Translational Applications. Small, 2019, 15(23):e1805510.

Hu X, J Zhu, Li X, et al. Dextran-coated fluorapatite crystals doped with Yb3+/Ho3+ for labeling and tracking chondrogenic differentiation of bone marrow mesenchymal stem cells in vitro and in vivo. Biomaterials, 2015, 52:441-451.

Huang H, Zhang X, Hu X, et al. A functional biphasic biomaterial homing mesenchymal stem cells for in vivo cartilage regeneration. Biomaterials, 2014, 35(36):9608-9619.

Huey DJ, Hu JC, Athanasiou KA. Unlike Bone, Cartilage Regeneration Remains Elusive. Science, 2012, 338(6109):917-921.

Kogan F, Hargreaves BA, Gold GE. Volumetric multislice gagCEST imaging of articular cartilage: Optimization and comparison with T1rho. Magn Reson Med, 2017, 77(3):1134-1141.

Laranjeira M, Domingues RMA, Costa-Almeida R, et al. 3D Mimicry of Native-Tissue-Fiber Architecture Guides Tendon-Derived Cells and Adipose Stem Cells into Artificial Tendon Constructs. Small, 2017, 13(31).

Li KC, Hu YC. Cartilage tissue engineering: recent advances and perspectives from gene regulation/therapy. Advanced healthcare materials, 2015, 4(7):948-968.

Li Z, Zhang Z, Song G, et al. The Application Prospect Autologous Bone Marrow Extract Buffy Coat in Cartilage Tissue Engineering: A Mini-Review. Journal of Biosciences and Medicines, 2019, 7(12):9-17.

Liu Q, Hu X, Zhang X, et al. The TMSB4 Pseudogene LncRNA Functions as a Competing Endogenous RNA to Promote Cartilage Degradation in Human Osteoarthritis. Mol Ther, 2016, 24(10):1726-1733.

Liu Q, Zhang X, Hu X, et al. Circular RNA Related to the Chondrocyte ECM Regulates MMP13 Expression by Functioning as a MiR-136 'Sponge' in Human Cartilage Degradation. Sci Rep, 2016, 6:22572.

Man Z, Yin L, Shao Z, et al. The effects of co-delivery of BMSC-affinity peptide and rhTGF-beta1 from coaxial electrospun scaffolds on chondrogenic differentiation. Biomaterials, 2014, 35(19):5250-5260.

Meng Q, Hu X, Huang H, et al. Microfracture combined with functional pig peritoneum-derived acellular matrix for cartilage repair in rabbit models. Acta Biomater, 2017, 53:279-292.

Miyaki'S, Nakasa T, Otsuki S, et al. MicroRNA-140 is expressed in differentiated human articular chondrocytes and modulates interleukin-1 responses. Arthritis Rheum, 2009, 60(9):2723-2730.

Monika, Hospodiuk, Madhuri, et al. The bioink: A comprehensive review on bioprintable materials. Biotechnology Advances, 2017, 35(2):217-237.

Mouw JK, Ou G, Weaver VM. Extracellular matrix assembly: a multiscale deconstruction. Nature reviews Molecular cell biology, 2014, 15(12):771-785.

Muller-Lutz A, Schleich C, Pentang G, et al. Age-dependency of glycosaminoglycan content in lumbar discs: A 3t gagcEST study. Journal of magnetic resonance imaging, 2015, 42(6):1517-1523.

Murphy SV, Atala A. 3D bioprinting of tissues and organs. Nature biotechnology, 2014, 32(8):773-785.

Oei EHG, Wick MC, Muller-Lutz A, et al. Cartilage Imaging: Techniques and Developments. Semin Musculoskelet Radiol, 2018, 22(2):245-260.

Rho JY, Pharr GM. Effects of drying on the mechanical properties of bovine femur measured by nanoindentation. J Journal of Materials Science Materials in Medicine, 1999, 10(8):485-488.

Roy ME, Rho JY, Tsui TY, et al. Mechanical and morphological variation of the human lumbar vertebral cortical and trabecular bone. Journal of Biomedical Materials Research Part A, 1999, 44(2):191-197.

Sandell LJ, Xing X, Franz C, et al. Exuberant expression of chemokine genes by adult human articular chondrocytes in response to IL-1beta. Osteoarthritis Cartilage, 2008, 16(12):1560-1571.

Shi W, Sun M, Hu X, et al. Structurally and Functionally Optimized Silk-Fibroin-Gelatin Scaffold Using 3D Printing to Repair Cartilage Injury In Vitro and In Vivo. Advanced materials(Deerfield Beach, Fla.), 2017, 29(29).

Shi Y, Hu X, Cheng J, et al. A small molecule promotes cartilage extracellular matrix generation and inhibits osteoarthritis development. Nature Communications, 2019, 10(1).

Skvortsov DA, Zvereva ME, Shpanchenko OV, et al. Assays for Detection of Telomerase Activity. Acta Naturae, 2011, 3(1):48-68.

Van BI, Bosmans HT, Elst LV, et al. T2 mapping of human femorotibial cartilage with turbo mixed MR imaging at 1.5 T: feasibility. Radiology, 2004, 233(2):609-614.

Vanlandingham MR. Review of Instrumented Indentation. Journal of research of the National Institute of Standards and Technology, 2003, 108(4):249.

Vunjaknovakovic G, Freshney RI. Culture of Animal Cells - A Manual of Basic Technique and Specialized Applications, 7th Edition, 2016.

Yu H, J Cheng, Shi W, et al. Bone marrow mesenchymal stem cell-derived exosomes promote tendon regeneration by facilitating the proliferation and migration of endogenous tendon stem/progenitor cells. Acta Biomater, 2020.

Zhu J, Marchant RE. Design properties of hydrogel tissue-engineering scaffolds. Expert Review of Medical Devices, 2011, 8(5):607-626.

Zhu J, Zhang X, Shao Z, et al. In Vivo Study of Ligament-Bone Healing after Anterior Cruciate Ligament Reconstruction Using Autologous Tendons with Mesenchymal Stem Cells Affinity Peptide Conjugated Electrospun Nanofibrous Scaffold. Journal of Nanomaterials, 2013(4):1-11.

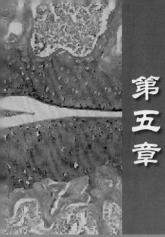

第一节　关节软骨损伤的早期诊断

一、ADAMTS-4金纳米颗粒探针诊断软骨损伤

（一）金纳米颗粒的特性

软骨早期损伤多从软骨外基质基质中蛋白多糖的降解开始，黏多糖酶 ADAMTS（ a disintegrin and metalloproteinase with thrombospondin motif ）是降解黏多糖的主要酶；在其家族成员中，ADAMTS-4 和 ADAMTS-5 是该家族中酶学活性最高的两种酶。检测关节液中 ADAMTS-4 含量能够反映早期软骨损伤的程度。金纳米颗粒因为其物理化学特性，在生物医药领域得到广泛使用，如作为药物载体、治疗肿瘤、癌症的诊断、生物因子的检测等，其主要具有如下物理化学特性（图 5-1-1）：

1. 表面效应　研究者习惯将纳米颗粒假设为标准球形，其比表面积（表面积/体积）与半径成反比。随着球形颗粒的直径变小，比表面积显著增加，颗粒表面的原子数相对增多，对纳米颗粒的性质产生很大影响，这种效应称为表面效应（ Saha et al., 2012 ）。

2. 小尺寸效应　小尺寸效应是指当纳米颗粒的尺寸与光波波长、德布罗意波长以及超导态的相干长度或透射深度等物理特征尺寸相当或者更小时，晶体周期性的边界条件将被破坏，非晶态的颗粒表面层附近的原子密度减小，从而引起纳米粒子在声学、光学、电磁学、热力学等方面的物理性质的变化。当金小到纳米尺度时，就失去了原有的金属色泽而呈现出黑色。此外，金纳米颗粒的小尺寸效应还表现在超导电性、介电性能、声学特性以及化学性能等方面（ Devi et al., 2015 ）。

3. 量子尺寸效应　量子尺寸效应指的是当微粒的尺寸减小到某一值时，金属费米能级附近的电子能级由准连续变为离散能级或者能隙变宽的现象。当能级的变化程度大于热能、光能、电磁能的变化时，导致了纳米微粒光、声、磁、电、热及超导性与常规材料出现显著不同。

4. 宏观量子隧道效应　该性质是一种基本量子现象，当粒子总能量比势垒高度小时，该粒子依旧可以穿透这一势垒。电子有粒子性，同时也有波动性，于是就有了隧道效应；近年来，研究者们发现了一些宏观量，例如量子相干器件中的磁通量、微颗粒的磁化强度等也都有隧道效应，被称为宏观量子隧道效应。而金纳米颗粒的量子隧道效应使其极容易被透射电镜和隧道扫描显微镜等显微表征技术所观察到，金纳米颗粒也因此成为一种有效的标志物被广泛应用于生物的检测分析。

5. 介电限域效应　介电限域效应是当纳米微粒分散在异质介质中，一种因界面引起的体系介电增强的现象。主要来源于微粒表面和内部局域场

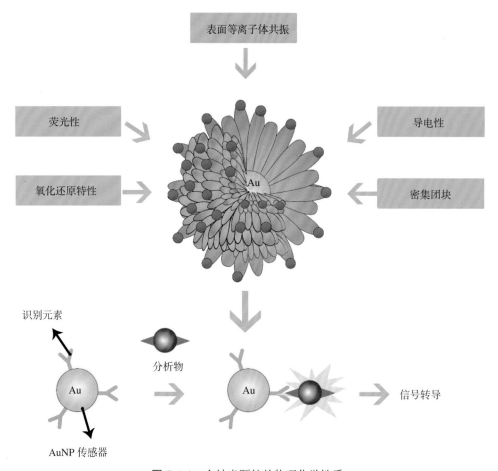

图 5-1-1　金纳米颗粒的物理化学性质

的增强。当介质的折射率跟微粒的折射率相差很大时，就产生了折射率边界，于是就导致了微粒表面和内部的场强明显增加，这种局域场的增强即为介电限域。纳米颗粒的介电限域对光吸收、光化学、光学非线性等都有着重要影响。

（二）ADAMTS-4 的结构及功能

蛋白多糖是软骨细胞外基质的重要组成部分，填充在胶原纤维之间，为软骨的缓冲作用提供了基础。研究认为软骨损伤首先表现为软骨细胞外基质中蛋白多糖的降解，并且首先发生在软骨表面（Mankin et al., 1981），之后基质金属蛋白酶（MMP）发挥作用，表现为Ⅱ型胶原的降解。ADAMTS 家族的结构主要是由解聚素金属蛋白酶（a disintegrin and metalloprotease, ADAM）连接一个或者多个凝血酶敏感蛋白（Tsp）模体（thrombospondin motifs）构成，目前有 9 个家族成员组成，包括 ADAMTS-1、4、5、8、9 和 15 等，其中，ADAMTS-4 和 ADAMTS-5 是分解蛋

白多糖的主要酶类，在软骨损伤早期发挥主要作用，随着损伤的加重，MMP-1、MMP-13 等因子发挥作用，出现Ⅱ型胶原的降解，有人认为Ⅱ型胶原降解是软骨不可逆损伤的标志（Cawston et al., 1998）。蛋白多糖降解主要发生在环状区间结构域（interglobular domain, IGD）（Lohmander et al., 1993; Fosang et al., 1995），IGD 主要有两个分解位点，一个是 Asn341-Phe342，该位点可以被多种金属蛋白酶分解，包括 MMP-1、MMP-2、MMP-3、MMP-7、MMP-8、MMP-9 和 MMP-13 等，另一个裂解位点是 Glu373-Ala374，该位点主要由黏多糖酶降解，在早期软骨损伤关节液中检测到的黏多糖片段主要是黏多糖酶切位点 Glu373-Ala374 的片段（Sandy et al., 1992），进一步证明黏多糖酶在软骨损伤方面起到重要作用，Tortorella 等在 1999 年分离提纯并克隆了 ADAMTS-4，发现 ADAMTS-4 由信号肽、前肽结构域、催化结构域、解聚素样结构域及羧基端 Tsp 结构域组成（Tortorella et al., 1999）（图 5-1-2），ADAMTS-4 前肽蛋白被 furin

蛋白样酶解离后成为有活性的 ADAMTS-4，该酶激活时有 625 个氨基酸组成（F213-K837），分子量为 67 943 Da（Tortorella et al., 1999）。在体外实验中，用 IL-1、TNF-A 或者是视黄酸刺激软骨，在最初的一周内，黏多糖酶是分解黏多糖的主要酶，与对照组相比有统计学差异，但 MMP-3 和 MMP-13 则未见明显升高（Little et al., 2002）；但经 3 周孵育后，可以检测到 MMP 分解的黏多糖片段，胶原开始裂解，出现不可逆损伤。因此，若能在Ⅱ型胶原损伤前通过检测 ADAMTS-4 诊断骨关节炎早期软骨损伤，则有可能避免软骨出现不可逆损伤，实现早期软骨损伤的治愈。

（三）ADAMTS-4 金纳米颗粒探针的价值

纳米科技是研究直径在 1~100 nm 的物质组成体系的运动规律和相互作用以及可能在实际中推广应用其技术问题的科学技术。其最终目标是人们按照自己的意愿直接操纵单个原子、分子，制造出具有特定功能的产品。

金纳米颗粒（gold nanoparticle, AuNP），也称胶体金，是指直径在 1~100 nm 的超小金颗粒。目前常用的合成方法是枸橼酸钠还原氯金酸的方法，可以通过调节反应物的比例来控制合成金颗粒的直径大小。在纳米级尺寸范围内，金纳米颗粒除了宏观金属金原有的化学性质，又表现出独有的物理化学性质。在生物领域金颗粒之所以得到广泛应用，是因为其具有以下优势：首先，金纳米颗粒的合成方法直接简单，并且合成后的金纳米颗粒性质稳定；其次，它具有所有纳米材料所具备的光电性能和良好的生物相容性，并且比表面积大，

A

信号序列

MSQTGSHPGRGLAGRWLWGAQPCLLLLPIVPLSWLVWLLLLLLASLLPSARLASPLPREEE　　60

前肽

IVFPEKLNGSVLPGSGAPARLLCRLQAFGETLLLELEQDSGVQVEGLTVQYLGQAPELLG　　120

GAEPGTYLTGTINGDPESVASLHMDGGALLGVLQYRGAELHLQPLEGGTPNSAGGPGAHI　　180

金属蛋白酶域

LRRKSPASGQGPMCNVKAPLGSPSPRPRRAKRFASLSRFVETLVVADDKMAAFHGAGLKR　　240

YLTVMAAAAKAFKHPSIRNPVSLVVTRLVILGSEEGPQVGPSAAQTLRSFCAWQRGLN　　300

TPEDSDPDHFDTAILFTRQDLCGVSTCDTLGMADVGTVCDPARSCAIVEDDGLQSAFTA　　360

HELGHVFNMLHDNSKPCISLNGPLSTSRHVMAPVMAHVDPEEPWSPCSARFITDFLDNGY　　420

类解离素域

GHCLDKPEAPLHLPVTFPGKDYDADRQCQLTFGPDSRHCPQLPPPCAALWCSGHLNGHA　　480

Tsp 一型序列

MCQTKHSPWADGTPCGPAQACMGGRCLHMDQLQDFNIPQAGGWGPWGPWGDCSRTCGGV　　540

QFSSRDCTRPVPRNGGKYCEGRRTRFRSCNTEDCPTGSALTFREEQCAAYNHRTDLFKSF　　600

PGPMDWVPRYTGVAPQDQCKLTCQARALGYYYVLEPRVVDGTPCSPDSSSVCVQCRCIHA　　660

GCDRIIGSKKKFDKCMVCGGDGSGCSKQSGSFRKFRYGYNNVVTIPGATHILVRQQGNP　　720

GHRSIYLALKLPDFSYALNGEYTLMPSTDVVLPGAVSLRYSGATAASETLSGHGPLAQP　　780

LTLQVLVAGNPQDTRLRYSFFVPRPTPSTPRPTPQDWLHRRAQILEILRRRPWAGRK　　837

B

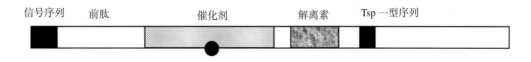

图 5-1-2　ADAMTS-4 的氨基酸序列及组成结构

利用特性可以通过改变其大小、形状和周围的化学环境来相适应，从而产生可检测的响应信号；第三，金纳米颗粒为多种生物物质（DNA、蛋白质等）选择性地结合小分子和生物目标物并对其进行检测和治疗提供了一个合适的平台。简言之，金纳米颗粒主要有表面效应、小尺寸效应、量子尺寸效应、宏观量子隧道效应等四方面的性质，使其在生物医学领域有着天然的适用性，尤其是尺寸较小的 AuNP 的光学特性主要由表面等离激元共振（surface plasmon resonance，SPR）主导，这些小尺寸的 AuNP 由于 SPR 的特性，能吸收特定波长的可见光，因而研究者通常将 AuNP 与一系列的荧光基团联合使用，构建一种荧光开关探针用于检测离子、分子和酶的活性（Guirgis et al., 2012; Liu et al., 2013），其敏感度和特异性均比目前常用的检测手段如 ELISA、Western-blot 等要更高。

（四）ADAMTS-4 金纳米颗粒探针的实验研究

基于以上金纳米颗粒的特性，笔者所在实验室在前期研究中利用金纳米颗粒的光学特性、较好的生物相容性以及其表面易修饰性，将修饰有异硫氰酸荧光素（fluorescein isothiocyanate, FITC）的 DVQEFRGVTAVIRC 多肽通过羧基端半胱氨酸的游离硫基与之偶联，成功构建了 ADAMTS-4 金纳米颗粒荧光开关探针（ADAMTS-4-D-Au 探针），建立了 ADAMTS-4-D-Au 探针体外检测 ADAMTS-4 活性的标准体系。初步验证了利用 ADAMTS-4-D-Au 探针可以快速、简便地检测人关节液样本中具有活性的 ADAMTS-4，有潜力成为急性损伤后骨关节炎的早期诊断工具（Peng et al., 2013）。在进一步的研究中，笔者通过关节

囊外兔内侧副韧带切断术构建适用于 OA 早期软骨损伤关节液检测的动物模型（图 5-1-3）；利用 ADAMTS-4 金纳米颗粒荧光开关探针检测兔及患者关节液中活性 ADAMTS-4 水平，验证该探针与检测方法对诊断早期骨关节炎软骨损伤的作用与意义。同时收集临床膝关节损伤患者的关节液样本，进行 ADAMTS-4 ELISA 及 ADAMTS-4-D-AU 探针检测，通过与镜下表现及影像学检查比对，验证该探针在患者软骨损伤关节液检测中的作用。

结果显示，兔行 OA 造模后术后第 2 周，便可以通过 ADAMTS-4-D-Au 探针检测软骨损伤。在临床实验中，我们选取前交叉韧带断裂患者且术中证实诊断患者按照镜下软骨损伤程度分为 0、1、2、3、4 组，ADAMTS-4 ELISA 测量结果表明 Ⅰ 度损伤组 ADAMTS-4 水平较相对正常组和 Ⅱ、Ⅲ、Ⅳ 度损伤组明显升高，术后 Ⅱ 度损伤组较相对正常组明显升高，Ⅳ 度损伤组较相对正常组无统计学差异。所有软骨损伤患者的关节液中 ADAMTS-4 荧光值较探针底物荧光值均显著升高，尤其是早期 Ⅰ 度软骨损伤患者关节液升高最明显，与 Ⅳ 度 OA 患者有明显差异。

（五）ADAMTS-4 金纳米颗粒探针的诊断准确性

前文曾述笔者所在研究团队将 ADAMTS-4-D-Au 探针应用于 11 例患者关节液，与空白对照组相比，都可以观察到显著的荧光强度恢复，证明探针可以成功检测到生物样本中 ADAMTS-4 的活性。将关节液样本根据患者的关节液收集时间（即关节液收集时与损伤/诊断时之间的时间间隔）分为 3 类：急性损伤组（AI）关节液收集时间 1~9

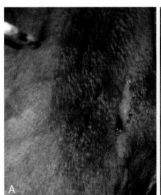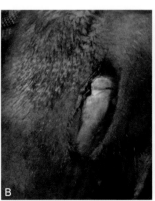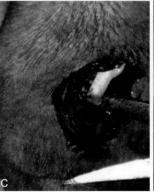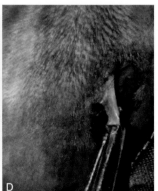

图 5-1-3　内侧副韧带切断术 A.胫骨结节内侧 2 cm 至股骨内侧髁纵向切开 2~3 cm；B.暴露 MCL 下止点；C.分离后挑起 MCL；D.切断并近端剪掉 2~3 mm（保留关节囊的完整性）

个月；慢性损伤组（CI）关节液收集时间为 1~10 年；重度 OA 组为行关节置换术患者（OA）。AI 组荧光强度恢复值最高，分别是 CI 组和晚期 OA 组的 2.1 倍和 3.3 倍。CI 组与晚期 OA 组相比，差别没有统计学意义。作为对比，ELISA 方法同时应用于关节液样本，结果与 ADAMTS-4-D-Au 探针检测所得荧光强度恢复值进行相关性分析。结果显示，ELISA 结果在大部分样本中与 ADAMTS-4-D-Au 探针检测所得结果相关性较好（R^2=0.818，P=0.002）。同时，研究中也将探针检测结果与 MRI 及关节镜下表现做了对比，结果显示探针检测提示软骨损伤的患者其 MRI 及关节镜下表现能够与之对应。另外，实验中关节液样本 2 患者为 AI 组患者，其软骨股骨外侧髁关节镜下大体观察可以观察到 II 度软骨损伤，但 MRI 上并没有显示软骨损伤；而 ADAMTS-4-D-Au 探针与其关节液反应后，显示较强的荧光强度，提示该样本 ADAMTS-4 酶含量较高。结果显示，ADAMTS-4-D-Au 探针可能可以提示 MRI 不能检测到的关节软骨的损伤。

（刘振龙　敖英芳）

第二节　关节软骨损伤生物治疗的实验研究

一、小分子药物

与生长因子相比，小分子药物在关节软骨损伤修复的过程中可发挥更重要的作用。生长因子可以诱导间充质干细胞向软骨细胞方向分化，从而修复损伤的关节软骨。但是，生长因子的一个非常重要缺陷是其具有免疫原性，体内应用可引起免疫反应。而分子量小于 1000 Da 的小分子药物因分子量很小，在宿主体内应用时不至于引起免疫反应；而且与生长因子相比，生产费用以及动物源性污染的机会均较低。许多小分子药物已经应用到关节软骨损伤的治疗中。

（一）软骨细胞外基质成分

硫酸氨基葡萄糖为天然的氨基单糖，是人体关节软骨基质合成蛋白聚糖所必需的重要成分，其可以透过生物屏障迅速分布于大多数组织，尤其对关节软骨有亲和性。硫酸氨基葡萄糖已经被广泛应用于预防和治疗骨关节炎中。Wenz 等（2017）使用犬作为动物模型，将实验犬的前交叉韧带切断制作骨关节炎模型，然后将实验动物分为四组：分别给予关节腔注射硫酸氨基葡萄糖；关节腔注射安慰剂；口服硫酸氨基葡萄糖；口服安慰剂。未作处理的另外一条膝关节作为对照组。8 周后实验动物的股骨内、外侧髁，内、外侧胫骨平台以及髌骨软骨做组织学处理并检测软骨损伤情况。研究结果发现关节腔注射硫酸氨基葡萄糖比注射安慰剂软骨损伤更轻；同样，口服硫酸氨基葡萄糖比口服安慰剂软骨损伤更轻；另外，关节腔注射比口服硫酸氨基葡萄糖更有利于修复损伤的关节软骨。也有关于硫酸氨基葡萄糖作用机制的研究。使用硫酸氨基葡萄糖处理人软骨细胞系 SW1353，发现硫酸氨基葡萄糖可以上调软骨合成代谢的基因 II 型胶原蛋白的表达，同时下调 MMP-1 和 MMP-9 的表达。重要的是硫酸氨基葡萄糖可以上调 SIRT1 的基因和蛋白的表达。这说明硫酸氨基葡萄糖很可能通过上调 SIRT1 起到软骨保护的作用。另外，也有研究表明硫酸氨基葡萄糖可以通过抑制炎症反应来起到保护软骨的作用。

硫酸软骨素（图 5-2-1）是从软骨组织中提取制得的酸性黏多糖，被证实经口服可以达到关节软骨部位，对关节软骨损伤和骨关节炎有治疗作用。关节腔内注射硫酸软骨素在新西兰大白兔软骨缺损模型中发现能再生出有透明软骨和纤维软骨组织的修复组织，能明显改善修复组织的生物力学和组织学性质。硫酸软骨素被证实不仅能够在实验动物软

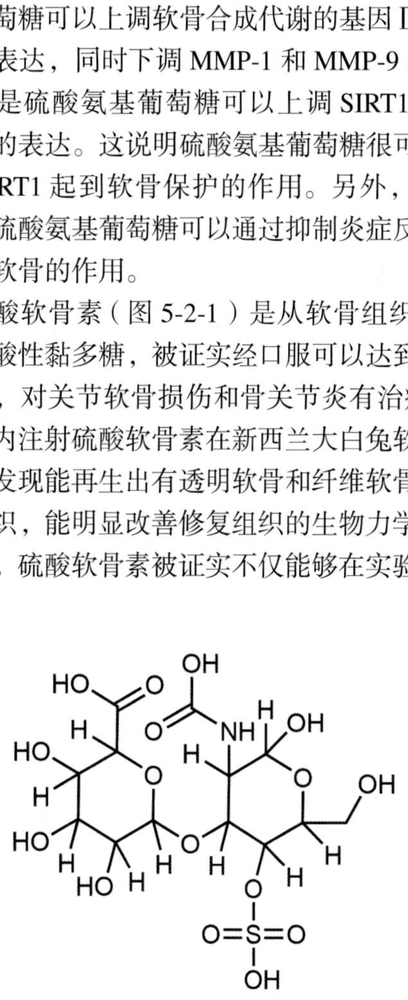

图 5-2-1　小分子药物硫酸软骨素结构式

骨缺损处再生出修复组织，还能显著降低关节液中的 IL-1β、TNF-α 等炎症因子的表达，这可能也是硫酸软骨素能修复软骨损伤的原因之一（Igarashi et al., 2017）。

（二）改善软骨下骨代谢的药物

关节软骨从表层的水平层向深层的钙化软骨层具有带状结构。而软骨下骨层是钙化软骨层下方的骺骨。越来越多的研究证据显示软骨下骨层的重塑在软骨退变和骨关节炎病理过程中发挥着非常重要的作用。因此，可以抑制骨吸收或者促进骨形成的小分子药物被研究用来治疗骨关节炎。许多双膦酸盐类药物如阿仑膦酸盐、利塞磷酸盐、唑来磷酸盐等已经被研究用于骨关节炎治疗。双膦酸盐类药物保护软骨细胞、促进软骨修复的作用机制尚不完全清楚。但可能与抑制软骨下骨吸收有关；也可能具有促进软骨细胞增殖、抑制基质金属蛋白酶表达、促进软骨下骨骨化等作用（Castaneda et al., 2012）。有研究表明阿仑膦酸盐可剂量依赖性地抑制软骨下骨吸收并具有减少骨赘的作用（Hayami et al., 2004）。

雷尼酸锶是既可以增加骨形成又可以抑制骨降解的抗骨质疏松药物。Henrotin 等（2001）的研究表明使用雷尼酸锶处理人软骨细胞可以显著增加软骨基质蛋白的合成，而且不会影响软骨吸收。也有许多在动物实验中证实雷尼酸锶具有保护关节软骨、修复软骨损伤的作用。有研究使用外科手术导致犬膝关节骨关节炎模型，然后口服雷尼酸锶进行治疗。结果显示以 50 mg/kg 或 75 mg/kg 剂量给予实验动物雷尼酸锶可以显著改善骨关节炎症状，并且可以减少软骨降解相关基因的表达（Pelletier et al., 2013）。在另外一项实验研究中，研究人员使用内侧半月板撕裂导致的骨关节炎大鼠模型进行研究，给予实验动物高剂量的雷尼酸锶口服，发现药物治疗组可以显著改善关节软骨细胞外基质和软骨细胞的丢失，降低软骨细胞的凋亡，并显著促进转录因子 SOX9 的表达（Yu et al., 2013）。

（三）中药或自然界植物提取物

许多中药或自然界植物提取物具有关节软骨损伤修复的作用。白藜芦醇来源于花生、葡萄、桑葚等植物，是肿瘤的化学预防剂，也可降低血小板聚集，白藜芦醇被研究证实具有细胞内抗氧化活性以及激活 *SIRT1* 基因的作用。近年来，有不

少研究显示白藜芦醇具有明显的软骨修复作用。有研究采用切断小鼠膝关节半月板横韧带的方法制作膝关节不稳导致的骨关节炎模型，然后关节腔内注射白藜芦醇，持续注射 4 周。通过组织学和免疫组织化学技术观察软骨损伤情况；并进行细胞实验观察白藜芦醇是否可以调控 IL-1β 介导的人软骨细胞 HIF-2α 的表达。该研究结果显示白藜芦醇可以维持软骨和软骨下骨的稳态，关节腔内注射白藜芦醇可以显著减少 MMP-13 的表达，促进 COL-Ⅱ 的表达。进一步的研究结果显示白藜芦醇可以通过激活 SIRT1 抑制 IL-1β 导致的人软骨细胞 HIF-2α 的表达（Li et al., 2015）。另有研究发现白藜芦醇可以通过抑制全身的炎症反应以及通过软骨 TLR4 通路减轻骨关节炎症状（Jiang et al., 2017）。

小檗碱（黄连素）是一种生物碱，具有抗炎、抗凋亡、抗菌、抗氧化、抗癌等多种生物活性。研究证实黄连素对于由"NO 供体硝普钠"（NO donor sodium nitroprusside）诱导的软骨细胞凋亡具有抑制作用。体外细胞实验证实，BBR 下调了诱导型一氧化氮合酶、caspase-3 的表达，上调了 Bcl-2/Bax 比值和 COL-Ⅱ 的蛋白表达量，而上述过程主要通过 AMPK 和 MAPK 信号通路（黄连素激活 AMPK 磷酸化、抑制 MAPK 磷酸化）完成。体内构建了小鼠骨关节模型后，关节腔内注射黄连素进行干预治疗，结果发现关节腔注射黄连素可以明显保护软骨、减缓关节软骨退变（Zhou et al., 2015）。

姜黄素（图 5-2-2）是传统中药姜黄根茎中提取出来的多酚药物，具有抗氧化、抗炎、延缓衰老、保护神经等生物活性。许多体外实验的研究证据表明姜黄素同样具有促进软骨修复、延缓骨关节炎进展的作用。姜黄素可能通过影响一系列与 OA 相关的信号通路发挥作用。首先，姜黄素具有抑制分解代谢的生物活性。姜黄素可以通过抑制 AP-1 信号通路或者激活 NF-κB 抑制 MMP-1、MMP-3、MMP-9 的表达；其次，姜黄素可以减少中性粒细

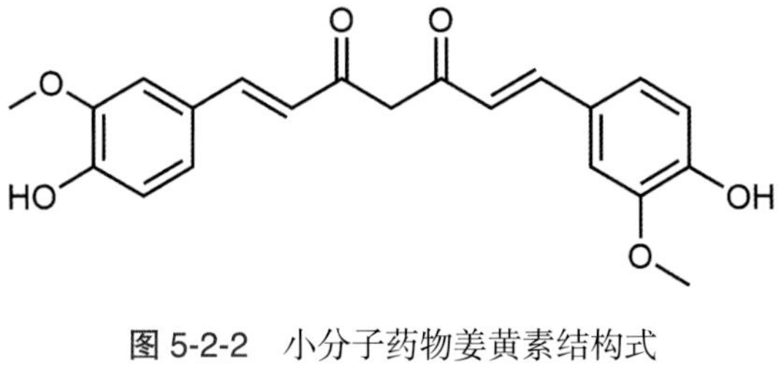

图 5-2-2　小分子药物姜黄素结构式

胞中活性氧和氮的产生。活性氧和氮可以导致软骨的降解和透明质酸的解聚，从而引起骨关节炎加剧（Cross et al., 2006）。另外，姜黄素可以通过直接抑制炎症介质如 IL-6、IL-8、PGE$_2$ 的合成或者通过抑制滑膜细胞的增殖来抑制炎症反应（Jackson et al., 2006）。因此，姜黄素在软骨修复领域的作用可以通过其在生物化学、分子、细胞水平的作用机制得到解释。

非瑟素又叫漆黄素（图 5-2-3），是从蔬菜、水果以及漆树科植物中提取出来的多酚类物质，非瑟素具有抑制炎症反应、抑制前列腺素、解痉的作用。有研究表明非瑟素在体内外对软骨有保护作用（Jiang et al., 2017）。体外实验时，软骨细胞在使用 IL-1β 处理前 2 个小时先给予非瑟素或者非瑟素 +SIRT1 抑制剂预处理。使用 ELISA 检测 NO、PGE$_2$、TNF-α、IL-6 的表达。检测 COX-2、iNOS、MMP-3、MMP-13、ADAMTS5、SOX9、aggrecan 和 COL-Ⅱ 的 mRNA 和蛋白表达量。免疫组化技术检测 COL-Ⅱ 和 SIRT 的表达。体内实验通过灌胃非瑟素研究其对膝关节不稳小鼠骨性关节炎的保护作用。研究发现非瑟素可以抑制 IL-1β 引起的 NO、PGE$_2$、TNF-α、IL-6、COX-2、iNOS、MMP-3、MMP-13、ADAMTS-5 的表达。另外非瑟素能够显著抑制 IL-1β 引起的 SIRT1 的减少。并且，非瑟素的这种作用能显著被 SIRT 抑制剂所逆转。

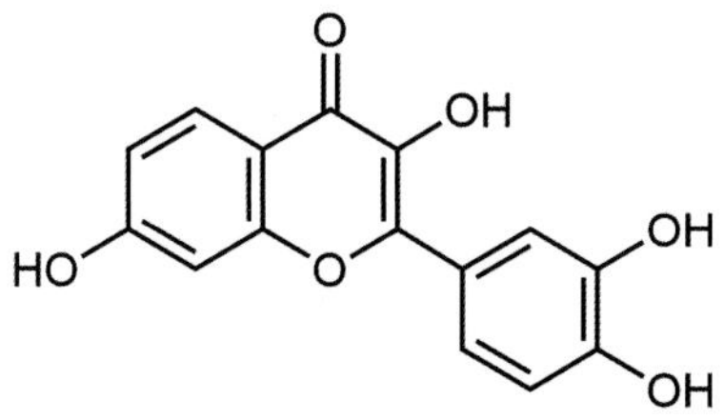

图 5-2-3　小分子药物非瑟素结构式

黄芩素具有抗癌、抗炎、抗过敏、保护修复脑组织损伤等作用，是从植物黄芩的干燥根中提取出来的黄酮类药物（图 5-2-4）。研究表明黄芩素具有抑制 IL-1β 介导的大鼠软骨细胞炎症反应和凋亡的作用（Li et al., 2017）。同样，黄芩素对人关节软骨细胞具有保护作用，可以改善炎症因子导致的人关节软骨细胞凋亡和细胞分解代谢（Zhang et al., 2014）。黄芩素的这些作用机制尚不完全清晰，但其抑制软骨分解代谢的机制可能是通过 MAPK 等

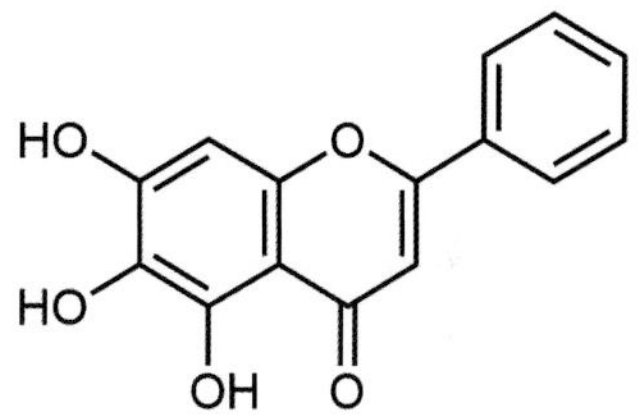

图 5-2-4　小分子药物黄芩素结构式

信号通路发挥作用的（Chen et al., 2015）。

除上述外，还有很多传统中药或提取物在保护关节软骨、延缓骨关节炎进展、修复软骨损伤方面发挥着非常重要的作用。如虾青素、绿茶多酚、萝卜硫素、丹参等。这些小分子药物大多在抑制炎症反应、抑制软骨分解代谢相关基因的表达以及促进软骨合成代谢相关基因的表达方面发挥着重要作用。其具体相关作用机制还需要进一步深入研究。

（四）新型小分子药物

Kartogenin（KGN）最早在 2012 年由 Johnson 等（2012）发现，是具有诱导软骨再生和软骨保护作用的小分子药物（图 5-2-5）。许多软骨再生领域的相关研究接下来使用 KGN 进行了软骨缺损修复以及软骨保护的相关实验。Johnson 等（2012）研究揭示 KGN 可以通过选择性作用于转录因子 RUNX1，促进软骨合成相关蛋白的转录，从而促使软骨合成代谢基因的表达以及软骨特异性蛋白如 COL-Ⅱ 和蛋白多糖的表达。并且，在这一过程中，KGN 不会促进间充质干细胞或者软骨细胞发生肥大化的改变，这一现象可能与 KGN 可以竞争性抑制 RUNX2 的表达相关。随后的研究发现，KGN

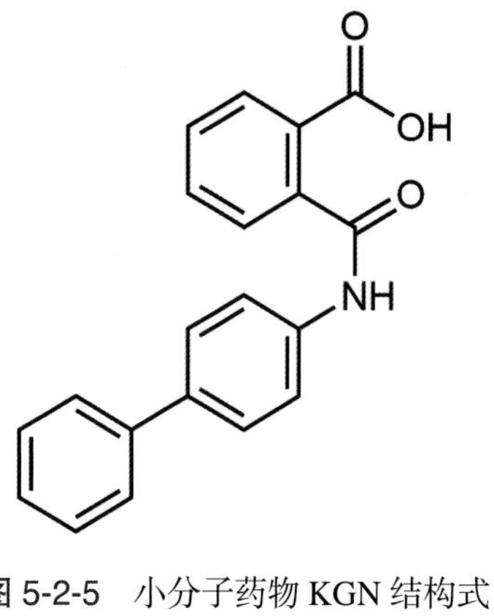

图 5-2-5　小分子药物 KGN 结构式

可以通过抑制 IL-1β 和蛋白多糖酶的活性进而抑制软骨细胞外基质和蛋白多糖的降解，从而维持软骨稳态。Liu 等（2015）的研究发现 KGN 和生长因子联合应用可以促进 Lubricin 的合成，从而有利于保护关节软骨。

KGN 被证实具有诱导软骨再生以及软骨保护特性。KGN 可以多种方式用于体内软骨修复或者保护关节软骨。关节腔内注射药物是一种易操作、有效的软骨保护形式。Johnson 等（2012）制作了两种关节软骨损伤的小鼠模型，包括急性软骨损伤和慢性软骨损伤的模型，并进行关节腔内 KGN 注射。Johnson 观察到关节腔内注射 KGN 后，关节软骨的纤维化程度减轻，并且外周血中软骨寡聚基质蛋白（COMP）的含量明显降低。Xu 等（2015）在新西兰大白兔股骨滑车制作了直径为 3.5 mm，深度为 3 mm 的全层骨软骨缺损，然后使用微骨折技术进行软骨损伤修复，并对实验组进行关节腔内 KGN 注射。术后 12 周发现 KGN 注射组的软骨缺损几乎完全被修复组织填充，而对照组仅被填充约 80%。组织学和免疫组织化学检测发现 KGN 注射组有质量更好的透明样软骨组织产生，而非 KGN 注射组仅有修复质量不佳的纤维组织。另外，KGN 结合药物控释系统进行软骨损伤修复或软骨保护也取得了不错的效果。富血小板血浆（platelet rich plasma, PRP）含有各种生长因子，对促进软骨细胞增殖、COL 合成以及抑制炎症反应和积极作用。能释放 KGN 的 PRP 可发挥 KGN 的软骨修复以及 PRP 的组织修复的协同作用。Zhou 等（2017）构建了可释放 PRP-KGN 胶，实验研究发现 KGN 在 1.5 h 内释放约 50%，而余下的 50% 的 KGN 将在 4 天内全部释放完全。KGN 结合软骨组织工程支架修复软骨缺损的研究也非常多。Li 等（2016）制作了一个 KGN-（PLGA）-PEG-PLGA 热敏复合支架，并把支架植入新西兰大白兔全层软骨缺损处进行修复。实验结果表明 42.4% 的 KGN 可以在 196 h 内释放，将 KGN 和 BMSC 结合在该热敏支架中并修复软骨缺损，可以促进软骨缺损的修复。Shi 等（2016）构建了一个可以缓释 KGN 的 HA 光聚合凝胶，体外实验研究发现在长达 2 个月的时间内 KGN 可以缓慢释放。研究发现与空白对照组相比，复合支架组修复效果更好，植入 3 个月，可在软骨缺损处再生出类似于透明软骨组织。

日本学者（Yano et al., 2013）筛选了 2500 个天然以及合成的小分子药物。研究发现小分子药物

TD-198946 同样具有诱导软骨再生和保护软骨的作用（图 5-2-6）。体外实验显示 TD-198946 可以诱导 ATDDC5 细胞向软骨方向分化，大量表达软骨特异性的标志蛋白 COL Ⅱ 等，而并不会增加软骨肥大化相关基因的表达。在制作膝骨关节炎模型即刻以及术后 4 周，给予关节腔内注射小分子药物 TD-198946 可以明显改善关节软骨退变情况，并且对正常的关节软骨无损害作用。进而，研究人员进一步探索了 TD-198946 对进展期骨关节炎的治疗作用。首先制作骨关节炎小鼠模型，术后 8 周于骨关节炎进展期时给予关节腔内注射 TD-198946。关节腔内药物注射 4 周和 8 周后，处死实验动物，进行组织学检测，研究发现 TD-198946 可以极大地延缓进展期骨关节炎的发展。研究人员进一步研究了 TD-198946 的使用方法。学者将细胞膜片技术和小分子药物 TD-198946 相结合进行软骨缺损的修复。组织学和免疫组织化学结果发现和单纯细胞膜片移植相比，细胞膜片 +TD-198946 组在软骨缺损处可产生更加良好的修复组织。

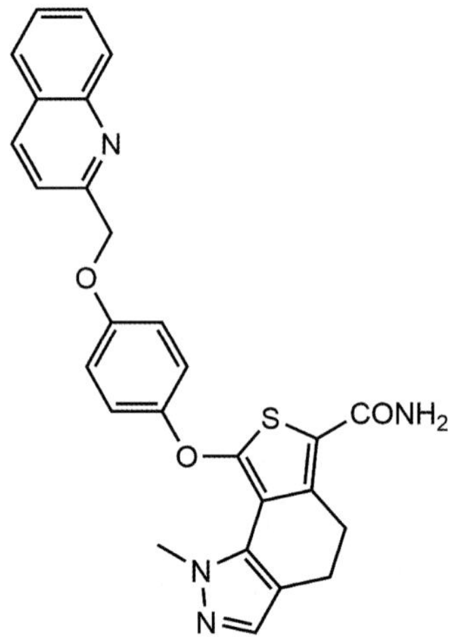

图 5-2-6　小分子药物 TD-198946 结构式

Wnt 信号通路在骨关节炎的发病过程中发挥着重要作用，该通路影响干细胞向成骨和成软骨分化。针对 Wnt 通路抑制剂的小分子药物对软骨缺损修复和骨关节炎的治疗可能起到重要作用。一系列体内和体外实验证实一个新型小分子药物 SM04690-Wnt 通路抑制剂（图 5-2-7）具有促进软骨再生以及软骨保护作用（Deshmukh et al., 2018）。该研究同样是首先通过高通量筛选得到 Wnt 通路抑制剂，并将其命名为 SM04690。然后检测了该药物对骨髓来源的间充质干细胞的成软骨诱导作

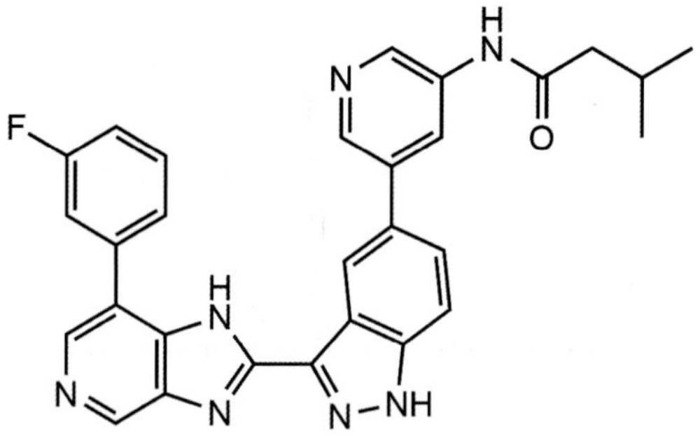

图 5-2-7 小分子药物 SM04690 结构式

用，以及通过研究 II 型胶原蛋白和蛋白多糖基因和蛋白的变化探讨该药物对软骨代谢的影响。研究结果显示该小分子药物 SM04690 可以在体外诱导骨髓来源的间充质干细胞向成熟、有功能的软骨方向分化；可以有效地抑制软骨蛋白多糖、II 型胶原蛋白的降解；关节腔内注射小分子药物 SM04690 可以有效增加关节软骨的厚度，这说明 SM04690 有再生关节软骨的功能。

为了研究小分子药物 SM04690 的安全性、药代动力学和有效性，研究人员进行了临床试验研究（Yazici et al., 2017）。该研究纳入了 61 名 KL 分级为 2 级或者 3 级的骨关节炎患者，分别进行关节腔内注射不同浓度的小分子药物 SM04690 或者安慰剂。然后进行为期 24 周的随访观察。在随访时间点内，所有入试者的血浆中均未能检测到 SM04690。在 24 周的随访时间点可以观察到 WOMAC 评分、VAS 评分以及 OARSI 评分揭示实验组骨关节炎症状得到明显改善。SM04690 浓度为 0.07 mg 组的关节间隙明显增宽。该研究说明体内应用 SM0469 对关节炎有明显的治疗效果且体内应用安全。

相似的，Wnt/β-catenin 信号通路抑制剂 —— 小分子药物 XAV-939（图 5-2-8）被证实具有关节

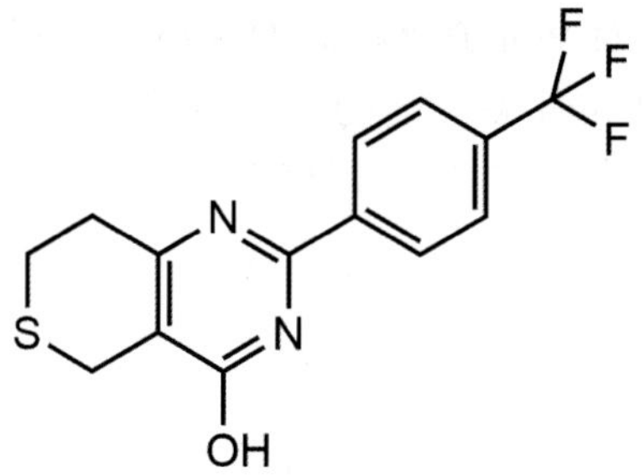

图 5-2-8 小分子药物 XAV-939 结构式

再生和关节软骨保护作用（Lietman et al., 2018）。该研究制作了小鼠半月板不稳定的骨关节炎模型，然后关节腔内注射小分子药物 XAV-939。结果发现 XAV-939 可以减轻骨关节炎的症状，同时可以明显减轻滑膜炎症。体外实验发现 XAV-939 可以降低滑膜细胞的增殖以及 I 型胶原蛋白的合成；但对骨关节炎来源的软骨细胞的增殖没有明显的影响。

IL-6 家族的细胞因子介导的炎症反应被证实是小鼠和人骨关节炎的重要环节。因此，IL-6 家族细胞因子的常见受体，糖蛋白 130（gp130）有关的信号通路在关节软骨稳态中起着重要作用。研究人员通过高通量筛选从 170 000 小分子药物中筛选出小分子药物 gp130 的调节分子 RGCD423 具有调节软骨生长和分化的功能（Shkhyan et al., 2018）。研究结果发现该小分子药物 RGCD423 可以增加软骨细胞的增殖，但不会引起凋亡和肥大化的改变。在体内半月板部分切除的模型中，该药物可以减少软骨细胞丢失、软骨细胞肥大化以及软骨细胞退变；并可以增加软骨细胞增殖。另外，在软骨全层损伤的动物模型中，RCGD423 可以促进软骨缺损的修复、促进间充质干细胞在软骨缺损处的增殖分化并抑制基质的降解。

另外一些小分子药物如 CRB0017、CNTX-4975、MEN16132、NCT00620685 及新型重组人成纤维细胞生长因子 Sprifermin、可同时抑制 IL-1α 和 IL-1β 的新型双抗 ABT981 等，在动物实验中被研究证实可以缓解骨关节炎的炎症、减轻疼痛症状、延缓骨关节炎进展。现已有临床试验观察是否可以有效缓解骨关节炎患者疼痛、治疗骨关节炎患者的软骨损伤（Valenti et al., 2010）。这些药物未来有希望成为有效治疗骨关节炎患者的新型药物。

（五）其他药物

其他一些已经在临床应用的药物同样被研究证实具有关节软骨保护作用。

维拉帕米是钙通道阻滞剂，在关节软骨中被证实具有抑制 Wnt-β-catenin 信号通路的作用。研究人员制作了大鼠的骨关节炎模型，关节腔内注射维拉帕米可以明显抑制骨关节炎的进展（Kopecek, 2007）。曲古霉素 A（图 5-2-9）是常见表观遗传药物组蛋白去乙酰化抑制剂，对很多肿瘤有抑制作用。体外实验发现曲古霉素 A 可以明显减少基质金属蛋白酶的表达、促进 II 型胶原蛋白和蛋白多糖的表达；在小鼠的软骨损伤模型中关节腔中注射

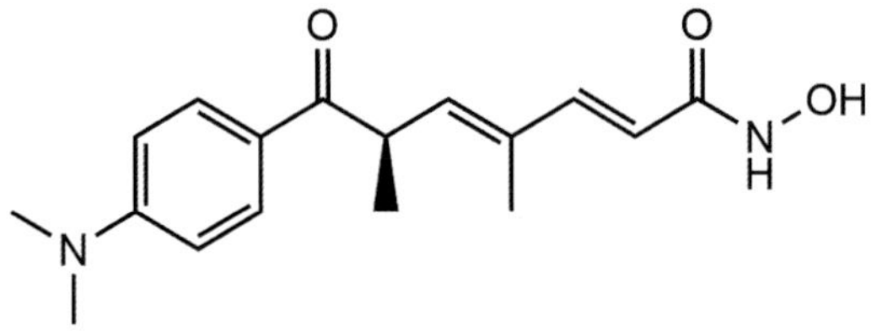

图 5-2-9 曲古霉素 A 结构式

曲古霉素 A 可以明显延缓小鼠软骨的损伤和丢失（Cai et al., 2015）。FK506 即他克莫司，具有抑制器官移植排斥反应、促进神经再生以及神经保护的作用。FK506 能抑制多种细胞因子如 IL-2、干扰素的产生。Siebelt 等（2015）研究了 FK506（图 5-2-10）对骨关节炎软骨合成代谢以及分解代谢相关标记基因的表达情况以及体内对骨关节炎的治疗作用。该研究在体外实验中使用低、高剂量的 FK506 处理平面培养的骨关节炎软骨细胞或者 pellets 培养的软骨细胞；在体内构建软骨损伤的骨关节炎模型，并使用 FK506 进行治疗。结果发现 FK506 可以明显促进软骨合成代谢基因的表达，抑制降解基因的表达。体内结果显示 FK506 可以明显保护关节软骨的完整性、抑制软骨下骨的硬化并减轻滑膜的炎症反应。

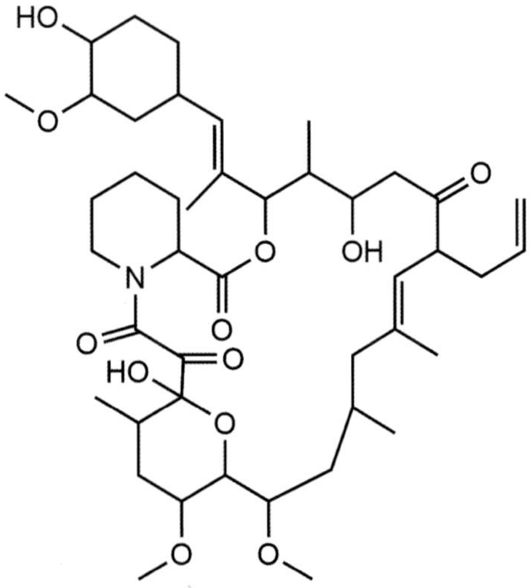

图 5-2-10 FK506 结构式

（六）促进软骨细胞外基质生成的小分子化合物研究

软骨细胞外基质（extracellular matrix，ECM）的渐进性降解和破坏是 OA 进展时最重要的病理特征。软骨 ECM 是软骨组织的主要成分，主要由 Ⅱ 型胶原纤维（type Ⅱ collagen a1，COL2A1）和蛋白聚糖（aggrecan，ACAN）交织形成的致密网络组成，起着维持软骨生物学功能的重要作用。因此对于 OA 的治疗来说，如何有效地调控软骨 ECM 生成是非常有潜力的方法。笔者前期研究中通过诱导 ATDC5 成软骨分化的筛选体系，共对 2320 种小分子化合物进行了筛选（图 5-2-11）。同时利用 OA 软骨细胞、OA 软骨组织块离体培养和大鼠创伤性 OA 动物模型对小分子化合物的功能进行验证。采用 RNA 测序（RNA sequencing）、逆转录聚合酶链反应（reverse transcription polymerase chain reaction, RT-PCR）、免疫荧光染色等分子生物学实验探寻小分子化合物改善 OA 的作用机制，即小分子化合物的作用靶点。笔者发现了一种新的 DMOADs（改善 OA 病情类药，disease-modifying OA drugs）：N-[2-bromo-4-（phenylsulfonyl）-3-thienyl]-2-chlorobenzamide（BNTA）（图 5-2-12）。体外实验证实，BNTA 可以显著促进 OA 软骨细胞 ECM 相关的合成代谢。在 BNTA 诱导下，离体培养的 OA 软骨组织块中 ECM 的含量显著增加。体内实验证实，BNTA 可以显著促进合成代谢，增加 ECM 的含量，降低国际骨关节炎研究协会评分（Osteoarthritis Research Society International scores, OARSI scores），进而缓解大鼠前交叉韧带切断（anterior cruciate ligament transection, ACLT）诱导的创伤性 OA 的进展。我们对 BNTA 干预术后样本进行转录组测序进行下游机制探索，机制探究实验证实，BNTA 通过激活超氧化物歧化酶 3（superoxide dismutase 3, SOD3）发挥生物学作用（图 5-2-13）。通过 BNTA 激活或者过表达 SOD3 的方法激活 SOD3 后，OA 软骨细胞中 ECM 相关的合成代谢均可以显著提高。此外，采用 BNTA 诱导 OA 软骨细胞后，细胞内和细胞外超氧阴离子的含量明显降低，SOD3 的活性明显升高。实验证实，在 BMSC 成软骨分化过程中，SOD3 蛋白的表达水平明显升高；敲低 SOD3 时，COL2A1、ACAN 和 SRY-box 9（SOX9）的表达水平出现降低；而过表达 SOD3 后，COL2A1、ACAN 和 SOX9 的表达水平显著升高。同时我们观察到，在 BMSC 成软骨过程中，当敲低 SOD3 后，细胞内超氧阴离子的含量明显升高。笔者以上工作证实了一种新的 DMOADs——BNTA，可以有效促进 OA 软骨细胞的合成代谢，增加 OA 软骨组织块和大鼠

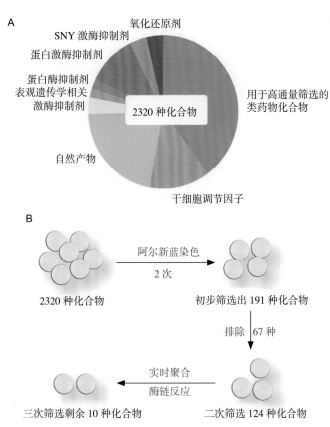

图 5-2-11　筛选 DMOADs 的实验示意图 A. 用来筛选的来自不同功能分类的小分子化合物库。B. 筛选 DMOADs 的示意图：即首先利用阿尔新蓝染色进行初步筛选，之后利用 RT-PCR 的方法进行验证

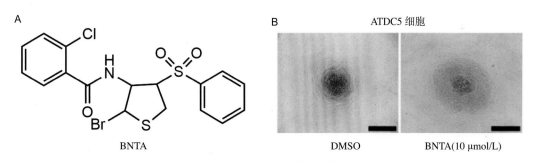

图 5-2-12　体外实验证实，BNTA 可以显著增加软骨相关标志物的表达 A. BNTA 的结构式；B. ATDC5 细胞在 BNTA（10 μmol/L）或者空载（DMSO，10 μmol/L）诱导 5 天后，阿尔新蓝染色的实验结果（每组 n=3；标尺 =400 μm）

创伤性 OA 模型膝关节软骨组织中 ECM 的含量，包括 Ⅱ 型胶原纤维和蛋白聚糖。通过大鼠膝关节软骨组织的转录组测序及其他分子生物学实验发现，BNTA 通过上调 SOD3 的活性、催化超氧阴离子的歧化反应起到保护软骨细胞的生物学作用。利用 BNTA 小分子化合物或者 SOD3 质粒激活或者过表达 SOD3 后，可以显著促进 OA 软骨细胞的合成代谢，促进 ECM 的生成，从而使 SOD3 成为非常有潜力的治疗 OA 的药物靶点。笔者以上工作证实了 SOD3 显著诱导 BMSC 的成软骨分化过程，促进

软骨再生。

（七）小结

小分子药物在修复关节软骨缺损、治疗软骨退行性疾病方面与生长因子相比有着比较明显的优势。小分子药物主要从抑制炎症反应、改善软骨下骨代谢、促进间充质干细胞向软骨方向分化等途径发挥作用。目前，已有许多小分子药物经体外或者模式动物体内实验研究证实具有良好的治疗效果，一些小分子药物甚至已经进入临床试验。相信在不

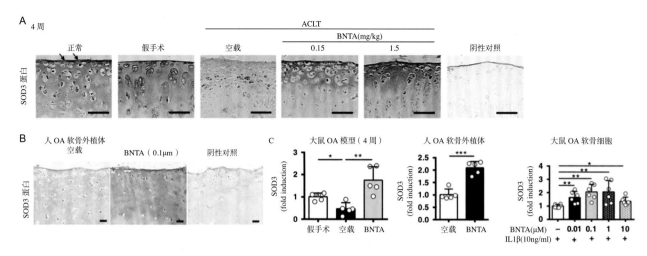

图 5-2-13　SOD3 是 BNTA 的目标 A. 正常、假手术、空载和 BNTA 处理（0.15 mg/kg、1.5 mg/kg）大鼠在 4 周时对 SOD3 蛋白进行免疫染色的代表性图像（标尺 =50 μm）。B. BNTA（0.1 μmol/L）或空载孵育 3 周后，对人骨关节炎软骨外植体中的 SOD3 蛋白进行免疫染色。C. 从左至右分别为：空载组药物或 BNTA（1.5 mg/kg）处理 4 周后，大鼠 OA 模型的关节软骨组织中 SOD3 的 mRNA 定量；空载组药物处理后人 OA 软骨外植体中的 SOD3 的 mRNA 水平；BNTA（0.1 μmol/L）处理 3 周以及 IL-1β 诱导的大鼠 OA 软骨细胞中的 SOD3 或空载组药物治疗 6 小时，细胞中 SOD3 的 mRNA 水平

久的将来，小分子药物在关节软骨损伤的治疗方面将占据重要地位，也有理由相信会有越来越多的新型小分子药物被研发应用到关节软骨损伤修复中。

二、基因治疗

基因治疗是通过基因转移技术治疗人类疾病，该技术可将基因或序列引入各种细胞类型。在基因治疗的发展中必须考虑几个方面：①要使用的表达载体；②鉴定要转移的基因；③目标细胞；④在体内的转移过程。随着基础科学研究的深入，基因治疗在软骨修复再生方面取得了一些进步。无论是体内（直接递送至关节）还是离体（经过体外基因修饰后再移植到关节中），通过基因转导增加促进软骨分化的基因以及下调某些负向基因，可有效促进体外软骨再生。

（一）表达载体

为了使基因在靶细胞中表达，必须将其插入表达载体中。目前常用的两类表达载体（病毒载体和非病毒载体）具有不同的优点和缺点：

1. 非病毒载体　在非病毒载体中，表达载体（通常是质粒）通过使用物理方法（例如体内电穿孔和超声或化学转染化合物）转移到受体细胞中。这些方法安全、易于操作且具有成本效益，但与使用病毒载体相比转导效率低。

电穿孔是一种物理转染方法，使用电场脉冲打开细胞膜中的孔，从而允许引入小的 DNA 分子。该技术用于关节内基因治疗，但该因子的表达通常仅限于滑膜。另外，通过电穿孔将基因转移至关节中的方法基因表达持续时间短，从而限制了其应用。

最近，超声 - 微气泡介导的基因转染法越来越受到关注，微气泡既可以携带大量形式多样的基因序列，又能够准确、快速地进入靶区域，同时没有毒性，是一种理想的基因载体。超声 - 微气泡介导的基因转染虽然具有十分广阔的前景，但是依然面临着几个亟待解决的问题：第一是安全性。虽然大多数的报道倾向于微气泡无毒无害，并且安全性良好，但是也有反对的声音，已经出现了超声击碎微气泡引起组织出血、血管内溶血，体外培养细胞和含气组织及器官（如肺和肠）损伤的报道。第二是长效性。微气泡在靶区停留的时间有限。微米级的微气泡在组织中的穿透能力与纳米级别的磁性颗粒相比还是十分有限的，微气泡携带的基因也很容易被免疫系统清除。此外，微气泡转染基因的表达程度及表达时间尚不能有效调控。大多数实验都没有提供基因表达程度及表达持续时间的数据，超声 - 微气泡介导的基因转染的长效表达问题有待进一步研究。第三是差异性。对于不同的个体，最佳的转染条件如微气泡种类、超声辐照参数都不尽相同。因此，当超声 - 微气泡介导的基因转染用于人体时，还需要大量的临床实验来寻

找规律。

化学方法包括脂质体、阳离子多糖和非脂质体。以脂质体为例，主要利用脂质膜与 DNA 和各种大分子形成复合物，借助脂质膜将 DNA 导入细胞膜内。带正电的阳离子脂质体，DNA 并没有预先包埋在脂质体中，而是带负电的 DNA 自动结合到带正电的脂质体上，形成 DNA-阳离子脂质体复合物，从而吸附到带负电的细胞膜表面，经过内吞被导入细胞。与其他方法相比，有较高的效率和较好的重复性，它适用于把 DNA 转染入悬浮或贴壁培养细胞中，是目前条件下最方便的转染方法之一。它们可以转染大基因，并且易于大规模生产。

2. 病毒载体　常用的病毒载体分为：腺病毒、重组腺相关病毒（ recombinant adeno-associated virus, rAAV ）、逆转录病毒和杆状病毒。

在用于基因治疗的病毒系统中，最常用的是腺病毒，因为它们在各种类型的细胞中具有很高的转导效率和转基因表达，从而可以进行体内研究。超过 50 种腺病毒血清型可用于基因治疗，而血清型 5（ Ad5 ）已成为体外和体内研究中最常用的腺病毒。由于对腺病毒基因产物产生强烈的宿主体液和细胞免疫应答，因此在临床环境中对腺病毒载体的使用存在较大风险。该问题的解决方案是使用仅包含基因、包装序列和侧翼病毒末端重复序列的载体来使免疫反应降至最低。但是，这需要使用另一种病毒（辅助剂）进行病毒转导（产生病毒颗粒），这使得系统非常复杂。另外，大多数个体对腺病毒具有预先存在的免疫力，可以中和体内施用的病毒。另一个问题是转基因表达限于 1~2 周。转基因的表达仅在非分裂细胞中持续存在，而当修饰的细胞重新引入组织并逐渐在不断增长的人群中稀释时，转基因的表达逐渐消失。

迄今为止，可以代表基因治疗的最佳候选药物的最佳载体是 rAAV 载体家族或自我互补 AAV（ scAAV ）。rAAV 载体基于非病原性细小病毒 AAV，该病毒具有单链 DNA 基因组，不会引起有效的宿主免疫反应。这些载体是通过完全去除病毒基因编码序列而获得的，从而使其免疫原性和毒性降低。此外，rAAV 载体不需要细胞分裂或载体整合即可表达基因，并且通过连接蛋白的形成稳定了游离 DNA，从而可以在很长一段时间（数月至数年）内高效表达其传递的基因。另一方面，sc-AAV 可以更快地产生更高水平的蛋白质，因此，它可能成为基因治疗试验的首选。

逆转录病毒具有将其 DNA 整合到宿主基因组中的优势，可以使基因表达保持更长的时间。相较于先前提到的载体，逆转录病毒载体研究相对少。其主要问题是插入诱变和致癌基因的潜在激活。此外，逆转录病毒只能转导宿主范围受限且功效低下的分裂细胞。为了克服这一缺点，人们研究出使用慢病毒载体，它属于人类免疫缺陷病毒（HIV）衍生的逆转录病毒家族的一个亚类，因为它们可以在非分裂细胞中转导。然而，与逆转录病毒类似，慢病毒载体支持基因整合，但可能引起肿瘤形成。此外，仍然存在与在体内引入 HIV 序列遗传物质的心理相关问题。由于这些原因，逆转录病毒仅被用于体外实验，通过选择标记来选择培养的细胞（即抗生素抗性），以进一步防止在体内的生长和减少肿瘤的发生。

最后，还有一种病毒载体是杆状病毒，病毒能够感染昆虫细胞，但也能够转导许多哺乳动物细胞，包括软骨细胞和脂肪干细胞。但是，这种病毒无法复制其 DNA 并且无法将其整合到所转导的哺乳动物细胞的染色体中，从而只能瞬时转基因表达（<7 天）。尽管如此，人们对于杆状病毒的研究也很有兴趣。

（二）基因

基因治疗中最重要的是要确定转导入细胞或直接注射到关节中的目的基因，其过度表达可促进软骨愈合的蛋白质的表达。基因治疗的目的不是替换或修复引起软骨损伤的异常基因，而是诱导诸如生长因子（ growth factor, GF ）和 ECM 蛋白之类的治疗因子的过表达，或者抑制关节退变相关的基因。目前研究最多的用于软骨基因治疗的基因包括：①生长因子（ GF ）；②转录因子（ TF ）；③抗炎细胞因子；④参与软骨细胞分化、增殖和成熟的细胞信号蛋白；⑤ ECM 蛋白；⑥受体。这几类因子在软骨损伤修复中作用在前文中已经叙述，这里不再赘述。

（三）基因治疗步骤

根据所选载体的给药方式，可以使用两种方法将基因递送到软骨缺损中：①"直接"方法，当在有或没有支架的情况下，在患者的靶器官或治疗区域中导入给药载体（体内）；②"间接"方法，先在体外将基因预先转导靶细胞，随后在损伤部位植入靶细胞（可借助或者不借助支架材料）。

1. 直接方法 直接方法优点是载体暴露仅限于关节腔内，避免了全身性和过长的局部作用。因此，即使在注射后长达4个月，转基因表达也可能只存在于关节中。然而，采用直接方法，软骨缺损不能成为所注射载体的特定靶标，因为基因的表达通常局限于滑膜组织。实际上，滑膜细胞已被用作表达抗炎分子的靶细胞，这些抗炎分子对抵抗OA疾病非常重要。因此，与间接方法相比，直接方法用于OA疾病中比较合适，而在软骨缺损模型中较少应用。

2. 间接方法 最常用的间接方法是将转染的细胞递送到软骨缺损中。所用细胞包括软骨细胞、不同来源的MSC以及成纤维细胞等。在应用于体内时可借助或者不借助支架材料。不用支架的主要问题是在关节内注射后细胞的稀释。为了避免这种细胞稀释，可以使用不同的支架材料递送这些修饰过的细胞作为载体。基因治疗和支架的组合似乎大大提高了效率和转染基因的持续时间，从而能够促进软骨再生。支架可以是天然的，如DBM、明胶、藻酸盐、纤维蛋白原和胶原，也可以是合成的，如聚乙醇酸（PGA）、聚乳酸（PLA）和聚（乳酸-共-乙交酯）。支架部分其他章节也有详细介绍，此处不赘述。

（四）基因治疗相关实验研究

1. 骨形态发生蛋白4（BMP4）基因治疗关节软骨损伤 我们在骨形态发生蛋白4基因治疗软骨损伤方面进行了一些研究，最早我们应用微骨折、多孔脱钙皮质骨基质（DCBM）生物材料支架和腺病毒骨形态发生蛋白-4（Ad-BMP4）基因治疗对兔膝关节软骨进行缺损。兔膝关节滑车部造成关节软骨全层缺损后分为4组：Ad-BMP4/穿孔DCBM复合物（Ⅰ组）；单纯穿孔DCBM不含Ad-BMP4（Ⅱ组）；未穿孔DCBM（Ⅲ组）和单纯微骨折（Ⅳ组）（图5-2-14）。分别于术后6、12、24周处死动物。用磁共振成像、扫描电镜、组织学和免疫组化方法对采集的组织进行分析。Ⅰ组于6周恢复透明软骨，12周完成软骨及软骨下骨的修复。第Ⅱ组和第Ⅲ组在24周时用透明软骨完全修复缺损，但是在修复组织的再生方面，Ⅱ组比Ⅲ组快。第Ⅳ组24周时缺损为凹形，并填充纤维组织。这些结果表明，这种复合生物技术可以快速修复大面积的软骨缺损，并再生出天然的透明关节软骨。

进一步的研究中，笔者应用聚乳酸-羟基乙酸（PLGA）纳米粒体外将pDC316-BMP4-egfp质粒导入兔脂肪干细胞（ADSC）然后用其修复软骨损伤。分为三组：BMP4转染的ADSC植入PLLGA支架（ABNP组）、未转染的ADSC植入支架（ABP组）、无细胞支架组（P组），分别比较软骨损伤修复效果（图5-2-15）。结果显示，纳米颗粒转染后BMP4在体外诱导的ADSC软骨生成相关基因和蛋白表达明显增加（$P<0.05$）。24小时后细胞存活率为79.86%～5.04%。72小时后转染率25.86%±4.27%。ABNP组的软骨缺损修复效果最好。第12周时，ABNP组的Rudert评分和Pineda评分优于ABP组和P组。结果表明，PLGA纳米粒能成功地将BMP4质粒导入ADSC，促进软骨的体外生成。与对照组相比，BMP4转染的ADSC种植在PLGA支架上能显著促进兔关节缺损模型的软骨形成。

进一步的研究中，笔者利用可注射式藻酸钙水凝胶填充猪膝关节软骨缺损行骨软骨镶嵌成形术后遗留在移植骨软骨柱之间的"死区"，并通过藻酸钙水凝胶中复合的BMP4修饰的脂肪来源干细胞（ADSC），促进移植的骨软骨间整合，从而为大面积骨软骨缺损的修复提供一种新型综合治疗模式。实验随机平均分为3组进行修复：组Ⅰ为单纯骨软骨镶嵌成形术组，组Ⅱ为骨软骨镶嵌成形术+藻酸钙凝胶组，组Ⅲ为骨软骨镶嵌成形术+藻酸钙凝胶+BMP4-ADSC组。分别在术后12周、24周行大体观察（图5-2-16），磁共振成像，组织学大体观察，组织学染色（HE染色、甲苯胺蓝染色），免疫组化（Ⅱ型胶原）染色，组织学评分以及扫描电镜观察，生物力学检测。实验结果显示，24周时，组Ⅰ可见移植骨软骨柱与周围边界清晰，骨软骨柱变形明显，软骨缺损处有少量白色纤维样组织填充，厚度不到正常软骨的50%，触之质地软。组Ⅱ可见骨软骨柱变形明显，软骨柱间缺损处被浅白到半透明样组织填充，厚度与周围正常软骨相近，表面仍不平整，有小的沟壑，与周围软骨界限可见；组Ⅲ可见骨软骨柱变形小，软骨柱间隙缺损处被透明软骨样组织填充，表面平整，与周围软骨界限难以分辨，触之质地与周围正常软骨几乎一致。细胞外基质染色结果显示（图5-2-17），组Ⅰ可见移植骨软骨柱交界处裂隙变窄由少量纤维组织填充，裂隙仍然存在，甲苯胺蓝染色和masson染色阴性。组Ⅱ可见移植骨软骨柱交界处裂隙由纤维软骨样组织混合修复，表面不平整，内有软骨

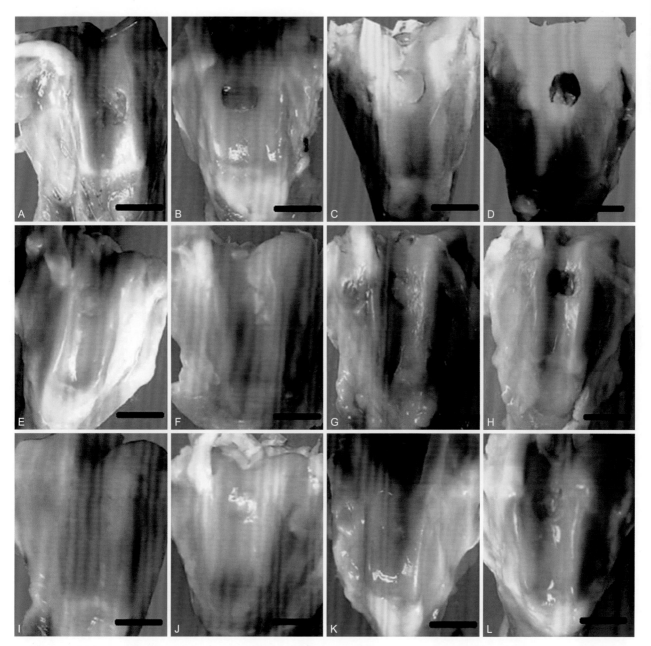

图 5-2-14 动物模型治疗大体观；A、E、I. Ad-BMP4/ 穿孔 DCBM 复合物组；B、F、J. 单纯穿孔 DCBM 不含 Ad-BMP4 组；C、G、K. 未穿孔 DCBM 组；D、H、L. 单纯微骨折组；A、B、C、D. 术后 6 周组；E、F、G、H. 术后 12 周组；I、J、K、L. 术后 24 周组

细胞及纤维细胞，零散分布于再生组织内。甲苯胺蓝染色、masson 染色弱阳性。组 Ⅲ 可见移植骨软骨柱交界处由软骨组织修复，表面平整，内有大量软骨细胞，表层细胞平行于表面，深层细胞呈柱状排列，趋于正常，可见软骨下潮线；与周围正常软骨交界处无细胞缺损带，界线不清。甲苯胺蓝染色、masson 染色和 Ⅱ 型胶原染色均为阳性，只有该组标本新生修复组织具有正常的骨软骨交界结构。以腺病毒为载体将 *BMP4* 基因转染种子细胞 ADSC，复合水凝胶藻酸钙注射式填充骨软骨镶

嵌成形术技术后残留的间隙内，加强骨软骨的修复及支架之间的整合。转基因的 ADSC 在体内可较长时间持续分泌细胞因子，刺激其分裂增殖，启动并加速修复进程，改善关节内的病理环境，增强修复质量。

在本系列研究中，笔者分别利用了腺病毒载体、纳米载体向 ADSC 中转染 BMP4 而成功修复兔及猪的软骨缺损。将骨软骨镶嵌成形术技术、基因增强组织工程、原位注射式组织工程以及 ADSC 相结合，充分利用了各自的优点，组织工程学方

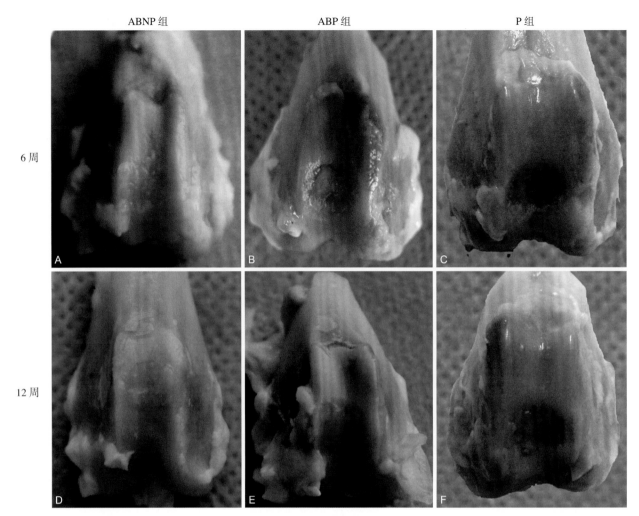

图 5-2-15 在第 6 周（A～C）和第 12 周（D～F）宏观观察再生软骨的情况，在 ABNP 组中，在第 12 周形成了类透明质软骨，再生软骨与周围的正常软骨很难区分开；在 ABP 组中，第 12 周的再生软骨与 ABNP 组在第 6 周的相似；在 P 组中，仍可以在第 12 周识别出再生软骨

法不再是主要方法而作为骨软骨镶嵌成形术技术的辅助手段，大大提高了一期完整修复大面积骨软骨复合组织损伤的可操作性和成功率，具有广阔的临床应用前景，为临床解决关节软骨损伤后的修复提供新的理论和途径。

2. miRNA 基因治疗修复关节软骨损伤及其机制研究　笔者利用生物信息学的方法，从研究 miRNA 的三个权威数据库（TargetScan, http://www.targetscan.org/; miRanda, http://www.microrna.org; DIANA-microT 3.0, http://diana.cslab.ece.ntua.gr）中根据评分以及靶点序列分析的方法，预测出以 Sox9 为靶点的几个相关 miRNA。利用 RT-PCR（实时 PCR, Real-time PCR）的方法检测 IL-1β 刺激后的大鼠关节软骨细胞中 Sox9 和几个相关 miRNA 的表达水平。同时，在碘乙酸诱导的大鼠关节炎

的软骨组织中提取 RNA 并用 RT-PCR 的方法检测 Sox9 和几个相关 miRNA 的表达谱。利用 PCR 方法将 Sox9 3'UTR 全长序列经体外扩增后构建到荧光素酶报告载体上，经电泳及测序鉴定构建的质粒。经筛选出的 miRNA 与荧光素酶报告载体共转染到 HeLa 细胞中，24 小时后裂解细胞，进行 Sox9 3'UTR（非翻译区）荧光素酶报告载体的靶点分析。通过在软骨细胞中过表达和抑制相应 miRNA，在 mRNA 以及蛋白水平检测 Sox9 的表达变化，以此来验证其是否能够靶向调节 Sox9。在 IL-1β 刺激软骨细胞引起软骨细胞外基质降解的模型中，通过过表达和抑制相关 miRNA 的方法，检测其对软骨细胞表型、软骨细胞外基质降解情况以及对软骨关键转录因子 Sox9、软骨细胞外基质基因 COL-Ⅱ 和 aggrecan 表达的影响。在大鼠关节

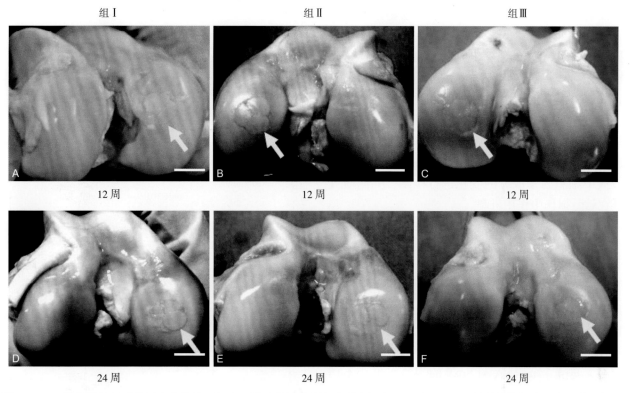

图 5-2-16 骨软骨修复后的标本大体观；组 I ：单纯骨软骨镶嵌成形术组（A、D）；组 II ：骨软骨镶嵌成形术 + 藻酸钙凝胶组（B、E）；组 III ：骨软骨镶嵌成形术 + 藻酸钙凝胶 +BMP4-ADCS 组（C、F）

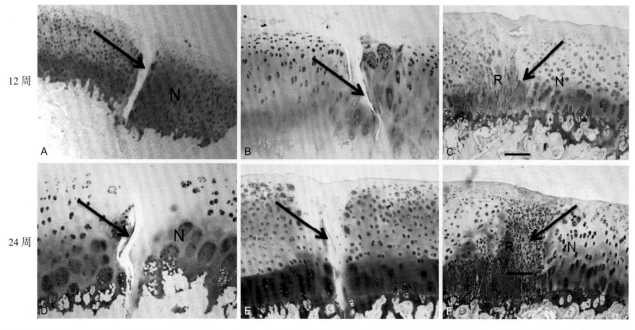

图 5-2-17 修复组织的甲苯胺蓝染色图片；组 I ：12 周及 24 周骨软骨均未能和周围组织融合，存在明显"死区"，甲苯胺蓝染色阴性（A、D）；组 II ：在交界处均有部分新生组织出现，但骨软骨柱与周围未能融合，存在明显界限，甲苯胺蓝染色阴性（B、E）；组 III ：在交界部位组织甲苯胺蓝染色阳性，甚至于较周围组织更明显（C、F）；N ：原位天然软骨；R ：修复再生软骨

腔注射碘乙酸造成实验性骨关节炎动物模型，然后在碘乙酸注射 3 天后，关节腔注射 miR-101 模拟物或抑制物的重组腺病毒进行干预。干预 7 天、14 天后取材，利用组织学和病理学方法评估关节软骨损伤程度；评价 miRNA 模拟物及其抑制物在骨关节炎动物模型中对实验动物软骨退变的影响；结合芯片技术研究关节软骨中软骨损伤相关基因表达差异；同时，利用膜芯片技术对大鼠膝关节关节液中细胞因子成分的变化进行检测，共同研究其在软骨损伤中作用机制。

实验结果显示，根据生物信息学方法，在 3 个经典的 miRNA 的数据库中共预测了 6 个 miRNA（miR-1、miR-101、miR-30b、miR-30c、miR-30d、和 miR-30e）能靶向调控 Sox9。通过表达谱的检测，只有 4 个 miRNA 在这个体系中正常表达（miR-101、miR-30b、miR-30c、miR-30d），而且通过对体外软骨细胞中以及动物模型软骨组织中的表达谱分析，这 4 个 miRNA 与 Sox9 的表达水平在不同的时间点呈负相关。Sox9 3'UTR 荧光素酶报告载体的靶点分析显示只有 miR-101 能和 Sox9 3'UTR 上的靶点结合；在体外软骨细胞内分别过表达和抑制 4 个 miRNA，通过对 Sox9 mRNA 和蛋白水平的表达分析，只有 miR-101 显示出负向调控 Sox9 的结果（图 5-2-18）。综合以上，证明 Sox9 是 miR-101 的直接靶点。在 IL-1β 刺激软骨细胞引起软骨细胞外基质降解的模型中，miR-101 与 IL-1β 的作用类似，能使体外培养的软骨细胞形态发生变化，同时 miR-101 能引起软骨特异性的 Ⅱ 型胶原（COL-Ⅱ）和蛋白聚糖（aggrecan）的表达水平下降。抑制 miR-101 的表达可以逆转 IL-1β 刺激引起的软骨细胞形态、Sox9 表达水平及软骨特异标志物的表达变化，起到稳定软骨细胞表型，预防软骨细胞外基质降解的作用（图 5-2-19）。在碘乙酸诱导的骨关节炎动物模型中，大体观察、组织学评分以及基质染色方面都显示，过表达 miR-101 可以加剧关节软骨的破坏，而抑制 miR-101 的表达能减少关节软骨的降解，体现出软骨保护作用（图 5-2-20）。

同时，关节腔注射 miR-101 模拟物或抑制物的重组腺病毒后（图 5-2-21），在滑膜组织和关节软骨中均可以检测到其表达，注射 1 天后在关节软骨中浓度最高，并且持续表达 6 天（图 5-2-22）。注射 miR-101 模拟物重组腺病毒 14 天后关节软骨损伤加剧，而注射 miR-101 抑制物重组腺病毒后

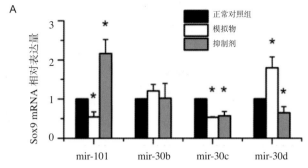

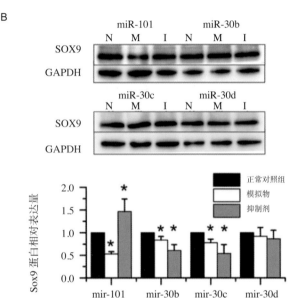

图 5-2-18　蛋白和 mRNA 水平验证 miRNA-101 能否调控 Sox9　A. RT-PCR（实时 PCR）法检测转染 4 个 miRNA 后 Sox9 的表达变化；B. Western Blot（蛋白质印迹法）法检测转染 miRNA 后 Sox9 的表达变化；* 代表与 NC 组相比有统计学意义，$P<0.05$

可以预防碘乙酸引起的关节软骨损伤。此外，在正常大鼠膝关节内注射 miR-101 模拟物重组腺病毒后能够导致关节软骨损伤，miR-101 抑制物重组腺病毒可以预防这种损伤。在注射 miR-101 模拟物重组腺病毒后的关节软骨组织中发现一些软骨降解相关基因（Il6、Adamts1、Adamts5、Postn、Itga1）的高表达，而 Pthlh 表达水平降低。其中，Il6、Adamts1、Adamts5 与软骨细胞外基质降解直接相关；Pthlh 经过实验验证为 miR-101 的靶基因。膜芯片结果显示注射 miR-101 模拟物重组腺病毒后能够引起关节滑膜组织分泌一些软骨损伤相关的细胞因子，如炎性因子 IL-1α、IL-2、IL-13、细胞外基质降解酶 MMP-2、TIMP-2、TIMP-3 以及 TGF-β2、TGF-β3、VEGF（图 5-2-23）。结合文献报道和数据库分析笔者绘制出了 miR-101 在关节软骨损伤过程中的作用机制调控网络图（图 5-2-24）。

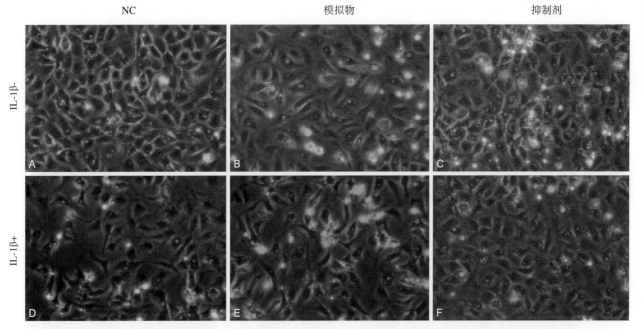

图 5-2-19　用 miR-101 模拟物和抑制剂干预，再对软骨细胞进行 IL-1β 刺激所产生的软骨细胞在形态学上的变化　A. 单纯转染对照 mimic（NC）；B. 单纯转染 miR-101 模拟物；C. 单纯转染 miR-101 抑制剂；D. 转染对照 mimic（NC）后再加入 IL-1β 刺激；E. 转染 miR-101 模拟物后再加 IL-1β 刺激；F. 转染 miR-101 抑制剂后再加 IL-1β 刺激

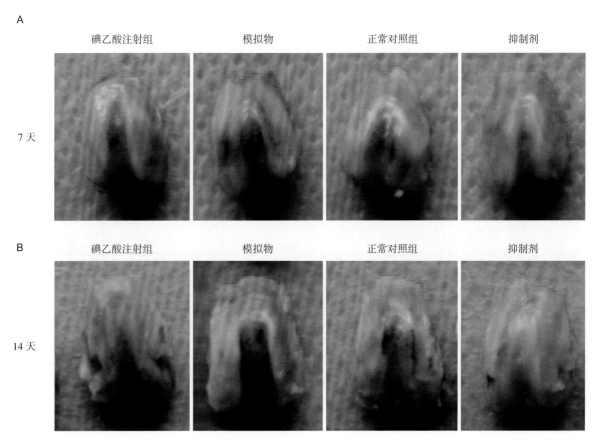

图 5-2-20　4 组动物的膝关节滑车部位软骨退变的大体观察　A. 碘乙酸关节腔注射 7 天后，4 组动物膝关节滑车部位软骨退变的程度；B. 碘乙酸关节腔注射 14 天后，4 组动物膝关节滑车部位软骨退变的程度

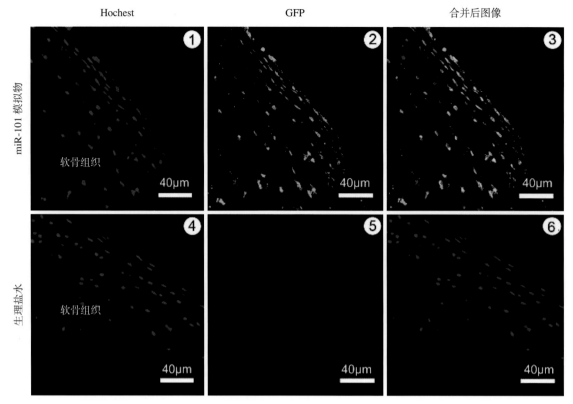

| Hochest | GFP | 合并后图像 |

图 5-2-21 miR-101 模拟物重组腺病毒在关节软骨内的分布；正常大鼠关节腔注射 miR-101 模拟物重组腺病毒 24 小时后在关节软骨内的分布；1～3 为注射了 miR-101 模拟物重组病毒后的关节组织冰冻切片，$n=3$。4～6 为注射了生理盐水的正常关节组织冰冻切片，$n=3$（Hoechst：细胞核；GFP：miR-101 模拟物表达；放大倍数：40 倍，标尺 = 40 μm）

　　在 IL-1β 刺激过的软骨细胞和碘乙酸诱导的大鼠骨关节炎软骨中 miR-101 的表达增加，表明 miR-101 和骨关节炎之间具有相关性；Sox9 的表达下降，表明 miR-101 与 Sox9 表达呈负相关。荧光素酶检测实验表明，miR-101 能直接靶向 Sox9 的 3'UTR 区。过表达和抑制 miR-101 后，Sox9 的表达变化进一步确认 Sox9 是 miR-101 的靶基因。

　　在正常大鼠软骨细胞中过表达 miR-101 能引起软骨细胞外基质降解、降低 COL Ⅱ 和 Aggrecan 的表达，并能引起软骨细胞形态的变化。抑制 miR-101 的表达能够逆转 IL-1β 刺激引起的软骨细胞形态变化以及软骨基质降解。在碘乙酸诱导的骨关节炎动物模型中，腺病毒过表达 miR-101 可引起关节软骨的破坏加重，而抑制 miR-101 的表达能够预防碘乙酸诱导的骨关节炎软骨退变。在碘乙酸诱导的骨关节炎动物模型中，miR-101 加剧软骨损伤，抑制 miR-101 的表达能够延缓关节软骨损伤。miR-101 加剧软骨损伤的主要机制是：一方面通过调控靶基因 Sox9 和 Pthlh，抑制细胞外基质基因的表达；另一方面通过调控软骨细胞中降解相关基

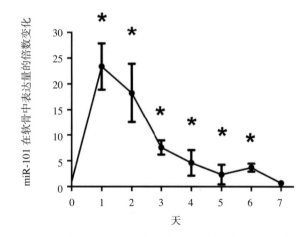

图 5-2-22 关节软骨内 miR-101 的表达水平；正常大鼠关节腔注射 miR-101 模拟物重组腺病毒 24 小时后，利用实时 PCR 检测 miR-101 在关节软骨的表达水平，$n=3$。* 代表与 0 天相比有统计学意义，$P<0.05$

因，引起关节液中软骨降解相关因子及酶类改变。

　　3. 长链非编码 RNA（long noncoding RNA, lncRNA）在关节软骨损伤过程中作用研究　长链非编码 RNA 在多种生物学过程中发挥重要的作用，

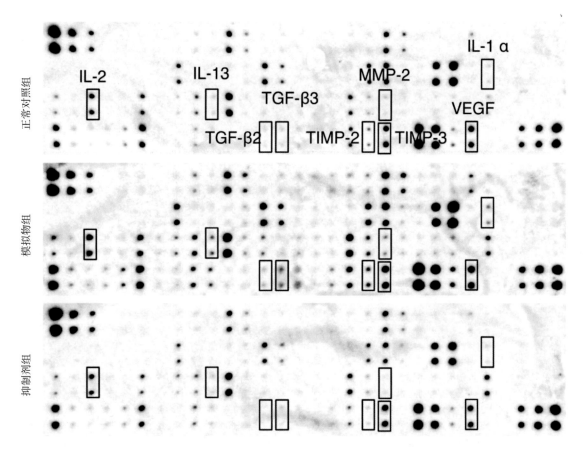

正常对照组

模拟物组

抑制剂组

图 5-2-23　应用膜芯片技术筛选 miR-101 重组腺病毒关节腔注射后关节液内有差异的细胞因子；正常的大鼠分为三组：NC 组：关节腔注射阴性对照腺病毒载体；模拟物（mimic）组：关节腔注射 miR-101 模拟物重组腺病毒载体；抑制剂（inhibitor）组：关节腔注射 miR-101 抑制剂重组腺病毒载体。注射 24 小时后，抽取关节液，根据说明书进行膜芯片检测。黑色点表示表达阳性，黑色区域越大，颜色越深表示表达水平高，反之表示表达水平低。图中黑色方框为筛选出的与关节软骨损伤相关的 9 个细胞因子在膜芯片上的位置及表达强度

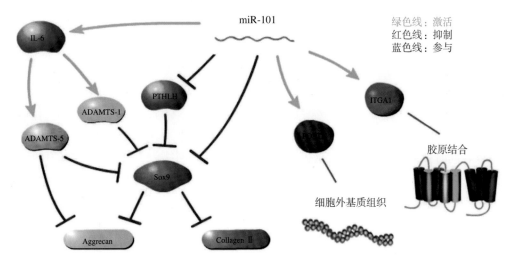

图 5-2-24　miR-101 促进软骨修复机制示意图（ADAMTS：整合素样金属蛋白酶与凝血酶；PTHLH：甲状腺激素样激素；Aggrecan：聚集蛋白聚糖；POSTN：骨膜蛋白；ITGA1：联蛋白 α 亚基 1）

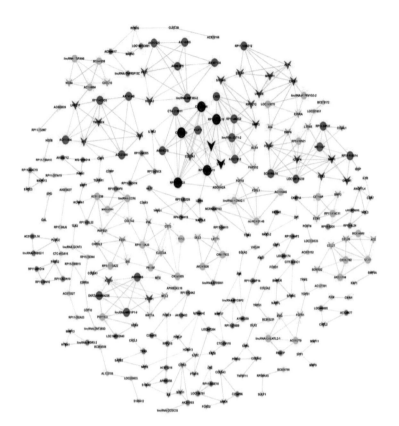

图 5-2-25　损伤软骨组中 lncRNA 和 mRNA 的共表达图

笔者通过检测长链非编码 RNA 在关节软骨中的表达，探究软骨损伤过程中特异的长链非编码 RNA 在软骨细胞外基质降解中的功能，进而阐释软骨损伤过程中的分子机制和可能的治疗靶点。

应用高通量芯片技术检测关节软骨组织中长链非编码 RNA 的表达谱，利用生物信息学方法，结合基因功能和信号通路分析，选择与软骨损伤过程相关的基因与长链非编码 RNA 构建共表达网络，预测功能性长链非编码 RNA。采用 RT-PCR 方法检测正常和损伤软骨组织以及细胞水平中差异的基因和长链非编码 RNA 的表达，筛选出在组织和细胞水平变化一致，同时在共表达网络中占据关键位置的长链非编码 RNA，并进行开放阅读框和密码子替代频率的检测。同时，对软骨损伤相关长链非编码 RNA 以及软骨基质相关的基因 Collagen Ⅱ，Collagen Ⅰ、MMP13 和 ADAMTS5 等在 IL-1β 和 TNF-α 刺激后不同时间点软骨细胞中的表达进行检测。在损伤以及正常软骨的体外培养中，分别敲低和过表达软骨损伤特异长链非编码 RNA，在 RNA 水平和蛋白水平检测细胞外基质降解相关分子的表达，以此验证长链非编码 RNA 能否调控细胞外基

质降解的过程。同时，通过转染特异性长链非编码 RNA 的靶基因，检测能否补救特异性长链非编码 RNA 引起的细胞外基质降解，从而证明长链非编码 RNA 是否靶向调控细胞外基质相关分子，参与软骨降解过程。

结果显示，依据笔者的设定标准，差异倍数在 8 倍以上，同时去除本底表达量很低的干扰因素，共发现差异表达的 152 个长链非编码 RNA，其中 82 个在损伤软骨中高表达，70 个表达降低。根据基因功能分类（GO）选择出软骨损伤时表达上调的 6 项，共 112 个 mRNA 与 152 个 lncRNA 构建共表达网络，其中 lncRNA-CIR 与 6 个 lncRNA 和 2 个 mRNA 相互连接（图 5-2-25）。进一步分析 lncRNA-CIR 无开放阅读框区域，同时密码子替代频率得分为 –5913.5087。

在体外组织和细胞层面验证 RP11-162L10.1（lncRNA-CIR）、AC127391.1、AC128677.4 和 IGH@ 4 个长链非编码 RNA，其中 lncRNA-CIR 在损伤软骨中高表达，其余 3 个在正常软骨中高表达；同时验证了细胞外基质分子，其中 Collagen Ⅱ、Collagen Ⅰ、MMP13、ADAMTS5

在损伤软骨中表达均升高。原代软骨细胞在炎症因子刺激 4~12 小时后，Collagen Ⅱ、Collagen Ⅰ 和 aggrecan 表达水平下降，MMP13、ADAMTS5 表达升高，同时 lncRNA-CIR 表达升高。在软骨细胞转染 siRNA 之后，引起软骨细胞外基质胶原的升高，胶原酶水平降低（图 5-2-26）；转染质粒后，引起胶原的降解和酶含量升高（图 5-2-27）；同时在 RNA 和蛋白水平进行验证（图 5-2-28）。但此过程并不影响 SOX9 的表达，提示 lncRNA-CIR 并不调控 SOX9 来发挥作用。并且发现在正常软骨中过表达 lncRNA-CIR，引起 vimentin 表达降低，再同时过表达 vimentin 质粒进行补救，可以使细胞外基质 Collagen Ⅱ 和 Collagen Ⅰ 表达水平回升。在损伤软骨中过表达 vimentin 质粒，同样可以促进胶原的合成和代谢性酶含量的降低。

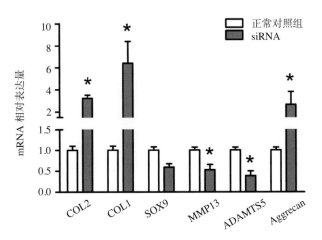

图 5-2-26 在 si-lncCIR 敲除后检测 COL2、COL1、SOX9、MMP13、ADAMTS5 和 aggrecan 表达水平

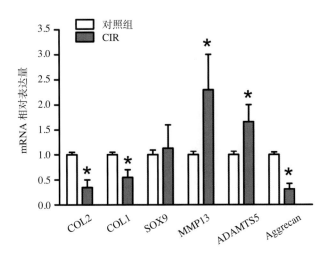

图 5-2-27 过表达 lncRNA-CIR 对于细胞外基质的影响

研究证明在软骨损伤过程中存在大量长链非编码 RNA 差异表达；并且发现其中 lncRNA-CIR 为软骨损伤过程中相关性和特异性最高的长链非编码 RNA。在体外培养软骨细胞中加入炎症因子刺激可以模拟软骨损伤过程，发现可诱导 lncRNA-CIR 的表达增加，同时软骨细胞的基质发生破坏，表明 lncRNA-CIR 参与软骨损伤和细胞外基质降解过程。在正常软骨中和损伤软骨细胞体系中都表明，lncRNA-CIR 通过靶向调控 vimentin 发挥功能；并且高表达的 lncRNA-CIR 能促进软骨细胞外基质降解，抑制 lncRNA-CIR 则可以保护细胞外基质成分。

4. 环状 RNA（circRNA）在关节软骨损伤中作用研究 环状 RNA 是一类广泛存在于真核细胞质中的非编码 RNA，这些内源性 RNA 具有结构稳定、组织特异性高的特点。与线性 RNA 相比，circRNA 可以显著地进行非典型剪接，而无游离 3' 或 5' 末端，研究显示，circRNA 作为 microRNA（miRNA）海绵发挥作用，可以自然分离和竞争性抑制 miRNA 的活性。circRNA 参与多种疾病的发展，如动脉粥样硬化和神经系统疾病。然而，circRNA 在软骨中的作用及其在 OA 发病中的总体作用尚不清楚。

笔者为了鉴定软骨中特异表达的 circRNA，比较了 OA 软骨和正常软骨中 circRNA 的表达，并用生物信息学方法预测了 circRNA 和 mRNA 在软骨中的相互作用。结果显示，共有 104 个 circRNA 在受损软骨和完整软骨中差异表达。在这些 circRNA 中，损伤软骨中分别有 44 和 60 个上调和下调（图 5-2-29）。在软骨细胞的机械应力下，circRNA-MSR 表达增加。使用小的干扰 RNA 沉默 circRNA-MSR，敲低 circRNA-MSR 可抑制肿瘤坏死因子 α（TNF-α）的表达并增加细胞外基质（ECM）的形成（图 5-2-30）。结果表明，circRNA-MSR 调节 TNF-α 表达，并参与软骨细胞 ECM 降解过程。抑制 circRNA-MSR 可以抑制软骨细胞 ECM 的降解，而敲低 circRNA-MSR 可能是 OA 的潜在治疗靶点（图 5-2-31）。

（五）小结

基因治疗在软骨修复和软骨损伤治疗方面可能具有良好的潜力，但仍有一些问题有待解决。例如，干细胞向软骨形成的诱导通常伴随着成骨和肥大，并且可获得的软骨细胞或软骨祖细胞的数

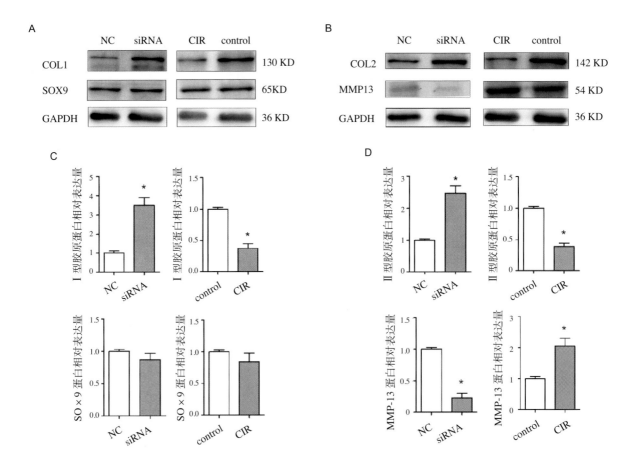

图 5-2-28　lncRNA-CIR 调控细胞外基质分子蛋白水平的表达　A. Western Blot 方法检测 I 型胶原和 SOX9 在转染后的变化；B. Western Blot 方法检测 II 型胶原和 MMP13 在转染后的变化；C. 为图 A 中三次独立实验的统计结果，NC 代表未转染 siRNA；D. 为图 B 中三次独立实验的统计结果，control 代表未转染质粒

量受到限制。优选的病毒载体是腺病毒及其重组载体，但迄今为止，逆转录病毒和腺病毒或 scAVV 是唯一在临床试验中测试过的载体。因此，基因治疗的临床应用似乎仍是遥不可及的现实。此外，考虑到软骨疾病的非致命性，基因治疗可能引起的副作用令人尤为关注。

三、外泌体治疗

外泌体（也称外排体，exosome）是一类由细胞分泌的直径为 30～150 nm 的膜性囊泡，主要来源于细胞内溶酶体微粒内陷形成的多囊泡体，经多囊泡体外膜与细胞膜融合后释放到胞外基质中可以发挥细胞间通信载体的作用，在细胞之间转移脂质、核酸和蛋白质等生物活物质以在受体细胞中引发相应生物效应（Li et al., 2018）。干细胞在组织修复过程中的作用已经得到了广泛的研究与应用，随着机制方面研究的不断深入，近年来发现干细

胞的外泌体是干细胞发挥促修复作用的重要途径（Keshtkar et al., 2018）。MSC（间充质干细胞）外泌体携带超过 850 种基因产物（www.exocarta.org）和超过 150 种 miRNA，外泌体中的蛋白和 miRNA 涉及许多不同的生物化学和细胞过程，这种广泛的生物活性分布赋予 MSC 外泌体引起多种细胞反应并与许多细胞类型相互作用的能力。迄今为止，已报道人类 MSC 外泌体可预防心肌缺血再灌注（IR）损伤，减轻肢体缺血，改善伤口愈合，改善移植物抗宿主病（graft versus host disease, GVHD），减少肾损伤，促进肝再生，促进软骨和骨再生。

（一）干细胞外泌体在软骨组织损伤修复中的作用及机制

目前多种干细胞来源的外泌体在软骨损伤修复中的作用得到了初步的研究，包括胚胎干细胞、骨髓间充质干细胞、诱导多能干细胞、滑膜干细胞、脂肪干细胞、软骨干细胞，均在软骨损伤中

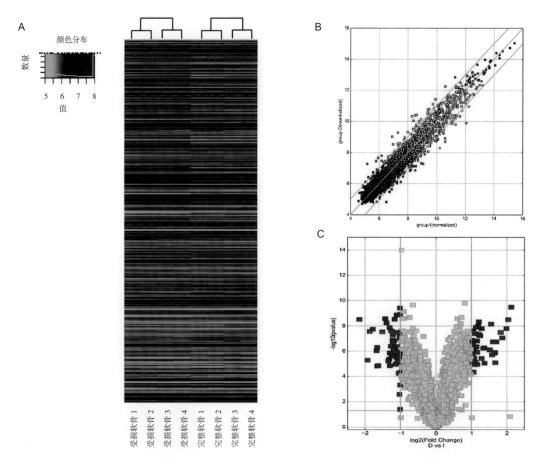

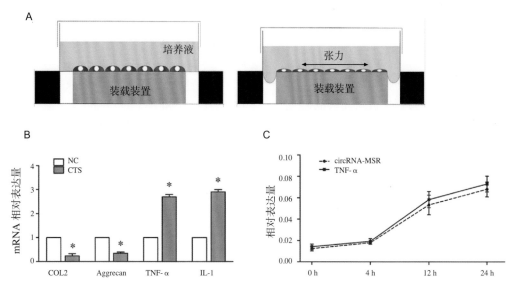

图 5-2-29 软骨组织中 circRNA 的差异表达 A. 对受损和完整的软骨之间差异表达的 circRNA 进行分级聚类分析。每组包含四个个体（表达差异 >2 倍；*P*<0.05）。表达值用不同的颜色表示，表示所有样本中表达水平高于和低于中值表达水平；B. 散点图是一种可视化方法，用于评估完整（I 组）和受损（D 组）样品之间 circRNA 表达的变化。散点图中与 x 和 y 轴对应的值是样本的标准化信号值。绿线表示倍数变化；C. 使用倍数变化和 *P* 值构建火山图。垂直线对应于完整和受损样品之间的上调和下调 2.0 倍（I 相对于 N），水平线表示 *P* 值。图中的红点代表差异表达的 circRNA，具有统计学意义

图 5-2-30 机械应力下的基因表达变化 A. FX-5000 Flexcell 系统的示意图；B. 通过 qPCR 分析具有 CTS 和对照的软骨细胞中 COL2A1，聚集蛋白聚糖，TNF-α 和 IL-1 的表达；C. 用机械应力刺激来自供体的软骨细胞指定的时间。使用 qPCR 分析 circRNA-MSR 和 TNF-α 的表达。给出的值是三种不同制剂的平均值 ± 标准误（*P*<0.05）

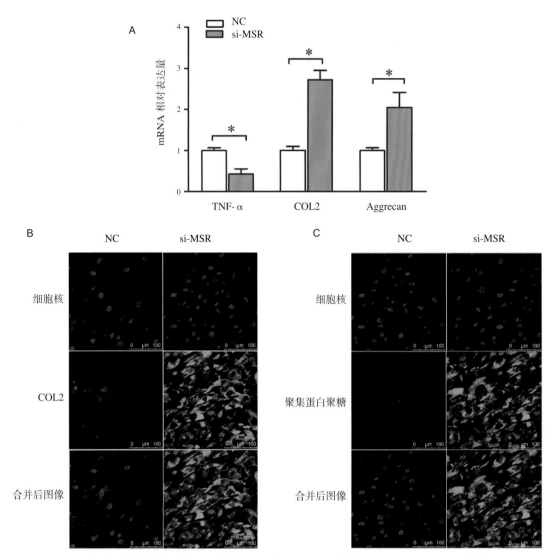

图 5-2-31 circRNA-MSR 对人软骨细胞基因表达的影响 A. 使用 si-MSR 敲除 circRNA-MSR 后，检测到 TNF-α、COL2 和聚集蛋白聚糖的 mRNA 表达水平；B、C. 用 si-MSR 转染后对 COL2 和聚集蛋白聚糖进行免疫荧光染色。异硫氰酸荧光素和 Hoechst 33342 染色使用了抗 COL2 和聚集蛋白聚糖的特异性抗体

发挥促进修复的作用，有一项对不同来源的干细胞外泌体的促软骨修复能力直接进行比较的研究表明，诱导多能干细胞来源间充质干细胞分泌的外泌体（iMSC-Exos）对 OA 的治疗效果优于滑膜间充质干细胞来源的外泌体（SMMSC-Exos）（Zhu et al., 2017），这说明干细胞来源的外泌体在软骨损伤修复中具有普遍的促修复作用，但其作用效果是有差别的。

MSC 外泌体软骨再生的机制尚未完全阐明，但目前的研究为其机制提供了一些线索，主要是通过内含的生物活性因子调控软骨细胞及软骨组织中炎症细胞的表型变化来实现的。干细胞外泌体能够通过 AKT 和 ERK 信号传导的腺苷激活来增强

软骨细胞增殖及基质合成，减少炎症介质 TNF-α、IL-6、PGE$_2$ 和 NO 的产生，增强抗炎细胞因子 IL-10 的产生和 II 型胶原的表达（Tofino-Vian et al., 2018），通过平衡软骨细胞外基质（ECM）的合成和降解，可抑制软骨破坏（Zhang et al., 2018）。它还能提高 CD163[+]M2 巨噬细胞与 CD86[+]M1 巨噬细胞的比例，M1 巨噬细胞在体外通过 IL-6 抑制 MSC 的软骨分化，而 M2 巨噬细胞极化通过产生抗炎 IL-10 来抑制炎症，从而促进软骨细胞的存活，对炎症环境的调节在软骨再生治疗中是重要的（Zhang et al., 2018）。MSC 外泌体是通过对多种细胞类型的协调动员及多种细胞反应的激活来实现骨软骨再生的促进作用。

MSC 外泌体可在 AMP 存在的情况下，通过其携带的 CD73 激活腺苷受体，引起 ERK 和 AKT 的磷酸化，即实现了将来自于受损组织的死亡信号 ATP 转化为促存活信号腺苷，以启动细胞增殖，促进组织修复和再生（Toh et al., 2017）。外泌体携带的 Wnt5a 和 Wnt5b 可以通过激活 YAP 增强软骨细胞的增殖和迁移（Tao et al., 2017），MSC 外泌体有大约 150 个 miRNA。许多是重要信号转导途径的有效调节剂，例如 SMAD、AKT 和 ERK 途径。因此，这些 miRNA 可能在介导 MSC 外泌体对包括 OA 在内的损伤和疾病的功效方面发挥关键作用。例如，MSC 外泌体中的一些 miRNA 如 miR-23b 和 miR-92a 可以通过其在增殖和软骨形成中的调节作用来治疗 OA，而其他如 miR-125b 和 miR-320 可以通过调节基质合成实现治疗作用（表 5-2-1）。其中 miR-92a-3p 通过直接作用于抑制靶细胞中的 Wnt5a 表达来增加软骨基质合成，促进软骨分化，调节软骨发育和体内平衡（Mao et al., 2018）。miR-92a 可通过 PI3K/AKT/mTOR 通路靶向 noggin3 来上调软骨细胞增殖和基质合成，从而介导 MSC 外泌体减轻 OA，而外泌体 miR-23b 可通过抑制 PKA 信号，诱导人 MSC 的软骨形成分化，miR-125b 和 miR-320 可通过下调 ADAMTS-4 和 MMP-13（人类 OA 软骨细胞中表达上调的两种细胞外基质蛋白酶）的表达来抑制 ECM 分解，从而减轻 OA。

（二）外泌体的工程化修饰

虽然干细胞的外泌体在软骨损伤修复中能发挥有益的治疗效应，但由于外泌体内成分复杂，在发挥治疗作用的同时可能会产生副作用，例如 Wnt5a 和 Wnt5b 在通过激活 YAP，增强软骨细胞的增殖和迁移的同时也具有减少软骨 ECM 分泌的

副作用。而通过 miRNA 转染的方式增加外泌体中 miR-140-5p 含量时就会实现增强 AC 的增殖和迁移而不损害 ECM 分泌的效果（Tao et al., 2017），除了避免副作用，也可以通过改变外泌体内含物的含量来增强其修复效果，BMSC 在过表达 miR-320c 后，其外泌体促进骨关节炎软骨细胞增殖、下调 MMP-13 的能力得到加强（Sun et al., 2019）。

（三）外泌体在软骨修复中的应用

外泌体在软骨修复中的主要应用方式为将外泌体溶液多次注射至关节腔内，近期有研究对外泌体与水凝胶等生物材料构建复合支架的方法进行了初步的探索，一种光诱导的亚胺交联水凝胶胶与外泌体支架制备形成用于软骨再生的无细胞组织贴剂，它可以保留 SC-Exos，在体外正向调节软骨细胞和 hBMSC，在体内与软骨基质整合，促进软骨缺损部位的细胞沉积，促进软骨缺损修复（Liu et al., 2017）。

目前 MSC 外泌体作为 MSC 分泌的有治疗效应的生物活性物质在组织修复中得到了广泛研究，与 MSC 相比，MSC 的外泌体在实现类似修复作用的同时具有额外的优势，包括更安全、更易于保存、有更少的细胞治疗相关风险，它在临床中的最终应用需要对机制有更清楚的认识，并且在大动物模型中进行验证，在适当对照的临床试验中进行严格评估。

四、细胞疗法

基于细胞的疗法已成为一种有希望的软骨再生方法，该方法基于使用自体或同种异体细胞，常用的细胞通常是干细胞。本节主要讨论干细胞疗法。干细胞具有自我更新的能力以及在多种专门类

表 5-2-1　MSC 外泌体中的软骨相关 miRNA

miRNA	靶基因	作用
miR-23b	PKA	通过抑制 PKA 信号来诱导人 MSC 的成软骨分化
miR-92a	Noggin3	激活 PI3K/AKT/mTOR 信号，促进软骨祖细胞增殖及基质合成
miR-125b	ADAMTS-4	抑制 IL-1β 引起的 ADAMTS-4 升高
miR-320	MMP-13	抑制软骨细胞中的 MMP-13 表达
miR-221	MDM2	促进软骨祖细胞增殖
miR-22	PPAR-α, BMP-7	抑制 IL-1β 及 MMP-13 的表达

型细胞中分化的潜力。MSC 由于其多能性和免疫调节特性，是再生医学中最常用的干细胞。它们可以从多种组织中被分离出来，例如脂肪组织、骨髓、脐带血、骨膜、软骨膜。它们可分化为脂肪细胞、软骨细胞和成骨细胞，并通过几种表面标记，其中阳性如 CD90、CD73、CD105 以及阴性如 CD34、CD45 和 CD14 来鉴定。

在关节软骨损伤修复中，干细胞疗法主要是通过四种机制发挥作用：

（1）分化潜能：干细胞通过强大的自我更新、增殖能力及分化潜能，能够替代受损软骨细胞；

（2）旁分泌：干细胞通过旁分泌和自分泌作用释放可溶性分子（分泌物），例如细胞因子、生长因子、免疫调节因子或胞外囊泡（EV）对细胞发挥它们的免疫调节特性，激活细胞和血管再生途径，为软骨提供诸多营养物质；

（3）归巢性：干细胞在体内微环境作用下具有黏附在炎症部位的能力，可以主动迁移至软骨缺血或受损部位进行修复受损细胞与细胞重建；

（4）免疫抑制和抗炎作用：干细胞能够表达主要组织相容性复合体 MHC-Ⅰ类逃避宿主免疫清除，并通过抑制 T 淋巴细胞活性和抑制自然杀伤细胞分化实现重要的免疫抑制作用，并且还可以抑制单核细胞和巨噬细胞的炎症功能。

（一）干细胞与软骨细胞共培养相关研究

细胞共培养概念的提出是为了在体外模拟体内多种细胞相互作用的内环境，探究细胞间相互作用对生理稳态维持以及损伤修复过程的影响。共培养技术在组织工程学领域的应用是新近研究的热点方向。共培养技术在组织工程学领域被应用主要有以下两方面目的：通过两种细胞的共培养使之产生均一化的一种组织；或者通过共培养形成多种细胞类型共存的组织并且相互维持帮助对方的生长。现今，共培养技术用于软骨组织工程领域研究主要有 3 种方式（图 5-2-32）：①共培养体系中一种类型细胞使另一种类型细胞成软骨分化，而共培养系统总体新生软骨组织增加；②两种类型细胞相互作用使得产生均一化软骨组织；③共培养体系中各细胞维持各自表型从而产生结构化软骨组织。明确在何种条件下共培养体系中的一种细胞会转变成另一种细胞，或者明确在何时让这两种细胞维持自

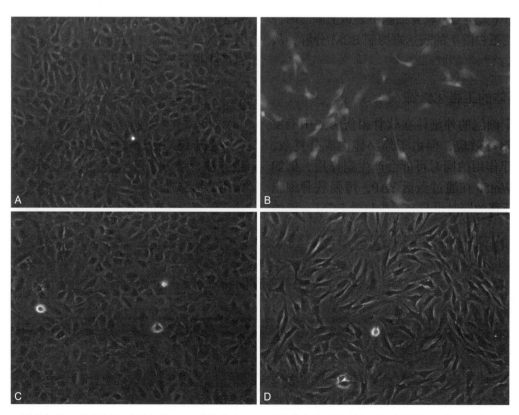

图 5-2-32　A. 软骨细胞：骨髓间充质干细胞 2：1 共培养组；B. 蓝色激发光下软骨细胞：骨髓间充质干细胞 2：1 共培养组；C. 单纯软骨细胞组；D. 单纯骨髓间充质干细胞组

身表型，何时让细胞相互转化，这都是组织工程学领域最重要的研究问题。

笔者在体外利用软骨细胞与骨髓间充质干细胞直接共培养技术研究两种细胞的相互影响，并研究此系统中骨髓间充质干细胞促进软骨细胞生长的作用机制。实验首先采用荧光分子探针标记共培养体系中的骨髓间充质干细胞，然后再与软骨细胞共培养7天后利用流式细胞术分选出单一种类细胞，并与单纯培养对照组进行比较，应用实时定量PCR方法和蛋白质印迹法分析共培养体系中细胞的基因以及蛋白表达变化。细胞增殖情况通过流式细胞周期分析及共聚焦显微镜技术EdU掺入实验获得。结果发现，在细胞共培养7天后，共培养体系中骨髓间充质干细胞比例明显减少；共培养组中软骨细胞增殖率高于单纯培养组软骨细胞增殖率（图5-2-33，图5-2-34）；共培养体系中软骨细胞成软骨分化特异性基因mRNA水平表达有所下降（图5-2-35，图5-2-36），但共培养组软骨细胞与单纯培养组软骨细胞成软骨分化特异性基因蛋白质水平检测及细胞形态学观测无显著差异。

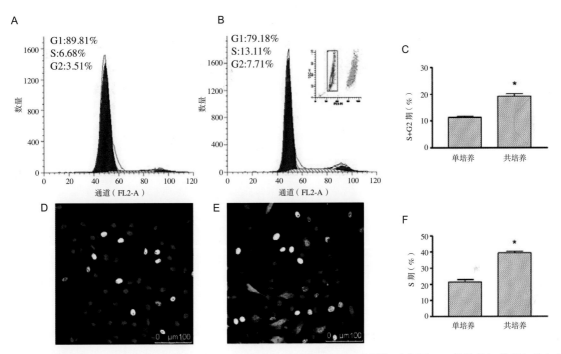

图 5-2-33 骨髓间充质干细胞促进软骨细胞增殖 A.单纯软骨细胞培养组细胞周期示意图；B.共培养组软骨细胞细胞周期示意图；C.软骨细胞细胞周期统计结果；D.单纯软骨细胞培养组EdU掺入情况；E 共培养组EdU掺入情况；F. EdU掺入实验统计结果

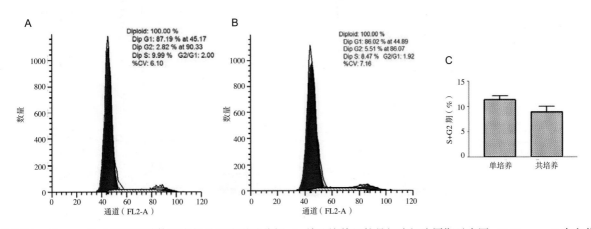

图 5-2-34 Transwell 小室共培养体系中软骨细胞增殖分析 A.单纯培养组软骨细胞细胞周期示意图；B. Transwell 小室共培养组软骨细胞细胞周期示意图；C.软骨细胞细胞周期统计结果

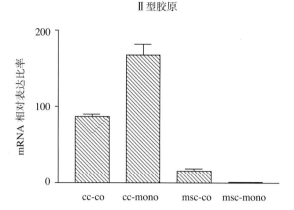

图 5-2-35　共培养组内两种细胞 Ⅱ 型胶原基因表达量变化

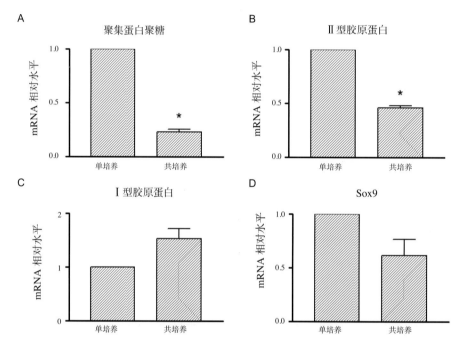

图 5-2-36　单纯培养组中软骨细胞和共培养组中软骨细胞成软骨特异性基因表达的差异　A. 单纯软骨细胞培养组和共培养组软骨细胞蛋白多糖基因表达差异；B. 单纯软骨细胞培养组和共培养组软骨细胞 Ⅱ 型胶原基因表达差异；C. 单纯软骨细胞培养组和共培养组软骨细胞 Ⅰ 型胶原基因表达差异；右下图：单纯软骨细胞培养组和共培养组软骨细胞 *Sox9* 基因表达差异

通过 Transwell 小室共培养与直接接触共培养的比较，确定了细胞直接接触作用对软骨细胞表型维持的影响，应用细胞外基质和黏附分子 PCR Array 寻找细胞间相互作用的靶分子（图 5-2-37）。结果发现，骨髓间充质干细胞在 Transwell 小室共培养模式下对软骨细胞的增殖及基因表达无明显影响；细胞外基质和黏附分子 PCR Array 结果显示共培养组中的软骨细胞基质金属蛋白酶 MMP-9 等分子表达下降，转化生长因子 -β 诱导蛋白 TGF-β1 等分子表达增高。

研究表明骨髓间充质干细胞促进软骨细胞生长的作用是直接接触共培养体系中主导作用因素。

在体外直接接触共培养体系中，骨髓间充质干细胞可以促进软骨细胞增殖，且并不导致软骨细胞反分化现象的发生。骨髓间充质干细胞对软骨细胞的滋养作用通过细胞间直接接触发挥作用。

长期以来，干细胞已被广泛用于通过全身给药成功治疗免疫相关疾病和各种血液癌。然而，它们在诸如软骨和骨骼的肌肉骨骼组织中的治疗尚未得到充分利用。该领域的一个重要挑战是缺乏适当的细胞来源，而细胞来源同时具有良好的干性和高丰度。实际上，当前的标准细胞来源（自体软骨细胞和 BMSC）尚未解决这一巨大挑战。笔者认为，来自患者自身脂肪组织的脂肪间充质干细胞

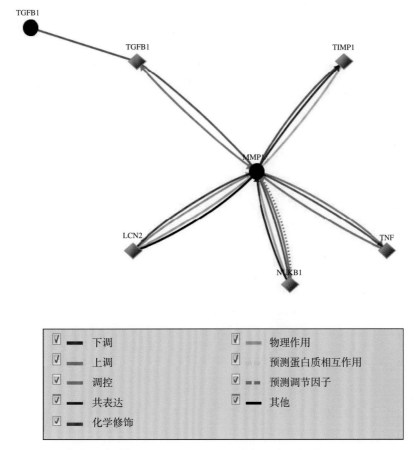

☑ ━━ 下调	☑ ━━ 物理作用
☑ ━━ 上调	☑ ┈┈ 预测蛋白质相互作用
☑ ━━ 调控	☑ ╍╍ 预测调节因子
☑ ━━ 共表达	☑ ━━ 其他
☑ ━━ 化学修饰	

图 5-2-37　共培养组软骨细胞与单纯培养组软骨细胞差异表达基因基因网络分析结果

有可能解决这个紧迫的问题，因为它们可以无限期地传代，同时显示出合理的干性。但是，尽管脂肪来源的 MSC 有意义，但它们的干性却比其多能性干细胞低一些，它们最适合分化为成骨细胞，而不适合软骨细胞分化。诱导多能干细胞（induced pluripotent stem cell, iPSC）可以解决这个问题，因为它们具有多能性，因此可以高产率地分化为驻留在人体内的所有细胞类型。然而，iPSC 在移植后的情景中面临着与可能的肿瘤发生有关的几个问题，因此我们认为基于这些的 OA 治疗仍处于起步阶段。

总而言之，笔者在众多成功的临床试验和许多潜在的商业化研究中看到了基于干细胞的 OA 疗法正以惊人的速度发展。解锁通往此类机会之路的关键是跨学科的协作，其中材料科学家、医师、工程师和干细胞生物学家的协同作用会在此领域做出重要贡献。

（徐兴全　石媛媛　余慧镭　蒋　青　敖英芳）

第三节 关节软骨损伤相关动物模型

一、关节软骨缺损修复模型

通常情况下，研究者在进行软骨再生修复的临床转化中都要以软骨缺损的临床前研究模型为基础，开展后续研究。动物模型的建立对我们理解软骨缺损修复的病理生理过程有非常重要的意义，动物部分生理特点与人类相似，利用动物模型进行临床前期实验研究，进一步评估各种治疗方法治疗关节软骨缺损的有效性和安全性，从而缩小体外软骨再生培养与临床软骨再生修复之间的距离，是软骨修复治疗技术进入临床治疗关节软骨缺损的必要环节。

（一）人与动物关节软骨的差异

虽然动物模型的使用广泛存在于软骨修复的临床前研究中，并为临床治疗提供科学依据，但是人与实验动物关节软骨各有不同的组织学特征，在关节软骨层厚度、软骨基质组成和排列方式等方面具有不同特点。

人的股骨髁透明软骨的厚度为 2.25 ~ 2.75 mm，而实验动物软骨层厚度较人类软骨层厚度薄（Bajpayee et al., 2015）。例如在常用的实验小动物中大鼠透明软骨层平均厚度约为 0.1 mm，新西兰大白兔的透明软骨层厚度约为 0.3 mm，在常用的大动物模型中，比格犬的厚度为 1.0 ~ 1.3 mm，绵羊的厚度为 0.5 ~ 1.7 mm，山羊的厚度为 0.8 ~ 2.0 mm，小型猪的厚度为 1.5 ~ 2.0 mm，马的厚度为 1.8 ~ 2.0 mm，也都较人的关节软骨厚度薄。除了软骨层的厚度，人和动物的软骨胶原纤维的

排列也呈不同特征。人的胫骨平台软骨胶原纤维大多呈叶状排列，但是牛和山羊的关节软骨纤维则呈柱状平行排列，马的胶原纤维呈平行状分布于关节表面。此外，由于软骨层厚度、纤维排列特征和走行方式等不同，人类和动物的关节软骨在生物力学性能上也有明显的差异（Athanasiou et al., 1995）。除此之外，基于小动物的临床前研究模型提供的有效信息可能不足，最主要的原因在于小动物较人而言具有更强的自愈能力，一些小的软骨缺损即使不经过修复，也有自愈的倾向。这些都反映了人和动物在关节软骨组织上的差异。

由于人和实验动物的关节软骨在组织学和生物力学上存在差异，导致其两者在软骨损伤后的修复特点和修复反应上有所不同，从而影响对研究结果的评估。由于不同的动物有不同的大小，它们各自的关节软骨的厚度也有所不同，在人关节软骨损伤的深度，有时在动物模型上可能已经损伤到软骨下骨（Madry et al., 2015）。因此根据关节软骨损伤的深度，关节软骨损伤的动物模型也可分为部分软骨损伤模型（即损伤深度在动物模型软骨层内）、全层软骨损伤模型（即软骨损伤累及软骨全层，但是软骨下骨无累及）和骨软骨损伤模型（即软骨缺损累及软骨下骨）（图 5-3-1）。虽然不同的软骨缺损模型在软骨损伤面积和损伤深度上会存在差异，且对动物模型修复的效果有所影响，甚至可能导致动物实验上的结果不能很好地在人体上重复，但是利用动物模型模拟人类软骨损伤情况，比较各种不同治疗方法对软骨修复的治疗效果，仍然具有重要的参考价值。

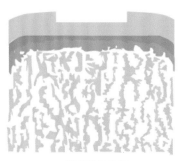

部分软骨缺损

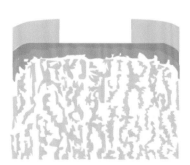

全层软骨缺损

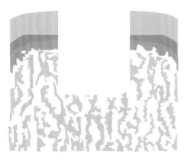

骨软骨缺损

图 5-3-1 根据软骨损伤深度设计的不同类型的软骨缺损模型

(二)造模的方法

动物模型应能反映出软骨损伤的不同表现、外观和病因，例如由急性运动创伤造成的软骨损伤或者由骨关节炎造成的软骨损伤等，因此动物模型的造模方式多种多样，本节主要介绍由于创伤等急性因素造成的局灶性软骨损伤模型。根据造成动物关节软骨缺损的原因不同，可将动物软骨缺损建立方法分为手术法、化学损伤法、机械撞击法等，其中以手术法最为常用。

手术造模在动物软骨缺损模型中是最常使用的一种方法，即用人为手术的因素来模拟急性软骨损伤，从而在动物的关节软骨上制造缺损模型。

在临床实际的实践中，微骨折法是最常用的软骨修复的治疗手段，而在临床前研究中，通常也采用这种微骨折法进行造模，进而来观察动物软骨修复的过程。基于微骨折的原理，目前在软骨缺损模型中常用到的是一种改良的开放手术缺损造模技术，即在动物关节周围行手术切开，逐层显露关节软骨后，在软骨及软骨下骨上建立不同深度的单一缺损空间，再通过生物材料结合外源性的细胞修复软骨损伤，此方法在不同种类实验动物中均有使用，尤其是小动物模型例如大鼠、兔子等。其具体的造模过程包括以下几个步骤：①对动物关节周围进行备皮和消毒，逐层切开皮肤、浅筋膜、关节囊，暴露动物的软骨表面；②动物软骨损伤部位清创，显露正常软骨的边缘，目的是有利于后期再生软骨组织的修复与填充，便于观察修复组织和原有正常软骨组织连接部位的修复情况；③用刮勺刮除软骨的钙化层，暴露软骨下骨，构建一般为圆形或者矩形的软骨缺损，目的是方便修复材料的塑形、观察和术后修复评估；④缝合关节囊、皮肤等，进行观察。Makino等以成熟雌性大白兔为实验对象，选择膝关节髌前内侧切口，将髌骨外翻后显露股骨髁，于股骨滑车处构建直径 7 mm、深 5 mm 的圆柱形骨软骨缺损模型来研究间充质干细胞对软骨缺损的修复（Makino et al., 2002）。Hu 等为避免软骨下骨损伤，同样方法暴露兔股骨髁部后建立直径 4.5 mm、深 1 mm 的兔膝关节软骨缺损（Hu et al., 2010）。该方法应用十分广泛，因其能够模拟急性运动损伤引起的软骨损伤的病理过程，造模容易进行，方法简单，无其他复合造模干扰因素，容易达到规范化，可重复性好，是较好的急性软骨损伤模型。

小型动物体积小，从而大多采用开放式手术的方式造模，但牛、马、羊等大型动物体型较大，在膝关节行关节镜手术进行造模具有一定的可行性。Strauss 等选择 2～6 年龄马为实验动物，造模方式按照膝关节镜标准手术入路，麻醉后于膝关节处髌腱内、外侧建立两处关节镜手术通道，在关节镜下于股骨滑车脊处以铲形钻刀和尖钻建立直径 15 mm、深 3 mm 的软骨缺损（Strauss et al., 2005）。开放手术造模具有视野清楚、操作方便的优点，但是缺点同样也很明显，由于创伤大，有可能造成一些不可逆的关节损害，破坏关节的正常应力。同时开放手术容易造成实验动物感染风险大，死亡率相对较高，从而影响实验结果。关节镜手术造模较开放性手术造模方式创伤明显减轻，对正常关节结构和软骨修复过程影响较小，但是在试验研究中，因为关节镜设备昂贵，大动物购买和饲养等较繁琐，手术操作需要一定的关节镜手术技巧和基础，初期的研究者很难开展。两种手术造模方式在各项研究中均有使用，它们各有优缺点，在临床前研究中研究者应根据各自情况，选择适合的造模方式。

临床中常见的软骨损伤多见于运动损伤导致的关节面撞击挤压，因此有学者提出采用闭合撞击法制造软骨损伤的动物模型。在 1998 年，Newberry 等为了研究急性机械冲击力对软骨的影响，采用闭合撞击法建立软骨损伤模型，他们选择兔子为实验对象，将兔子固定在支架上，捆绑其后肢呈屈曲状态，在后肢膝关节上用两种不同重量的物体在不同的高度轮流自由落体冲击兔子后肢膝关节，制造软骨损伤，达到造模效果（Newberry et al., 1998）。同样的，Mrosek 等也采用自由坠落撞击装置闭合撞击比格犬膝关节，建立软骨缺损动物模型（Mrosek et al., 2006）。这种造模方式虽然不用采用手术的方式，但是所造成的软骨损伤没有标准化，不能形成损伤大小、深度一致的模型，对实验的重复和研究有不利影响。另外，闭合撞击法造模所造成的软骨损伤多为弥漫性，多用于骨关节炎的研究，很少用于局灶性软骨损伤修复的研究。

除了手术和机械撞击外，利用化学试剂人为造成动物软骨损伤，进而进展为骨关节炎或类风湿关节炎等也大量应用于临床前研究中。有研究显示采用木瓜蛋白酶、透明质酸酶、胶原酶、碘乙酸盐、肾上腺皮质激素、菲律宾菌素等破坏关节软

135

骨，构建软骨缺损动物模型。虽然化学方法制造关节软骨缺损在理论上可行，但是因为造模周期长，不能模拟急性应力性损伤，造成的软骨缺损大小、位置、深度不确切，与闭合撞击法一样，多不用于局灶性软骨损伤的临床前研究。

（三）实验动物的选择

采用不同的动物种类造出来的软骨损伤模型具有不同的特点，针对不同的实验设计选择合适的动物来造模成为实验设计的基本要求。目前适用于建立关节软骨损伤修复的研究的动物模型主要有小鼠、大鼠、兔子、羊、小型猪、马和羊等（图5-3-2）。通常，在造模过程中要考虑更多关于实验动物个体特征方面的因素，从而决定实验动物的选择。

1. 小鼠和大鼠　小鼠是常用的小动物模型之一，由于其具有无胸腺品种、转基因和基因敲除品种，在研究体内机制的过程中具有明显的优势。另外选择小鼠作为实验动物优势还在于其成本低、饲养方便、照顾简单等，由于小鼠还具有繁殖能力强、繁殖周期短等优点，可以提供大量的样本数量，其近交系繁殖还提供了稳定的遗传基因，通常用于基因和遗传水平的研究。无胸腺的裸鼠品种在研究和免疫相关的软骨修复过程中也起着重要的作用。然而小鼠的关节体积较小，关节软骨较薄，这些都限制了其用于支架材料等修复局灶性全层软骨损伤的研究。和人体不同的是小鼠的生长板是开放的，软骨损伤的自愈能力较强，会对实验结果产生影响。目前，裸小鼠、转基因小鼠和基因敲除小鼠常用于异位软骨模型的研究。大鼠相对于小鼠来说，其膝关节体积及软骨层厚度较优，这些优势使得大鼠相较于小鼠很适合开展软骨缺损的临床前研究（Oshima et al., 2004），但是大鼠的软骨层仍旧很薄，依然限制了其应用广度。同样的，大鼠和小鼠一样都具有成本低、好饲养等优点，转基因大鼠在进行软骨缺损的研究中也更具有优势。不过值得注意的是，从基于大鼠的临床前研究结论向大动物研究以及临床应用推广时需要注意和谨慎，原因在于，大鼠和小鼠的关节一样，具有较强的自身修复能力，实验获得的研究结果可能夸大干预的实际治疗效果。

2. 兔子　兔子是最常用的体内软骨缺损模型的实验对象，它的关节体积及软骨厚度介于大动物和小动物之间，较大鼠和小鼠有着明显的优势，

而且又较大动物成本低，好饲养，有稳定的基因型和足够的数量，这就为建立软骨缺损模型提供了足够的可能性。虽然兔软骨较鼠软骨在厚度方面存在优势，但与人类相比还是太薄，有研究显示兔子股骨滑车部位的软骨厚度在 0.44 ± 0.08 mm，股骨外侧髁的软骨厚度为 0.3 ± 0.07 mm，这就限制了其可以造模的深度和大小（Rasanen et al., 1996）。事实上，在临床前研究中，大部分兔软骨损伤模型报告的软骨缺损深度为 3～4 mm，这就说明大约80%的软骨缺损模型累及软骨下骨，这对实验结果会有一定的干扰（Han et al., 2003）。另外兔子的最大限制在于其具有很强的自愈性，软骨愈合能力要明显大于其他大动物和人类，目前通常将直径达到 3 mm 的缺损直径作为限制软骨修复的临界值（Wei et al., 1997），因此通常在兔子模型中建立直径超过 3 mm，深度在 3～4 mm 全层软骨缺损模型，可以避免自身修复作用对实验结果的影响。但是与人类相比，兔子关节过度屈曲的解剖结构与人体直立的结构存在生物学差异，膝关节屈曲程度要高得多，导致滑车中的应力比人类更高，这就限制了其结果论向临床应用的外推性。

3. 比格犬　比格犬属于大动物模型，其广泛应用于软骨损伤修复的模型中，它的关节体积大，软骨较厚，另外和人类类似，比格犬的自身软骨修复能力较弱，而且比格犬也会面临骨关节炎和软骨损伤的疾病，生物力学特点也更为接近，其模型和人类较啮齿类动物关联较近，更具有临床意义。除了上述优点外，其还被广泛应用于手术模型的研究，可以在关节镜下进行造模和修复。而且比格犬的软骨厚度允许构建全层软骨损伤，而不伤及软骨下骨，虽然其厚度和人类还有差距，但进行临床前研究已经足够。另外，比格犬可以按照标准的康复流程进行训练，进行术后的康复锻炼，从而应用于康复及运动锻炼领域的软骨修复研究。比格犬的另一项优势在于可以通过关节镜实验软骨修复组织的病理学取材，而不用将实验动物处死（Feczko et al., 2003）。但是其也具有大动物共有的一些缺点，如购买成本较高，饲养较麻烦，训练需要专业的动物训练师等，无法进行像小动物一样的大样本研究，而且存在研究中的伦理问题。

4. 猪　猪也是一种广泛应用的大动物模型实验对象，其关节大小、软骨厚度、膝关节的负重特点、生物力学特点都与人类较为相似。猪作为实验动物可以用于建立部分或全层软骨损伤模型，

具有大动物共有的优势，同样可以采用关节镜手术方式来造模和取材，但是也有着明显的局限：个体较大、饲养困难、受刺激后反应过大，性情好斗，有一定的攻击性。然而使用迷你小型猪可以避免上述局限性（Gotterbarm et al.，2008），因此通常使用小型猪来进行造模，另外猪关节软骨损伤的自愈性也较差，可以避免自身修复作用对实验结果的影响。一般情况下，实验采用周龄大于42～52的成熟小型猪作为研究对象，因为小于这些周龄的小型猪被视为不成熟的研究对象，其自愈能力较强（Ho et al.，2010）。总之，小型猪作为软骨修复模型使用具有其优点，虽然这些特殊繁殖的猪的采购和维护成本很高，但它们的大小适合软骨研究，并且由于具有良好的特征而用于各种生物医学研究应用，小型猪在移植研究中的成功应用可能会增加使用该模型进行软骨修复和再生研究的价值。

5. 羊　羊是一种很好的大动物模型实验对象，又分为绵羊和山羊两类。

绵羊软骨缺损模型的优势包括关节体积大、软骨厚以及自我修复能力弱。另外相对于其他大动物来说，绵羊较容易被驯服和饲养，虽然成本较小动物较高，依旧是合适的实验动物。但是其局限性也很明显，包括成熟较晚，通常情况下绵羊的生长板在36～48月龄时闭合，应选用大于该月龄的绵羊作为实验动物。软骨厚度个体变异较大，其软骨厚度的变异区间在0.4～1.0 mm，这就使得很难在不同的个体间建立同样的软骨缺损体积，同时也会影响体内研究的可重复性。绵羊动物模型的另一个局限性在于其软骨下骨密度较高，很难建立软骨下骨或软骨下骨床出血模型。不同于比格犬，绵羊虽然易被驯服，但是不好训练，因此无法做到标准的康复流程。

山羊被认为是最合适的软骨缺损修复动物模型研究对象，其成本不高，且比其他大动物更好管理，生物力学特征、关节大小和软骨厚度均与人类较类似，允许建立部分软骨缺损和全层软骨缺损模型。与绵羊类似，山羊的软骨厚度也存在很大变异，这就导致研究内部不同实验组间会出现较大的个体差异。然而与绵羊不同的是，山羊的软骨下骨较软，使用常规的方法就可以进行软骨下骨缺损模型的制造。山羊和绵羊都可以用关节镜技术进行造模和取材，也可以使用μMRI或者μCT来进行分析，是合适的研究对象（Goebel et al.，2014）。

6. 马　马作为软骨缺损的实验模型有着先天

的优势，与人类类似，由于赛马的缘故，马也容易出现骨关节炎和软骨损伤的情况，且与人类的症状类似。与此同时，马也是大动物中应用在软骨再生领域体型最大的实验动物。马的寿命较长，因此可以用于观察软骨损伤修复的远期疗效，另外马作为一种竞技性动物，也可用于慢性软骨损伤模型的研究。其软骨厚度在所有实验动物中是最厚的，为1.75～2.0 mm，与人体类似，这也是其最大优势所在。但是马也是所有实验动物中购买费用最贵、饲养难度最大的动物，在一定程度上限制了在临床前研究中的广泛应用。而且马在休息时也保持直立位，造成关节承受着很大的重力作用，其体重因素和不同于人类的生物力学特性可能限制了临床前研究结果向临床研究的推广性。

（四）影响软骨缺损动物模型的因素

1. 解剖部位的选择　关节软骨损伤可以发生在人类任何关节，然而大多数临床研究都集中于研究膝关节的软骨损伤，然后才是踝关节和髋关节，在动物模型中也是类似的，仅有少部分的动物研究是在踝关节中进行。在膝关节中，软骨损伤的部位也很重要，大部分的临床观察显示软骨损伤常发生在人体膝关节的股骨髁和滑车，其中有趣的是，出现在股骨髁的软骨损伤恢复程度要比滑车区域好（Kreuz et al.，2006）。

啮齿类动物是最常用于临床前评价的实验动物，一般会在研究的早期阶段，事先通过啮齿类动物实验来验证干预措施的安全性和有效性。小鼠的关节较小，很少用来建立软骨缺损模型，但由于小鼠的品系较多，因此在某些研究领域应用较为广泛，比如可将结合或者未结合支架材料的种子细胞植入裸鼠皮下，评价种子细胞在体内的异位成软骨能力和分化能力。大鼠一般采用后肢的膝关节进行造模，其股骨内、外侧髁均可以建立累及软骨下骨的全层软骨损伤模型，但由于软骨厚度较薄、生物力学性能和人类差异较大，实验结果的外推性受到了限制。同样的，兔子由于软骨厚度受限，也很难建立部分软骨损伤模型，大多数模型是累及软骨下骨的全层软骨缺损模型（Mehrabani et al.，2015），往往选择的部位为后肢股骨内、外侧髁以及股骨滑车。

在大动物模型中，可以在股骨内、外侧髁分别或同时建立全层或者部分软骨缺损。其中比格犬是建立软骨缺损模型的一种理想实验动物，其软骨厚度满足建立全层或者部分软骨损伤的要求，但是大多数研究仍然选择在比格犬建立累及软骨下骨的全层软骨损伤模型（Mehrabani et al., 2015），通常选择的部位包括后肢股骨滑车和股骨内、外侧髁。同样为大动物的山羊、绵羊和小型猪也满足造模要求，同比格犬一样，造模部位常常选择股骨髁和股骨滑车。但是与人类似，不同部位的软骨损伤愈合效果不同，其中在山羊软骨损伤模型中，在股骨滑车的损伤较股骨髁的损伤愈合较好，恰好与人类相反，所以山羊模型中股骨滑车的软骨损伤更具有代表性（Orth et al., 2013）。赛马作为一种竞技类动物，退出赛场的最主要原因就是年龄增大所带来的 OA，基于这一发病原因，马作为软骨损伤的临床前研究备受关注（Ortved et al., 2016）。虽然马的关节形态是对称的，但是研究者通常还是选择后肢股骨外侧髁建立软骨缺损模型，缺损模型通常选择的解剖部位包括掌指关节的内侧髁和腕骨。综上可得出不同实验动物的不同造模部位都有其不同的特征，我们需要了解不同解剖部位的软骨缺损修复特性，并且需要独立评估这些区域中的损伤。

2. 年龄和性别　在选择实验动物上，我们通常认为年幼的实验动物较成年动物更具有组织修复能力，因此常常选用成年动物作为实验对象，以此来避免其自愈性对实验结果的影响。大鼠的成年期一般在 6～8 周，而兔子的成年期则在 16～39 周。对于比格犬而言，很难确定其成年的时间，因为其成年期在 12～24 个月之间，时间跨度长，很难找到合适的时间点。绵羊和山羊的成年期相似，在 2～3 岁。而小型猪的成熟期在 42～52 周，马的成熟期则在 36 个月左右，美国食品药品监督管理局（Food and Drug Administration, FDA）建议选择成熟期的实验动物作为实验对象。软骨缺损动物模型对性别的要求并不严格，可根据实验需求选择合适的性别。

3. 造模时间　造模和干预的时间对实验结果也有着重要影响，目前研究者通常选择造模后 3 个月和 6 个月的时间点来对样本进行取材和评估，造模后 12 个月和 24 个月也常被选用来评估新生软骨的退变程度。有研究者为了研究软骨修复的早期改变也会选择在造模后几天或者 6 周取材。确定样本取材和评估的时间点是为了动态地观察和评估软骨损伤修复的情况，需要从软骨修复开始观察到其修复完毕。大动物由于修复时间较长，且生命周期较长，所以随访时间也较长。

二、骨关节炎动物模型

骨关节炎（OA）是一种发病率较高，累及人群庞大的一种软组织、骨骼和软骨的退行性变疾病，目前由于其发病机制尚未完全阐明，还没有一种完全有效的治疗方式，因此还需要对其不断地研究。然而直接在人体上研究骨关节的发病机制有很多不便和限制，骨关节炎的动物模型便发挥了很重要的作用。骨关节炎动物模型一般分为诱导模型和自发模型两类，而诱导模型又根据诱导的方式不同进一步分为手术诱导模型和化学诱导模型。手术诱导模型是通过手术的方式，改变关节结构、应力承载等，导致关节不稳定而出现 OA 表现；化学诱导模型是通过关节腔局部注射修饰因子或者全身系统性地给予有害物质来诱导 OA 的出现。自发模型也包括自然发生和基因改变诱导发生两种，有些动物品系可自发出现 OA 表型，也可通过基因改造动物来使其出现 OA 表型。每种模型都有其优缺点和局限性，研究 OA 的完美动物模型目前还未出现，下面我们来一一介绍。

（一）OA 的诱导动物模型

在该动物模型中，最常用到的关节是动物的后腿膝关节，因为该关节包括关节软骨、股骨软骨下骨、胫骨平台、髌骨，同时也包括半月板、所有的韧带结构以及滑膜组织，整体结构与人类相似。

手术诱导的造模过程可导致膝关节稳定性变差或者承重特点改变，从而引起 OA 表型，其手术方式可包括：制造半月板撕裂、半月板部分或全切除、离断内侧和 / 或外侧副韧带、离断前交叉韧带或后交叉韧带、髌骨切除、内翻或外翻截骨术、肌肉切除、卵巢切除以及闭合冲击。

化学诱导的造模方式包括关节腔局部注射木瓜蛋白酶、各种胶原酶以及 MIA 或者其他化学小分子药物，导致关节内环境紊乱，引起关节内结构破坏，最终诱导出现 OA 表型。

1. 手术诱导模型

（1）内侧半月板撕裂＋内侧副韧带横断：在大鼠模型中，制造内侧半月板的撕裂的同时往往一同将内侧副韧带离断，这种造模方式会引起快速的关节结构退变以及软骨损伤，与人类自然过程的膝关节退行性变 OA 表型较类似，造模方法也较为简单。该模型的研究周期至少为 3 周，有学者指出，如果利用该模型研究药物治疗作用，应在手术前用药，以保证 OA 发病期间恒定的血药浓度（Bendele，2001）。

（2）半月板部分或全切除：兔模型中，半月板部分切除可以进行构建 OA 研究模型，但是部分切除内侧和外侧半月板则会产生不同的结果，与啮齿类动物不同的是兔子正常的关节负重偏向外侧，因此部分切除外侧半月板的造模效果要优于内侧（Batiste et al.，2004）。兔子的半月板有着较强的自愈能力，因此在处死实验动物时，有时可看不见明显的半月板缺损，但是可根据相对应位置的软骨下骨硬化来进行定位。啮齿类动物例如大鼠由于其正常负重偏向内侧，因此造模时切除内侧半月板效果较好（Clements et al.，2003）。比格犬也是常用的实验动物之一，其与啮齿类动物相似，正常负重偏向内侧间室，因此在使用比格犬造模时也应局部切除内侧半月板。比格犬的局部半月板切除应至少观察 1~3 个月才有明显的效果（Berjon et al.，1991）。

半月板全切除同样也应用于 OA 的造模中。在正常人体中，半月板全切除术后 20 年，大约有 50% 的患者会出现 OA 表现。在小鼠模型中，常常使用内侧半月板全切除加内侧副韧带离断，术后 8 周可出现明显的 OA 的改变（Matsui et al.，2009）；在大鼠模型中，内侧半月板全切除术后 2 周便可观察到软骨下骨减少合并硬化等 OA 表型（Hayami et al.，2006）。同样的造模方式同样适用于兔子、狗、山羊和猴子等，其中比格犬内侧半月板全切除后，其 OA 表型主要集中于胫骨平台上，尤其是内侧半月板缺失的内侧胫骨平台中（Lindhorst et al.，2000）。对于半月板部分或全切除的造模方式，研究者需要根据不同实验动物的负重特点，选择合适的半月板切除方式以及造模时间，以达到最好的造模效果。

（3）前交叉韧带横断（anterior cruciate ligament transection，ACLT）：前交叉韧带横断（ACLT）是另一种常用的手术诱导 OA 的方法。在 OA 诱导的手术方法中，ACLT 对关节不稳定性的影响最大。半月板切除术或内侧副韧带切断术可与 ACLT 同时进行，以进一步损害关节力学并加速 OA 进展。由于人和动物的关节解剖和生物力学特征不同导致该模型有一定的局限性，动物后肢往往

不能完全伸直，而且其活动度与人体关节相比还有一定差距。ACLT 作为动物模型中 OA 诱导的过程与人类还是有一定差异的，值得注意的是，在临床损伤中，前交叉韧带（anterior cruciate ligament，ACL）通过关节外部的组合机械力而断裂，这可能导致涉及 OA 疾病进展的其他关节结构的损伤（即对软骨、半月板和软骨下骨的钝性创伤）。而在动物模型中，进行关节切开术后离断 ACL，并且进行前抽屉试验来判断 ACL 是否完全离断，这其中也并未加入其他损伤因素。

在小鼠中，ACLT 可以单独进行或与髌韧带、后交叉韧带（posterior cruciate ligament，PCL），内侧和/或外侧副韧带、内侧或外侧半月板一起处理，也可以使用不同方式组合在一起使用造模。进行任何这些组合可以研究各种不同严重程度的骨关节炎模型。而在大鼠中，最常用的造模方式是单独进行 ACL 切除或与半月板切除术联合进行 ACL 离断（Hayami et al.，2006）。山羊、绵羊和猪均是合适的 ACL 切断模型实验动物，因为它们的后肢膝关节体积较大，便于 ACL 的处理，可以有效地为 OA 临床前研究提供指导。虽然猪是研究 ACL 功能较好大动物，但它与人类相比还是有一定的差异，其具有更长的 ACL，更长和更宽的 PCL，更短的外侧半月板和更小的切口宽度（Xerogeanes et al.，1998）。在解剖学方面，相较于猪来说，山羊膝关节的解剖结构最接近人类膝盖（Proffen et al.，2012）。在兔子模型中，ACL 横切是一种成熟且可重复的退行性 OA 造模方式。ACL 横断后，术后 4 周内有软骨纤维形成，许多动物在 8~12 周内发生软骨的全层损伤和退变（Papaioannou et al.，2007）。除了 ACL 全部离断模型外，有研究者发现部分 ACL 横断可导致中度的 OA 改变，软骨退变程度比完全横断后引起的变性更轻，但较假手术组观察到的更严重，这表明 ACL 离断导致的不稳定性的大小是该模型中引起软骨损伤和退化的主要原因（Tochigi et al.，2011）。从大体形态上看，股骨内侧髁会造成更严重和更广泛的病变，此外，关节内滑膜炎也较为突出（Yoshioka et al.，1996）。还有研究者使用了 ACL / PCL 横切与内侧副韧带横切的组合，这种更大的创伤因素也会造成更严重的软骨损伤、退变和骨赘形成。因此，可以假设这些创伤性手术可能导致动物关节稳定性变差，同时引发广泛的炎症反应，导致关节僵硬和运动受限，最终形成类似于人体膝关节 OA 的表现（Yoshioka et al.，1996）。

（4）关节囊外切断内侧副韧带：常用的手术诱导骨关节炎模型如 ACLT、ACLT+DMM、ACLT+DMM+MCLT 均会开放关节腔，影响初始关节内微环境及软骨代谢，对检测关节液的指标难免会有影响。为了建模初始不影响关节内环境及相关指标检测，更细致全面地观察骨关节炎轻度软骨损伤的病理生理改变，Liu 等在关节囊外切断兔内侧副韧带（medial collateral ligament, MCL），建造骨关节炎轻度软骨损伤模型（Liu et al., 2016）（图 5-3-2）。其选取新西兰大白兔 96 只，（2.5～3 kg，4～6 月龄），分为 4 组，前交叉韧带切断组（ACLT），前交叉韧带切断假手术组，关节囊外内侧副韧带切断组（MCLT），关节囊外内侧副韧带切断假手术组，8 膝 / 组。分别于第 1、2、3、4、5、6 周将兔安乐死。取膝关节样本，进行大体观、小动物 MRI 及 T2-mapping 评价，对软骨表面进行场发射扫描电镜评价，同时利用纳米压痕进行生物力学评价，对股骨内侧髁软骨进行组织病理切片 HE、甲苯胺蓝染色评价有无软骨损伤及软骨损伤的程度，Ⅰ、Ⅱ型胶原染色评价胶原成分的改变，同时留取关节液利用 ELISA 进行 IL-6、MMP-6、MMP-13 等的检测评价关节液因子的改变。ACLT 操作步骤按照经典术式进行，关节囊外行 MCLT 具体步骤：兔全身麻醉后仰卧位，退毛机去毛，胫骨结节内侧 2 cm 至股骨内侧髁纵向切开 2～3 cm。暴露 MCL 下止点，分离后挑起 MCL，注意保留关节囊的完整性，切断并近端剪掉 2～3 mm。压迫止血，缝合皮下、皮肤，术毕。最后得出结论：关节囊外切断兔内侧副韧带可以成功构建骨关节炎轻度软骨损伤模型，可以保留关节囊完整性，不破坏关节腔内初始微环境，是研究骨关节炎轻度软骨损伤的理想模型，尤其适用于关节内成分的研究。

（5）卵巢切除法：最近的研究表明，绝经后妇女的雌激素缺乏会增加 OA 的风险（Sowers et al., 2006）。因此，为了研究这种 OA 的潜在病因，已经开发了卵巢切除导致动物雌激素缺乏症的模型。最初，这种模型是针对大鼠进行绝经后骨质疏松症的研究，后来发现这种干预导致手术后 9 周动物会出现轻度骨关节炎病变，成熟大鼠卵巢切除被证明是人类绝经后 OA 的相对准确的动物模型（Hoegh-Andersen et al., 2004）。这个造模方式也在其他物种中有应用，例如豚鼠、小鼠、兔子、猪、绵羊和猴，证明了雌激素缺乏对关节软骨的不利影响（Sniekers et al., 2008）。由于在该模型中尚未确定确切的病理生理学机制，因此不推荐用于治疗研究，但是用来确定 OA 的新发病途径可能有重大意义。

（6）闭合撞击法：另一种新型 OA 模型是对狗通过直接撞击膝关节诱导 OA，撞击力直接作用于髌股关节并导致软骨下骨损伤、水肿、微骨折和出血，但这种损伤不会直接影响软骨。对于狗，低于 1800 N 的力没有出现显著的骨关节炎变化，而当力超过 1800 N 时，则会出现 OA 的表型，由此可以得出该模型中的软骨损伤是力依赖的（Mrosek et al., 2006）。该方法可用于确定骨关节炎变化是否源自软骨或软骨下骨改变，然而，不推荐在治疗研究中使用该模型，因为该模型可能抑制炎症过程而对治疗结果产生影响。

2. 化学诱导模型

（1）碘乙酸钠诱导（MIA）：MIA 是一种细胞代谢抑制剂，可破坏细胞有氧糖酵解途径，从而

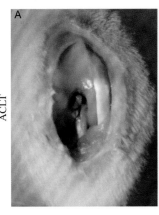
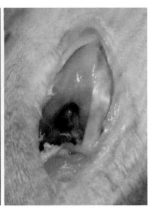
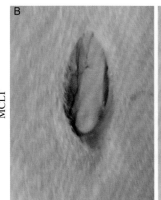
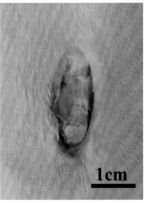

图 5-3-2　前交叉韧带离断术（ACLT）和内侧副韧带离断术（MCLT）制造兔骨关节炎模型示意图（Liu et al., 2016）

通过抑制软骨细胞中的甘油醛-3-磷酸脱氢酶活性诱导细胞死亡（Bove et al., 2003）。MIA 的关节内注射可导致软骨细胞数量减少以及随后的组织学和形态学改变，类似于人骨关节炎改变。该方法可适用于多种动物，例如小鼠、大鼠、豚鼠、狗和马等，应用不同的注射剂量，选择不同的动物关节以及关节间室，可以构建不同的化学诱导 OA 模型（Bove et al., 2003）。值得注意的是该方法构建的模型会在关节边缘造成明显的大骨赘形成，从而可以研究骨赘形成的发病机制和潜在的抑制机制（Guingamp et al., 1997）。

在大鼠中，关节内注射 MIA 构建 OA 模型已经非常成熟，该模型在病理组织特征上和疼痛相关行为上类似于人退行性 OA 的特点。研究表明，1 mg 的 MIA 为最大有效剂量，注射后 1~3 天，便可观察到早期 OA 表型的出现，进行组织学分析可得出主要在胫骨平台内侧出现软骨损伤（Bove et al., 2003）。MIA 模型可用于研究疼痛表现，疼痛是 OA 的主要症状，而且疼痛行为在大鼠中已有很好地描述（Marker et al., 2012）。在 MIA 关节内注射后，初级传入神经致敏并产生自发性疼痛、痛觉过敏或者异常性疼痛，可观察到神经中机械敏感性的浓度依赖性增加（Schuelert et al., 2009）。因此，在研究减轻 OA 疼痛的药物时，该模型可作为首选。

（2）木瓜蛋白酶（papain）：木瓜蛋白酶是一种蛋白水解酶，可降解软骨中的蛋白多糖，导致硫酸软骨素从基质中释放出来。该造模方法同样可应用在多种动物中，例如小鼠、大鼠和兔子。研究发现，低剂量注射木瓜蛋白酶并不能完全造成关节软骨损伤（Miyauchi et al., 1993），因此，研究人员能够根据施用的木瓜蛋白酶的剂量研究骨关节炎进展的不同阶段。在小鼠中模型中，注射后 3 周便出现轻度病变（van der Kraan et al., 1989）。虽然该模型较为成熟，但是在目前的临床前研究中，该模型使用得越来越少。

（3）胶原酶：胶原酶会破坏包含 I 型胶原蛋白的关节结构，例如肌腱、韧带和半月板等，这会影响膝关节的稳定性并且最终导致 OA。在关节内注射胶原酶 1 天后，小鼠便可发生髌骨内侧脱位，这引起关节不稳并导致 OA 的发展，注射后 3 周整体关节出现 OA 表型，其中内侧间室破坏更加严重，另外与注射木瓜蛋白酶或 MIA 相反，注射

6 周后可诱导软骨下骨硬化（Schunke et al., 1988）。此外，进行关节内注射多种不同因子，例如转化生长因子 β 抑制剂，成纤维细胞生长因子-2 或骨形态发生蛋白-4 都可以诱导 OA 表型，以研究 OA 的病理生理机制。

（二）OA 的自发动物模型

自发 OA 模型由自然发生和遗传模型组成。这两种模型都表现为缓慢进展，因此它们耗时较长，但病理生理学上与人类退行性 OA 的关系更为密切。

一些实验室动物，例如某些豚鼠品种、叙利亚仓鼠、狗和非人灵长类动物可自发地发生 OA。例如在 Dunkin Hartley 豚鼠中，自发 OA 病变是对称的，大约 3 个月大时可出现在胫骨内侧软骨退变（Bendele et al., 1988）。自发性 OA 相关的形态学改变与年龄和体重相关，但与骨关节炎疼痛无关（McDougall et al., 2009）。根据遗传倾向，狗可以在不同年龄发展自发性 OA，其中髋关节发育不良是大型犬类品种 OA 的常见原因（Liu et al., 2003）。猕猴可从 10 岁开始出现早期骨关节炎病变，15 岁前可出现严重 OA 病变（Carlson et al., 1996）。一些赛马同样会在其职业生涯后期自发地出现 OA，这些都可以用来研究年龄或体重相关诱发 OA 的因素。

遗传诱导模型可用于研究特定基因的功能及其与组织中组分的相互作用。将外科手术方法与遗传模型结合使用，可以评估有害因素的分解代谢效应和 / 或潜在药物在 OA 进展各个阶段的预防效果（Kamekura et al., 2005）。OA 的转基因动物模型例如 STR/ort 小鼠，其表现出氧化应激增加，其可诱导 OA（Regan et al., 2005; Saamanen et al., 2008）。但由于某些特定基因的条件性敲除构建转基因动物需要很长的周期和培育费用，在众多的 OA 临床前研究中并不广泛存在，另外构建转基因动物时，也会出现不确定性，例如敲除或者过表达一些基因，构建的动物不具有表型的改变也时有发生。

目前，关于如何选择最合适的模型来研究 OA 发病机制和治疗并没有明确的指南，很明显，了解每种 OA 动物模型优缺点的指南是非常宝贵的。

（曹宸喜　胡晓青）

第四节 软骨组织再生效果评估

一、生物学评价

关节软骨损伤成为 21 世纪全球骨科医生和科学家们面临的一项重大挑战。在过去的二十年中，临床医生对早期的软骨损伤越来越重视，各种不同的治疗软骨损伤的方法在临床上开展，例如微骨折术、骨软骨移植术、自体软骨细胞移植术和组织工程学软骨技术等。对于软骨损伤修复后的评价，生物学评估尤为重要。软骨修复组织的生物学评价主要分为软骨特异性基因表达的评价、细胞外基质分泌情况的评价、细胞活性和增殖能力的评价三个方面，下面分别针对这三方面进行介绍。

（一）软骨特异性基因表达

为了评价软骨损伤修复组织的生物学特性，评估其软骨特异性基因的表达十分重要，可以反映其软骨修复组织的生物学质量和退变程度。既往研究中常常采用以下基因的表达作为软骨细胞分化的特异性分子标志物：Ⅱ型胶原、X 型胶原、SOX-9 和 COMP 等（Taylor et al., 2015）。Ⅱ型胶原和 ACAN 是反映软骨细胞质量的可靠标志。Ⅱ型胶原是软骨组织细胞外基质胶原的主要成分，其表达情况与自体软骨细胞移植术后的结果有关。Niemeyer 等研究发现，Ⅱ型胶原的表达和二代 ACI 术后 24 个月的临床评分密切相关（Niemeyer et al., 2010）。COMP 是软骨组织中十分重要的非胶原蛋白之一（Hedbom et al., 1992），Zaucke 等的研究表明，COMP 是较 COL2A1 更为敏感的反映软骨细胞去分化的目标基因（Zaucke et al., 2001）。SOX-9 是软骨

细胞合成Ⅱ型前胶原的转录因子，和 COMP 一起可作为软骨细胞特异性分化标志。转录因子 SOX-9 是一种重要的早期胚胎发育相关基因，被认为是影响胚胎软骨形成的重要调控因子之一。Lefebvre 等研究表明 SOX-9 参与激活体内软骨特异性基因 COL2A1、COL2A2 和 ACAN 的增强子，并对其表达进行调控（Lefebvre et al., 1997）。而Ⅰ型胶原和 ACAN 常作为软骨细胞去分化的标志物，一直被广泛应用（Hubka et al., 2014）。

当然，能反映修复组织软骨生物学特异性的基因标志物远不止这些，目前最常用的几种能突出反映软骨修复组织质量的分子标志物主要包括Ⅱ型胶原、Ⅰ型胶原、X 型胶原、SOX-9 等，这些可以初步涵盖软骨分化的基本特征（Lin et al., 2008）。

（二）细胞外基质分泌

糖胺聚糖（glycosaminoglycan, GAG）是一种重要的软骨细胞外基质成分，能够特异性反映软骨细胞体外生长的状态，目前最常用的反映修复组织细胞外特异性基质分泌的评估手段便是分析 GAG 的含量，通常使用 DMMB 染色法。大多数情况下以 DNA 的表达量作为标准化的方式，结果通常用以下形式表现出来（Dai et al., 2014）（图 5-4-1）。

（三）细胞活性及增殖能力

在修复的软骨组织中，细胞活性同样非常重要。良好的修复组织中，细胞应保持较好的活性才能不断地分泌细胞外基质，产生新生软骨修复组织，代替损伤软骨。目前对于软骨细胞的活性，

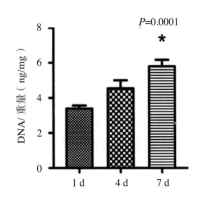
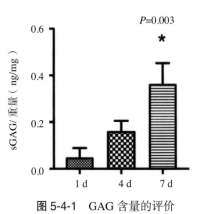
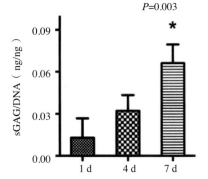

图 5-4-1 GAG 含量的评价

最常采用的方式便是 Live/Dead 染色。

钙黄绿素 -AM(Calcein-AM)和碘化丙啶(PI)溶液可以分别在不同的激发光下同时对死细胞和活细胞进行荧光染色。其原理为：Calcein-AM 亲脂性高，可透过活细胞的细胞膜，通过活细胞内的酯酶作用脱去 AM 基，产生的 Calcein 可发出强烈绿色荧光。而 PI 仅能通过死细胞膜的无序区域到达细胞核，并能镶嵌入细胞的 DNA 双螺旋中而产生红色荧光。最终显示，活的细胞为绿色，而死亡的细胞表现为红色。

修复组织的细胞增殖能力同样可作为反映软骨组织生物学特性的一项重要指标，采用 CCK-8 增殖试剂盒来绘制细胞的生长曲线，也可以通过流式细胞技术来检测细胞的凋亡情况，从而全面评价软骨损伤修复组织的细胞活性和增值活性。

二、组织学评价

软骨的组织学评估是一种重要的评估方法，它可以客观地分析软骨病理的严重程度和治疗的成功与否。在过去的几十年中，随着对骨关节炎、体内软骨损伤修复和组织工程软骨等研究的深入，评估这些软骨组织的组织学评价体系同时增加。

用于评估软骨组织学特性的评价系统应该是全面的、普适的，观察者内部之间的评估差异应该很低，并且评分系统最好得到验证。Pritzker 等在开发体内修复软骨评分系统时，将理想软骨评分系统的各种特征的重要性归纳为"简单性、实用性、可扩展性和可比性"(Pritzker et al., 2006)。此外，每个评分系统应该用于其指定的组织评价类型：OA 软骨的评分系统应该关注健康或病变组织的退化特征；体内软骨修复的评分系统应该关注软骨缺损成功修复的程度；组织工程软骨的评分系统应该关注体外软骨组织工程所构建的新生软骨的质量。

(一)软骨修复组织的组织学染色方法

在选择使用哪种评分系统之前，需要了解组织预处理和后续染色特征的一些基本知识。为了实现软骨组织的可视化，乙醇 - 甲醛固定最能充分保留形态。

1. 苏木精 - 伊红染色（HE 染色） HE 染色是病理技术中最经典的染色方法。在软骨细胞爬片的 HE 染色中，可清楚显示细胞核与细胞质的结构，是观察软骨细胞形态较好的染色方式。在关节软骨切片的 HE 染色中，蓝色的细胞核是细胞定位的标志，可清晰显示软骨陷窝。正常关节软骨表面光滑，可清晰显示四层结构，结构层次排列规律，潮线清晰完整。关节软骨损伤时，HE 染色可见软骨表面粗糙不平，完整性破坏，出现裂隙、缺损等，软骨细胞形态和排列发生改变，结构层次紊乱，软骨厚度变薄。

2. 番红 O 染色 番红 O 染色是软骨细胞或软骨组织的一种特异性染色。番红 O 是一种碱性阳离子染料，能与软骨基质蛋白多糖中的阴离子基团（硫酸软骨素或硫酸角质素）相结合。番红 O 染色强度与软骨基质中的阴离子基团数量呈线性关系，能反映基质中蛋白多糖的含量和分布，可作为软骨基质蛋白多糖的定量检测方法。番红 O 将软骨基质染成鲜艳的红色，浅表层着色较浅，向潮线方向着色逐渐加深。当软骨损伤时，软骨基质中的糖蛋白会释放出来，基质成分分布不均匀，从而导致番红 O 淡染或不着色。

3. 甲苯胺蓝染色 甲苯胺蓝是一种吩噻嗪类异染性阳离子染料。软骨细胞基质中的硫酸根，细胞核中的磷酸盐和醛基，可与甲苯胺蓝通过静电引力相结合，将软骨基质中的糖胺聚糖异染成蓝紫色，向潮线方向着色逐渐变深，而细胞核呈蓝色。正常软骨基质蓝紫色较深且阳性面积范围大，软骨下骨基质染色很淡。关节软骨损伤时，软骨基质着色较正常变浅，阳性面积范围缩小，甚至在个别部位可见大面积失染。

4. 阿尔新蓝染色 -PAS 染色（AB-PAS 染色） 阿尔新蓝是一种阳离子水溶性氰化亚钛铜盐染料，可与阴离子的糖胺聚糖通过盐键相结合，从而对关节软骨基质进行染色。软骨陷窝处富含硫酸根，与阿尔新蓝结合成盐键，将此处部位软骨基质染成深蓝色，而其他基质部分则染成浅蓝色。阿尔新蓝的特殊之处是不染色潮线。PAS 染色原理是过碘酸把软骨多糖相邻两个碳上的乙二醇基或氨羟基氧化成醛基，再用 Schiff 试剂和醛基反应产生不溶性复合物，使其呈现紫红色。AB-PAS 染色可先用阿尔新蓝与软骨基质中的糖胺聚糖反应使其呈蓝色，然后用 PAS 染色使中性多糖和胶原呈现不同程度的紫红色。因此软骨组织与骨组织分别呈红蓝相间染色和淡红色，二者的反差明显。此方法可用于软骨厚度的形态计量学，清晰显示软骨结构。缺点是此染色方法不能清晰显示潮线。

5. Ⅱ型胶原免疫组化染色 Ⅱ型胶原是软骨基质的主要和特异性组分，通过Ⅱ型胶原免疫组化染色可明确Ⅱ型胶原的分布及定量，是对软骨细胞的特异性定位。通过苏木精对细胞核的复染，可以分辨其余细胞。正常软骨中Ⅱ型胶原表达处呈现棕黄色，细胞核因苏木精复染而呈蓝色，可清晰区分细胞核与细胞质，但软骨四层结构分辨不清，也无法显示细胞质中的其他成分。软骨损伤后Ⅱ型胶原棕黄色减弱，细胞核染色较浅，软骨与软骨下骨分辨不清，潮线扭曲前移，甚至看不到潮线。

6. 苦味酸天狼星红染色 苦味酸天狼星红是一种酸性染料，可与胶原纤维反应，利用双折光现象，在偏振光显微镜下可观察到胶原纤维的形态和分布。Ⅱ型胶原呈弱双折光，疏松网状分布，呈现多种色彩。而Ⅰ型胶原则排列紧密，呈现黄色或红色的较强双折光性。Ⅲ型胶原双折光显示弱，纤维较细，呈现绿色。Ⅳ型胶原呈现较弱的双折光，纤维呈现淡黄色。对于关节软骨修复的填充组织，苦味酸天狼星红可清楚显示胶原纤维分布，是一种简单有效的判断方法。

总之，HE 染色可以很好地观察软骨组织的内部结构、细胞分布等情况。使用番红 O 或者甲苯

胺蓝染色可以最好地观察糖胺聚糖，阿尔新蓝染色也会染色糖胺聚糖，但据报道其产生的重复性较低。当与固绿 FCF/ 苏木精复染剂组合使用时，胶原蛋白和细胞核也可以被染得很清楚。对于番红O 以及阿尔新蓝染色，在组织化学染色过程中要引入正常对照软骨样品，这样可防止由于固定和染色情况的变化而高估或低估糖胺聚糖含量。对于胶原分泌的染色，最常用的便是免疫组织化学染色，针对要观察的不同的胶原类型，选择相对应的抗体，针对软骨组织最常用的是Ⅰ型胶原和Ⅱ型胶原，对于软骨肥大化的评估可加入 X 型胶原等一并观察（Dai et al., 2014）（图 5-4-2）。

（二）软骨修复组织的组织学评分

关节软骨损伤的组织学改变包括结构、软骨细胞、细胞外基质改变等。相关的评分系统也是围绕这几方面进行系统性评价。

1. 骨关节炎（OA）软骨损伤评分系统 Collins 和 McElligott 于 1949 年开发了最早的"OA 软骨损伤"分级系统之一，他们提出了一个人体髌骨骨关节炎变化的宏观分类系统。Mankin 等于 1971 年提出关节软骨评分系统（histologic/

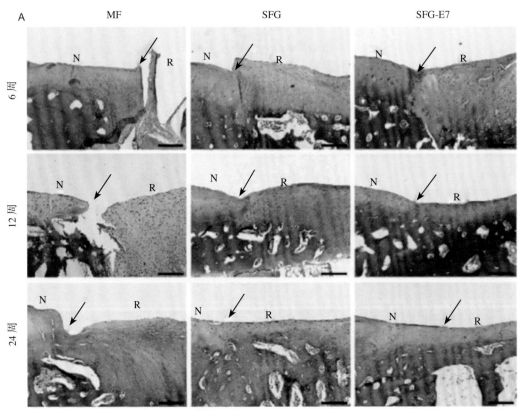

图 5-4-2 软骨缺损修复组织的不同染色。A.HE 染色；

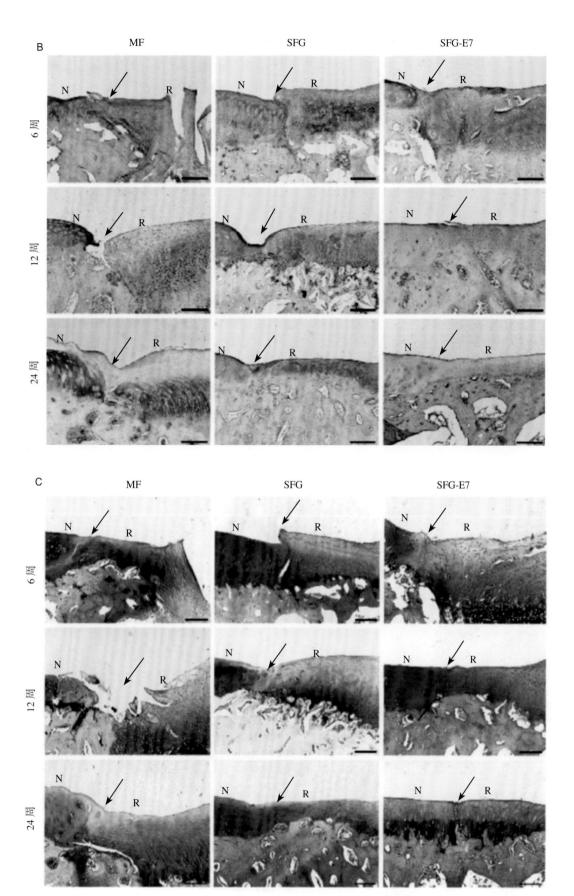

图 5-4-2 （续）B.Ⅱ型胶原免疫组化染色；C.甲苯胺蓝染色（N：原位天然软骨；R：修复再生软骨）

histochemical grading system，HHGS），从软骨结构、软骨细胞改变、组织化学表现的番红O染色和潮线完整性评估软骨质量，最高分14分，最低分0分（表5-4-1）。HHGS最初是为了对骨关节炎患者的关节软骨进行病情分级。虽然它是为评估人类关节软骨而开发的，但也被用于实验动物软骨损伤修复的分级。HHGS系统易于操作，在研究中得到了大量应用。但其尚存在如下缺点：①HHGS系统基于晚期骨关节炎患者的软骨标本，并不适用于轻度软骨损伤或骨关节炎早期；②HHGS系统更侧重用于关节软骨损伤分级，无法进行软骨损伤分期，因为同一部位的软骨可能呈现多种状态；③不同的操笔者利用HHGS系统进行分级，结果之间存在较大的偏倚。

为改进HHGS系统的缺点，国际骨关节炎研究协会（Osteoarthritis Research Society International,

ORSI）推荐使用软骨组织病理学评估系统（OARSI osteoarthritis cartilage histopathology assessment system，OOCHAS），它是更有效的骨关节炎组织病理学评估方法。评分包括骨关节炎分级（0~6级）（表5-4-2）和分期（0~4级）（表5-4-3），所代表骨关节炎的严重程度（0~24分）（表5-4-4）。

2. 软骨损伤修复评分系统

（1）O'Driscoll评分系统：1986年，O'Driscoll等提出了一种分析"修复"软骨组织（通常称为"体内修复"软骨）的评分系统（Moojen et al., 2002）。它是第一个用于评估软骨损伤骨膜移植后软骨修复的质量评分系统。它专门用于软骨修复的评分，现在通常被称为O'Driscoll评分，包括四大项（"主要组织的性质""结构特征""细胞变性"和"邻近软

表5-4-1 HHGS评分系统（Mankin et al., 1971）

I 结构	
A 正常	0
B 表面不规则	1
C 表面不规则且出现关节翳	2
D 软骨断裂至过渡带	3
E 软骨断裂到辐射层	4
F 软骨断裂到钙化层	5
G 软骨完全破坏	6
II 细胞	
A 正常	0
B 细胞弥漫增多	1
C 充满细胞克隆	2
D 细胞数量减少	3
III 番红O染色	
A 正常	0
B 轻微减少	1
C 中度减少	2
D 严重减少	3
E 染色无阳性区域	4
IV 软骨层潮线完整性	
A 完整	0
B 有新生血管穿过	1
总分	
最小值	0
最大值	14

表5-4-2 OOCHAS高级评分法

一级（主要特征）	次级（可选择）	联合参考条件（组织反应）
O级：表面完整，软骨完整	无	完整
1级：表面完整	1.0 细胞正常	细胞外基质：表面区域完整，水肿和/或纤维化
	1.5 细胞死亡	细胞：增生，肥大 不仅仅是表浅纤维化
2级：表面不连续	2.0 纤维化穿过软骨表面	同上 + 表层区域不连续 ± 阳离子染料在基质无染色（番红O或甲苯胺蓝）软骨的上1/3段（中段） ± 软骨素染色不规则
	2.5 表面磨损，表层内基质损失	
3级：出现垂直裂纹	3.0 轻微裂痕	同上 ± 软骨的下部2/3（深区）无染色（番红O或甲苯胺蓝） ± 新的胶原蛋白形成（偏振光显微镜，番红O染色）
	3.5 出现分支/复杂的裂殖	
4级：出现软骨侵蚀	4.0 浅层出现分层	软骨基质丢失，软骨基质内囊肿形成
	4.5 中层出现破坏	
5级：出现软骨层剥落	5.0 软骨下骨表层完整	表面是硬化性骨或修复组织，包括纤维软骨
	5.5 表面存在修复组织	
6级：关节畸形	6.0 关节边缘骨赘	骨重塑 关节表面轮廓变形 包括：微裂缝和出现修复
	6.5 关节边缘和中央出现骨赘	

骨变性"），经常被用于动物研究中的软骨评分。有研究者证明，在进行软骨修复的评价时，该评分在观察者内和观察者之间的差异性较小，可重复性较高（Moojen et al., 2002）。O'Driscoll 评分是评估修复组织与其周围组织整合的少数评分之一（图5-4-3，表5-4-5）。

表 5-4-3　OOCHAS- 阶段评估

阶段	受累部位占比（表面、区域和体积）
0 级	无肉眼可见骨关节炎病变
1 级	< 10%
2 级	10% ~ 25%
3 级	25% ~ 50%
4 级	>50%

表 5-4-4　OOCHAS- 半定量评分法

等级	阶段			
	S1	S2	S3	S4
G1	1	2	3	4
G2	2	4	6	8
G3	3	6	9	12
G4	4	8	12	16
G5	5	10	15	20
G6	6	12	18	24

（2）Pineda 评分系统：为了建立一个更紧密的评分系统来评估软骨修复，Pineda 等开发了一个新系统，用于评估兔膝关节软骨缺损的自然愈合能力。Pineda 量表包括四项："缺损填充率""骨软骨连接重建""基质染色"和"细胞形态"。

1994 年，Wakitani 等引入了一种常用的改良 Pineda 评分方法，以研究兔全层软骨缺损修复的特点。这个"Wakitani 评分"评估的是"表面规则性""修复性软骨与周围软骨的厚度"和"修复软骨与邻近软骨的整合"，而不是"缺损填充百分比"和"骨软骨连接的重建"。目前经常用到的也是 Pineda 评分和 Wakitani 评分的修改版本。

（3）Oswestry 评分：与动物研究相比，人类关节软骨修复的研究受到修复组织活检的有效性和大小的限制。例如，只有在从"新"软骨和"旧"软骨之间的过渡区进行活检时，才可以对"与相邻软骨的结合"（O'Driscoll 评分）进行评分，这需要

表 5-4-5　O'Driscoll 评分

特征	分
主要组织的性质	
细胞形态	
透明关节软骨	4
间充质不完全分化	2
纤维组织或骨骼	0
基质番红 O 染色	
正常或接近正常	3
中等	2
少量	1
无	0
结构特征	
表面规则	
平滑和完整	3
表面水平	2
裂缝厚度达到 25% ~ 100%	1
严重破坏，纤维化	0
结构完整	
正常	2
轻微破坏，包括囊肿	1
严重破坏	0
厚度	
100% 或接近正常软骨厚度	2
正常软骨厚度的 50% ~ 100%	1
正常软骨厚度的 0 ~ 50%	0
结合到相邻的软骨	
黏接在移植物的两端	2
一端或部分两端黏合	1
无粘连	0
无变性的细胞变化	
细胞减少	
正常	3
轻微减少	2
中等减少	1
严重减少	0
软骨细胞聚集	
无聚集	2
细胞聚集 <25%	1
25% ~ 100% 的细胞出现聚集	0
不受邻近软骨退行性变的影响	
细胞正常，无细胞聚集，染色正常	3
正常细胞，轻度细胞聚集，中度染色	2
染色	
轻度或中度细胞不足，轻微染色	1
严重的细胞减少，染色不良或无染色	0

进行大面积活检或全关节移植。Roberts 等认识到了这个问题，由于包括这个过渡区在内的大尺寸活检通常不可取，因为这可能会影响受损区域的修复，笔者提出了一个用于评估人软骨修复的分级系统。随后开发的"OsScore"包括七个参数（"组织形态学""基质染色""表面结构""软骨细胞团""矿化""血管"和"基础整合"），并具有 10 分的最大得分。OsScore 评分显示了较高的观察者间变异性，

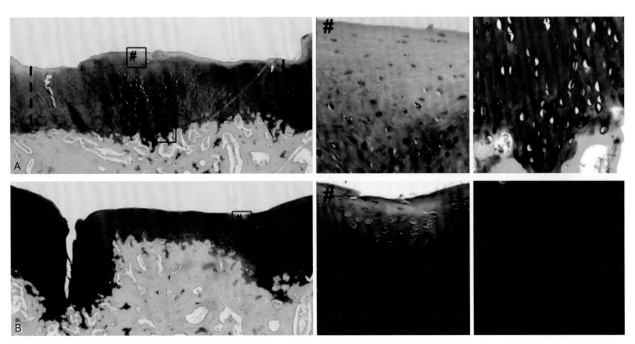

图 5-4-3 山羊软骨修复组织的 O'Driscoll 评分示意图 # 表示修复组织，＊表示正常软骨（番红 O- 固绿染色）

并且与 O'Driscoll 评分（r=0.9）有很好的相关性。

（4）Knutsen 评分：除了这些评分系统外，软骨修复的组织学分析使用的评分系统较少。Knutsen 等使用苏木精 - 伊红染色对软骨活检样本进行分类，并将分类描述为"透明"（透明软骨≥60%）、纤维软骨 - 透明混合物（透明软骨40%～60%）、纤维软骨（纤维软骨≥60%）或作为"无修复组织"的样本。2000 年，Peterson 等采用多种染色方法，使用类似系统评估自体软骨细胞植入（ACI）的结果，将组织描述为"透明样""纤维状"或"混合"。

（5）ICRS 评分：国际软骨修复学会（International Cartilage Repair Society, ICRS）组织学终点委员会在 2003 年引入了 ICRS 组织学评分，为了更容易和更可靠地比较组织学评估，基于视觉模式的系统比基于口头描述的系统更可取。通过建立一个基于网络的软骨修复图像系统，作为评分的参考，并且能够区分各个评分特征，而不是汇总所有单个子核心来创建总分，不同类别（"表面""基质""细胞分布"）的评分值（0～3），"细胞群""软骨下骨""软骨矿化"在最终评分中有描述。据我们所知，没有任何研究评估了 ICRS 视觉组织学评分的有效性和可靠性。然而，OsScore 评分与 ICRS 评分的相关性相当好。Chang 等人通过增加 Ⅰ 型胶原和 Ⅱ 型胶原染色类别，对 ICRS-VHS 进

行了修改。

ICRS 组织学工作组开发并验证了一种新的组织学评分系统。这一"ICRS-II"评分涉及软骨修复的各个方面，首次应用于一项大型前瞻性随机试验，其中比较了微骨折和 ACI 的临床和组织学结果。ICRS Ⅱ 评分包含几个类别，分为 13 个类别，每个类别在 100 mm 视觉模拟量表（VAS）上评分。100 mm VAS 量表能够评估细微差异，并有助于对单个软骨特征进行统计比较。ICRS Ⅱ 评分的类别除"总体评估"（差、好），"基质染色异染"（无异染、完全异染），"组织形态"（偏振光下的胶原纤维存在：全层胶原纤维、正常软骨双折射）外，"软骨细胞簇"（四个或更多的细胞群：无、存在），"钙化、潮线标记"（无钙化、潮线标记），"软骨下骨异常、细胞浸润"（异常；正常、无浸润），"表面结构"（分层、松解、破裂；光滑表面），"基底整合"（无基底整合、基底整合），"细胞形态"（无圆形、椭圆形细胞；多数为圆形、椭圆形细胞），"异常钙化、碎片"（存在、不存在），"修复组织内的血管生成"（存在、不存在），"中深层评估"（差、好）和"表面、表面评估"（差、好）（表 5-4-6）。当在软骨修复过程中使用支架时，例如在基质辅助软骨细胞植入过程中，可包括第 14 类（"炎症"）。与大多数其他软骨修复评分相似，该评分不评估修复组织与其周围环境的整合，这是由于临床环境中活检的尺

表 5-4-6　ICRS 评分系统

组织学参数	评分
1. 组织形态（在偏振光下观察）	0%：全层胶原纤维 100%：正常卡特尔双折射
2. 基质染色（变色）	0%：无染色 100%：全层染色
3. 细胞形态	0%：正常 100%：主要是圆形 / 卵形细胞
4. 软骨细胞聚集（4个或更多分组细胞）	0%：阳性 100%：无
5. 表面结构	0%：分层或严重不规则 100%：光滑的表面
6. 基础整合	0%：无整合 100%：完全整合
7. 潮线的形成	0%：无钙化形成 100%：出现软骨潮线
8. 软骨下骨异常 / 骨髓纤维化	0%：不正常 100%：正常
9. 炎症	0%：有 100%：无
10. 钙化 / 骨化异常	0%：有 100%：无
11. 血管化（在修复的组织内）	0%：无 100%：有
12. 表面评估	0%：完全损失或完全中断 100%：类似于完整的关节软骨
13. 中 / 深区评估	0%：纤维化组织 100%：正常透明关节软骨
14. 整体评估	0%：坏（纤维组织） 100%：好（透明软骨组织）

寸通常有限。

通过组织学分析对软骨质量的评价有助于评估软骨损伤程度或软骨再生的成功率。体外组织工程技术的发展进一步扩展了软骨结构和组成的知识。在评价软骨特性时，选择合适的组织学评分系统对软骨病理分析、体内治疗效果评价或进一步的体外组织工程研究都具有重要意义（图 5-4-4）。

可以使用 HHGS 或相关评分区分正常软骨与骨关节炎软骨，用它分析退行性软骨的特点比较充分。HHGS 的另一个选择是 OARSI 系统，它似乎更适用于经验不足的评分者，但迄今为止很少使用，因为该评分需要组织切片中包括整个关节面。由于 OARSI 系统比 HHGS 可靠性更高，因此在大多数情况下，该系统更可取。

在可用于体内修复软骨分析的各种评分系统中，ICRS Ⅱ评分似乎最为合适，因为它是经过验证的、全面的，并分别描述了每个软骨的特征。此外，在最近随机对照临床试验的活检分析过程中，该评分被证明是有价值的。由于人体软骨组织切片通常很小，且不包括修复软骨与其周围环境之间的边界区域，因此可以选择此评分系统或者 O'Driscoll 评分系统。

总之，软骨组织评价存在各种评分系统，可用于分析骨关节炎软骨或正常软骨，体内修复或体外组织工程软骨，但只有少数评分系统已被验证。使用这些经验证的评分系统可以大大改善软骨再生领域所需的信息交流，从而促进不同软骨研究组结果的一致性比较。

三、MRI评价

随着众多软骨修复技术的出现，对修复后效果的评估越来越受到重视，软骨修复技术的临床评估是必不可少的，而且通过组织活检进行组织学评也是重要的客观手段。由于 MRI 检查可无创性显示软骨修复组织表面结构及其体积、厚度和软骨下骨情况，因而成为临床上理想的评价软骨修复的方法，MRI 可以作为活检的非侵入性替代品。Brown 等（2004）人提出的应用于自体软骨细胞移植（ACI）和微骨折的 MRI 评估系统研究了几个变量，包括修复区域与天然软骨相比的相对信号强度、相对于天然软骨的修复形态、分层的存在与否、与相邻表面界面的性质（存在，缺损和 / 或裂缝的大小）和使用冠状和矢状图像的病变填充百分比。

（一）软骨修复组织 MRI 常规扫描序列

国际软骨修复学会（International Cartilage Repair Society，ICRS）推荐快速自旋回波序列的质子密度加权（PDW）、T2W 和 3D 容积扰相梯度回波（3D SPGR）作为软骨 MRI 检查的基本扫描序列（Wada et al., 2003）。PDW、T2W 序列的影像上关节软骨为中低信号、关节积液为高信号，关节软骨和关节积液间对比良好，PDW 序列评价软骨内部结构敏感，T2W 则对软骨表面结构敏感。3D SPGR 序列可显示关节软骨为高信号、周围组织为低信号，同样可显示软骨内部及表面结构变化。关节软骨 MRI 常规扫描序列能够提供软骨表面及内部结构变化的信息，主要用来评价关节软骨形态学变化。

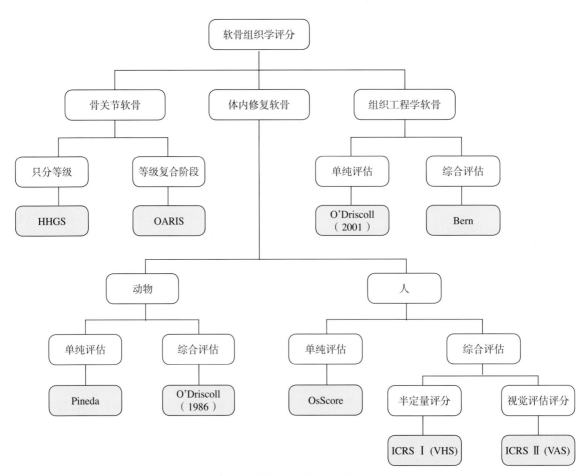

图 5-4-4　软骨组织学评分系统的选择

（二）软骨修复组织 MRI 形态学评价

1. Roberts MRI 评价标准　Roberts 等采用德国 Siemens 公司 1.5 T MR 设备，以如下 3 种序列：T1 加权矢状位和冠状位自旋回波成像序列（T1 sagittal and coronal spin echo sequence），三维 T1 加权脂肪饱和序列 - 翻转角 30°（3D T1-weighed image with fat saturation and 30° flip angle）以及三维双激励脂肪饱和稳态序列（3D dual excitation in the steady state sequence with fat saturation）完成扫描。然后从 4 个方面评价修复软骨的 MRI 表现，即移植区软骨表面结构、软骨厚度、软骨信号强度、软骨下骨的情况。将 4 个方面评分相加即为评分结果，评分结果范围 0 ～ 4。0 代表软骨损伤未被修复，4 代表软骨损伤完全被修复。对每个方面仅从正常、异常两个水平进行评价（Roberts et al., 2003）。

2. Henderson MRI 评价标准　Henderson 等（Henderson et al., 2003）采用美国 GE 公司 1.5T MR 设备，以如下 4 种序列：自旋回波 T1 加权矢状位成像序列（sagittal T1-weighted imaging）、矢状位梯度回波 T1 加权抑脂序列（sagittal T1 GE fat-suppressed imaging）、自旋回波 T2 冠状位抑脂序列（coronal T2 fat-suppressed imaging）以及冠状位和横断位质子密度加权序列（coronal and axial PDW imaging）完成扫描。然后从四个方面评价软骨修复后的 MRI 表现，即修复区缺损填充程度、修复软骨信号强度、修复区下方骨髓水肿、关节积液，对每一方面从四个水平进行评价。上述软骨修复 MRI 评价方法重点是对修复组织的评价，但对修复组织与邻近正常软骨及软骨下骨的整合情况，是否出现关节粘连、关节肿胀等未进行评价。而且其与组织形态学评价及临床效果评价结果相关性较差（Trattnig et al., 2007）。

3. MOCART 评分　MOCART 评分是目前临床上应用最多的对于软骨损伤修复的 MRI 评价体系。MOCART 评分是 Marlovits 等（2004）于 2004年设计的一种对软骨损伤修复评价标准，采用荷兰 Philips 公司 1.0 T MR 设备，以如下四种扫描序列：自旋回波矢状位 T1 加权序列（sagittal T1W-

SE)、双回波快速自旋回波矢状位序列（sagittal dual FSE)、冠状位快速自旋回波短 T1 反转恢复序列（ coronal STIR-FSE)、三维梯度回波抑脂序列（ 3D-GE-FS ）完成扫描。然后从以下 9 个方面对软骨修复组织进行评价（表 5-4-7)（图 5-4-5):

（1）软骨缺损修复填充程度：作为软骨修复评价重要方面，软骨缺损填充程度按修复组织厚度分为三类：①完全填充，修复组织与相邻正常软骨厚度一致；②肥厚，修复组织高于相邻正常软骨厚度；③未完全填充，填充＞相邻正常软骨厚度的 50%；填充＜相邻正常软骨厚度的 50%；未

填充即修复方法失败，软骨下骨裸露。

（2）修复组织与相邻正常软骨的融合：融合程度按照修复结果分为完全融合和未完全融合两大类。完全融合即修复组织边缘与相邻正常软骨连续，无间隙可见。未完全融合指的是修复组织边缘与相邻正常软骨未完全融合，其又分为线样（劈裂样）分界面和缺损两类，线样（劈裂样）分界面即修复组织边缘与相邻正常软骨间界面呈线样或劈裂样，缺损即修复组织边缘与相邻正常软骨间有可见的修复组织缺损，缺损又按缺损大于或小于修复组织长度的 50% 分为两类。

表 5-4-7 MOCART 整体评分

评价项目	得分
1. 软骨缺损修复填充程度	
完全填充：修复组织与相邻正常软骨厚度一致	20
肥厚：修复组织高于相邻正常软骨厚度	15
未完全填充：修复组织低于相邻正常软骨厚度	
填充＞相邻正常软骨厚度的 50%	10
填充＜相邻正常软骨厚度的 50%	5
未填充：软骨下骨裸露	0
2. 修复组织与相邻正常软骨的融合	
完全融合：修复组织边缘与相邻正常软骨连续，无间隙可见	15
未完全融合：修复组织边缘与相邻正常软骨未完全融合	
线样（劈裂样）分界面	10
缺损：修复组织边缘与相邻正常软骨间有可见组织缺损	
缺损小于修复组织长度的 50%	5
缺损大于修复组织长度的 50%	0
3. 修复组织表面结构	
表面光滑完整	10
表面有损伤，包括裂隙、溃疡、纤维化	
损伤累及修复组织深度小于 50%	5
损伤累及修复组织深度大于 50%	0
4. 修复组织内部结构	
各向同性：整个修复组织有正常软骨典型的结构分层和组织形态	5
各向异性：修复组织失去正常软骨结构形态 组织内部有裂隙可见	0
5. 软骨信号强度	
等信号	30
小部分信号改变	15
大部分信号改变	0
6. 软骨下骨板	
完整连续	5
不规则、不连续	0
7. 软骨下骨	
结构均一	5
结构不均：结构紊乱，囊肿形成及硬化表现	0
8. 粘连	
有	5
无	0
9. 滑膜炎	
有	5
无	0

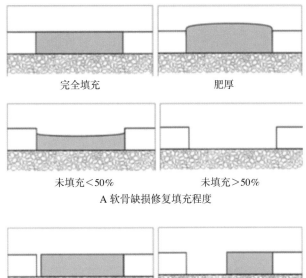

完全填充　　　　肥厚

未填充<50%　　　未填充>50%

A 软骨缺损修复填充程度

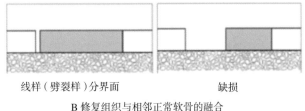

线样（劈裂样）分界面　　　缺损

B 修复组织与相邻正常软骨的融合

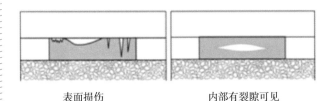

表面损伤　　　内部有裂隙可见

C 修复组织表面和内部结构

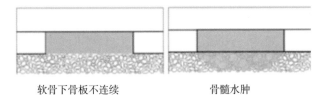

软骨下骨板不连续　　　骨髓水肿

D 软骨下骨板和软骨下骨

图 5-4-5　软骨损伤修复 MOCART 评分示意图

（3）修复组织表面结构：分为表面光滑完整和表面有损伤两大类。表面光滑完整即表面无缺损、裂隙等；表面有损伤，包括裂隙、溃疡和纤维化。表面损伤可限于修复组织上半部或贯穿修复组织，致修复组织退变或软骨下骨裸露，其按损伤累及修复组织深度大于或小于 50% 分为两类。

（4）修复组织内部结构：该项分为：各向同性，整个修复组织有正常软骨典型的结构分层和组织形态；各向异性，修复组织失去正常软骨结构形态，组织内部可见裂隙，为修复组织部分分离所致。

（5）软骨信号强度：评价软骨信号强度时，

采用 Dual T2-FSE 和 3D-GE-FS 序列。如修复组织与相邻正常软骨信号强度一致为等信号；当修复组织与相邻正常软骨信号不一致时，按选用序列不同可出现高信号或低信号，并且有强弱之别。

（6）软骨下骨板：位于修复组织下的软骨下骨板可表现为完整连续或不规则、不连续。

（7）软骨下骨：位于修复组织下的软骨下骨按结构性质分为结构均一、结构不均。结构不均可表现为骨髓水肿、结构紊乱、囊肿形成及硬化表现。

（8）粘连：从修复组织表面延伸出的带状结构可粘连于软骨表面。

（9）滑膜炎：在 3D-GE-FS 序列影像上，可看到增厚的滑膜组织常，伴有关节肿胀。

MOCART 评分系统地评价了修复组织与周围正常软骨组织的情况，有较好的可靠性及可重复性。适用于对软骨修复组织的长期随访评价，可用于前瞻性多中心研究，可以对不同软骨修复方法结果进行比较（Marlovits et al., 2006）。但 MOCART 评分只是对修复组织的每一特征进行评价，而不是对软骨修复组织整体的评价，可以结合以上两个评分共同使用。

（三）软骨修复组织 MRI 生理性成像序列超微结构评价

尽管基于形态学特征的创伤性软骨损伤、变性改变和软骨修复的成像对临床诊断和评估是有帮助的，但是目前已经开发了另外的成像技术，其提供对软骨超微结构的非侵入性观察，在常规可见的厚度损失之前检测早期退行性变化。实际上，在大多数常规 MRI 的 400～600 μm 的标准化平面内分辨率仅显示出软骨变薄和信号变化（Rubenstein et al., 1997），更高分辨率的技术提供了更微小的表面变化的可视化，使其能够检测到结构的变化，这不仅有助于评估手术操作的软骨，还有助于揭示关节的早期退行性变化。关节软骨的信号特性取决于许多变量，包括使用的脉冲序列、胶原蛋白含量、蛋白多糖和水的结构组成，关节软骨 MR 生理性成像技术能够提供软骨基质构成变化的信息，主要用来评价关节软骨基质成分变化。

骨关节炎与蛋白多糖含量的损失和基质渗透性增加有关，这些蛋白多糖的变化可以通过组织固定带电密度的改变来跟踪，组织固定带电密度由带负电的糖胺聚糖（GAG）链提供（Setton et al., 1994）。由于早期骨关节炎与带负电的 GAG

损失有关，因此固定电荷密度会相应改变。跟踪这种变化的方法包括带正电荷的钠（^{23}Na）MRI、T1ρMRI和负电荷的钆盐MRI。（^{23}Na）MRI是评估高场强（4 T）单位固定电荷密度变化的敏感和特异性测量方法（Reddy et al., 1998），然而，由于很低的^{23}Na在人体软骨中浓度相对较低，所产生的信噪比较低，并且存在对特殊成像线圈和长扫描时间的要求，（^{23}Na）MRI在临床实践中不太可能普遍应用，它在技术还上具有挑战性和难度（Gold et al., 2003）。

T1ρMRI与固定电荷密度相关，因此反映了蛋白多糖含量，在酶促降解的牛和临床骨关节炎样品中显示出强烈的相关性，也有研究数据也表明人体组织中胶原浓度的变化可能也和T1ρ的变化相关（Menezes et al., 2004）。临床上，该方法已被证明在1.5 T扫描仪上可行，T1ρMRI检测可以用来评估骨关节炎的早期改变。T1ρ成像技术主要评价处于射频脉冲磁场中的组织自旋弛豫值。该参数对蛋白多糖丢失具有非常高的敏感性和特异性，而对胶原含量不太敏感，由此也可反映软骨中蛋白多糖的变化（Kneeland et al., 2007）。T1ρ成像不需要静脉内注射对比剂，也不需要进行关节运动和延迟时间扫描，临床上应用较多。比较正常与修复组织的T1ρ值变化（ΔT1ρ）可了解修复组织基质中蛋白多糖含量（Potter et al., 2009）。

T2 mapping已用于评估细胞外基质的胶原组分（Xia et al., 2001）。T2弛豫时间是重要的MRI参数，其反映由于激发的氢偶极子的横向弛豫而发生的核内反应（去相位）。T2的分层反映了Ⅱ型胶原纤维在基质内的排列，与关节面和软骨下板垂直的径向区域，其胶原蛋白高度有序，与过渡区相比，T2弛豫值相对较短，其中胶原纤维具有更随机的取向，允许更大的流动性。在相对较薄的表面区域，胶原蛋白再次高度有序，T2值再次缩短；然而该区域通常超出了目前临床场强的分辨率。进一步的研究表明，蛋白多糖的消耗对软骨T2的影响不大。T2值主要与Ⅱ型胶原含量、排列方向和水含量有关。退变软骨中胶原纤维破坏，胶原成分、排列方式改变及蛋白多糖减少，导致软骨组织中水分增加，使T2值增大，进而T2弛豫时间延长（Trattnig et al., 2007）。因此，软骨的T2值是软骨组织中胶原成分和水分的一个功能指标，测量T2值空间分布可揭示胶原纤维改变和水分异常区。使用MRI对软骨基质进行无创评估仍在开

发中，需要进一步验证并应用于纵向临床研究。这些技术尽管存在挑战，使用T2 mapping结合一些蛋白多糖评估测量的成像方式将会是检测软骨早期超微结构变化的较好的非侵入性技术。

四、生物力学评估

关节软骨是一种非常复杂的终末分化的组织，在整个身体中起到承受关节负荷、减震、减少摩擦和维持关节运动的作用。健康的关节软骨处在一个复杂的载荷环境中，其受到的力包括压缩力、剪切力、摩擦力和拉力。软骨细胞外基质由丰富的胶原纤维和蛋白多糖组成，这种独特而精确的组成使其能够通过黏弹性机制抵抗这些应力，并以时间依赖的流体加压和应力消散方式发挥作用。由于软骨组织中缺乏血管，自我修复功能有限，所以当关节软骨发生损伤和退变时，严重损害了其承受各种生物力学负荷的能力。目前的修复和置换策略，例如微骨折、自体软骨细胞移植以及自体基质诱导的软骨形成等修复软骨损伤的治疗方法，虽然在提供症状缓解方面有很大的进步，但是由于修复组织的机械功能不足，长期结果可能不一致。非甾体抗炎药、皮质类固醇和透明质酸等治疗剂也可提供短期症状缓解，但不能恢复软骨细胞或ECM功能，并且会在几天内从关节清除，对长期的软骨生物力学修复作用甚微。因此，过去的三十年临床医生和科研人员专注于生物材料、细胞和生长因子的组合，以软骨组织工程学对软骨损伤进行修复，以减缓软骨的退化或完全替代组织。考虑到关节软骨的主要功能本质上是承受各种负荷应力，因此对接受治疗的软骨组织和用于置换的软骨构造物进行严格的物理评估是绝对必要的。

经过对过往文献进行分析汇总，其中绝大多数关于软骨生物力学检测的方法是进行压缩测试，其次是润滑测试，之后是拉伸测试、纳米压痕测试、剪切力检测以及集成测试。下面将具体解析各种软骨生物力学评估的方法。

（一）软骨生物力学压缩测试评估

1. 斜坡测试 对软骨构造物和组织进行的最简单的压缩测试可能是斜坡测试，该测试涉及施加恒定的压缩应变直到达到指定的应变水平。但是，压缩样品的速率可能对软骨组织和构造物的反应有重要影响，计算切线模量（斜率）的应变也是如此

（ Park et al., 2003 ）。因此，需要系统地评估应变率和实际应变。在关于斜坡测试的既往文献中，大部分利用了变形率（ mm/s ），其次利用了实际应变率（ % /s ），只有不到三分之一的研究将应变率标准化为样品厚度。尽管在软骨组织和软骨组织工程生物材料之间的应变率没有差异，但是最高的应变率比最低的应变率高出 100 000 倍，这表明在测试样本的适当速率上没有共识。

在使用斜坡测试的文献中，大部分文献报告了最大应变或用于分析的应变的值，报告显示对支架和构建体（ 33.36% ~ 25.08% ）的测试是其对软骨组织的压缩应变的两倍（ 16.42% ~ 10.41% ）。从生理上讲，健康的膝关节软骨通常承受的平均应变低于 10%（ Chan et al., 2016 ），峰值应变低于 17%（ Carter et al., 2015 ）。考虑到来自斜坡测试的应力 / 应变曲线的斜率会随应变幅度的增加而增加，从而可能人为地产生更高的值，因此，高于这些应变水平的切线模量的测试和量化可能与临床无关。此外，以较高的应变率进行测试主要是通过对软骨组织 / 构造体进行初始流体加压（ Li et al., 2004 ），而较低的应变率（例如 0.1% /s ）会导致流体流造成一些应力消散，因此低估了更高的模量。最常见的应变率和最大应变分别为 1% /s 和 20%，代表两个参数范围的中点。因此，在构建体的体外评估时，需要在这些测试条件下进行。

2. 应力松弛测试 应力松弛测试在评估软骨再生生物力学中的执行频率几乎与斜坡测试相同。在图 5-4-9 中概述的这种测试模式涉及施加阶跃应变（例如 20% ），并在一段时间内保持所述应变恒定。这些测试还可能涉及一系列应变和松弛，即所谓的多步应力松弛测试。最终，测量应力响应，并记录平衡应力（在每个松弛周期结束时）。最后，可以通过简单地将平衡应力除以平衡应变来计算平衡模量（主要用于一步测试），或者针对每一步绘制平衡应力与应变的关系图，并找到最佳拟合线的斜率。以应力松弛测试为基础，我们发现文献中最常提供三个主要参数包括：最后一步的应变、步数和松弛时间，其中每个参数都会影响测试和分析。

通过对应力松弛研究的系统回顾，我们发现大多数研究，在测试过程中利用了 15% 至 20% 作为最终应变。就步骤数而言，在大多数的研究中使用了一步和四步方案，这是迄今为止最常使用的两个步骤数。最后，弛豫时间变化很大，中位

数为 1200 s，但是，使用多步骤过程的较长步骤持续时间可能非常长，因此，必须根据特征化的组织或构造的类型来仔细考虑松弛时间。

3. 蠕变测试 在所有的压缩测试评估中，最不常用的是蠕变测试。蠕变评估包括当样品继续变形并最终达到平衡时施加的恒定载荷。与斜坡和应力松弛测试不同，蠕变测试很少在无限制的配置中执行。为蠕变测试给出的两个主要参数是施加的蠕变载荷和达到平衡所需的时间。由于在受限的情况下样品直径和用于现场测试的探头直径会发生变化，因此根据载荷和直径值估算应力来进行比较。总体而言，蠕变应力是可变的（范围：8.9 ~ 440.6 kPa ），平均为 100.2 kPa（中位数：57.74 kPa ）。此外，尽管蠕变时间也是可变的（范围：300 ~ 36000 s ），但是既往大多数研究中，持续时间为 3600 s（ 1 h ）。

蠕变测试（尤其是承受生理负荷的组织工程构造的蠕变测试）需要考虑的一个因素是，测试可能会产生较大的变形。这些变形通常超过 20%，甚至可能超过 50%（ Charlton et al., 2008 ），从而导致构造的组成特征发生重大变化。例如，在密闭条件下在 3% 琼脂糖水凝胶上施加 50% 的应变可有效地将这些凝胶的浓度增加至 6%。因此，未成熟构建体的生理蠕变载荷可被限制为较低载荷，以避免这些组成变化。

（二）润滑摩擦测试评估

尽管压缩测试评估是迄今为止最常见的软骨生物力学测试类型，但其他技术对于生物力学评估治疗效果也非常重要。例如，旨在改善软骨摩擦学的研究中，确定润滑模式和关节表面的摩擦系数的评估是非常重要的。此外，其他技术还探讨了软骨组织的微力学以及构建体与周围组织之间的整合程度评估。

由于软骨每年承受数百万次滑动循环的承重特性，保持低摩擦界面对于延长软骨组织寿命至关重要。众所周知，滑膜关节中摩擦的增加不仅会导致关节表面的机械磨损和侵蚀，还会加剧软骨细胞的不良生物学反应，例如细胞坏死、凋亡等（ Waller et al., 2013 ）。润滑特性不仅对于组织工程修复或自身软骨组织的使用寿命很重要，而且对于关节运动时接触的软骨稳态也很重要。因此，近来的重点是促进对工程或修复的软骨组织的有效

润滑。

健康的关节软骨由于其结构和表面的生物分子组成，构成了其独有的润滑机制，可以在关节运动时有效减少摩擦，从而提供良好的摩擦润滑界面。首先，关节软骨特别是其低水力渗透性，通过与上述应变率相关的软骨硬化的相同机制，使关节表面受到高组织液压力的支持。本质上，关节表面的固体（Ps）和流体状态（Pf）之间的载荷分配，流体加压支撑的负载比例越高，关节表面的摩擦系数就越低。关节软骨润滑的另一种机制取决于表面化学和润滑生物分子，如润滑素和透明质酸，这两个分子与关节表面相互作用，并通过一种称为边界润滑的机制来减少摩擦（Bonnevie et al.，2015）。

由于这两种机制在软骨润滑中的相对作用，出现了两种主要的测试软骨润滑性能的方法。第一种方法是使用迁移接触区域（Caligaris et al.，2008），在此测试模式下，探针在整个软骨表面上迁移，从而导致软骨基质发生动态变形。因此，在此测试配置中，摩擦系数通常非常低，因为通过软骨表面的主动变形可以保持流体压力（Pf）。这种载荷支持可以用佩克利数（Pe）来描述，当Pe>>1并且对流流体速度超过扩散流体速度时，摩擦很小（Caligaris et al.，2008）。简而言之，该测试配置在测量流体增压潜力和天然软骨方面非常可靠。该测试对上述的软骨力学性能敏感，例如压缩模量和拉伸模量以及水力渗透率。

润滑分析的第二种方法是使用静态接触面积配置，并且设计为对边界润滑更敏感。在这种方法中，样品被压在刚性对置面上（例如，玻璃载玻片、抛光不锈钢），随着间隙液压力下降到环境压力，随时间追踪摩擦系数（Gleghorn et al.，2009）。正常载荷由固/固接触支撑（Ps>0，Pf>0），摩擦系数由关节表面的结构和生化组成决定。因此，该测试配置对诸如润滑脂定位于关节表面或与其他润滑生物分子（如透明质酸）的相互作用等因素敏感。

由于这两种测量摩擦系数的方法提供了有关天然软骨和工程软骨润滑能力的不同信息，因此在解释结果时必须格外小心。例如，与在移动接触区域实验中相对较高的摩擦系数相比，促进润滑剂局部化但具有高渗透性的组织表面在固定接触区域实验中具有相对较低的摩擦系数。相反，对组织液加压有效但不能有效边界润滑的组织在迁移接触面积实验中将具有较低的摩擦系数，而在固定接触面积实验中将具有较高的摩擦系数。

（三）纳米压痕

与润滑类似，纳米压痕技术最近已成为一种用于了解较小长度范围内健康和工程软骨组织的复杂力学的指标。通常，纳米压痕是使用配备有胶体或金字塔形尖端的原子力显微镜进行的，该显微镜能以高空间分辨率探测软骨表面。通常在假定佩克利数很低的情况下工作，力位移曲线拟合模型，例如用于胶体探针的改进的Hertzian接触模型（Park et al.，2009），以提取参数，例如局部压痕模量。尖端的大小可进行高度变化（10 nm ~ 100 mm），以阐明各个基质纤维的特性以及整个微观组织的特性。这项技术的最新进展集中于了解软骨和工程组织的异质性，既包括模量的空间变化，也包括ECM、细胞周围基质和软骨细胞之间的硬度梯度（Park et al.，2009）。笔者团队在国内率先应用纳米压痕技术对组织工程学软骨修复效果进行生物力学评估，取得了一系列较好的评估结果（Dai et al.，2014; Huang et al.，2014）（图5-4-6）。实际上，目前对于软骨修复生物力学的测试评估是趋向于微观系统，可以确定发育中和再生组织中的局部特性。

关节软骨在组织上和组成上较复杂，可以承受日常生活活动引起的一系列高强度动态应力。软骨的固有特性有助于抵抗，但会受到损害，并且在受伤或患病后会逐渐恶化。在不断开发新的疗法和生物材料支架过程中，科研人员认识到软骨组织或再生结构的机械功能对其功效至关重要。必须仔细考虑测试方案和分析方法，这对评估软骨再生修复生物力学特性十分重要。随着生物力学评估方法技术的成熟，在非终点时间执行这些分析的能力使我们能够评估软骨构造物的机械成熟或治疗剂的保护能力。当然，尽管这些新颖的方法已经面世，但科研人员仍然需要对当前的软骨力学测试技术进行详细审查和验证，这将会大大促进软骨组织工程学的发展。

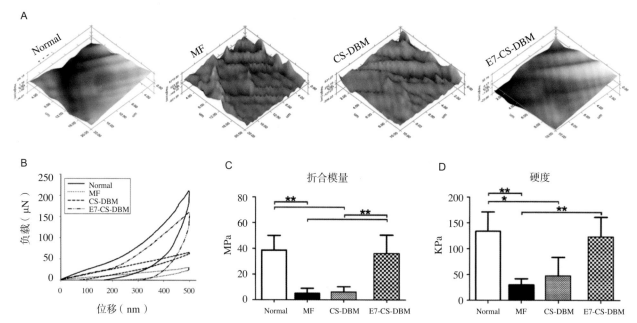

图 5-4-6　纳米压痕生物力学评估（Huang et al., 2014）；Normal：正常软骨；MF：微骨折技术；CS-DBM：单纯双相复合支架；E7-CS-DBM：E7 多肽修饰的双相复合支架

（曹宸喜　胡晓青）

参考文献

Athanasiou KA, A Agarwal, A Muffoletto, et al. Biomechanical properties of hip cartilage in experimental animal models. Clin Orthop Relat Res, 1995(316):254-266.

Bajpayee AG, M Scheu, AJ Grodzinsky, et al. A rabbit model demonstrates the influence of cartilage thickness on intra-articular drug delivery and retention within cartilage. J Orthop Res, 2015, 33(5):660-667.

Batiste DL, A Kirkley, S Laverty, et al. Ex vivo characterization of articular cartilage and bone lesions in a rabbit ACL transection model of osteoarthritis using MRI and micro-CT. Osteoarthritis Cartilage, 2004, 12(12):986-996.

Bendele AM, JF Hulman. Spontaneous cartilage degeneration in guinea pigs. Arthritis Rheum, 1988, 31(4):561-565.

Bendele AM. Animal models of osteoarthritis. J Musculoskelet Neuronal Interact, 2001, 1(4):363-376.

Berjon JJ, L Munuera, M Calvo. Degenerative lesions in the articular cartilage after meniscectomy: preliminary experimental study in dogs. J Trauma, 1991, 31(3):342-350.

Bonnevie ED, D Galesso, C Secchieri, et al. Elastoviscous Transitions of Articular Cartilage Reveal a Mechanism of Synergy between Lubricin and Hyaluronic Acid. PLoS One, 2015, 10(11):e0143415.

Bove SE, SL Calcaterra, RM Brooker, et al. Weight bearing as a measure of disease progression and efficacy of anti-inflammatory compounds in a model of monosodium iodoacetate-induced osteoarthritis. Osteoarthritis Cartilage, 2003, 11(11):821-830.

Brown WE, HG Potter, RG Marx, et al. Magnetic resonance imaging appearance of cartilage repair in the knee. Clin Orthop Relat Res, 2004(422):214-223.

Cai D, S Yin, J Yang, et al. Histone deacetylase inhibition activates Nrf2 and protects against osteoarthritis. Arthritis Res Ther, 2015, 17:269.

Caligaris M, GA Ateshian. Effects of sustained interstitial fluid pressurization under migrating contact area, and boundary lubrication by synovial fluid, on cartilage friction. Osteoarthritis Cartilage, 2008, 16(10):1220-1227.

Carlson CS, RF Loeser, CB Purser, et al. Osteoarthritis in cynomolgus macaques. III: Effects of age, gender, and subchondral bone thickness on the severity of disease. J Bone Miner Res, 1996, 11(9):1209-1217.

Carter TE, KA Taylor, CE Spritzer, et al. In vivo cartilage strain increases following medial meniscal tear and correlates with synovial fluid matrix metalloproteinase activity. J Biomech, 2015, 48(8):1461-1468.

Castaneda S, JA Roman-Blas, R Largo, et al. Subchondral bone as a key target for osteoarthritis treatment. Biochem Pharmacol, 2012, 83(3):315-323.

Cawston TE, VA Curry, CA Summers, et al. The role of oncostatin M in animal and human connective tissue collagen turnover and its localization within the rheumatoid joint. Arthritis Rheum, 1998, 41(10):1760-1771.

Chan DD, L Cai, KD Butz, et al. In vivo articular cartilage deformation: noninvasive quantification of intratissue strain during joint contact in the human knee. Sci Rep, 2016, 6:19220.

Charlton DC, MG Peterson, K Spiller, et al. Semi-degradable scaffold for articular cartilage replacement. Tissue Eng Part A, 2008, 14(1):207-213.

Chen WP, Y Xiong, PF Hu, et al. Baicalein Inhibits MMPs Expression via a MAPK-Dependent Mechanism in Chondrocytes. Cell Physiol Biochem, 2015, 36(1):325-333.

Chu CR, M Szczodry, S Bruno. Animal models for cartilage regeneration and repair. Tissue Eng Part B Rev, 2010, 16(1):105-115.

Clements KM, JS Price, MG Chambers, et al. Gene deletion of either interleukin-1beta, interleukin-1beta-converting enzyme, inducible nitric oxide synthase, or stromelysin 1 accelerates the development of knee osteoarthritis in mice after surgical transection of the medial collateral ligament and partial medial meniscectomy. Arthritis Rheum, 2003, 48(12):3452-3463.

Cross A, T Barnes, RC Bucknall, et al. Neutrophil apoptosis in rheumatoid arthritis is regulated by local oxygen tensions within joints. J Leukoc Biol, 2006, 80(3):521-528.

Dai L, Z He, X Zhang, et al. One-step repair for cartilage defects in a rabbit model: a technique combining the perforated decalcified cortical-cancellous bone matrix scaffold with microfracture. Am J Sports Med, 2014, 42(3):583-591.

Deshmukh V, H Hu, C Barroga, et al. A small-molecule inhibitor of the Wnt pathway(SM04690) as a potential disease modifying agent for the treatment of osteoarthritis of the knee. Osteoarthritis Cartilage, 2018, 26(1):18-27.

Devi RV, M Doble, RS Verma. Nanomaterials for early detection of cancer biomarker with special emphasis on gold nanoparticles in immunoassays/sensors. Biosens Bioelectron, 2015, 68:688-698.

Feczko P, L Hangody, J Varga, et al. Experimental results of donor site filling for autologous osteochondral mosaicplasty. Arthroscopy, 2003, 19(7):755-761.

Fosang AJ, K Last, P Gardiner, et al. Development of a cleavage-site-specific monoclonal antibody for detecting metalloproteinase-derived aggrecan fragments: detection of fragments in human synovial fluids. Biochem J, 1995, 310(Pt 1):337-343.

Gleghorn JP, AR Jones, CR Flannery, et al. Boundary mode lubrication of articular cartilage by recombinant human lubricin. J Orthop Res, 2009, 27(6):771-777.

Goebel L, D Zurakowski, A Muller, et al. 2D and 3D MOCART scoring systems assessed by 9.4 T high-field MRI correlate with elementary and complex histological scoring systems in a translational model of osteochondral repair.

Osteoarthritis Cartilage, 2014, 22(10):1386-1395.

Gold GE, TR McCauley, ML Gray, et al. What's new in cartilage? Radiographics, 2003, 23(5):1227-1242.

Gotterbarm T, SJ Breusch, U Schneider, et al. The minipig model for experimental chondral and osteochondral defect repair in tissue engineering: retrospective analysis of 180 defects. Lab Anim, 2008, 42(1):71-82.

Guingamp C, P Gegout-Pottie, L Philippe, et al. Mono-iodoacetate-induced experimental osteoarthritis: a dose-response study of loss of mobility, morphology, and biochemistry. Arthritis Rheum, 1997, 40(9):1670-1679.

Guirgis BS, C Sá e Cunha, I Gomes, et al. Gold nanoparticle-based fluorescence immunoassay for malaria antigen detection. Analytical and bioanalytical chemistry, 2012, 402(3):1019-1027.

Han CW, CR Chu, N Adachi, et al. Analysis of rabbit articular cartilage repair after chondrocyte implantation using optical coherence tomography. Osteoarthritis Cartilage, 2003, 11(2):111-121.

Hayami T, M Pickarski, GA Wesolowski, et al. The role of subchondral bone remodeling in osteoarthritis: reduction of cartilage degeneration and prevention of osteophyte formation by alendronate in the rat anterior cruciate ligament transection model. Arthritis Rheum, 2004, 50(4):1193-1206.

Hayami T, M Pickarski, Y Zhuo, et al. Characterization of articular cartilage and subchondral bone changes in the rat anterior cruciate ligament transection and meniscectomized models of osteoarthritis. Bone, 2006, 38(2):234-243.

Hedbom E, P Antonsson, A Hjerpe, et al. Cartilage matrix proteins. An acidic oligomeric protein(COMP) detected only in cartilage. J Biol Chem, 1992, 267(9):6132-6136.

Henderson IJ, B Tuy, D Connell, et al. Prospective clinical study of autologous chondrocyte implantation and correlation with MRI at three and 12 months. J Bone Joint Surg Br, 2003, 85(7):1060-1066.

Henrotin Y, A Labasse, SX Zheng, et al. Strontium ranelate increases cartilage matrix formation. J Bone Miner Res, 2001, 16(2):299-308.

Ho ST, DW Hutmacher, AK Ekaputra, et al. The evaluation of a biphasic osteochondral implant coupled with an electrospun membrane in a large animal model. Tissue Eng Part A, 2010, 16(4):1123-1141.

Hoegh-Andersen P, LB Tanko, TL Andersen, et al. Ovariectomized rats as a model of postmenopausal osteoarthritis: validation and application. Arthritis Res Ther, 2004, 6(2):169-180.

Hu B, JL Ren, JR Zhang, et al. Enhanced treatment of articular cartilage defect of the knee by intra-articular injection of Bcl-xL-engineered mesenchymal stem cells in rabbit model. J Tissue Eng Regen Med, 2010, 4(2):105-114.

Huang H, X Zhang, X Hu, et al. A functional biphasic biomaterial homing mesenchymal stem cells for in vivo cartilage regeneration. Biomaterials, 2014, 35(36):9608-9619.

Hubka KM, RL Dahlin, VV Meretoja, et al. Enhancing chondrogenic phenotype for cartilage tissue engineering: monoculture and coculture of articular chondrocytes and mesenchymal stem cells. Tissue Eng Part B Rev, 2014, 20(6):641-654.

Igarashi M, K Sakamoto, I Nagaoka. Effect of glucosamine on expression of type II collagen, matrix metalloproteinase and sirtuin genes in a human chondrocyte cell line. Int J Mol Med, 2017, 39(2):472-478.

Jackson JK, T Higo, WL Hunter, et al. The antioxidants curcumin and quercetin inhibit inflammatory processes associated with arthritis. Inflamm Res, 2006, 55(4):168-175.

Jiang M, X Li, X Yu, et al. Oral Administration of Resveratrol Alleviates Osteoarthritis Pathology in C57BL/6J Mice Model Induced by a High-Fat Diet. Mediators Inflamm, 2017(2017):7659023.

Johnson K, S Zhu, MS Tremblay, et al. A stem cell-based approach to cartilage repair. Science, 2012, 336(6082):717-721.

Kamekura S, K Hoshi, T Shimoaka, et al. Osteoarthritis development in novel experimental mouse models induced by knee joint instability. Osteoarthritis Cartilage, 2005, 13(7):632-641.

Keshtkar S, N Azarpira, MH Ghahremani. Mesenchymal stem cell-derived extracellular vesicles: novel frontiers in regenerative medicine. Stem cell research & therapy, 2018, 9(1):63.

Kneeland JB, R Reddy. Frontiers in musculoskeletal MRI: articular cartilage. J Magn Reson Imaging, 2007, 25(2):339-344.

Kopecek J. Hydrogel biomaterials: a smart future? Biomaterials, 2007, 28(34):5185-5192.

Kreuz PC, MR Steinwachs, C Erggelet, et al. Results after microfracture of full-thickness chondral defects in different compartments in the knee. Osteoarthritis Cartilage, 2006, 14(11):1119-1125.

Lefebvre V, W Huang, VR Harley, et al. SOX9 is a potent activator of the chondrocyte-specific enhancer of the pro alpha1(II) collagen gene. Mol Cell Biol, 1997, 17(4):2336-2346.

Li LP, W Herzog. Strain-rate dependence of cartilage stiffness in unconfined compression: the role of fibril reinforcement versus tissue volume change in fluid pressurization. J Biomech, 2004, 37(3):375-382.

Li W, L Cai, Y Zhang, et al. Intra-articular resveratrol injection prevents osteoarthritis progression in a mouse model by activating SIRT1 and thereby silencing HIF-2alpha. J Orthop Res, 2015, 33(7):1061-1070.

Li X, J Ding, Z Zhang, et al. Kartogenin-Incorporated Thermogel Supports Stem Cells for Significant Cartilage Regeneration. ACS Appl Mater Interfaces, 2016, 8(8):5148-5159.

Li Y, J Wang, X Song, et al. Effects of baicalein on IL-1beta-induced inflammation and apoptosis in rat articular chondrocytes. Oncotarget, 2017, 8(53):90781-90795.

Li Z, Y Wang, K Xiao, et al. Emerging Role of Exosomes in the Joint Diseases, Cellular physiology and biochemistry : international journal of experimental cellular physiology. biochemistry, and pharmacology, 2018, 47(5):2008-2017.

Lietman C, B Wu, S Lechner, et al. Inhibition of Wnt/beta-catenin signaling ameliorates osteoarthritis in a murine model of experimental osteoarthriti. JCI Insight, 2018, 3(3):96308.

Lin Z, JB Fitzgerald, J Xu, et al. Gene expression profiles of human chondrocytes during passaged monolayer cultivation. J Orthop Res, 2008, 26(9):1230-1237.

Lindhorst E, TP Vail, F Guilak, et al. Longitudinal characterization of synovial fluid biomarkers in the canine meniscectomy model of osteoarthritis. J Orthop Res, 2000, 18(2):269-280.

Little CB, CE Hughes, CL Curtis, et al. Matrix metalloproteinases are involved in C-terminal and interglobular domain processing of cartilage aggrecan in late stage cartilage degradation. Matrix Biol, 2002, 21(3):271-288.

Liu C, X Ma, T Li, et al. Kartogenin, transforming growth factor-beta1 and bone morphogenetic protein-7 coordinately enhance lubricin accumulation in bone-derived mesenchymal stem cells. Cell Biol Int, 2015, 39(9):1026-1035.

Liu D, X Huang, Z Wang, et al. Gold nanoparticle-based activatable probe for sensing ultralow levels of prostate-specific antigen. ACS nano, 2013, 7(6):5568-5576.

Liu W, N Burton-Wurster, TT Glant, et al. Spontaneous and experimental osteoarthritis in dog: similarities and differences in proteoglycan levels. J Orthop Res, 2003, 21(4):730-737.

Liu X, Y Yang, Y Li, et al. Integration of stem cell-derived exosomes with in situ hydrogel glue as a promising tissue patch for articular cartilage regeneration. Nanoscale, 2017, 9(13):4430-4438.

Liu Z, X Hu, Z Man, et al. A novel rabbit model of early osteoarthritis exhibits gradual cartilage degeneration after medial collateral ligament transection outside the joint capsule. Scientific Reports, 2016, 6(1):34423.

Lohmander LS, PJ Neame, JD Sandy. The Structure of Aggrecan Fragments in Human Synovial-Fluid - Evidence That Aggrecanase Mediates Cartilage Degradation in Inflammatory Joint Disease, Joint Injury, and Osteoarthritis. Arthritis Rheum, 1993, 36(9):1214-1222.

Madry H, M Ochi, M Cucchiarini, et al. Large animal models in experimental knee sports surgery: focus on clinical translation. J Exp Orthop, 2015, 2(1):9.

Makino T, H Fujioka, S Yoshiya, et al. The effect of the small and unstable autologous osteochondral graft on repairing the full-thickness large articular cartilage defect in a rabbit model. Kobe J Med Sci, 2002, 48(3-4):97-104.

Mankin HJ, Dorfman H, Lippiello L, et al. Biochemical and metabolic abnormalities in articular cartilage from osteoarthritic human hips. II. Correlation of morphology with biochemical and metabolic data. J Bone Joint Surg Am, 1971, 53(3):523-537.

Mankin HJ, ME Johnson, L Lippiello. Biochemical and metabolic abnormalities in articular cartilage from osteoarthritic human hips. III. Distribution and metabolism of amino sugar-containing macromolecules. The Journal of bone and joint surgery. American volume, 1981, 63(1):131-139.

Mao G, Z Zhang, S Hu, et al. Exosomes derived from miR-92a-3p-overexpressing human mesenchymal stem cells enhance chondrogenesis and suppress cartilage degradation via targeting WNT5A. Stem cell research & therapy, 2018, 9(1):247.

Marker CL, JD Pomonis. The monosodium iodoacetate model of osteoarthritis pain in the rat. Methods Mol Biol, 2012, 851:239-248.

Marlovits S, G Striessnig, CT Resinger, et al. Definition of pertinent parameters for the evaluation of articular cartilage repair tissue with high-resolution magnetic resonance imaging. Eur J Radiol, 2004, 52(3):310-319.

Marlovits S, P Zeller, P Singer, et al. Cartilage repair: generations of autologous chondrocyte transplantation. Eur J Radiol, 2006, 57(1):24-31.

Matsui Y, N Iwasaki, S Kon, et al. Accelerated development of aging-associated and instability-induced osteoarthritis in osteopontin-deficient mice. Arthritis Rheum, 2009, 60(8):2362-2371.

McDougall JJ, B Andruski, N Schuelert, et al. Unravelling the relationship between age, nociception and joint destruction in naturally occurring osteoarthritis of Dunkin Hartley guinea pigs. Pain, 2009, 141(3):222-232.

Mehrabani D, M Babazadeh, N Tanideh, et al. The Healing Effect of Adipose-Derived Mesenchymal Stem Cells in Full-thickness Femoral Articular Cartilage Defects of Rabbit. Int J Organ Transplant Med, 2015, 6(4):165-175.

Menezes NM, ML Gray, JR Hartke, et al. T2 and T1rho MRI in articular cartilage systems. Magn Reson Med, 2004, 51(3):503-509.

Miyauchi S, A Machida, J Onaya, et al. Alterations of proteoglycan synthesis in rabbit articular cartilage induced by intra-articular injection of papain. Osteoarthritis Cartilage, 1993, 1(4):253-262.

Moojen DJ, DB Saris, KG Auw Yang, et al. The correlation and reproducibility of histological scoring systems in cartilage repair. Tissue Eng, 2002, 8(4):627-634.

Mrosek EH, A Lahm, C Erggelet, et al. Subchondral bone trauma causes cartilage matrix degeneration: an immunohistochemical analysis in a canine model. Osteoarthritis Cartilage, 2006, 14(2):171-178.

Newberry WN, JJ Garcia, CD Mackenzie, et al. Analysis of acute mechanical insult in an animal model of post-traumatic osteoarthrosis. J Biomech Eng, 1998, 120(6):704-709.

Niemeyer P, W Kostler, GM Salzmann, et al. Autologous chondrocyte implantation for treatment of focal cartilage defects in patients age 40 years and older: A matched-pair analysis with 2-year follow-up. Am J Sports Med, 2010, 38(12):2410-2416.

Orth P, HL Meyer, L Goebel, et al. Improved repair of chondral and osteochondral defects in the ovine trochlea compared with the medial condyle. J Orthop Res, 2013, 31(11):1772-1779.

Ortved KF, AJ Nixon. Cell-based cartilage repair strategies in the horse. Vet J, 2016, 208:1-12.

Oshima Y, N Watanabe, K Matsuda, et al. Fate of transplanted bone-marrow-derived mesenchymal cells during osteochondral repair using transgenic rats to simulate autologous transplantation. Osteoarthritis Cartilage, 2004, 12(10):811-817.

Papaioannou NA, IK Triantafillopoulos, L Khaldi, et al. Effect of calcitonin in early and late stages of experimentally induced osteoarthritis. A histomorphometric study. Osteoarthritis Cartilage, 2007, 15(4):386-395.

Park S, KD Costa, GA Ateshian, et al. Mechanical properties of bovine articular cartilage under microscale indentation loading from atomic force microscopy. Proc Inst Mech Eng H, 2009, 223(3):339-347.

Park S, R Krishnan, SB Nicoll, et al. Cartilage interstitial fluid load support in unconfined compression. J Biomech, 2003, 36(12):1785-1796.

Pelletier JP, M Kapoor, H Fahmi, et al. Strontium ranelate reduces the progression of experimental dog osteoarthritis by inhibiting the expression of key proteases in cartilage and of IL-1beta in the synovium. Ann Rheum Dis, 2013, 72(2):250-257.

Peng S, Q Zheng, X Zhang, et al. Detection of ADAMTS-4 activity using a fluorogenic peptide-conjugated Au nanoparticle probe in human knee synovial fluid. ACS Appl Mater Interfaces, 2013, 5(13):6089-9606.

Potter HG, BR Black, LR Chong. New techniques in articular cartilage imaging. Clin Sports Med, 2009, 28(1):77-94.

Pritzker KP, S Gay, SA Jimenez, et al. Osteoarthritis cartilage histopathology: grading and staging. Osteoarthritis Cartilage, 2006, 14(1):13-29.

Proffen BL, M McElfresh, BC Fleming, et al. A comparative anatomical study of the human knee and six animal species. Knee, 2012, 19(4):493-499.

Rasanen T, K Messner. Regional variations of indentation stiffness and thickness of normal rabbit knee articular cartilage. J Biomed Mater Res, 1996, 31(4):519-524.

Reddy R, EK Insko, EA Noyszewski, et al. Sodium MRI of human articular cartilage in vivo. Magn Reson Med, 1998, 39(5):697-701.

Regan E, J Flannelly, R Bowler, et al. Extracellular superoxide dismutase and oxidant damage in osteoarthritis. Arthritis Rheum, 2005, 52(11):3479-3491.

Roberts S, IW McCall, AJ Darby, et al. Autologous chondrocyte implantation for cartilage repair: monitoring its success by magnetic resonance imaging and histology. Arthritis Res Ther, 2003, 5(1):R60-73.

Rubenstein JD, JG Li, S Majumdar, et al. Image resolution and signal-to-noise ratio requirements for MR imaging of degenerative cartilage. AJR Am J Roentgenol, 1997, 169(4):1089-1096.

Saamanen AK, HJ Salminen, PB Dean, et al. Osteoarthritis-like lesions in transgenic mice harboring a small deletion mutation in type II collagen gene. Osteoarthritis Cartilage, 2000, 8(4):248-257.

Saha K, SS Agasti, C Kim, et al. Gold nanoparticles in chemical and biological sensing. Chemical reviews, 2012, 112(5):2739-2379.

Sandy JD, CR Flannery, PJ Neame, et al. The Structure of Aggrecan Fragments in Human Synovial-Fluid - Evidence for the Involvement in Osteoarthritis of a Novel Proteinase Which Cleaves the Glu-373-Ala-374 Bond of the Interglobular Domain. J Clin Invest, 1992, 89(5):1512-1516.

Schuelert N, JJ McDougall. Grading of monosodium iodoacetate-induced osteoarthritis reveals a concentration-dependent sensitization of nociceptors in the knee joint of the rat. Neurosci Lett, 2009, 465(2):184-188.

Schunke M, B Tillmann, M Bruck, et al. Morphologic characteristics of developing osteoarthrotic lesions in the knee cartilage of STR/IN mice. Arthritis Rheum, 1988, 31(7):898-905.

Setton LA, VC Mow, FJ Muller, et al. Mechanical properties of canine articular cartilage are significantly altered following transection of the anterior cruciate ligament. J Orthop Res, 1994, 12(4):451-463.

Shi D, X Xu, Y Ye, et al. Photo-Cross-Linked Scaffold with Kartogenin-Encapsulated Nanoparticles for Cartilage Regeneration. ACS Nano, 2016, 10(1):1292-1929.

Shkhyan R, B Van Handel, J Bogdanov, et al. Drug-induced modulation of gp130 signalling prevents articular cartilage degeneration and promotes repair. Ann Rheum Dis, 2018, 77(5):760-769.

Siebelt M, AE van der Windt, HC Groen, et al. FK506 protects against articular cartilage collagenous extra-cellular matrix degradation. Osteoarthritis Cartilage, 2014, 22(4):591-600.

Sniekers YH, H Weinans, SM Bierma-Zeinstra, et al. Animal models for osteoarthritis: the effect of ovariectomy and estrogen treatment - a systematic approach. Osteoarthritis

Cartilage, 2008, 16(5):533-541.

Sowers MR, D McConnell, M Jannausch, et al. Estradiol and its metabolites and their association with knee osteoarthritis. Arthritis Rheum, 2006, 54(8):2481-2487.

Strauss EJ, LR Goodrich, CT Chen, et al. Biochemical and biomechanical properties of lesion and adjacent articular cartilage after chondral defect repair in an equine model. Am J Sports Med, 2005, 33(11):1647-1653.

Sun H, S Hu, Z Zhang, et al. Expression of exosomal microRNAs during chondrogenic differentiation of human bone mesenchymal stem cells. Journal of cellular biochemistry, 2019, 120(1):171-181.

Tao SC, T Yuan, YL Zhang, et al. Exosomes derived from miR-140-5p-overexpressing human synovial mesenchymal stem cells enhance cartilage tissue regeneration and prevent osteoarthritis of the knee in a rat model. Theranostics, 2017, 7(1):180-195.

Taylor DW, N Ahmed, J Parreno, et al. Collagen type XII and versican are present in the early stages of cartilage tissue formation by both redifferentating passaged and primary chondrocytes. Tissue Eng Part A, 2015, 21(3-4):683-693.

Tochigi Y, T Vaseenon, AD Heiner, et al. Instability dependency of osteoarthritis development in a rabbit model of graded anterior cruciate ligament transection. J Bone Joint Surg Am, 2011, 93(7):640-647.

Tofino-Vian M, MI Guillen, MD Perez Del Caz, et al. Microvesicles from Human Adipose Tissue-Derived Mesenchymal Stem Cells as a New Protective Strategy in Osteoarthritic Chondrocytes, Cellular physiology and biochemistry : international journal of experimental cellular physiology. biochemistry, and pharmacology, 2018, 47(1):11-25.

Toh WS, RC Lai, JH Po Hui, et al. MSC exosome as a cell-free MSC therapy for cartilage regeneration: implications for osteoarthritis treatment. Seminars in cell & developmental biology, 2017(67):56-64.

Tortorella MD, TC Burn, MA Pratta, et al. Purification and cloning of aggrecanase-1: a member of the ADAMTS family of proteins. Science, 1999, 284(5420):1664-1666.

Trattnig S, SA Millington, P Szomolanyi, et al. MR imaging of osteochondral grafts and autologous chondrocyte implantation. Eur Radiol, 2007, 17(1):103-118.

Trattnig S, TC Mamisch, GH Welsch, et al. Quantitative T2 mapping of matrix-associated autologous chondrocyte transplantation at 3 Tesla: an in vivo cross-sectional study. Invest Radiol, 2007, 42(6):442-448.

Valenti C, S Giuliani, C Cialdai, et al. Anti-inflammatory synergy of MEN16132, a kinin B(2) receptor antagonist, and dexamethasone in carrageenan-induced knee joint arthritis in rats. Br J Pharmacol, 2010, 161(7):1616-1627.

van der Kraan PM, EL Vitters, LB van de Putte, et al. Development of osteoarthritic lesions in mice by "metabolic" and "mechanical" alterations in the knee

第二篇 关节软骨损伤修复基础研究与转化

joints. Am J Pathol, 1989, 135(6):1001-1014.

W Wenz, C Hornung, C Cramer, et al. Effect of Glucosamine Sulfate on Osteoarthritis in the Cruciate-Deficient Canine Model of Osteoarthritis. Cartilage, 2017, 8(2):173-179.

Wada Y, A Watanabe, T Yamashita, et al. Evaluation of articular cartilage with 3D-SPGR MRI after autologous chondrocyte implantation. J Orthop Sci, 2003, 8(4):514-517.

Waller KA, LX Zhang, KA Elsaid, et al. Role of lubricin and boundary lubrication in the prevention of chondrocyte apoptosis. Proc Natl Acad Sci U S A, 2013, 110(15):5852-5857.

Wei X, J Gao, K Messner. Maturation-dependent repair of untreated osteochondral defects in the rabbit knee joint. J Biomed Mater Res, 1997, 34(1):63-72.

Xerogeanes JW, RJ Fox, Y Takeda, et al. A functional comparison of animal anterior cruciate ligament models to the human anterior cruciate ligament. Ann Biomed Eng, 1998, 26(3):345-352.

Xia Y, JB Moody, N Burton-Wurster, et al. Quantitative in situ correlation between microscopic MRI and polarized light microscopy studies of articular cartilage. Osteoarthritis Cartilage, 2001, 9(5):393-406.

Xu X, D Shi, Y Shen, et al. Full-thickness cartilage defects are repaired via a microfracture technique and intraarticular injection of the small-molecule compound kartogenin. Arthritis Res Ther, 2015, 17:20.

Y Yazici, TE McAlindon, R Fleischmann, et al. A novel Wnt pathway inhibitor, SM04690, for the treatment of moderate to severe osteoarthritis of the knee: results of a 24-week, randomized, controlled, phase 1 study. Osteoarthritis Cartilage, 2017, 25(10):1598-1606.

Yano F, H Hojo, S Ohba, et al. Cell-sheet technology combined with a thienoindazole derivative small compound TD-198946 for cartilage regeneration. Biomaterials, 2013, 34(22):5581-5587.

Yoshioka M, RD Coutts, D Amiel, et al. Characterization of a model of osteoarthritis in the rabbit knee. Osteoarthritis Cartilage, 1996, 4(2):87-98.

Yu DG, HF Ding, YQ Mao, et al. Strontium ranelate reduces cartilage degeneration and subchondral bone remodeling in rat osteoarthritis model. Acta Pharmacol Sin, 2013, 34(3):393-402.

Zaucke F, R Dinser, P Maurer, et al. Cartilage oligomeric matrix protein(COMP) and collagen IX are sensitive markers for the differentiation state of articular primary chondrocytes. Biochem J, 2001, 358(Pt 1):17-24.

Zhang S, SJ Chuah, RC Lai, et al. MSC exosomes mediate cartilage repair by enhancing proliferation, attenuating apoptosis and modulating immune reactivity. Biomaterials, 2018, 156:16-27.

Zhang X, Y Zhu, X Chen, et al. Baicalein ameliorates inflammatory-related apoptotic and catabolic phenotypes in human chondrocytes. Int Immunopharmacol, 2014, 21(2):301-308.

Zhou Y, J Zhang, J Yang, et al. Kartogenin with PRP promotes the formation of fibrocartilage zone in the tendon-bone interface. J Tissue Eng Regen Med, 2017, 11(12):3445-3456.

Zhou Y, SQ Liu, L Yu, et al. Berberine prevents nitric oxide-induced rat chondrocyte apoptosis and cartilage degeneration in a rat osteoarthritis model via AMPK and p38 MAPK signaling. Apoptosis, 2015, 20(9):1187-1199.

Zhu Y, Y Wang, B Zhao, et al. Comparison of exosomes secreted by induced pluripotent stem cell-derived mesenchymal stem cells and synovial membrane-derived mesenchymal stem cells for the treatment of osteoarthritis. Stem cell research & therapy, 2017, 8(1):64.

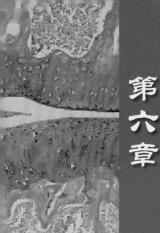

第一节　生物材料分类与制备方法

一、合成高分子材料

生物材料是出于医学目的而被设计用于诊断、治疗或增强、修复、替代身体组织功能的与生物系统相互作用的各种物质。作为一门学科，生物材料研究已有超过五十年的历史，其涵盖了包括医学、生物学、化学、组织工程和材料科学等多个领域，属于一门多学科交叉的综合性学科。

根据其性质与组成，生物材料可以分为生物医用高分子材料、金属材料、无机非金属或称生物陶瓷材料，其中医用高分子材料发展最早、应用最广、用量最大，也是目前正在迅速发展的领域。该材料除了需要满足一般的物理、化学性能要求，还必须具备相对较好的生物相容性和生物活性。它们通常适用于医学应用，因此包括运行、增强或替换自然功能的整个或部分生物结构或生物医学装置，如人体软、硬组织修复再生，人工耳蜗再造，人造血管，皮肤修复膜材，组织黏合剂，伤口闭合处的外科缝合线，骨折固定处的螺钉等各类组织再生修复材料。

在软骨组织研究领域，理想的关节软骨修复材料是在能够模仿人体关节软骨的结构、化学组成和机械性能的同时，具有较好的生物相容性、生物降解性和合适的孔隙，从而利于细胞的黏附、伸展和增殖。在过去的研究中，有多种高分子材料均能够达到上述要求，并在软骨组织再生中被广泛应用。

对于生物医用高分子，按照来源可以分为两种，一种来源于自然界动植物和微生物体内合成的大分子有机物，称为天然高分子化合物，主要包括：多肽类，如胶原蛋白、明胶、蚕丝等蛋白质，酶，激素等；多糖类，如淀粉、纤维素、海藻酸盐、木质素、透明质酸、硫酸软骨素、肝素、壳聚糖、细菌纤维素、葡聚糖、黄原胶、香菇多糖等；遗传信息物质：DNA、RNA；动植物分泌物：如生漆、天然橡胶、虫胶等。另一种来源于化学合成，通过用相对分子质量和结构已知的单体为原料，借助各种化学方法，如自由基聚合、配位聚合、逐步聚合、阴 / 阳离子型聚合等反应而成的聚合物，称为合成高分子化合物，包括：饱和脂肪酸族聚合物（聚乳酸，polylactic acid，PLA；聚乙醇酸，polyglycolic acid，PGA；聚己内酯，polycaprolactone，PCL）、聚乙烯醇（polyvinyl alcohol，PVA）、聚乙二醇（polyethylene glycol，PEG）、聚氯乙烯（polyvinyl chloride，PVC）、聚乙烯（polyethylene，PE）、尼龙（nylon）和硅橡胶（silicone rubber）等。在软骨组织工程中常用的合成高分子材料包括饱和脂肪酸族聚合物、聚乙烯醇和聚乙二醇等。

（一）饱和脂肪族聚合物

饱和脂肪酸聚合物包括聚乳酸（PLA）、聚乙醇酸（PGA）、聚乳酸-乙醇酸共聚物（PLGA）和聚己内酯（PCL）（图6-1-1）。高分子量的脂肪族聚酯多数是由缩聚制备的。PLA和PCL主要由开环聚合而来。不同的脂肪族聚酯具有不同的结晶性、分子量和降解速度。

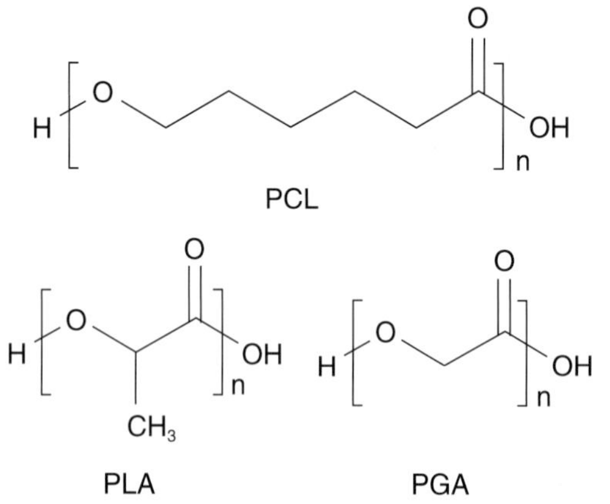

图6-1-1 几种饱和脂肪酸聚合物的分子结构

PGA是热塑性材料，结晶度高达45%~55%，熔点高，玻璃化转变温度也高。由于其高的结晶度，在多数有机溶剂中都不溶解，只有在高氟化的溶剂中才能溶解。PGA可以用挤出、注射和压缩成型等方法制备成泡沫和多孔支架。降解等性质可以由其加工工艺控制。PGA的降解分为两步，第一步是水进入非晶区，使得非晶区的链段中酯键断裂水解，第二步是结晶区的降解。PGA的降解物是自然代谢物，但当浓度很高时，会造成局部区域pH值降低，导致组织损伤。

PLA具有旋光性不同的两种单体：D-乳酸和L-乳酸。聚L-乳酸（LPLA）是半结晶聚合物。这种聚合物具有高拉伸强度、伸长率和模量。其高承受载荷能力让其在缝合和整形外科中有许多运用。PLA分子链段属于带有甲基侧基的线性结构，与PGA相比更容易形成无定型区域，在有机溶剂中的溶解度也更高，可以溶于众多的有机溶剂，如氯仿、甲醇、乙醇、丙酮和二甲基甲酰胺（DMF）等。与PGA相比，PLA降解速率较慢，LPLA被完全吸收需要2年。PLA和PGA相似，均能够通过注射成型、吹塑或热成型等方式加工

（Rhim et al., 2006）。因而通过调控PLA和PGA的比例，人们可以制备具有不同降解速度和生物相容性的新型高分子材料。PLA和PGA的复合材料是被使用最多的。

PCL是半结晶的材料，熔点低。当PCL的分子量下降时，其结晶度升高。PCL在氯仿、苯、甲苯和2-硝基苯烷中都可以溶解。在丙酮、2-丁酮和乙腈中半溶解。PCL的降解过程与PLA类似。其降解时间是PLA的3倍。Joydip等制备了逐层叠加的PCL和包含软骨细胞的海藻酸盐支架，并通过动物实验表明这种材料可以促进软骨组织的生长（Kundu et al., 2015）。

（二）聚乙烯醇

聚乙烯醇由聚醋酸乙烯酯部分或者全部水解而来。聚乙烯醇的优点主要在于其水溶性良好、化学性质相对稳定、蛋白吸附低、具有较好的生物黏附性以及生物相容性。聚乙烯醇材料的抗张强度和断裂前的伸长率比聚甲基丙烯酸羟乙酯等水凝胶更高，可以延长磨耗时间（Kita et al., 1990）。聚乙烯醇目前被用于隐形眼镜的制备、人工胰腺、血液透析、促进神经再生的亲水涂层，也用作植入体内的软骨或者半月板材料。在使用时，聚乙烯醇常需要制备成凝胶，交联度决定其化学、物理和生物性质。

由于高含水量以及很好的拉伸和压缩性能，聚乙烯醇材料被用于受损软骨和半月板的替换。聚乙烯醇冻凝胶的含水量可以达到周围健康软骨组织的含水量（60%~80%）。聚乙烯醇凝胶的抗张强度可以达到1~17 MPa（Stammen et al., 2001）；压缩模量可以达到0.0012~0.85 MPa（Holloway et al., 2011）。Kobayashia等（Kobayashi et al., 2005）研究中使用PVA水凝胶作为兔子模型中半月板的替代材料。PVA水凝胶植入到雌兔子一边膝盖的侧部。这些兔子另一边膝盖的半月板也被切除作为对照。5只兔子在2年之后观察，其他的兔子在这之前观察。2年后，PVA水凝胶完好无损，没有磨损或者错位，并且阻止了骨关节炎的蔓延。Beyerlein等（Beyerlein et al., 2003）在实验中，将PVA水凝胶植入白兔模型中用作关节软骨替换材料长达52周，结果显示炎症反应弱，生物相容性好。在过去的临床和动物研究中，没有滑膜炎和骨质溶解的报道。

（三）聚乙二醇

聚乙二醇是一种聚醚类高分子，在药物领域应用广泛：在结肠镜检查和手术前被用于清空肠道，也可以在药物制备方面起赋形剂的作用。由于聚乙二醇具有很好的生物相容性，力学性质稳定，因此在软骨损伤修复中应用广泛。作为亲水性聚合物，聚乙二醇可以和聚己内酯形成嵌段共聚物，提高支架对干细胞的募集能力，诱导其成软骨分化（Fu et al., 2016），也可以和明胶等高分子混合形成互穿网络水凝胶，提高体内植入物的力学强度（Zhang et al., 2016）。由于聚乙二醇的衍生物聚乙二醇（二醇）二丙烯酸酯具有光交联的特性，因此在3D细胞打印中有着广泛的应用，是目前实现生物打印的生物墨水中使用最多的合成高分子材料（Gao et al., 2017）。

二、天然高分子材料

天然高分子大多处于严谨而又完整的超分子结构体系内，以高度有序的结构进行排列。作为可再生、可持续发展的资源，在能源问题日益紧迫的今天，天然高分子生物材料的研究和应用越来越具有特殊的经济和战略意义，与人类社会生产和生活密不可分。天然高分子材料来源广泛，具有可生物降解和可再生性。但是天然高分子加工性能较差，加工后的材料通常难以达到人体组织工程要求的力学强度，从而限制了其应用范围。因此，拓展天然高分子的应用范围，提高其使用性能成为近几年来的研究热点。目前使用最为广泛的天然高分子材料包括天然多肽和多糖两类天然可降解生物材料。

蛋白质，也称多肽，是生物体内一类重要大分子，其组成中除了包含碳、氢、氧元素以外还有氮和少量硫元素。特种蛋白质还含有铜、铁、铂、锌、碘等元素。组成蛋白质的单体为氨基酸，维持生命存在必不可少的仅有大约20种氨基酸，其中有11种可以在人体中合成，其余9种从食物中获得。氨基酸的不同组合方式使蛋白质具有不同的种类，从而也具有不同的功能。

糖类又通称碳水化合物，分为单糖、寡糖和多糖三大类。单糖为最简单的碳水化合物，如葡萄糖、果糖、木糖等。多糖是由十个以上的单糖分子经过糖苷键连接而成。自然界存在着大量多糖类高分子，在软骨组织工程方面用得较多的有透明质酸、壳聚糖、硫酸软骨素、海藻酸盐等。

（一）胶原蛋白

胶原蛋白是脊椎动物中含量最丰富的蛋白质，由三条长度约为1000个氨基酸的左旋α螺旋组成，分子量约为10万。胶原α螺旋包含广泛重复的三肽序列Gly-X-Y，其中脯氨酸、赖氨酸和修饰的氨基酸羟脯氨酸和羟赖氨酸最常见于X和Y残基位置。甘氨酸必然存在于分子中的每个第三位置，从而形成紧密堆积的α螺旋结构。羟脯氨酸和相邻多肽骨架上的甘氨酸之间的氢键作用赋予了其内部结构的稳定性。在人体内发现的19种胶原蛋白中，Ⅰ型、Ⅱ型和Ⅲ型是最丰富的。这三种胶原蛋白中的一种或多种的自聚集和共价交联有助于填充成六边形平行阵列或微纤维，其可进一步组装成片、束和其他构型以形成皮肤、骨和肌腱（主要是Ⅰ型），软骨（主要是Ⅱ型）和血管（主要是Ⅲ型）等组织。在天然胶原蛋白中，赖氨酸和羟赖氨酸残基的交联反应是通过赖氨酰氧化酶完成的，而在生物材料应用中，必须采用物理方法如γ辐射或化学交联剂（戊二醛或碳二亚胺等）来人工交联材料，以降低生物降解速率和溶解度并增强力学强度（Lee et al., 2001）。目前胶原支架材料已经应用于许多组织工程产品中，包括皮肤替代品，血管移植物，软骨、骨、肌腱和韧带的替代品（Bella et al., 1994），并用于在胶原基质上固定活性生物物质（表皮生长因子、成纤维细胞生长因子、骨形态蛋白）以及用于软伤口愈合或修复硬组织（Chevallay et al., 2000）。除此之外，也有一些工作通过模拟胶原蛋白的氨基酸序列来构建可以自组装的多肽水凝胶来进行组织工程学的研究（O'leary et al., 2011）（图6-1-3）。

（二）丝素蛋白

丝素蛋白是从蚕茧中分离的生物衍生的蛋白质聚合物。丝绸具有优异的生物相容性、生物活性以及良好的机械性能。丝素蛋白在体内降解产物同蛋白质相同，可随着人体代谢被人体吸收或排出体外。通过在加工过程中调节β折叠含量（结晶度），可以将其植入物的降解时间调节为数周至数年（Wang et al., 2008）。在应用方面，目前许多聚合物药物载体系统需要严苛的制造条件（剪切、加热、暴露于有机溶剂或极端pH环境），这些条件会降低或破坏掺入的治疗药物的功能，但丝素蛋白载体可以在温和的环境下进行制备，并且能满足植入药物递送应用的几乎所有要求（Tsioris et al., 2012）。此外，丝素蛋白这种天然高分子，可以通过不同的制备方法制成，如具有纳米结构的电纺丝膜、多孔海绵、水凝胶、微球、3D打印仿生支架等，根据不同需要被广泛用于骨、血管、神经、皮肤、软骨、韧带等组织再生领域（Kundu et al., 2012）。由于丝素蛋白具有优异的免疫原性和力学强度，因此已有许多工作围绕丝素蛋白进行支架的制备，并用于软骨损伤修复的实验中。笔者课题组将明胶与丝素蛋白结合（图6-1-2），利用3D打印和反模板法的结合制备了层级支架，分别对软骨表层和软骨中层的空间结构进行模拟。通过这种生物仿生的方式，兔膝关节在24周时已基本实现软骨缺损的痊愈（Shi et al., 2017）。

（三）透明质酸

透明质酸又称糖醛酸，是由两个双糖单位D-葡萄糖醛酸及N-乙酰葡糖胺组成的酸性非硫酸化糖胺聚糖，其分子量通常达到数百万，广泛分布于结缔组织、上皮细胞和神经组织。透明质酸凭借独特的分子结构和理化性质体现出多种重要功能，除了具有关节润滑、血管壁通透性调节、愈合创伤等作用外，还具有极强的保水功能，为目前自然界中保湿性最好的物质，被称为"天然保湿因子"。透明质酸作为软骨细胞外基质的组成成分以及关节滑液中的成分，以其为主体成分制备的软骨支架已有很多。目前可用于软骨修复的商品化透明质酸支架有意大利生产的Hyaff-11（Fidia Advanced Biopolymers Labortoraies, Abano Terme, Italy）支架。这种透明质酸苄基酯无纺网具有很好的生物相容性，同时特有的多孔结构为软骨细胞提供了生长的三维微环境。支架降解时间可控，三个月以内便可完全降解（Grigolo et al., 2001）。

（四）硫酸软骨素

硫酸软骨素是硫酸化糖胺聚糖（GAG），由交替糖链N-乙酰半乳糖胺和葡糖醛酸组成。作为

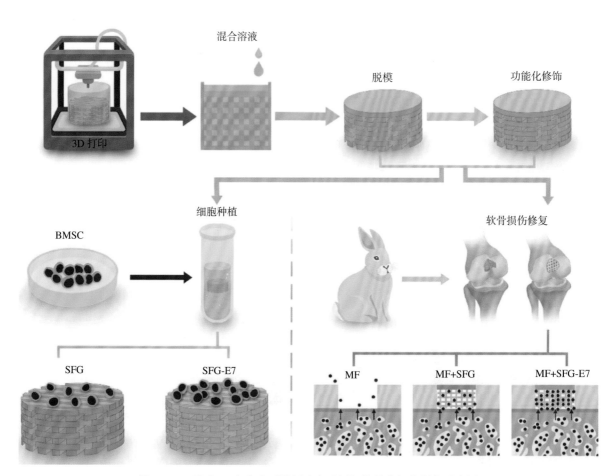

图 6-1-2　通过 3D 打印和反模板法实现层级软骨支架的制备示意图

软骨的重要结构成分，硫酸软骨素附着在蛋白质上，同其他蛋白多糖一同赋予了软骨很强的抗压性（Baeurle et al., 2009）。与葡糖胺一起，硫酸软骨素已成为治疗骨关节炎的广泛使用的膳食补充剂，具有止痛、促进软骨再生的功效，可以从根本改善关节问题。其可控的生物活性、生物降解性、生物相容性和形成水凝胶的能力等各种重要特性使硫酸软骨素成为生物医学和生物医学技术中的常见分子。

（五）壳聚糖

壳聚糖是由随机分布的 β-（1-4）-D-葡糖胺（脱乙酰基单元）和 N-乙酰基-D-葡糖胺（乙酰化单元）组成的线性多糖，通过甲壳质的脱乙酰化而制成，而甲壳质是甲壳类动物（例如螃蟹和虾）的外骨骼和真菌的细胞壁中的结构元素。壳聚糖化学名称为聚葡萄糖胺（1-4）-2-氨基-B-D 葡萄糖，分子结构单元中含有氨基，因此具有较好的生理活性和吸附性。此外，壳聚糖还具有较强的刚性结构、强烈的分子间氢键作用和抑菌性。我们课题组利用壳聚糖与脱钙骨共同制备了负载间充质干细胞的层级水凝胶（图 6-1-3），并证明其对干细胞具有明显的促软骨分化效果（Huang et al., 2014）。

（六）海藻酸

海藻酸，也称为海藻酸盐或藻酸盐，属于一类广泛分布在褐藻细胞壁中的多糖，其通过与水结合形成黏性胶。它也是由铜绿假单胞菌产生的生物膜的重要组成部分，铜绿假单胞菌是囊性纤维化的主要病原体，赋予其对抗生素的高抗性（Davies, 2002）。颜色范围从白色到黄棕色，通常以丝状、颗粒状或粉末状出售。

三、制备方法

（一）水凝胶

水凝胶是由一系列亲水性聚合物单体通过交联形成的水溶胀性聚合物。这种高度水化的支架结构与软组织结构相同，在进行细胞培养时可以为细胞提供与生理状况相近的生物力学环境。此外通过合适的表面修饰以及载药体系设计，水凝胶也可以实现药物的控释，并对细胞的代谢过程进行调节。由于亲水性聚合物形成的空间结构可以与水分子形成大量的氢键，吸纳的水分超过自身干重的数十倍，因此这类凝胶在充分溶胀后，能够为凝胶内的细胞提供适宜的三维环境，并且实现营养物质

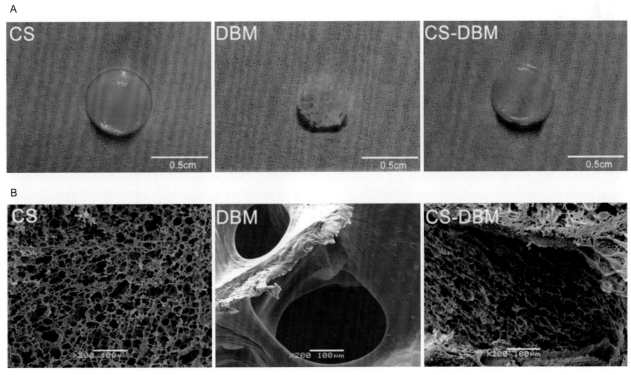

图 6-1-3 壳聚糖（CS）和脱钙骨（DBM）共同制备的层级多孔水凝胶

与代谢产物的运输。

依据水凝胶的不同特点，我们可以将水凝胶进行多种分类：基于聚合物的单体来源，可以分为天然高分子凝胶或合成高分子凝胶；基于聚合物的组分，可以分为单一均相凝胶（水凝胶由同一种单体均匀聚合而成）、共聚凝胶（水凝胶由两种或更多的单体共同聚合而成）和互穿网络凝胶（由两种互不交联的单体分别交联而成）；基于交联的形式，可以分为物理交联（以非共价键为主）和化学交联（以共价键为主）；基于凝胶的离子电荷分类，可以分为中性水凝胶、离子型水凝胶和两性水凝胶。

水凝胶的制备可以通过物理交联和化学交联实现。物理交联得到的水凝胶通过分子链缠绕和非共价键实现交联，其中氢键、离子键和疏水作用是常见的非共价键交联方式。由于非共价键键能低于共价键，因此需要较高的交联密度才可以实现聚合。水凝胶的化学交联过程依靠共价键，利用引发剂、催化剂和交联剂实现聚合反应过程。凝胶材料的分子量、单体浓度、交联形式、交联度等共同影响了水凝胶的理化性能。在软骨修复领域，由于软骨的再生修复周期长，支架还需要在高应力的环境下发挥作用，因此在进行水凝胶制备时，需要对交联方式、降解速度及力学性质进行充分的考量。

与体外构建水凝胶的环境相比，临床使用时需要面临许多难点。手术切口过大会影响术后康复情况，而缺损区域在关节镜下清理后也会很不规则。这种狭小空间的不规则损伤不利于体外成型的水凝胶植入，有可能在移植的过程中就发生撕裂甚至滑脱。为了克服这些缺点，研究人员在可注射水凝胶的领域开展了一系列研究。天然材料如明胶、胶原、海藻酸盐、透明质酸、壳聚糖等已经在可注射凝胶中广泛使用，其中海藻酸盐和纤维蛋白是研究最为广泛的可注射凝胶体系（Raja et al., 2015）。交联速率与交联时的反应条件共同决定了交联方法的应用场景与应用效果。一个理想的可注射凝胶的使用策略应该让聚合物溶液在和细胞共混后注射进入受损区域，填充后可以通过简便的方式快速有效地交联形成凝胶。聚合物溶液的温度与pH值应该与使用的细胞相匹配，以便提高细胞的存活率。交联速度过快，会导致注射时发生堵塞，而交联过慢会导致混合溶液坍塌扩散，严重时会导致无法交联。

（二）海绵

海绵支架是多孔的三维支架的统称。除了受材料本身的理化性能调控外，海绵支架性能，尤其是材料与细胞的相互作用，还受孔隙率、孔隙尺寸和孔隙连通率所调节。孔隙率的大小与细胞贴附支架的覆盖率相关，而孔隙直径和孔隙连通率共同影响了细胞的迁入和迁出、基质降解、营养物质的转运（Lien et al., 2009）。目前海绵的制备方法主要包括发泡法、相分离法、冻干法和造孔剂洗脱法。与水凝胶材料相比，海绵支架具有更大的孔隙结构，利于细胞贴附迁移以及代谢产物的运输。这种脱水支架也有利于消毒和长期运输保存，临床的适用范围更广。

（三）膜

膜支架作为二维支架结构，通过制备形式的不同可以分为纺织结构和非纺织结构两种。纺织类膜通过编织手段将纺线以固定图案进行编制，使得膜材料具有更好的强度，并且利用编制技巧对孔隙进行设计。非纺织结构，也叫无纺布，通过将长短不一的高分子纤维随机排列，并通过机械、黏结等手段制备成膜状结构，使得膜结构具有更高的孔隙率与表面积，利于细胞贴附。在软骨组织工程中，这些膜支架通常会先在体外与细胞共培养，获得力学强度更高、细胞密度更大的复合支架后，再移入体内进行组织修复。胶原蛋白膜和透明质酸膜是目前广泛使用的两类膜材料。这类可吸收的纤维状膜材料没有炎症反应，在体内可以利用膜的纤维排布促进软骨细胞和干细胞的贴附、生长与分化代谢。

临床研究中使用较多的支架是以透明质酸为主要成分的 Hyaff-11（Grigolo et al., 2001）。新一代的透明质酸支架（Hyalograft® C）将自体软骨细胞与 Hyaff-11 相结合，经过两周的体外培养后再植入软骨缺损处（Hollander et al., 2003）。长期临床随访研究显示，这类支架对于软骨缺损的修复效果显著，患者接受移植的两年后的术后康复率均在 80% 以上。

随着电纺丝技术的发展，研究人员可以利用静电场实现纳米纤维膜的制备。这种制备方法需要在接收器与注射器之间利用静电发生器产生静电场，使得注射器针头内液体带有电荷。通过针尖处电场力与表面张力之间的平衡，实现高分子液体稳定均匀地喷射到接收器表面，逐层累积并最终形成高分子薄膜。这种方法操作简单，适用范围广，获得的膜材料表面形貌可控，通过接收器的设计可以实现无序纤维排布或者定向纤维排布的膜支架。

（陈　帅　吴妮尔　孙牧旸　陈海峰）

第二节　生物活性因子与种子细胞

干细胞向成熟软骨细胞分化的过程中有多种生长因子参与，而在关节软骨损伤的修复过程中，生长因子的调控也起到了至关重要的作用。在软骨修复过程中引入生长因子，可有效提高关节软骨损伤修复效果。现有的研究一般采用直接添加外源性生长因子或植入负载生长因子的生物材料等方法来增加软骨细胞的增殖分化能力，以促进关节软骨损伤修复。关节软骨损伤发生后，自愈能力差，而植入负载生长因子的生物材料会明显促进骨软骨损伤的修复。外源性生长因子可以诱导间充质干细胞分化成软骨细胞，促进关节软骨损伤的修复。

目前用于关节软骨损伤修复研究的生长因子有转化生长因子-β（transforming growth factor-β, TGF-β）、成纤维细胞生长因子（fibroblast growth factor, FGF）、骨形态发生蛋白（bone morphogenetic protein，BMP）、胰岛素样生长因子-1（insulin-like growth factor-1, IGF-l）等。

一、TGF-β家族

TGF-β超家族在软骨修复过程中具有重要意义。在软骨发育过程中，TGF-β可以促进干细胞合成大量Ⅱ型胶原和蛋白聚糖，从而使干细胞分化成为软骨细胞并且维持其表型。其中TGF-β三个亚型（TGF-β1、TGF-β2、TGF-β3）被认为是软骨形成的诱导因子，可以促进骨髓间充质干细胞的 Sox9 基因表达以及软骨细胞外基质的合成，并促进软骨细胞合成代谢，在软骨修复领域中应用较为广泛（Finnson et al., 2012）。

TGF-β1 和 TGF-β3 已被广泛用于关节软骨修复的体内研究（Koay et al., 2007）。TGF-β1/TGF-β3 与干细胞的联合应用已被证实优于单独干细胞治疗。TGF-β2最早在生长板中被发现，并且在生长板各区域都有表达；它可以抑制软骨细胞的肥大和退化，促进胶原纤维的分布与排列。TGF-β2的基因表达也受其他生长因子调节，如在体内FGF可以提高 TGF-β2 的表达，从而促进关节软骨损伤修复；但在体外培养时，FGF 则抑制 TGF-β2 的表达，从而抑制干细胞分化（Cleary et al., 2015）。这种现象提示在联合使用生长因子时候应该考察其是否具有协同作用效果。

二、FGF家族

目前，体内被证实的FGF有22种。其中，FGF-2 与 FGF-l8 与关节软骨的稳态维持密切相关，应用广泛。

FGF-2 最早发现于软骨细胞和成骨细胞的细胞外基质，体内软骨细胞可以产生内源性FGF-2。研究表明，FGF-2 在软骨的发育中有重要作用，可以促进干细胞的分化以及软骨细胞富集。FGF-2 激活的 PI3K-Akt、ERK1/2 通路可促进 BMSC 增殖，调节 Sox9 基因表达，促进其向软骨分化（Geary et al., 2018; Murakami et al., 2000）。在关节软骨损伤动物模型中，添加外源性 FGF-2 可以对损伤关节软骨的修复起到明显的促进作用。Li 等（2012）通过靶向释放 FGF-2，发现在软骨损伤模型中，外源性 FGF-2 刺激了内源性的 TGF-β、BMP 和 VEGF 的上调，进而促进了关节软骨的损伤修复。

三、BMP家族

BMP 是一类能够诱导干细胞分化成骨、软骨、韧带等组织的蛋白，在软骨发育的过程中具有很重要的作用，其中 BMP-2、BMP-4 在软骨修复中已经有比较深入的研究。BMP-2 本身既能促进合成代谢，又能促进分解代谢。目前，BMP-2 在骨软骨损伤中的应用较多，在多个实验中均显示 BMP-2 对兔骨软骨损伤修复具有明显的改善（Toh et al., 2005; Tcacencu et al., 2005）。BMP-4通过smad（small mother against decapentaplegic）蛋白入核或通过丝裂原活化蛋白激酶信号通路调节软骨形成（Nishimura et al., 2012）。BMP-4 在维持软骨表型、增加细胞外基质产生、抑制细胞肥大、促进干细胞向软骨分化等方面具有重要作用。BMP-4 在体内和体外作用于MSC 时，均可促进 MSC 向软骨细胞方向分化，使其能分泌 II 型胶原和蛋白聚糖；同时又可促进软骨细胞成熟并且抑制软骨细胞肥大。目前，BMP-4 多与 MSC 联合应用于关节软骨损伤的修复研究。将BMP-4 基因转染进脂肪来源的间充质干细胞中，在体内和体外实验中均可促进其向软骨分化，提示了其在临床应用上的前景（Shi et al., 2013）。

四、IGF-1

IGF-1 由肝分泌，并通过体液循环到达关节软骨。IGF-1 在发育中的和成熟的软骨细胞中都有表达，可促进细胞增殖以及蛋白聚糖和 II 型胶原的合成，并可抑制 MMP-13 的表达（Miller et al., 2010）。IGF-1 还可以调节胶原纤维分子的组装及空间排布，可在软骨发育中影响软骨组织中各层结构的生化和生物力学，延缓细胞外基质功能的衰退，并起到延长软骨细胞寿命的作用。另外，IGF-1 可通过激活 PI3K-Akt 通路促进 MSC 的迁移，从而促进软骨损伤的修复（Guntur et al., 2013）。

在软骨细胞及 MSC 培养过程中，生长因子的协同干预能够增强定向分化诱导的效果。例如，IGF-1/TGF-β1、IGF-1/BMP-2 或 IGF-1/bFGF/TGF-β2 的联合使用能进一步促进细胞的合成作用及细胞外基质的生成（An et al., 2010）。另外，生长因子

联合应用还能促进 MSC 的成软骨分化，如 TGF-β2/BMP-7、TGFβ2/BMP-6、TGF-β2/BMP-2 或者 TGF-β2/IGF-1 能促进其分化程度，其中 TGF-β2/BMP-7 作用最强（Kim et al., 2009）。另外，TGF-β3 与BMP-2 或 BMP-4，BMP-6 与 IGF-1 的联用在 MSC单层及 3D 培养中都发挥一定的促分化效应（Sekiya et al., 2005）。

生长因子的作用效应不仅涉及因子类别，还受到其他因素的影响，如剂量、时间及目标细胞类型。例如，对含有软骨细胞的水凝胶及种载 MSC 的固态材料，短暂施加瞬时 TGF-β3 能使新生软骨组织具有更高的生物力学特性及 GAG 含量（Bian et al., 2011）。在多数软骨组织工程研究中，生长因子如TGF-β、FGF-2 及 BMP 的常用剂量是 10 ng/ml，但仍需要进一步研究生长因子的最佳调控方式。

尽管应用生长因子治疗简便，但将其用于临床关节软骨修复还有问题亟待解决。生长因子应用的发展迅速，已经由最初的关节腔注射发展到了复杂的多功能、多分子递送系统。目前，生长因子领域的研究热点包括：①生长因子与抗炎、抗血管生成以及软骨保护剂的联用；②多因子同时递送；③生长因子的时空控释；④双层膜材料或者更新颖材料的开发；⑤生长因子浓度梯度的筛查。因此，未来的研究热点应着重解决生长因子之间以及生长因子与递送材料之间的相互作用问题，充分发挥生长因子在关节软骨损伤修复领域的作用。

（史尉利 敖英芳）

第三节 组织工程软骨的细胞来源

一、自体软骨细胞

在目前应用于组织工程软骨修复的种子细胞中，最容易获得的种子细胞是软骨组织自身。而软骨细胞也确实能够分泌构成正常关节软骨功能的、包含蛋白多糖以及胶原等成分的细胞外基质。目前所采用的一般办法是，首先在体外培养取自软骨组织的软骨细胞，以获得足量的用于种植的细胞，再结合支架植入体内，以期获得软骨组织的再生。其优点是自体软骨细胞种植具有较低的免疫排斥风险，并且机械应力已被证明对软骨细胞的分化、

增殖具有显著的影响，体外作用于软骨组织的动态机械应力能促进软骨细胞的分化并增加细胞外基质的产生。但是，软骨细胞的缺点是体外扩增培养仍有表型丢失的去分化趋势，并且增殖的细胞数量有限，难以获得足够的细胞数量。

二、异种和同种异体软骨细胞

异种软骨细胞来源充足，可在短时间内大量获取、增殖，但植入受体后免疫排斥反应严重，故应用较少。同种异体软骨细胞来源于非患者个体的关节软骨、髌板软骨、软骨膜、肋软骨及耳软

骨等。虽然该类种子细胞也存在免疫反应，但随移植时间推移其免疫反应逐渐减弱，并且随着免疫抑制剂研究的进展，较严重的免疫反应已基本消除。同种异体软骨细胞具有来源广泛、取材容易、一次性可获取大量细胞等优点。

三、胚胎干细胞

目前除了自体软骨细胞作为种子细胞已经进入临床应用外，实验室用于软骨再生的种子细胞主要可分为胚胎干细胞和成体干细胞。胚胎干细胞具有分化为三胚层的潜能，在适当的条件下可分化为所有组织器官类型的细胞。目前已经有研究证实胚胎干细胞可在支架材料中进行生长、扩增和分化。与软骨细胞相比，胚胎干细胞具有很强的再生能力和分化潜能，能很好地完成细胞的更新，这是其作为软骨组织工程种子细胞的优势。但是胚胎干细胞由于受到伦理方面的制约以及致瘤性和难以掌控其定向诱导分化等缺点，使得对其相关软骨修复方案的进一步的研究和应用受到限制。

四、间充质干细胞

近些年来，具有多向分化潜能的间充质干细胞（mesenchymal stem cell, MSC）由于其具有便于分离获取，无明显的免疫原性，出色的增殖活性以及多向分化潜能等优点，已经被广泛地应用于组织工程以及再生医学领域。对于 MSC 目前尚未有一个统一的鉴定标志，主要依靠以下三个方面来对其表型进行鉴定：①能够贴壁生长；②一些特异性的细胞表面标志物的表达，包括 CD73+、CD90+、CD104+、CD14-/CD11b-、CD19-/CD79α、CD45-、CD34-、HLA-DR-）；③能够向成脂、成骨和成软骨多向分化的潜能。最新的研究发现，MSC 更像是一种免疫调节细胞，因为其能够避开宿主的免疫识别并抑制宿主的免疫识别机制。此外，间充质干细胞如今更被看做是一个针对组织损伤的"药房"，因为其对于损伤组织和器官的修复具有一系列的营养支持和免疫调节作用，例如间充质干细胞聚集在损伤区域能够持续分泌有利于组织修复的生物活性因子，调节局部的免疫反应，从而为损伤区域营造一个有利于组织再生的微环境。并且，越来越多的研究更倾向于通过一些方法来动员内源性的自体干细胞来进行组织的再生和修复。相较于使用外源性或者自体干细胞体外培养再回植的方法，使用内源性干细胞能够避免干细胞体外培养、保存和回植所带来的各种花费和风险，更重要的是无须考虑任何免疫原性问题。

五、脐带间充质干细胞

脐带连于胚胎脐部与胎盘间，从中可分离出脐带间充质干细胞（umbilical cord mesenchymal stem cells, UCMSC），并且成功率很高。UCMSC 在体外培养时贴壁生长，具有成纤维细胞的形态。UCMSC 除表达间充质干细胞的表面标志外，还表达胚胎转录因子 Nanog 等更原始的表面分子。软骨诱导培养液对 UCMSC 进行诱导培养后，细胞会分泌较多的 Ⅱ 型胶原。另外，脐带中富含透明质酸、糖胺聚糖以及胶原，是透明软骨的重要细胞外基质，与天然软骨的细胞外成分极为相似。并且，脐带属于废弃物，来源较为广泛，价格低廉，不存在伦理问题。因此，人脐带间充质干细胞很有可能会成为未来软骨组织工程研究的重点。

六、诱导多能干细胞

2006 年，日本东京大学的 Takahashi 和 Yamanaka（2006）首次运用逆转录病毒感染技术，将 Sox2、Oct-3/4、Klf4 和 cMyc 4 种转录因子导入小鼠胚胎成纤维细胞中，产生了具有胚胎干细胞（embryonic stem cell, ESC）功能和特性的诱导多能干细胞（induced pluripotent ptem cells, iPSC）。与 ESC 相比，iPSC 具有与其相似的细胞形态、生长特性、基因表达以及可形成畸胎瘤和嵌合体等特性，并且还有来源广泛、相对容易获得和个体疾病特异性等优势，在再生医学与组织工程学领域展现出了广阔的应用前景。当前，iPSC 的应用主要集中在疾病模型的建立以及药物的开发和筛选。iPSC 具有全能性和无限增殖性，克服了软骨细胞和成体干细胞的缺点。并且，iPSC 是由患者提供的体细胞重编程而获得，也规避了临床应用 ESC 所带来的伦理道德问题。不仅如此，iPSC 还可为临床患者提供个体化治疗方案，在使用患者体细胞重编程的 iPSC 治疗疾病时，降低了细胞及组织器官移植后发生免疫排斥的风险。因此，可以认为 iPSC 是软骨组织工程极具潜力的种子细胞。

（代岭辉）

第四节 组织工程支架对种子细胞的调控

在软骨组织工程研究内使用生物支架的目的就是为细胞提供一个适宜合成软骨基质的微环境，并且暂时代替软骨功能直至形成新生软骨。为了完成这个目的，支架应具备以下特点：①可控的生物降解性能，且降解产物无毒性；②具有孔隙性能，允许营养物质及代谢产物的弥散；③支持细胞存活、增殖、分化及细胞外基质的生成；④能固定在软骨缺损区并与周边增殖整合；⑤能为新生组织提供力学支持。很多天然材料及人工合成的高分子聚合物可以用作软骨组织工程的支架材料。

生物支架在组织工程技术中不仅能作为种子细胞在体内、体外增殖分化的场所，同样也是调控种子细胞生物学行为的重要因素。对于细胞外环境内各种刺激信号来说，细胞本身是一个复杂的感受体。生物化学类的调控因子能够通过自分泌、旁分泌、内分泌或者外源添加等多个途径作用于细胞本身。依靠生物化学和细胞生物学技术的发展，生物化学因子对于细胞的作用机制已经得到了阐述。除了生物信号分子的作用外，大量研究发现细胞的生物学行为还会受到生物物理因素的影响，而这类因素主要来源于细胞外的基质环境，如细胞支架对于细胞生长、黏附及分化的影响。但是，天然 ECM 结构具有错综复杂的拓扑网络结构及力学信号，从中分离出特定单一的物理信号并阐明其与细胞的作用机制是非常困难的。因此，在体外细胞培养条件下模拟出单一生物物理信号至关重要，并且与细胞培养支架的制备技术密切相关，如水凝胶自组装及软组织光刻技术。这类技术的革新能促进新型仿生支架的构建，从而促成了在可控、重复性好的体外环境中研究细胞对生物物理信号的反应。新材料制备技术的出现拓展了细胞实验范畴，有助于阐明细胞力学传导领域、细胞生物学、细胞发育和分化等领域的科学现象，并进一步促进了伤口愈合、肿瘤转移和组织工程等方面研究的临床转化。

一、支架拓扑结构对种子细胞的调控

支架通过自身的物理结构影响细胞的生物学行为，这并不是一个新的概念。在 20 世纪初期，

已经有研究者尝试了一些探索试验，如利用蜘蛛网样支架研究细胞对拓扑结构的反应。但是，这些实验并不能准确地控制、重复所施加的干预信号。经过一个世纪后，材料制备技术的发展使研究者能够制成可控形态参数的纳米级材料，从而能模拟正常的生理状态。另一方面，微型处理器技术的发展带来了材料制备工艺的提高，进而能制备出特定大小的纳米级材料，以研究细胞的生理学行为。

近几十年的研究结果显示物理性质的调控信号能影响细胞的迁移、形态及分化等行为。早期的研究利用光刻技术（lithographic technique）进行 5 微米叠加制备出简单的膜结构，并在体外实验中能选择性降低仓鼠肾细胞及成纤维细胞的迁移速率，但是对中性粒细胞没有影响。从微型处理器领域借鉴而来的光刻技术，让 Clark 的研究团队（Clark et al., 1987）能够将肾细胞按照微米级的培养基质构造进行平行生长。这类实验证实具有特定拓扑结构的支架构造有助于观察细胞对于特定拓扑结构的生物学反应。随后，研究发现不同种类细胞对一定范围内的拓扑结构表现出了不同的反应。但是，鉴于细胞的常规大小（20~50 μm），细胞能感受到的结构信号也有限定，有研究显示拓扑结构信号超过 20 μm，细胞将停止反应（Wilkinson et al., 2002）。因此，20 微米级别的拓扑结构对于直径 20 μm 左右的细胞基本像一个平面基底。相反地，如果细胞的直径在几微米之间，那它所具有的交互表面仅能与纳米级的拓扑信号交互反应。因此，即便常规胶原纤维束可能有几微米粗细，但细胞实际能感受的拓扑信号仍是纳米级或亚微米级的纤维结构。

支架拓扑结构的变化能显著地影响细胞行为。与完全平面的培养材料相比，将细胞在具有纳米级六边形凹槽表面的支架上培养一定时间后，通过微阵列检测发现高达几百种基因出现差异表达，而这些基因涉及 ECM 蛋白生产、整合素及细胞周期调节等（Dalby et al., 2010）。拓扑信号引起基因表达改变的原因可能是由于细胞核形态及位移的变化（Dalby et al., 2007）。模拟天然 ECM 孔径的几何结构能减小成纤维细胞的延展及细胞核面积。细胞核形状的改变可以调节核质体积，在这种情况

下基因被激活或抑制，其原理就是转录因子转运到核内靶序列在空间上被阻断。同样的，在 10 微米级的培养基底上培养 MSC 细胞，结果显示细胞胞体及核出现延展，并沿着基底的拓扑结构进行排列（Li et al., 2011）。同时，这项研究还发现培养基质能调节组蛋白乙酰化活性。在微观凹槽表面培养的 MSC 细胞出现升高的组蛋白乙酰化，主要由于组蛋白去乙酰化酶（HDAC）活性的下降。尽管 HDAC 并不是拓扑结构感受分子，但是凹槽 ECM 结构激活了细胞分子通路，最终抑制了 HDAC 活性，这也可能是拓扑结构影响基因表达的机制。

即使基因调控是材料拓扑结构调控的下游反应，但拓扑结构的改变也能立即影响细胞的黏附、迁移，并进一步引起显著的生理反应。另外，材料的拓扑结构还影响了细胞外基质的分化及重塑。例如，相对于平面培养皿，脂肪干细胞在亚微米级凹槽基质上培养后出现更明显的脂肪分化（Kim et al., 2011）。另一项研究指出在纳米级凹槽基底上培养的成骨细胞会逐渐沿着凹槽生长，并发生明显的成骨分化（Zhu et al., 2005）。更有意思的是这些材料最终会促使细胞沿着拓扑结构的走行而生成细胞外基质。笔者课题组利用聚 -L- 丙交酯制备具备纳米拓扑结构的纤维支架（图 6-4-1），并在支架上进行 MSC 细胞培养，结果显示格状拓扑结构的支架能显著促进 MSC 的成骨分化水平，而随意编织的纳米支架成骨诱导能力较差，这种差异可能与 ras 同源基因家族成员 A（RhoA）及胞外信号调节激酶（ERK）信号通路有关（Zhu et al., 2013）。

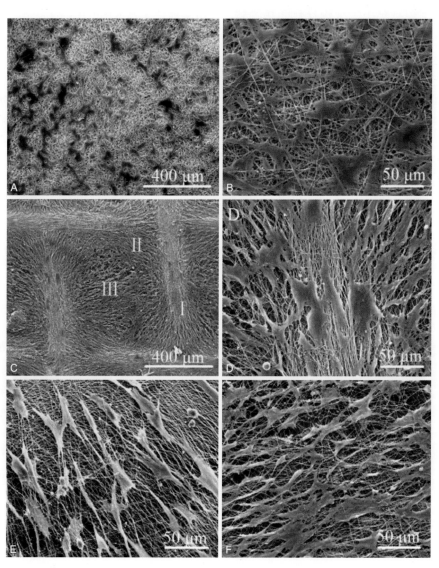

图 6-4-1　利用不同拓扑结构的支架体外培养细胞，细胞形态出现相应的变化

二、支架表面化学特性种子干细胞的调控

支架材料的表面化学特性及其与细胞的交联作用在组织工程研究中至关重要，能够显著影响细胞的迁移以及氧气、营养物质、代谢废物和信号分子的弥散（Nuernberger et al., 2011）。研究者利用特定的化学成分构建生物支架，并使其具备合适的表面化学性质，从而模拟细胞外基质特性，诱导细胞的生物学反应。组织工程技术发展的过程中支架化学特性的构建一直是关键的研究内容。简单来说，生物支架的表面化学特性主要包括两个方面：第一，构成支架的化学成分所具备的化学性质，如亲/疏水性、电荷特性、酸碱度和表面自由能等；第二，这些化学特性在时间、空间上的分布或者表达，以及具体的浓度、剂量等。

在软骨组织工程过程中，生物材料的化学特性能够自始至终对软骨修复细胞进行调控，决定细胞的增殖分化、细胞外基质的生成及新生软骨的重塑。而生物支架的化学性质可以通过多方面对细胞行为进行调控，首先，支架的化学性质直接决定支架的组织相容性，能够在体内、外影响支架内的细胞存活及增殖。其次，支架的化学性能够影响支架表面黏附的蛋白，从而能够决定细胞的交互作用，影响细胞的黏附及调控。最后，在支架表面能够进一步进行化学修饰，使其具备特定的生长因子、化学分子或者缓释系统，进而构建出具有生物功能性的生物支架，在组织工程中发挥定向的调控的作用（图6-4-2）。

另外，支架表面的化学特性能够在时间及空间上进行特异性表达，从而能在特定的时空调控细胞及生物因子的表达，反过来还影响了支架本身在体内的生物降解，对新生组织的产生影响重大。理想的降解动力学能保证初始稳定性及支架形状，且不会妨碍新的软骨ECM的沉积。研究显示相对于快速降解的支架，缓慢降解的支架材料能引起ECM的沉积更丰富且均匀（Solchaga et al., 2005）。另外，支架材料的降解能使新生组织与周边软骨更好地长入及重塑（Bryant et al., 2003）。水解性元素、基质金属蛋白酶敏感肽及外源性酶可以用于修饰支架的表面化学性质，进而调控支架的降解（Ng et al., 2009）。

其中，天然材料具有较高的生物相容性，主要包括蛋白质类（丝素蛋白、纤维蛋白和胶原蛋

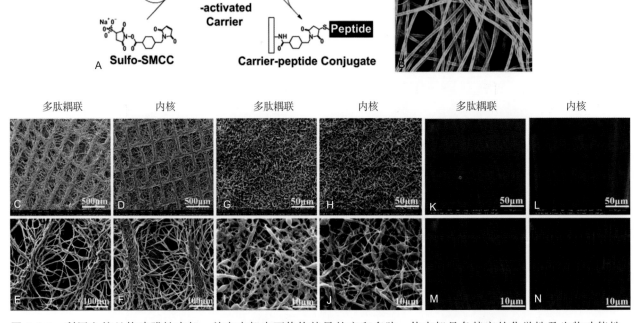

图6-4-2 利用电纺丝构建膜性支架，并在支架表面修饰特异的亲和多肽，使支架具备特定的化学性及生物功能性；Sulfo-SMCC：4-（N-马来酰亚胺甲基）环己烷-1-羧酸磺酸基琥珀酰亚胺酯钠盐，水溶性的氨基-巯基交联剂；Maleimide-activated carrier 马来酰亚胺活性载体；Peptide：多肽；Carrier-peptide conjugate：载体多肽耦联

白）及糖类（琼脂糖、藻酸盐、透明质酸、壳聚糖）。天然材料主要的应用形式是构建成水凝胶，使其具有较高的含水量从而适用于软骨组织工程。这些水凝胶能设计成液体形态使其具备可注射性，从而与软骨修复细胞达到很好的结合。水凝胶材料最大的优势是能维系内部细胞圆球形的软骨细胞表型而不发生去分化。另外，水凝胶能向内部细胞传导力学信号，在细胞力学信号研究中是首选的材料模型之一（Spiller et al., 2011）。总之，天然支架材料，尤其是通过生物方式构建的天然材料能够促进软骨 ECM 的重塑（Chung et al., 2006; Welsch et al., 2010）。但是对于人工合成材料而言，精确的化学组成成分及表面特性是天然材料无法比拟的，而且人工材料的表面更适宜进行特定的化学修饰。目前，软骨组织工程最常用的人工合成聚合物是聚 α 羟基酯类，尤其是聚乳酸（PLA）和聚乙醇酸（PGA）。这种材料具有生物可降解性，已被美国食品药品监督管理局（FDA）批准用于临床（Yoon et al., 2006）。相比于天然水凝胶，人工聚合物制备的支架材料具有更高的力学强度，能很好地固定在缺损区并提高负荷强度（Munirah et al., 2008）。另外，这类支架可以进行材料特性的调节，例如降解特性、构造以及力学强度等。

三、支架力学特性对种子细胞的调控

体内组织中细胞外基质的力学特性与该组织的生理功能密切相关，因此，用于组织工程重建的生物支架也必须要具备相应的弹性及硬度，以应对再生组织生成过程中力学强度的要求。利用硬底、等离子处理的平面培养皿在体外研究力学对细胞的调控已经出现了几十年，是一种方便经济的体外培养工具，并为无数的体外实验解决了实验途径，获取了大量的实验结果。但是，细胞在体内环境是不会生长在如此硬的平面上。因此，为了更真实地模拟细胞的体内环境，很多学者开发出了更新的生物材料。这些材料支架具有不同硬度和弹性模量，从而能进一步研究不同细胞对力学信号的生物学反应。另一方面，在研究材料支架的力学特性对细胞的调控过程中，研究者不断地优化支架的力学特性，进而促进软骨组织工程研究。

其中，支架的弹性代表了支架在一定应力条件的形变程度。因此，弹性增加后，支架的硬度就会下降。研究结果显示随着细胞所处的环境硬度

升高，细胞本身的硬度也会上升。有研究将成纤维细胞种植于不同力学强度（弹性模量介于 500 ~ 40 000 Pa）的聚丙烯酰胺凝胶内，原子力显微镜探测结果显示凝胶支架的硬度变化会影响细胞内的细胞骨架，这种现象主要是通过细胞内 F- 肌动蛋白（纤丝状肌动蛋白）聚合和交联来实现的（Solon et al., 2007）。在持续的拉力及压力作用下，细胞内的肌动蛋白网架会锚定到质膜上，而肌动蛋白构成的力学网络进一步调控细胞的形态（Ingber, 1997）。生物支架的柔韧性改变影响细胞的张力，进而调控细胞内蛋白的定位、信号转导、基因表达，最终影响细胞行为。多数情况下，较硬的生物支架会促使细胞延展及局部细胞黏附（Pelham et al., 1997），但是在较硬支架上培养细胞会出现类似普通培养皿的 2D 培养效果，影响细胞的分化及细胞外基质生成（Li et al., 2006）。由天然材料（胶原蛋白、藻酸盐、壳聚糖等）或合成材料（聚丙烯酰胺、甲基丙烯酸羟乙酯、聚乙二醇等）构建的水凝胶能够提供一个较软的 3D 环境，能够一定程度维持细胞的分化表现，进而研究支架力学特性对细胞行为的调控。但是，无论较硬的固体支架还是水凝胶材料，都需要维持一定的细胞培养时间，才能在相对稳定的状态下分析实验结果。另外，模拟体内组织的生物物理特性、构建更天然的生物支架，在体外实验中更容易评估体内 ECM 的力学特性，进而构建仿生学的生物支架。

因此，构建具有可控的弹性模量的材料支架，进而模拟体内的细胞外环境，是研究干细胞分化的重要手段（Lutolf et al., 2009）。大量的研究指出多能干细胞的分化与周围环境的力学强度密切相关（Engler et al., 2006）。将 MSC 种植在柔软的聚丙烯酰胺凝胶内会向神经细胞分化，如果将培养支架更换为中等强度的凝胶，MSC 就会向肌肉细胞的方向分化。而利用更硬的凝胶后，MSC 的分化则变成骨分化。但是，这种分化调控并不需要在特定支架上培养太长时间，例如，将人多能干细胞在高度柔软的凝胶内培养 5 天，就能诱导出早期的神经外胚层。而且，在软性材料内培养 5 天后，再将细胞转移到硬性材料上培养，细胞仍然继续向神经外胚层分化（Keung et al., 2012）。这个过程很像生物因子调控：短暂的因子刺激后，激活了信号通路及下游的细胞分化调控。因此，生物物理信号同样能激活细胞的信号通路。目前，在将力学传导信号转化成生化信号的过程中，小 GTP

酶（small GTPase）信号分子家族发挥着重要作用。利用软性的藻酸盐凝胶培养脂肪干细胞后，出现成软骨分化，这其中小 GTP 酶发挥了关键调控作用（Jungmann et al., 2012）。而在这个培养体系里添加 RhoA GTP 酶的化学抑制剂后，细胞分化则转向骨分化发展。这些研究结果说明力学调控涉及的功能蛋白与生化信号传导之间有着密切的交互关系。总之，构建具有特定力学特性的三维支架材料及明晰体外培养方案，能够将干细胞的分化限定在期望的方向，从而用于体外组织工程的构建。

支架的弹性模量并不是材料调控细胞行为的唯一力学信号。生理状态下，体内细胞始终感受着外界力学信号及细胞内的牵张力，并引起特定的生理表现，如在生理状态下组织受到剪切、应变和流变等作用时，出现的肺膨胀、眨眼、血管扩张、肠蠕动及关节软骨应力。而细胞如何将细胞膜上的物理应力转化成生化信号并不明确。细胞骨架张力模型的实验显示质膜上的物理形变力量可以通过长丝在细胞质中进行长距离传播（Wang et al., 2005）。通过细胞实验模型，研究者能够将细胞外的应力转移到细胞骨架，进而推向细胞核上（Lombardi et al., 2011）。因此，这种物理信号能释放锚定到内核膜上的转录因子并激活基因的表达。利用具有弹性膜的专用培养皿进行体外细胞培养系统已经用于测试剪切力对不同细胞类型的影响。研究人员发现，拉伸贴壁细胞能够引起细胞质流动、重塑细胞因子和细胞器，进而调节信号传导通路（Trepat et al., 2007）。

软骨组织工程支架的发展已不再局限于对单一材料成分进行优化构建，很多研究将不同的材料进行整合修饰，形成更具生物学功能的支架。水凝胶材料是软骨组织工程研究中重要的支架选择，具有较高的含水性、黏附性及降解性（Seliktar et al., 2012）。另外，水凝胶的微观结构与正常软骨基质内的蛋白多糖构型相似，也有利于其在软骨修复中发挥作用（Spiller et al., 2011）。近年来，可注射性水凝胶能够通过微创手段实施，受到了研究者的关注（Amini et al., 2012）。但是，水凝胶具

有力学强度弱的天然缺点，尤其是针对人体负重组织的修复，如骨、软骨等（Oh et al., 2013）。但是在较硬支架上培养细胞会出现类似普通培养皿的 2D 培养效果，还会丧失支架的含水性，影响细胞的分化及细胞外基质生成（Li et al., 2006）。因此，如何在不破坏生物学功能的前提下，增强壳聚糖水凝胶的力学特性成为研究方向。

壳聚糖是天然界唯一携带正电荷的天然高分子多糖，由甲壳素脱乙酰化形成。壳聚糖结构类似于糖胺聚糖，分布广泛，具有良好的生物组织相容性、生物降解性，适用于软骨组织工程研究（Dash et al., 2011）。Chenite 等（2000）发现壳聚糖在中性环境下呈现一种温度敏感性，能够在较低温度下保持液态，温度升高后逐渐转变为水凝胶形态。另外，多项研究显示这种壳聚糖温敏性水凝胶不具有细胞毒性，能够维持凝胶内细胞的存活、增殖、分化（Chenite et al., 2000）。脱钙骨基质是由骨质完全脱去细胞及矿物质形成的天然材料。脱钙骨基质主要是由胶原纤维构成网架结构，具有较大的孔隙。因为脱钙骨不含有任何细胞性抗原，所以不具有免疫源性，能够利用同种异体或异种的骨质进行制备应用（Li et al., 2006）。脱钙骨基质作为一种固态支架，具有较高的力学强度，且胶原纤维网架的形变复原性较高，使其适用于软骨组织工程研究。有研究显示脱钙骨基质内残余了一定的生物因子成分，能够在体内、体外环境内促进 MSC 细胞的骨、软骨分化能力（Gao et al., 2004）。因此，笔者利用壳聚糖温敏性水凝胶与脱钙骨基质构建一种具有固态 - 胶态的双相复合支架，旨在整合固态支架与水凝胶支架的优势：材料的含水性及细胞保留量（水凝胶）；软骨诱导能力及支架力学强度（脱钙骨）。同时通过将间充质干细胞亲和多肽 E7 偶联在壳聚糖水凝胶 - 脱钙骨基质双相复合支架表面，构建功能性双相复合支架，在软骨缺损区原位募集微骨折手术释放的内源性 MSC，同时在壳聚糖水凝胶与脱钙骨基质构建的微环境内进行细胞增殖、分化、基质分泌等，最终利用一次手术在软骨缺损原位完成软骨再生（图 6-4-3）。

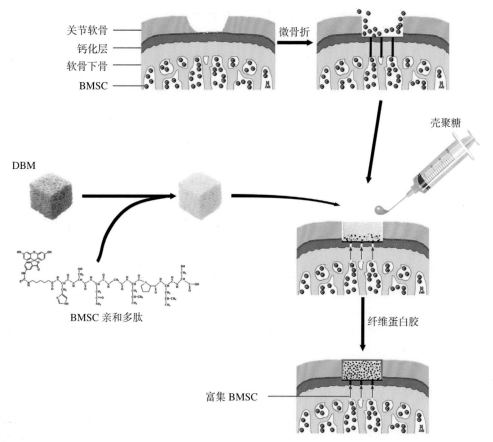

关节软骨
钙化层
软骨下骨
BMSC
微骨折
壳聚糖
DBM
BMSC 亲和多肽
纤维蛋白胶
富集 BMSC

图 6-4-3 利用 E7 亲和多肽修饰的壳聚糖水凝胶 - 脱钙骨基质复合生物支架修复软骨损伤示意图；复合支架能够在不降低水凝胶的微环境优势的前提下，利用脱钙骨基质增强支架的生物力学特性

（黄洪杰　敖英芳）

第五节　组织工程修复软骨损伤的基础研究

一、可注射水凝胶修复软骨缺损

组织工程在修复软骨损伤方面具有良好的应用前景。在组织工程应用的各种支架中，可注射水凝胶作为三维（3D）细胞培养支架在软骨组织工程方面显示出巨大潜力，因为它们与天然细胞外基质（extracellular matrix，ECM）十分相似，具有较高的含水量，多孔框架易于细胞移植和增殖，移植过程损伤小，并且能够修复不规则缺损。下面我们将介绍在软骨组织工程的水凝胶方面如何选择合适的生物材料以及制备新型注射水凝胶的方法，并讨论软骨组织工程中可注射水凝胶的应用前景。

自 20 世纪 90 年代以来，已有多种生物材料应用于软骨组织工程（Vega et al., 2017; Armiento et

al., 2018）。在所有生物材料中，水凝胶受到广泛关注，由于它们的结构与细胞外基质（ECM）非常相似，其多孔框架使细胞移植和增殖成为可能。水凝胶是由亲水性均聚物、共聚物或大分子单体在水溶液中溶胀交联形成的三维凝胶结构，提供类似于 ECM 的微环境，因此，能够促进细胞迁移、黏附、增殖和成软骨分化，还能有效地传递营养成分和生长因子（Slaughter et al., 2009; Choi et al., 2014）。近年来，可注射水凝胶在软骨组织工程中的应用吸引了生物材料学家的关注，因为它们相比植入手术造成的创伤更小，并且可以形成匹配任何不规则缺损所需的形状。

良好的生物材料和合适的制造方法在研究理想的注射水凝胶中起着至关重要的作用。这些生物材料有很多种，目前已被研究用于软骨组织工程的天然和合成的生物材料主要有壳聚糖、胶原蛋白或明胶、海藻酸盐、透明质酸、肝素、硫酸软骨素、聚乙二醇（PEG）和聚乙烯醇。可注射水凝胶可以通过物理和化学方法制备。物理水凝胶是由弱次级力自发形成，而化学水凝胶通常通过共价交联形成。在此基础上，水凝胶可分为酶交联、光交联、希夫碱键交联、迈克尔加成反应偶联、点击化学反应、离子敏感性、pH 敏感性和温敏性水凝胶。尽管在过去的几十年对不同方法制备的可注射水凝胶已经进行了大量的研究，但在再生医学领域仍没有一种水凝胶足够完美。因此，研究出一种良好的可注射水凝胶用于软骨组织工程迫在眉睫。下面我们将讨论用于制造软骨组织工程可注射水凝胶的各种生物材料和制备方法。

（一）软骨 ECM 的生物学特性

在软骨组织工程中，掌握软骨 ECM 的生物学特点对于实现软骨组织再生至关重要。软骨是纤维增强的复合结构，包括软骨细胞以及特异性的 ECM，ECM 由分布在独特的 3D 微环境中的结构和功能蛋白、糖蛋白和糖胺聚糖组成。软骨组织的组成和结构随着深度不同发生变化，根据胶原蛋白纤维排列方向和蛋白多糖组成不同可分为四个不同的区域：从表层到深层，蛋白多糖含量逐渐增加。在浅表区，胶原纤维的排列方向与软骨表面平行。中间层的纤维排列方向斜向或垂直于软骨面。深层胶原纤维呈放射状排列。最后，胶原纤维在钙化区倾向于呈分叉状的紊乱和矿化状态。

这种高度有序的复杂结构对于支持软骨的生物学功能至关重要。软骨的 ECM 成分主要由水、Ⅱ型胶原、蛋白多糖、透明质酸、糖胺聚糖和弹性蛋白组成。软骨 ECM 由软骨细胞合成、分泌、排列和修饰，它们对于软骨细胞的生长、发育以及维持和调节软骨的生物学活动至关重要。在生理条件下，ECM 与软骨细胞之间存在动态的相互作用，ECM 能够提供支持细胞的力学框架。另外，与 ECM 结合的生长因子、细胞因子能影响软骨细胞的代谢和分泌。而且 ECM 提供的微环境是动态变化的，受力学、pH 值、氧浓度和激素等因素调节，影响组织的稳态和可能发生的行为差异。最终，ECM 不仅能调节细胞黏附、迁移、生长、分化和凋亡等活动，也能够调节细胞因子的活动和细胞内信号传导通路。ECM 的复杂性对软骨发挥特定作用至关重要，在保持微环境的生理稳定性

方面也起着重要作用。因此，设计和合成模拟天然软骨 ECM 的新型生物材料在软骨组织工程和再生医学领域具有重要意义。

（二）使用不同生物材料制备的注射水凝胶

软骨组织工程方面应用的注射水凝胶所使用的生物材料有很多种，主要分为天然材料和合成材料两大类。

1. 天然生物材料 天然生物材料具有良好的生物相容性、生物降解性，并且更接近天然 ECM，主要有壳聚糖、胶原蛋白 / 明胶、海藻酸盐、纤维素、弹性蛋白、肝素、硫酸软骨素和透明质酸。

（1）壳聚糖：壳聚糖是一种来自天然甲壳素的线性黏多糖，由葡糖胺和 N- 乙酰葡糖胺组成。由于壳聚糖与软骨糖胺聚糖的结构具有非常高的相似性，其应用于软骨修复的可注射水凝胶近年来吸引了众多学者的注意。Naderi-Meshkinet 等（2014）使用壳聚糖、甘油磷酸酯和交联剂羟乙基纤维素制备了一种水凝胶，通过系统研究间充质干细胞在该水凝胶中的活性、增殖和分化能力，发现这种基于壳聚糖的可注射水凝胶在软骨组织工程方面具有良好的应用前景。为了制备刺激反应性的可注射水凝胶，通常将壳聚糖与各种化学材料结合使用。Moreira 等（2016）使用壳聚糖、胶原蛋白和生物活性玻璃纳米颗粒合成了一种具有生物活性的热敏性可注射水凝胶。壳聚糖不溶于水，但可溶于乙酸溶液。因此，基于壳聚糖的水凝胶是从壳聚糖乙酸溶液中提取，并且需要繁琐的洗涤步骤。要克服这一缺点，有学者提出了制备水溶性壳聚糖衍生物的方法。例如，Kamoun（2016）合成了一类新的无毒、可注射、可生物降解的称为 N- 琥珀酰壳聚糖 - 二醛淀粉的混合水凝胶材料。这种水凝胶具有凝胶时间短、吸水率低、质量损耗小以及结构紧密等特点，使其成为软骨组织工程的优选支架。

（2）胶原蛋白 / 明胶类的可注射水凝胶：胶原蛋白是哺乳动物体内含量最丰富的蛋白质，主要存在于皮肤、结缔组织、韧带、骨和软骨。总共有 19 种类型，比如Ⅰ型、Ⅱ型、Ⅲ型和Ⅴ型等。近年来，天然来源的胶原蛋白已经被广泛用于构造胶原支架，并应用于不同的生物医学领域，尤其是组织工程，因为它的抗原性较弱而受到青睐。Yuan 等（2016）将Ⅰ型和Ⅱ型胶原蛋白结合构建优化的可注射水凝胶，通过调节水凝胶中的Ⅰ型胶原蛋白含量改变其压缩模量。嵌入水凝胶中的软骨

细胞能够保持其天然形态和分泌软骨特异性 ECM。Funayamaet 等（2008）构建了一种 II 型胶原可注射水凝胶支架，并在胶原蛋白水凝胶中嵌入软骨细胞并将其注射到无骨膜覆盖的兔子膝关节软骨缺损区。在第 8 周时，可观察到有透明软骨的再生，并且软骨细胞呈现良好的细胞形态，24 周时移植组和对照组有明显统计学差异。此外，可以通过将胶原蛋白与其他生物材料结合来制备可注射水凝胶。例如，Kontturiet 等（2014）构建了一种可原位成胶的可注射 II 型胶原蛋白 / 透明质酸水凝胶用于软骨组织工程。水凝胶包裹软骨细胞和成软骨转化生长因子 -β1 后，研究了细胞的活力、增殖、形态、糖胺聚糖的分泌以及基因表达情况。这种水凝胶能够维持软骨细胞的活力和特征，是软骨组织工程的潜在可注射支架。

明胶是一种天然蛋白质，来自胶原蛋白的降解，在生理环境中具有良好的生物相容性和生物降解性。Oh 等（2015）用明胶 - 接枝 - 聚（N- 异丙基丙烯酰胺），通过稳定的水包油型高内相乳液，已设计和合成了一种内在连通、具有双重热敏性、能产生大孔的、基于明胶的可注射水凝胶。在这种水凝胶中，选择明胶作为两性分子移植共聚物形成高内相乳液的骨架。双重热敏性能水凝胶能够促进细胞种植过程中成纤维细胞的增殖和渗透。

（3）基于透明质酸的可注射水凝胶：透明质酸，通过表面的 CD44 和 RHAMM 等受体与软骨细胞相互作用，是成人软骨 ECM 中的一种线性多糖，主要由葡萄糖醛酸的双糖单元和 N- 乙酰葡糖胺组成。透明质酸在软骨和肢芽形成、间充质细胞凝聚、软骨细胞基质沉积和成软骨分化中具有重要作用。因此，透明质酸是一种理想的软骨组织修复的生物材料。考虑到其生物相容性与糖胺聚糖的结构十分相似，并且易于形成壳聚糖的离子配合物，Park 等（2013）利用透明质酸和甲基丙烯酸酯乙二醇壳聚糖成功制造了可注射的壳聚糖 - 透明质酸酸性水凝胶。种植在水凝胶中的软骨细胞表现出了良好的增殖和软骨 ECM 产生；考虑到这些结果，这种水凝胶具有很大的软骨组织修复潜力。为克服其机械性能差 / 降解速度快和亲水性强等问题，需要对透明质酸进行改良或与其他生物材料结合使用。Palumbo 等（2015）通过在两种氨基官能化的透明质酸衍生物尤其是侧链乙二胺和氨基 / 十八烷基透明质酸中添加二乙烯基砜官能化菊粉，设计了一种原位成胶的水凝胶。C18 链侧链的存在明显提高

了该水凝胶的力学特性并降低了它们对透明质酸酶的敏感性。此外，将牛软骨细胞种植于水凝胶中仍具有良好的细胞活性和增殖能力。Domingue 等（2015）使用纤维素纳米晶体作为纳米填料开发出一类新型的增强型透明质酸的可注射水凝胶，其包含由醛改性的纤维素纳米晶体增强的酸二酰肼改性的透明质酸和醛改性的透明质酸。使用人脂肪来源的干细胞进行体外实验来评估该水凝胶的生物学性能，发现其具有卓越的细胞支持特性。除此之外，细胞还能在凝胶体内良好地扩散和增殖。

（4）纤维蛋白可注射水凝胶：纤维蛋白，是一种有力的细胞移植基质，可以增强细胞在 3D 支架中的黏附、增殖、分化和迁移，是一种参与血液凝固的天然纤维蛋白质。纤维蛋白可以单独使用或与其他材料联合使用，用于制备软骨组织工程支架。Benavides 等（2015）应用纤维蛋白水凝胶、PEG 和人体羊水来源干细胞形成了一种新型可注射水凝胶系统，能够诱导纤维蛋白驱动的血管生成宿主反应和促进原位羊水源性干细胞衍生的新生血管形成。Almeida 等（2016）开发了一种软骨 ECM 微粒功能化纤维蛋白水凝胶，将生长因子 β3 转化为推定的治疗药物进行关节软骨再生。该水凝胶能够促进新鲜分离的活体干细胞的成软骨分化，表明其可以诱导软骨形成，具有软骨修复潜能，可以克服目前软骨组织工程遇到一些困难。另外，因为藻酸盐微珠具有稳定性和生物相容性，被广泛应用于组织再生的可注射用水凝胶系统。

（5）海藻酸盐可注射水凝胶：藻酸盐，主要由古洛糖醛酸和甘露糖醛酸组成，是一种从褐藻（褐藻科）中提取的黏多糖。由于具有良好的支架形成能力、无免疫原性和无毒性，海藻酸盐已成为最常用的软骨组织工程可注射水凝胶生物材料。Balakrishnan 等（2014）通过在硼砂存在下自交联周期性氧化的藻酸盐和明胶制备了一种快速成胶的氧化藻酸盐可注射水凝胶。水凝胶能够与周围正常软骨组织良好整合，未见明显的炎症和氧化应激反应。此外，包封在水凝胶中的软骨细胞具有良好的活力，在基质内的增殖和迁移方面能够保持正常表型，因此该水凝胶是一种有前景的可注射、细胞黏附性良好的软骨组织工程支架。但是，海藻酸盐水凝胶也存在一些缺点，如力学特性较差，不能较好维持再生组织的结构形态。因此，往往对其进行改性或与其他生物材料联合使用，以提高力学特性。Zhao 等（2013）制备了一种可完全注射、

力学特性好的磷酸钙 - 海藻酸盐水泥 - 水凝胶系统，其力学特性比其他聚合物或水凝胶载体要好得多，其包裹的细胞具有良好的细胞活性，能够促成骨分化和分泌骨矿物质。此外，由于缺乏细胞黏附特性，海藻酸盐往往与其他聚合物混合使用。Park 和 Lee 等（2014）制备了一种可注射、可生物降解的氧化海藻酸盐 / 透明质酸水凝胶，将含有软骨细胞的水凝胶注射到小鼠软骨缺损区，第 6 周时可以观察到明显的软骨再生。

（6）肝素可注射水凝胶：肝素，具有良好的抗凝特性，是一种带负电荷、高度硫酸化的线性黏多糖，由糖醛酸和氨基葡萄糖以 1，4 糖苷键连接的二糖重复单元组成。由于其带负电的官能团，肝素可与蛋白质相互作用，包括 ECM 蛋白、生长因子和趋化因子，在许多生物学过程中起着重要作用，如触发多个下游信号通路和控制细胞增殖和分化。因此，肝素已经广泛用于制造传递生长因子的可注射水凝胶，特别是在软骨组织修复过程中。Jin 等（2011）使用辣根过氧化物酶（HRP）介导的共交联形成葡聚糖 - 酪胺（Dex-TA）和肝素 - 酪胺可注射水凝胶结合物，其溶胀性和力学特性复合软骨组织工程的要求。水凝胶中的软骨细胞表现出良好的活力和增殖能力，硫酸软骨素和胶原的合成明显增加。另外，以肝素为主的可注射水凝胶也可与其他水凝胶支架结合使用以加强疗效。Kim 等（2012）已经尝试过这样的方法，将多孔明胶掺入聚（L- 丙交酯 -co-ε- 己内酯）支架和基于肝素的可注射水凝胶联用，制备出递送软骨细胞以修复部分厚度软骨缺损的支架 / 水凝胶复合物。包裹在支架 / 水凝胶复合物中的细胞表现出增强的成软骨基因表达并增加糖胺聚糖的产生。另外，在该复合材料用于修复兔膝部分软骨缺损的研究中已经观察到与周围的天然软骨组织形成良好整合。所有这些结果都表明了这种支架 / 水凝胶复合材料是一种很有前途的支架软骨再生系统。

（7）弹性蛋白可注射水凝胶：弹性蛋白是皮肤、血管和肺部等软组织中发现的不溶的聚合弹性蛋白，目前，以弹性蛋白为主的生物材料广泛用于组织工程，特别是用于制造软骨组织工程的可注射水凝胶，弹性蛋白不仅能改善局部弹性，也能促进肿瘤组织形成过程中的细胞相互作用和信号传导（Annabi et al., 2010）。Annabi 和 Fathi 等（2011）制备了一种具有高度细胞相容性的可注射弹性蛋

白水凝胶，具有可变的凝胶特性、良好的力学性能性能和结构稳定性。这种水凝胶是将聚（N- 异丙基丙烯酰胺）共 - 聚丙交酯 -2- 甲基丙烯酸羟乙酯 - 共 - 低聚（乙二醇）甲基丙烯酸单甲醚酯与琥珀酰亚胺酯基团功能化，然后通过在水溶液中通过弹性蛋白的伯胺基团与 PNPHO 的酯基团相互作用将弹性蛋白共价连接到 PNPHO 上合成的聚合物（PNPHO）。其产生的弹性蛋白 -co-PNPHO 溶液是可注射的，不需任何交联剂即可在 37 ℃下原位成胶。此外，这种弹性蛋白可注射水凝胶显示出良好的结构稳定性和力学性能以及细胞生物相容性，因此使其成为软骨组织工程应用的一种较好选择。

（8）硫酸软骨素可注射水凝胶：硫酸软骨素，其由交替的葡萄糖醛酸和 N- 乙酰半乳糖胺（又称 N- 乙酰氨基半乳糖）二糖单位组成，是一种丰富的阴离子线性黏多糖，主要存在于结缔组织和骨骼中，是软骨的重要组成部分。硫酸软骨素在体内许多生物过程中起重要作用，如细胞内信号、细胞识别，ECM 组分与细胞表面糖蛋白之间联系，软骨细胞表型调控等，在软骨组织工程已有很多研究。Wiltsey 等（2013）制备了一种基于聚（N- 异丙基丙烯酰胺）- 嫁接 - 硫酸软骨素的可注射水凝胶支架，其可以作为与周围正常组织界面的有力黏合剂。Chen 等（2016）已成功开发出一种新型可注射的支链淀粉 / 硫酸软骨素复合水凝胶，在生理条件下即能合成，用于软骨组织工程。水凝胶系统具有的非常好细胞相容性，能够增强细胞增殖，增加软骨 ECM 产生，从而在软骨组织修复方面具有良好的应用前景。

2. 合成材料可注射水凝胶　与天然生物材料相比，合成生物材料由于其增强的可控性和可重复性，能够系统地研究细胞 - 基质相互作用。迄今为止，几种可降解的合成聚合物已经用于软骨组织工程可注射水凝胶的研究。这些聚合物包括聚乙二醇（PEG）、聚（L- 谷氨酸）、聚乙烯醇、聚（富马酸丙烯酸酯）、α, β- 聚 -（N- 羟乙基）-DL- 天冬酰胺、PEG- 聚（N- 异丙基丙烯酰胺）（PNIPAAm）、甲氧基聚乙二醇和甲氧基聚乙二醇 - 聚（ε- 己内酯）。Skaalureet 等（2015）开发了一种新型软骨特异性可降解 PEG 水凝胶，并包裹不同来源的牛软骨细胞用于软骨组织工程。这种新的基于 PEG 的可注射水凝胶表现出了良好的软骨再生前景。De France 等（2016）设计了一种基于聚（低聚乙二醇）的原位胶凝纳米复合水凝胶和刚性棒状纤维素纳米

晶体。该可注射水凝胶具有较好的力学性能、稳定性和胶凝率，同时降低了其溶胀率。然而，与天然生物材料相比，合成生物材料的生物相容性相对差一些。过去最常见的解决办法是对材料进行改性或联合使用生物材料与生物活性聚合物。Yan等（2014）通过自交联酰肼修饰的聚（L-谷氨酸）制备了一系列可注射的聚（L-谷氨酸）/藻酸盐（PLGA/ALG）水凝胶和醛改性的藻酸盐。这种可注射的PLGA/ALG水凝胶具有良好的力学性能和快速的凝胶时间，包裹在水凝胶中的细胞表现出高水平的代谢活力和增殖能力，表明两种水凝胶在软骨组织中都有很大的应用潜力。

（三）可注射水凝胶的制备方法

有多种方法可用于制造可注射水凝胶；根据使用的方法不同，主要分为物理交联和化学交联。物理水凝胶由弱的次级键自发形成，主要与温度、pH值或离子浓度有关；化学水凝胶是通过各种化学过程产生的，如酶促交联、希夫碱键交联、迈克尔加成、点击化学和光交联。

1. 物理交联　温度敏感性可注射水凝胶。温敏性的可注射水凝胶最近广泛应用于软骨组织工程，因为它们具有在生理温度下的凝胶化的能力。这些注射剂水凝胶在室温下以水溶液的形式存在，一旦进入到体内，在生理温度下快速凝胶。水凝胶从溶液状态转化为水凝胶状态的温度阈值称为临界溶解温度。温敏性水凝胶的使用较多是因为它们在无需任何化学刺激的情况下进行相态的改变。至今，温敏注射水凝胶的相变机制是当温度变化时，有一个游离于分子内和分子间的氢键水合状态的变化，从而导致相态发生变化。因此，为了制造对温度敏感的可注射水凝胶，需要使用温敏聚合物，如聚（乳酸-乙醇酸）-PEG、聚（N, N-二乙基丙烯酰胺）、PNIPAAm、和聚［乙二醇-b-（DL-乳酸-羟基乙酸）-b-乙二醇］。

2. 化学交联

（1）酶交联水凝胶：最近，通过酶促交联法制备的新型可注射水凝胶引起了极大的关注，其具有快速凝胶化，高位点特异性，能够在正常生理条件下工作以及细胞毒性很低等特点。几种酶介导的交联系统已被用于合成软骨组织工程中应用的水凝胶注射剂，主要包括转谷氨酰胺酶、酪氨酸酶、磷酸泛酰巯基乙胺基转移酶、赖氨酰氧化酶、血浆胺氧化酶、磷酸酶、嗜热菌蛋白酶、β-内酰胺酶

和过氧化物酶。其中，辣根过氧化物酶（HRP）是合成可注射水凝胶最常用的酶。HRP是一个单链β型血红蛋白，在与H_2O_2共存时能够催化苯酚和苯胺衍生物的结合。HRP介导的交联系统能够将酚结合的聚合物共价结合到周围天然组织的ECM蛋白质上，因此有利于提高创口组织结构的整合度。含有苯基或用酪胺、酪氨酸或其他氨基酸分子功能化的天然和合成聚合物都可以通过HRP进行酶促交联。Jin等（2010）在HRP和H_2O_2的催化下通过酶促交联Dex-TA结合物制备用于软骨组织修复的可注射水凝胶。将软骨细胞包裹在Dex-TA水凝胶中，2周后仍能保持活力和正常形态，培养14天和21天后仍能分泌糖胺聚糖和Ⅱ型胶原，表明这种酶促交联的可注射Dex-TA水凝胶有望用于软骨组织工程。

（2）希夫碱键交联可注射水凝胶：由于反应条件温和且反应速率高，且在生理条件下无需外部刺激或其他试剂可在氨基和醛基之间形成亚胺键的能力，希夫碱反应已被广泛用于合成软骨再生的可注射水凝胶。壳聚糖是一种优良的生物材料因其含有丰富的氨基，可通过希夫碱键交联制备可注射水凝胶。例如，有研究已经报道了一种壳聚糖-多糖可注射水凝胶可作为细胞和蛋白质的载体，在水溶液中通过希夫碱反应使壳聚糖的氨基官能团与葡聚糖醛的醛基产生亚胺键的交联（You et al., 2016）。此外，希夫碱键交联也广泛应用于以其他生物材料为基础的可注射水凝胶。最近，有研究通过希夫碱反应使醛改性黄原胶的醛基和磷脂酰乙醇胺脂质体的氨基进行化学交联，制备了一种可生物降解和可注射的聚合物-脂质体水凝胶。这种以黄原胶为主的脂质体水凝胶具有许多优点，如室温快速制备，易于被酶生物降解，卓越的自我修复能力以及能够维持良好的细胞活力（Liu et al., 2019）。

（3）迈克尔加成可注射水凝胶：迈克尔加成反应，这是碳负离子或亲核试剂和α, β-不饱和羰基化合物的亲核加成反应，是另一种常用的制备可注射水凝胶的方法，因为其可在生理条件下反应，并且反应时间可控。透明质酸、壳聚糖和PEG是通过迈克尔加成反应制备软骨组织工程可注射水凝胶的常用生物材料。Fiorica等（2015）使用氨基衍生物透明质酸（HA-EDA），α-弹性蛋白接枝HA-EDA和α, β-聚（N-2-羟乙基）-DL-天冬酰胺衍生化与二乙烯砜通过迈克尔加成反应制备了两种透明质酸可注射水凝胶，根据其溶胀和降解曲线以及

能保持包裹其中关节软骨细胞的活力表明该水凝胶支架具备生理条件治疗关节软骨损伤的良好前景。

（4）点击化学交联的可注射水凝胶：点击化学是指涉及一系列广泛反应的综合概念，包括铜催化的叠氮炔环加成反应、狄尔斯-阿尔德（Diels-Alder）反应、硫醇-烯反应、四嗪-降冰片烯化学、硫醇-环氧和硫醇-马来酰亚胺偶联。这些反应在制备可注射水凝胶方面已经显示出巨大的应用前景，因为它们具有快速聚合动力学和与细胞成分低反应性的优势。Kaga等（2015）通过自由基硫醇-烯点击反应制备了一种基于树突-聚合物-树突共轭结合的可注射水凝胶。在这个制造过程中，树突-聚合缀合物是通过含烯烃的聚酯的叠氮烷点击反应制备，其焦点处带有炔基和线性PEG-双叠氮化物。顺序硫醇烯点击反应使用四硫醇的交联剂进行交联这些烯烃官能化的树突聚合缀合物，因此能够产生清晰和透明的水凝胶。

（5）光交联可注射水凝胶：光交联是一个复杂的过程，包括引发、传播和终止三个步骤，由可见光和紫外光的电磁辐射触发。首先，在启动步骤中，光照激发光引发剂产生自由基。然后，在传播步骤中通过在未反应的双键中传播自由基促使长动力链的交联。接着，通过终止步骤，终止3D聚合物的交联。近年来，光交联方法广泛应用于软骨组织工程的可注射水凝胶制备，因为能够在生理条件下控制交联的时机和部位。Papadopoulos等（2011）通过光交联制备了一种聚（乙二醇）二甲基丙烯酸酯（PEGDM）共聚物的可注射水凝胶用于软骨组织工程，将猪耳郭软骨细胞包裹在由可降解的PEG-4，5 LA-DM和不可降解的PEGDM大分子单体以摩尔比60:40组成的PEGDM共聚物水凝胶中。新生软骨的组织学、生化和整合结果都表明，其能保持软骨细胞的活性、增殖能力以及糖胺聚糖和羟脯氨酸的正常分泌。新生软骨类似于天然的猪耳郭软骨，表明这些水凝胶在软骨组织工程应用中的良好前景。

由于可注射水凝胶具有微创性和匹配不规则缺损的能力，因而成为有前景的软骨组织工程支架。我们总结了多种生物材料和水凝胶制备的新型注射剂水凝胶在软骨组织工程中的应用。天然生物材料如壳聚糖、胶原蛋白/明胶、海藻酸钠、纤维蛋白、弹性蛋白、肝素和透明质酸是最常见的用于制备可注射水凝胶的生物材料，因为其良好的细胞生物相容性、生物降解性、低细胞毒性和与天

然软骨ECM的相似性。但是，由于天然生物材料力学强度较差，其应用受到限制。相比之下，合成生物材料的可注射水凝胶具有良好的力学特性和稳定性，但是生物相容性和生物活性相对较差。可注射水凝胶的各种制备方法，主要包括物理和化学方法。由于物理水凝胶对外界刺激如温度、pH值、离子浓度和应力的敏感性，可以很容易地制备。虽然物理注射水凝胶具有容易制备和细胞毒性低的优点，但是具有反应迟钝和稳定性低的缺点。相反，化学方法制备的可注射水凝胶在生理条件下显示出良好的稳定性和优良的力学特性，但它们在体内会有一定的化学反应影响。

在过去的几年里，有很多研究聚焦在合成用于软骨修复的新型可注射水凝胶。但是，在制备的可注射水凝胶如何最佳实现软骨再生方面，仍存在很多有待解决的问题。主要面临的挑战是软骨组织工程生物活性支架的设计，是否具备完美的生物相容性、生物降解性、稳定性和良好的力学特性以及有利于3D细胞培养的特性，并且能够支持营养转运和生长因子的传递。为解决这一挑战，首先是要研发生物活性材料制备新型可注射水凝胶。最近，有学者使用糖多肽、蚕丝、角叉菜、果胶以及ECM合成可注射水凝胶，需要进一步研究更优良的制备方法，主要是为了改进力学特性和生理稳定性，并减少细胞毒性和体内不良反应。最后，整合各种生物材料的优点和制备方法将会对水凝胶软骨支架在临床中的应用起到重要作用。

二、脱细胞软骨基质修复软骨损伤

脱细胞软骨基质（dECM）能够提供天然原生组织的微环境，不需要对材料进行功能化改良就可以提供细胞的黏附位点和力学信号，能够促进前体细胞募集和分化。理想的脱细胞处理过程应该移除所有细胞和细胞抗原，保留ECM中的生物活性成分。另外还需进一步阐明ECM中的生长因子和GAG的成软骨诱导能力以及基质的免疫原性，还需要注意ECM支架的力学特性。因此，有研究使用胶原交联剂或混合使用天然dECM与合成材料来克服上述缺点（Cui et al., 2003；Chen et al., 2004）。与合成材料联用，一方面可以提高dECM的压缩力学特性（Moutos et al., 2010），另一方面也可以增加合成材料的成软骨诱导能力。

使用脱细胞的猪膝关节软骨并加载大鼠BMSC

能明显改善软骨修复效果，体外成软骨诱导可以改善细胞的增殖情况并提高Ⅱ型胶原基因表达水平（Becerra et al., 1996）。有研究将软骨dECM制备成微颗粒来负载TGF-β3来促进纤维蛋白胶中的MSC成软骨分化。与已建立的明胶微球系统和未功能化的纤维蛋白胶相比，皮下移植后，负载生长因子的纤维蛋白胶能明显促进原位软骨形成。虽然体内和体外实验都证实dECM颗粒在促进干细胞成软骨分化方面取得了不错的效果，但在应用于临床之前仍需要进一步评估其免疫反应及在动物模型修复软骨缺损的能力（Almeida et al., 2016）。

脱细胞处理能够降低疾病传播和受体发生免疫反应的风险。由于脱细胞试剂无法渗透致密的软骨基质，导致脱细胞处理的效果较差。目前各种不同的方法已被用来尝试对软骨进行更好的脱细胞处理，如通过切成软骨碎片增加接触表面积来加强脱细胞试剂的渗透效果。Yang等（2010）和Sutherland等（2015）使用冷冻研磨机等将软骨碎片磨成粉末，随后进行脱细胞处理。在脱细胞处理后，如何将dECM制备成支架又面临着巨大挑战。Chang等（2014）将脱细胞的软骨颗粒与滑膜间充质干细胞悬浮于凝胶溶液中成软骨诱导培养28天，组织学结果显示新生软骨中蛋白多糖染色呈阳性，RT-PCR结果也显示Ⅱ型胶原和ACAN的表达水平明显升高。2008年Yang等（2008）将人解剖标本的软骨碎片冻干后用DHT和碳化二亚胺交联制备出具有三维孔隙结构的dECM支架，并将带有荧光标记的犬的BMSC种植于支架上培养3天，然后移植到裸鼠皮下，4周时的组织学和免疫组化染色显示移植BMSC支架的蛋白多糖和Ⅱ型胶原含量比对照组明显升高。Zhao等（2013）进行了更长时间的体外实验发现，3周时的蛋白多糖和Ⅱ型胶原含量高于1周，说明细胞已经成功渗透并长入软骨支架。Bender等（2014）采用冻干加紫外线交联的方法制备软骨dECM支架，具体为将马的软骨碎片制成均匀的颗粒，然后脱细胞处理，并在柱状模具中冻干，最后进行紫外线交联形成支架，于扫描电镜下进行观察，将马的BMSC种植于支架上于添加TGF-β2的成软骨诱导培养基中培养6周，发现细胞外基质中的GAG和Ⅱ型胶原染色均为阳性。

Gwalitta等（2015）采用同样的方法制备了上述支架，然后种植人的MSC并采用添加TGF-β2的成软骨诱导培养基培养5周，然后种植于裸鼠皮下，11周时发现新生软骨中含有大量的GAG，还观察到有软骨下骨的形成。

另一方面还需要考虑细胞在软骨dECM支架中的渗透性。Zheng等（2011）改良了脱细胞的方法，通过在模具中进行温度梯度的变化使dECM成分沿着温度变化方向形成不同的冰晶结构，然后经冻干和紫外交联处理后，种植的兔BMSC能够成功在支架上渗透、增殖，并沿着孔隙结构定向排列。这种带孔的支架能够模拟深层软骨区的结构，细胞能够穿过支架表层进入支架内部和下层。

Wang等（2014）使用兔耳软骨制备脱细胞支架，种植同种异体脂肪干细胞后在普通培养基培养1周，然后成软骨诱导2周，再植入兔膝关节骨软骨缺损区，12周时与单纯脱细胞支架组相比，能够明显提高支架与周围组织的整合度，GAG和Ⅱ型胶原的染色更明显。虽然体内实验表明脱细胞支架取得了不错的疗效，但大多数都是种植了MSC或诱导的MSC。在不添加细胞的情况下，如何提高单纯软骨dECM支架的软骨修复能力，仍需要进一步研究。

三、脱细胞骨基质支架用于组织工程软骨研究

脱细胞骨基质是由骨质完全脱去细胞及矿物质形成的天然材料。脱细胞骨基质主要是由胶原纤维构成网架结构，具有较大的孔隙。因为脱钙骨不含有任何细胞性抗原，所以不具有免疫原性，能够利用同种异体或异种的骨质进行制备应用[65]。脱细胞骨基质作为一种固态支架，具有较高的力学强度，且胶原纤维网架的形变复原性较高，使其适用于软骨组织工程研究。有研究显示脱细胞骨基质内残余了一定的生物因子成分，能够在体内、体外环境促进MSC的骨、软骨分化（Becerra et al., 1996）。

脱钙皮质骨具有比脱钙松质骨更优的力学特性，缺点是内部基本无合适细胞生长的孔隙。张辛等（2008）利用激光打孔技术处理脱细胞皮质骨（DCBM）（图6-5-1），结合腺病毒-骨形态发生蛋白-4（Ad-BMP4）用于软骨缺损的修复，在动物实验中取得了良好效果。实验采用兔膝关节滑车沟关节软骨全层缺损动物实验模型，分为四组：Ad-BMP4/钻孔DCBM复合材料组（Ⅰ组）；无Ad-BMP4的钻孔DCBM（Ⅱ组）；无钻孔DCBM（Ⅲ组）

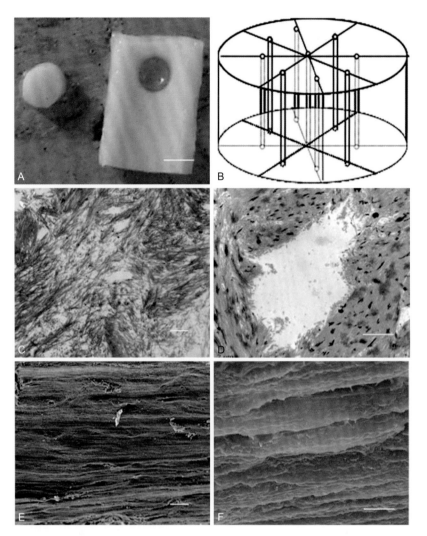

图 6-5-1　脱细胞皮质骨示意图　A.脱细胞皮质骨（DCBM），从大体上看，DCBM 的表面光滑如软骨，可以塑造成任何形状；B.激光钻孔设计，在 DCBM 支架上钻孔（直径 4.5 mm），钻头直径 0.5 mm；C、D.透射电镜显示 DCBM 表面为多孔结构，胶原纤维呈规则交织（C：1500 倍，D：5000 倍）；E、F.扫描电镜显示，DCBM 的横截面上，多片胶原分布均匀（E：1500 倍，F：5000 倍）；标尺：C、E 图为 10 μm，D 图为 2 μm，F 图为 5 μm

和单纯微骨折（Ⅳ组）。术后 6、12、24 周处死动物。对各组进行磁共振成像、扫描电镜、组织学检查和免疫组织化学分析。Ⅰ组在第 6 周时表现出较强的快速修复和透明关节软骨再生，第 12 周时已经完成关节软骨和软骨下骨的修复。到 24 周时修复组织接近正常软骨并且与周围软骨整合良好。第Ⅱ组和第Ⅲ组在 24 周时表现出透明软骨完全修复缺损，但第Ⅱ组修复组织的再生速度比第Ⅲ组快。第Ⅳ组缺损为凹陷，到 24 周时缺损组织充满纤维组织（图 6-5-2）。病理学结果也证实了此结果（图 6-5-3）。这些结果表明，这种复合生物技术可以通过天然透明关节软骨的再生来快速修复大面积软骨缺损。

由于皮质骨较致密，不易脱钙并且孔隙较少，而脱细胞松质骨具有疏松多孔的立体结构，经过改良后也用于软骨损伤修复。代岭辉等（2014）采用脱细胞皮质 - 松质骨（DCCBM）作为一步法修复关节软骨缺损的材料，脱细胞皮质 - 松质骨既有脱细胞松质骨结构，又有脱细胞皮质骨组分（图 6-5-4）；既能提供力学支撑，又能借助血凝块存留更多的 BMSC，其兔关节软骨修复效果良好。体外实验也证实脱细胞松质骨部分较皮质骨部分更利于细胞黏附与生长（图 6-5-5）。实验采用 45 只新西兰白兔，在膝关节滑车沟行全层关节软骨缺损造模，随机分为 DCCBM 结合微骨折组（DCCBM+M 组），DCCBM（DCCBM 组），和微骨折（M 组）。分别于术后 6 周、12 周、24 周各组选取 5 只处死，通过组织学检查、基质染色、扫描电镜、生

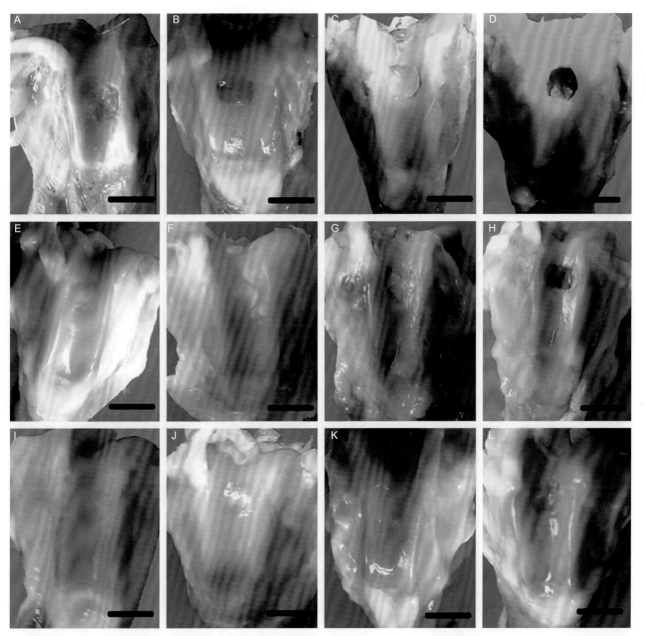

图 6-5-2　激光打孔的脱细胞皮质骨（DCBM），结合腺病毒 - 骨形态发生蛋白 -4（Ad-BMP4）用于软骨缺损的修复大体外观；Ⅰ组（A、E、I），缺损完全填充，同正常软骨类似，与周围组织整合良好；Ⅱ组（B、F、J），第 6 周（B）植入物的表面仍然是 DCBM 样的含大量骨髓；在 12 周（F）和 24 周（J）时，DCBM 被光滑的半透明组织替代，类似宿主软骨一样，与周围宿主软骨的连接仍然可见；Ⅲ组（C、G、K），在 6 周（C）时，种植体表面呈 DCBM 样；在 12 周（G）时，只有不到 30% 的植入物被软骨样组织替代；在 24 周（K）时，超过 70% 的种植体区域显示再生软骨样组织，但边缘仍能识别；Ⅳ组（D、H、L），缺损在所有时间点都可见。这些缺陷是粗糙的，充满了纤维状组织（标尺 =5 mm）

物力学纳米压痕等方法分析修复组织。结果表明 DCCBM+M 组关节软骨修复呈透明样，修复组织基质染色较好，生物力学性能接近正常软骨。与 DCCBM+M 组相比，DCCBM 组修复组织中基质染色较少，M 组未见基质染色，与正常软骨结合不良，生物力学性能较差（图 6-5-6，图 6-5-7）。表明 DCCBM 支架适合于间充质干细胞的生长，能够促进透明软骨的修复。

进一步的大动物实验也显示出来良好的修复效果。18 只小型猪（36 只膝关节）造成膝关节软骨缺损模型后分为 3 个治疗组：单纯微骨折组（M组）、单纯脱钙骨支架（ABM）植入组（ABM 组）和微骨折联合 ABM 植入组（ABM+M 组）。分别在 6、12、24 周进行取材，结果显示，脱钙骨结

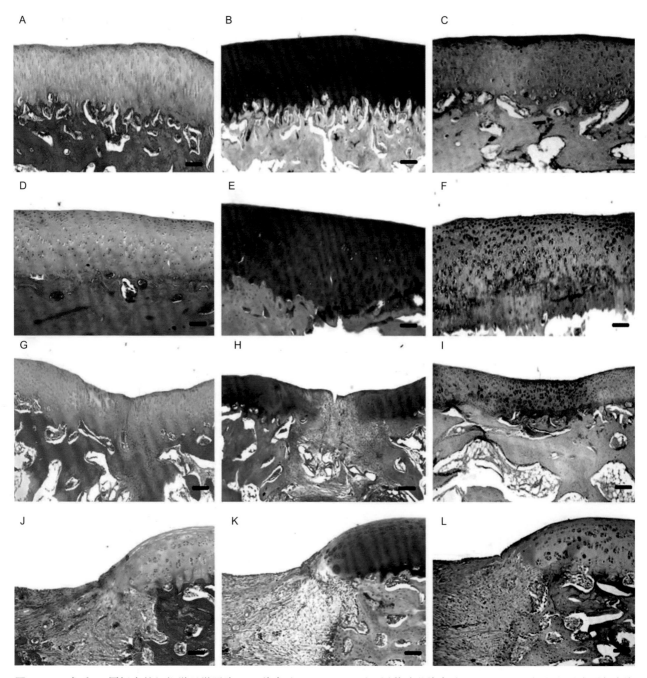

图 6-5-3 术后 24 周标本的组织学显微照片；HE 染色（A、D、G、J）、甲苯胺蓝染色（B、E、H、K）和 II 型胶原免疫染色（C、F、I、L）；标尺＝200 μm；I 组（A～C）和 II 组（D～F）：关节软骨和软骨下骨缺损均完全修复，II 型胶原和甲苯胺蓝染色阳性；III 组（G～I）：80% 以上的缺损区域被关节软骨所替代，但中心仍残留少量纤维软骨和肉芽组织；IV 组（J～L）：缺损处填充肉芽组织，含少量新生血管，无透明软骨，表面凹陷，II 型胶原和甲苯胺蓝染色阴性

合微骨折组呈透明样软骨修复，基质染色接近正常软骨，生物力学性能接近正常软骨（图 6-5-8，图 6-5-9）。

由于脱钙松质骨孔隙略大，不能容纳更多的细胞贴附生长，因此常与水凝胶、纤维蛋白胶、聚乳酸微球等形成复合支架后再使用，这样可由疏松多孔但力学性能良好的脱钙松质骨提供固态支持，而灌注其中的水凝胶或纤维蛋白胶等则提供孔隙尺寸更小的微环境，为细胞贴附、生长、增殖和 ECM 分泌提供良好条件。

黄洪杰等（2014）利用壳聚糖温敏性水凝胶与脱细胞骨基质构建一种复合支架，在脱细胞骨基质的胶原纤维网架内注射进壳聚糖水凝胶溶液，在适宜的温度下促使壳聚糖凝胶化，最终形成具有

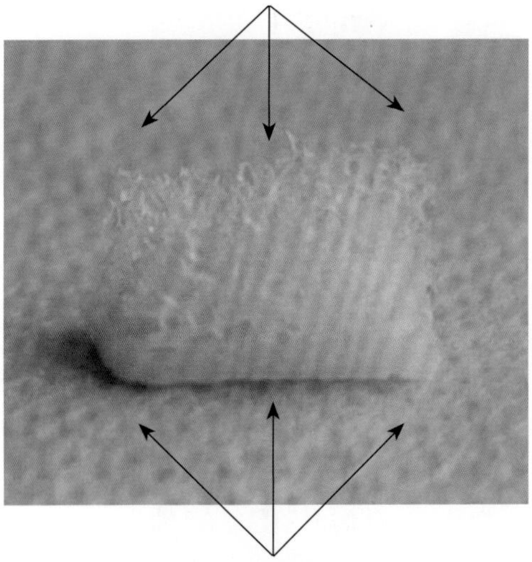

脱细胞松质骨组分

图 6-5-4 脱细胞皮质 - 松质骨实物图

脱细胞皮质骨组分

固态 - 胶态双相的复合支架。这种固胶双相复合支架能够模拟正常软骨的基质形态，同时整合了固态支架与水凝胶支架的优势：较高的材料含水性及细胞保留量（水凝胶）；较好的软骨诱导能力及支架力学强度（脱钙骨）。该支架的成功制备能够为软骨组织工程研究增加一种生物支架平台的选择，同时还能为组织工程复合支架的构建提供理论参考（图 6-5-10）。

进一步的研究中，我们将携带有软骨细胞的 CS/DBM 支架植入裸鼠体内，生长 6 周后，能够生成形态良好的组织工程软骨（图 6-5-11）。病理切片检测发现，软骨细胞位于软骨陷窝中，陷窝周围有 GAG、COL-II 等关节软骨特异性细胞外基质形成，而与软骨细胞去分化相关的 COL- X 生成量较少，说明软骨细胞去分化不明显（图 6-5-12）。

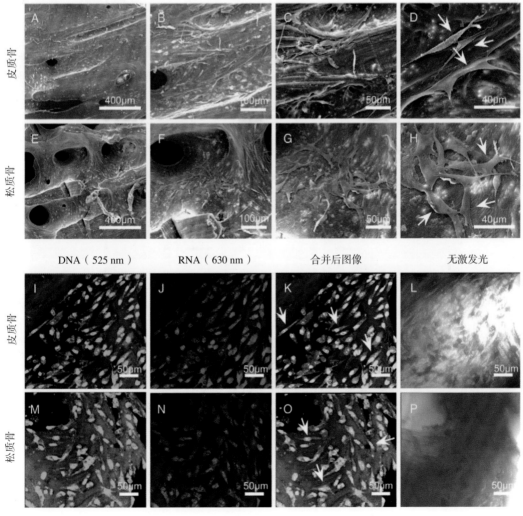

图6-5-5 扫描电镜下观察 MSC 种植于脱细胞皮质骨表面（A～D）和脱细胞松质骨表面（E～H）以及对应的皮质骨（I～L）和松质骨（M～P）的共聚焦图像

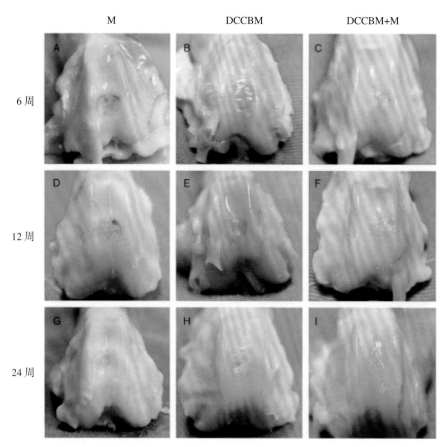

图 6-5-6 修复软骨缺损 6 周（A～C）、12 周（D～F）和 24 周（G～I）时的大体观；M：微骨折组，DCCBM：脱钙皮 - 松质骨组，DCCBM+M：脱钙皮 - 松质骨 + 微骨折组

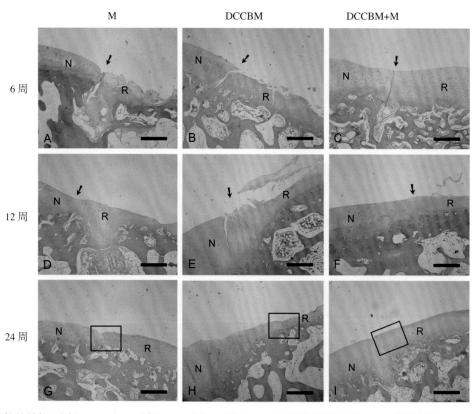

图 6-5-7 修复软骨缺损 6 周（A～C）、12 周（D～F）和 24 周（G～I）时的组织学改变；M：微骨折组，DCCBM：脱钙皮 - 松质骨组，DCCBM+M：脱钙皮 - 松质骨 + 微骨折组，N：正常软骨，R：修复组织（标尺 =500 μm）

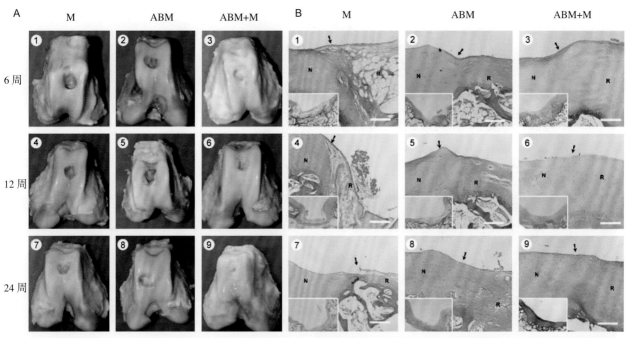

图 6-5-8　脱细胞皮质 - 松质骨支架修复猪软骨模型；三组分别为：M 组，微骨折技术治疗软骨缺损；ABM 组，软骨缺损单独植入 ABM 支架；ABM+M 组，采用微骨折治疗软骨缺损联合植入 ABM 支架 A. 术后 6 周（1 ~ 3）、12 周（4 ~ 6）、24 周（7 ~ 9）软骨缺损肉眼外观愈合情况；B. 三组术后 HE 染色；N：正常软骨；R：修复组织；箭头表示正常组织和修复组织的边缘（标尺 =500 μm）

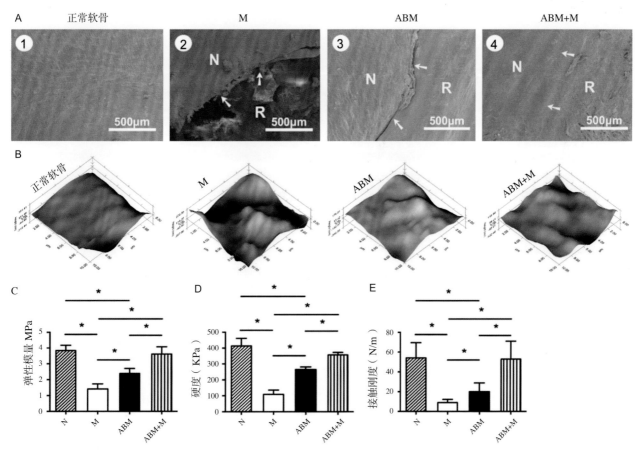

图 6-5-9　修复组织与周围软骨的整合与生物力学特性 A 图为术后 24 周 3 组扫描电镜图像；ABM：脱细胞皮质 - 松质骨基质；ABM+M：脱细胞皮质 - 松质骨基质合并微骨折；M：单纯微骨折；N：正常软骨；R：修复组织；箭头表示正常组织和修复组织的边缘（标尺 =500 μm）；24 周，从修复组织的中心部分取样本，用纳米压痕仪进行生物力学评估；B 图可见修复区的微观形貌；将修复组织的弹性模量（C）、硬度（D）和接触刚度（E）与正常软骨进行比较；ABM+M 组修复组织具有较高的力学性能（n=9，*P<0.05）

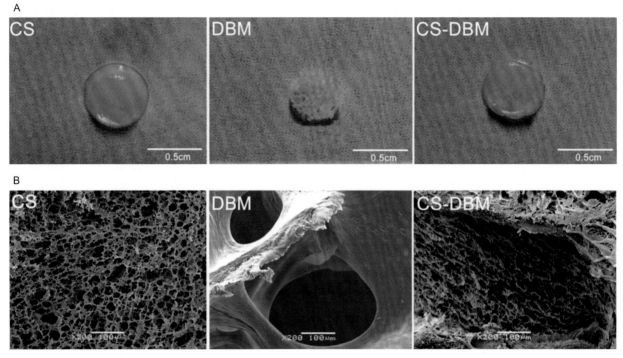

图 6-5-10　壳聚糖水凝胶 - 脱细胞骨基质双相复合支架的扫描电镜图像　A. 壳聚糖水凝胶（CS）、脱细胞骨基质（DBM）、双相复合支架（CS-DBM）三种支架的大体观；B. 支架为两种孔隙的交联结构，呈现一种"大孔套小孔"类软骨基质的构造。CS：壳聚糖水凝胶；DBM：脱细胞骨基质；CS-DBM：双相复合支架

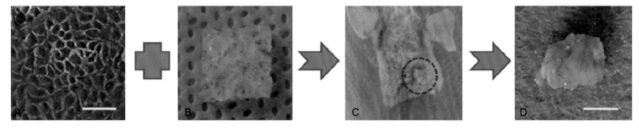

图 6-5-11　将携带有软骨细胞的 CS/DBM 支架植入裸鼠皮下，培养组织工程软骨　A. 培养的软骨细胞，标尺 =100 μm；B. CS/DBM 复合支架；C. 将携带有软骨细胞的 CS/DBM 支架植入裸鼠皮下；D. 6 周后，生成的组织工程软骨（标尺 =2 mm）

进一步的研究中，满振涛等（2016）用同种异体软骨细胞结合壳聚糖 - 脱细胞骨基质支架修复兔膝关节软骨缺损，实验模型选用兔膝关节软骨缺损模型，随机分为 5 组：MF 组（单纯微骨折组），CBrhTE（一种电纺丝支架）组（CBrhTE 支架 + 微骨折），CS 组（CS 支架 + 同种异体软骨细胞），DBM 组（DBM 支架 + 同种异体软骨细胞），CS/DBM 组（CS/DBM 支架 + 同种异体软骨细胞）。结果显示，CS 组、DBM 组、CBrhTE 组、CS/DBM 组均可见不同程度软骨修复，由"生物材料 CS/DBM 制成的支架"修复兔膝关节软骨损伤，支架的降解速率和组织相容性优于由"合成材料 PCL/PVP 制成的功能性 CBrhTE 支架"（图 6-5-13）。

因此，"生物材料 CS/DBM 制成的支架"更适合用于关节软骨损伤的修复。

随着组织工程技术的发展，支架材料不再是单纯为细胞提供生存的环境，为了更好地发挥脱细胞骨基质支架对细胞的募集、调控，我们前期研究通过噬菌体展示技术筛选出一种与骨髓来源间充质干细胞具有特异亲和力的多肽 -E7，对生物支架进行多肽修饰后能够在体内、体外促进支架的细胞募集能力。因此，我们利用亲和多肽对壳聚糖温敏性水凝胶与脱细胞骨基质双相支架进行修饰，修饰后通过提高支架募集内源性 BMSC 的能力，显著增加软骨修复的细胞量，同时细胞在支架构建的微环境内增殖、分化，修复软骨缺损（图 6-5-14）。同

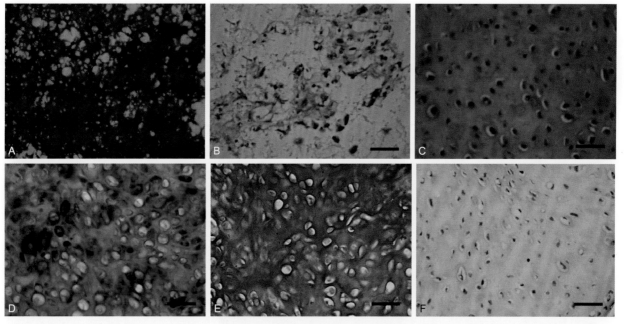

图 6-5-12 A ~ B. 携带有软骨细胞的 CS/DBM 支架，体外培养 6 周切片染色结果：A 为 HE 染色，可见细胞分布于支架之中；B 为甲苯胺蓝染色，可见有蛋白多糖合成；C ~ F. 携带有软骨细胞的 CS/DBM 支架，植入裸鼠皮下 6 周切片染色结果：C 为 HE 染色；D 为甲苯胺蓝染色；E 为 COL-Ⅱ 免疫组化染色；F 为 COL-X 免疫组化染色（标尺 =200 μm）

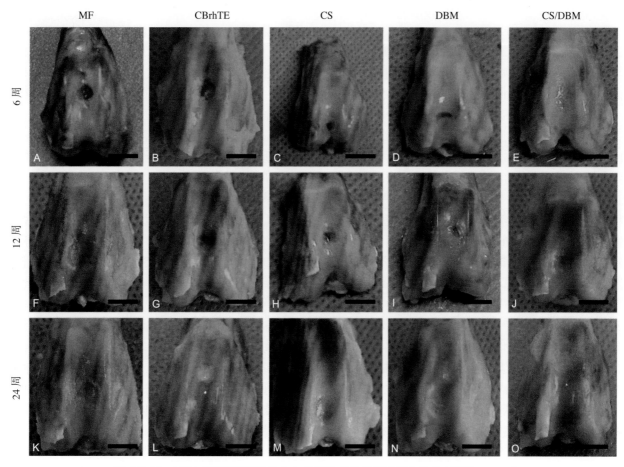

图 6-5-13 不同支架修复新西兰大白兔膝关节软骨损伤后大体观（标尺 =5 mm）

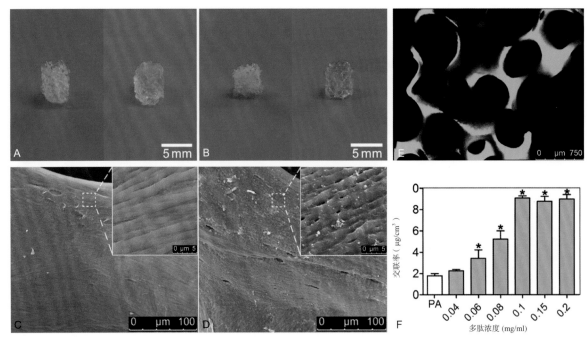

图 6-5-14　BMSC 亲和多肽修饰的双相复合支架结构的制备和表征；图 A、B 为 CS-DBM 支架（A）和 E7-CS-DBM 支架（B）的宏观图像；图 C、D 为 CS-DBM（C）和 E7-CS-DBM（D）代表区域的扫描电镜图像，插图显示了详细的表面结构；图 E 为 FITC-E7 亲和多肽偶联后支架的共聚焦扫描；图 F 为与支架结合的多肽量的量化（PA：物理吸附；*$P<0.01$ *vs.* PA）

时，我们在兔膝关节软骨缺损动物模型中验证这一支架的修复效果。结果显示，实验组即亲和多肽结合双相支架组（E7-CS-DBM）的填充更加完整和均匀，修复效果好于单纯应用壳聚糖 - 脱细胞骨基质组（CS-DBM）（Huang et al., 2014）（图 6-5-15）。

在进一步的研究中，孟庆阳等（2015）将兔皮质骨来源的脱细胞骨基质（DBM）制成直径 $100\sim800~\mu m$ 的颗粒，经 E7 多肽修饰后，与壳聚糖水凝胶（CS）混匀后制备成复合支架（DBM-E7/CS），同时制备 CS 支架和 DBM/CS 支架作为对照。通过体外实验检测支架的理化特性和对细胞生长、增殖、细胞外基质（ECM）分泌、成软骨分化的影响，通过裸鼠体内实验检测软骨组织再生的效果。结果发现 CS、DBM/CS 和 DBM-E7/CS 支架孔径大小和孔隙率均适合细胞生长，而 DBM-E7/CS 支架的理化特性总体占优。CCK-8、DNA、糖胺聚糖（GAG）和 Ⅱ 型胶原（COL-Ⅱ）基因表达测定显示 DBM-E7/CS 支架更有利于细胞生长、增殖、ECM 分泌和成软骨分化。裸鼠体内成软骨实验的大体观察、苏木精 - 伊红（HE）染色、甲苯胺蓝染色和 COL-Ⅱ 免疫组化染色等组织学结果均证实 DBM-E7/CS 支架有更好的软骨再生能力（Meng et al., 2015）（图 6-5-16，图 6-5-17）。

四、猪腹膜脱细胞基质修复软骨损伤的研究

猪腹膜脱细胞基质（acellular peritoneum matrix, APM）是来源于猪的腹膜，经脱脂脱细胞、去免疫性后形成膜性结构的生物支架。APM 支架有粗糙面和光滑面之分。粗糙面有纤维条，蓬松杂乱，适合截留 BMSC；光滑面较为致密，可防止 BMSC 的流失。APM 具有良好的生物相容性，是软骨修复有前景的材料之一。

孟庆阳等（2017）利用 E7 亲和多肽修饰 APM 支架，构建具有 BMSC 特异性募集能力的功能支架（APM-E7 支架）（图 6-5-18）。通过体外细胞增殖、蛋白多糖和 Ⅱ 型胶原产量、成软骨诱导培养后阳性基因的表达、动物实验膝关节缺损的修复等，探讨功能性支架的软骨修复优势，为临床应用及改进提供参考。

BMSC 在 APM 支架上的存活、形态及延展性。从 Live/Dead 染色图像（图 6-5-19）中可以看出，两种支架均与细胞有良好的生物相容性，细胞形态保持梭状形态，沿支架上的胶原纤维条分布，死细胞很少。从图像中还可以看出，经 E7 多肽修饰后的支架，吸附染料较单纯 APM 支架强，导致

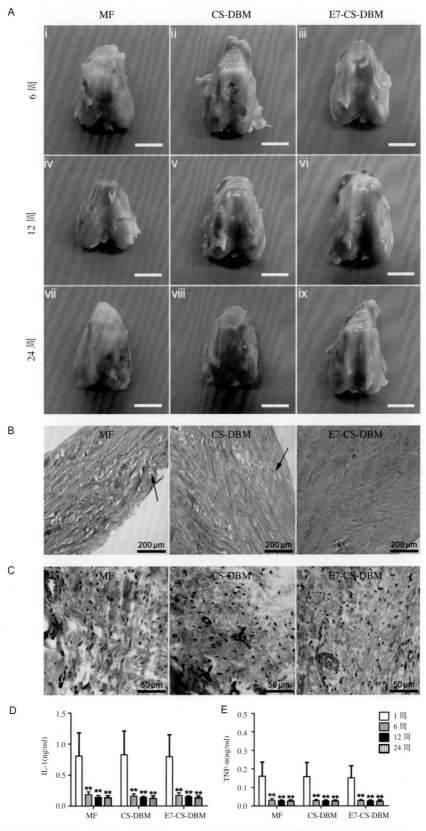

图 6-5-15 BMSC 亲和多肽修饰的双相复合支架修复 A. 不同时间点软骨缺损修复的宏观观察（标尺 =1 cm）；B. 24 周半月板组织学观察（黑色箭头所示磨损胶原纤维）评估关节内附属承重组织的磨损；C～E. 炎症评价：C. 24 周滑膜组织学表现；D. 关节液白细胞介素 -1（IL-1）含量；E. 关节液肿瘤坏死因子 -α（TNF-α）含量（*n*=3，**P<0.01 *vs.* 1 周）

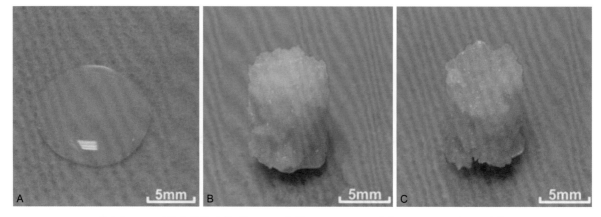

图 6-5-16　三种支架的大体观　A. CS 支架；B. DBM/CS 支架；C. DBM-E7/CS 支架

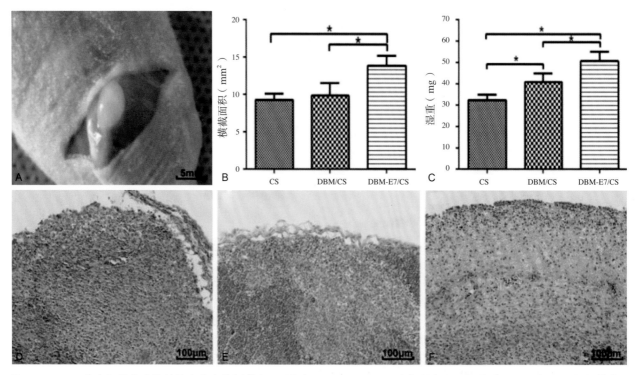

图 6-5-17　三种支架体内成软骨能力的大体评估和 HE 染色　A. DBM-E7/CS 支架的新生组织大体观；B. 新生组织的横截面积；C. 新生组织的湿重；D. CS 支架组织的 HE 染色；E. DBM/CS 支架的 HE 染色；F. DBM-E7/CS 支架的 HE 染色

背景色较浓。从吖啶橙染色图像（图 6-5-20）中可以看出，两种支架均与细胞有良好的生物相容性，细胞形态保持梭状形态，沿支架上的胶原纤维条分布。由于 E7 亲和多肽的 BMSC 特异性募集能力，APM-E7 支架上的细胞数目较多。

体内实验采用兔膝关节软骨缺损动物模型，发现 APM-E7 支架在 6 周时已在软骨缺损处提供了较多的细胞数量，在 12 周时组织结构进一步致密，阳性染色加深，在 24 周时出现明显的软骨样

组织，甲苯胺蓝染色和 Ⅱ 型胶原染色结果均接近正常软骨。在大体观上，APM-E7 组的软骨修复组织更为透明软骨样，术后 24 周扫描电镜（SEM）显示填充组织表面较为光滑，和周围正常软骨接近。微骨折组的大体观较为粗糙，呈现出明显异于正常软骨的白色纤维软骨样。组织学染色也发现纤维样结构，甲苯胺蓝染色和 Ⅱ 型胶原染色效果均不理想，说明微骨折形成的修复组织更多成分是纤维组织或纤维软骨，透明软骨成分较少。

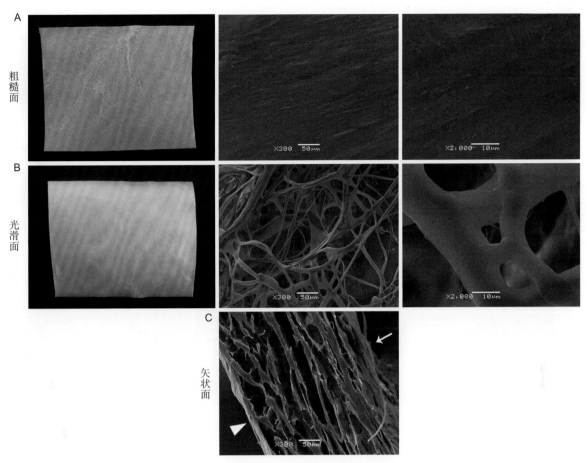

图 6-5-18 APM 支架的大体观及超微结构 A 图为粗糙面，B 图为光滑面，C 图中白色箭头代表粗糙面，白色三角形代表光滑面

在术后 24 周的 SEM 图像中，也可以发现微骨折的修复组织表面粗糙，内部甚至出现裂隙，说明结构不稳定。微骨折组的修复组织和正常软骨整合性不佳，并且在交界区出现正常软骨的退行性改变。组织学染色结果表明，微骨折组的软骨修复组织和正常软骨的整合性最差，APM 组稍好，APM-E7 组效果最为理想。在术后 24 周的 SEM 图像上更能直观看到修复组织和正常软骨的整合情况。微骨折组修复组织表面毛糙，呈现明显的纤维样结构，内部结构不稳定出现裂隙等。APM 组修复组织表面稍光滑，但和正常软骨之间有明显裂隙。APM 组修复组织表面光滑，尽管仍可以看到软骨缺损的边缘，但都有组织填充，整合性良好（图 6-5-21，图 6-5-22）。

研究对 APM 这一膜性材料进行功能化修饰，在体外检测和动物关节缺损模型上获得了良好的效果。膜诱导性软骨修复，打破了关节软骨不能再生或关节软骨需要由缺损周围正常软骨细胞爬入的传统观点，对于关节软骨再生的过程有重要的理论补充。

五、组织细胞特异性亲和多肽在软骨损伤修复中的研究

近年来，利用噬菌体展示技术筛选对细胞和组织具有高度亲和性和特异性的多肽序列，并用特异性多肽序列对载体进行修饰，实现基因治疗的靶向性，已成为目前发展的新方向之一。

所谓的噬菌体展示技术是将随机多肽的编码基因片段克隆入噬菌体壳膜蛋白结构基因的适当位置，在不影响其他壳膜蛋白正常功能的情况下，使外源多肽与壳膜蛋白融合表达，并展示在噬菌体表面。被展示的随机多肽序列可以保持相对独立的空间结构和生物活性。通过该方法构建的噬菌体文库可通过表面的多肽序列与靶组织或细胞发生特异性结合，洗去未结合噬菌体，然后洗脱特异性结

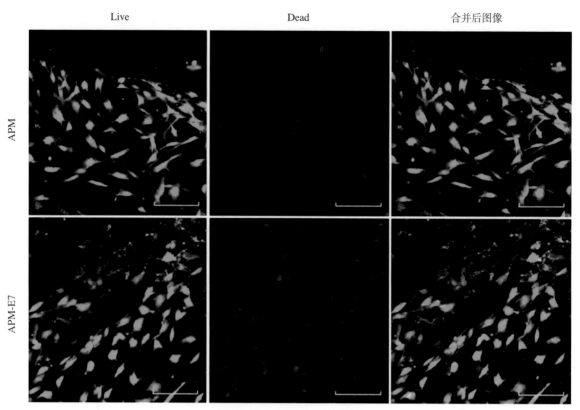

图 6-5-19 BMSC 在支架上的 Live/Dead 染色；绿色代表活细胞，红色（细胞大小）代表死细胞，碎片状（明显小于细胞）的红色为支架的染料非特异性吸附（标尺 =30 μm）

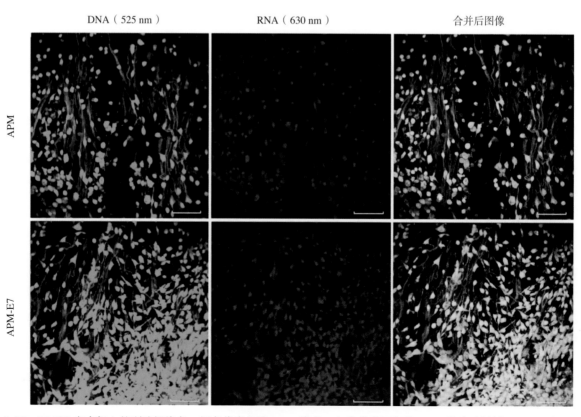

图 6-5-20 BMSC 在支架上的吖啶橙染色；绿色代表细胞 DNA 染色，红色代表死细胞 RNA 染色（标尺 =100 μm）

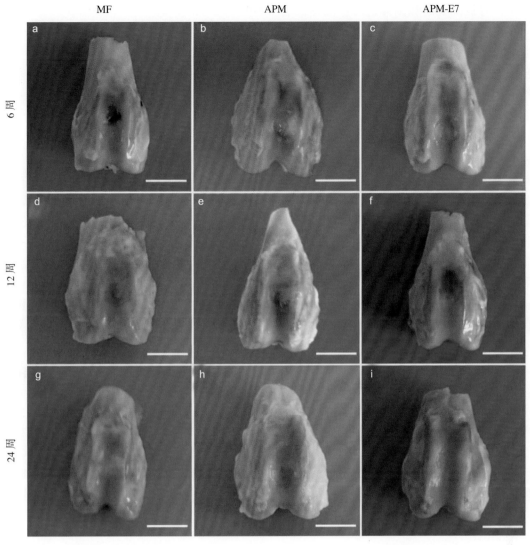

MF APM APM-E7

6周

12周

24周

图 6-5-21 术后 6、12 和 24 周的软骨缺损修复大体观；MF：微骨折手术；APM：猪腹膜脱细胞基质；APM-E7：E7 亲和多肽修饰的猪腹膜脱细胞基质（标尺 =1 cm）

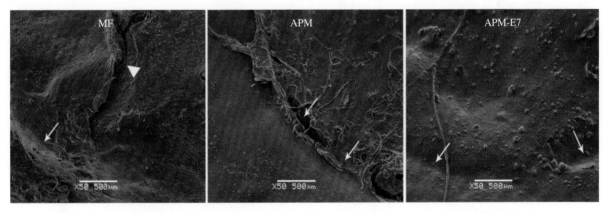

图 6-5-22 术后 24 周时软骨缺损修复区的扫描电镜图像；MF：微骨折手术；APM：猪腹膜脱细胞基质；APM-E7：E7 亲和多肽修饰的猪腹膜脱细胞基质。白色箭头表示正常软骨和软骨缺损区的交界，白色三角表示修复组织内的裂隙（标尺 =500 μm）

合的噬菌体，对被洗脱的噬菌体进行扩增，然后再进行下一轮的筛选、扩增循环，以富集那些具有亲和性的噬菌体。经 3~4 轮淘选后，通过 DNA 测序对亲和噬菌体进行鉴定，可得到对该组织或细胞具有高度亲和性的多肽序列。

早在 1996 年，Renata Pasqualini 等将噬菌体展示技术用于组织器官特异性多肽的筛选，取得了满意的效果。之后很多学者分别采用噬菌体展示技术筛选针对关节滑膜、血管内皮等组织器官的亲和性多肽序列和介导表皮渗透的多肽片段，分别用于类风湿关节炎、心血管疾病和糖尿病的靶向治疗，均取得了良好的效果。另外，利用该项技术，筛选肿瘤组织亲和性多肽片段，并用筛选多肽对基因载体进行修饰，也实现了基因治疗的靶向性。

Rothenfluh 等首次将噬菌体展示技术应用于关节软骨靶向治疗。他们利用该项技术筛选出对软骨基质具有高度亲和性的多肽片段，并以此修饰纳米载体，使基因载体获得了极高的软骨组织靶向性，然而，由于修饰后的纳米载体对软骨周围基质亲和性过高，导致载体无法从软骨基质中脱离进入软骨细胞内，使该载体介导的基因转染效率过低。而有研究则以退变的关节软骨基质为靶点进行筛选，获取了与退变软骨组织特异性结合的亲和多肽序列。

（一）软骨亲和多肽（CAP）的筛选及其研究应用

笔者采用噬菌体展示技术，进行基于组织和细胞筛选相结合的方法，获取一种软骨靶向性的多肽序列，利用这种多肽序列可减少滑膜组织的非特异性吸附，延缓滑膜网状内皮系统对药物的清除作用，延长药物作用时间；同时，可促进药物穿透软骨周围基质，渗透到软骨组织深处，特异性地结合软骨细胞，易化软骨细胞主动内吞功能。利用筛选出来的多肽片段对聚乙烯亚胺纳米载体进行表面修饰，构建高效的软骨组织特异性的药物输送系统，用于体内软骨细胞的靶向性治疗（Pi et al., 2015）（图 6-5-23）。

将筛选出的多肽序列（DWRVIIPPRPSA）命名为软骨亲和多肽片段（CAP）。另构建一个随机错配的多肽序列（SP, ARDWPIRPVPIS）在实验中作为阴性对照。家兔和人来源的软骨细胞与荧光标记的 CAP 和 SP 多肽共同孵育 4.5 小时后，进行流式细胞分析，人来源滑膜细胞作为对照，进行细胞特异性鉴定。与荧光标记多肽共同孵育后，采用激光共聚焦显微镜进行观察，当 CAP 多肽与家兔（图 6-5-24 I~L）和人来源软骨细胞（图 6-5-24A~D）孵育后，在胞内中可检测到强烈的绿色荧

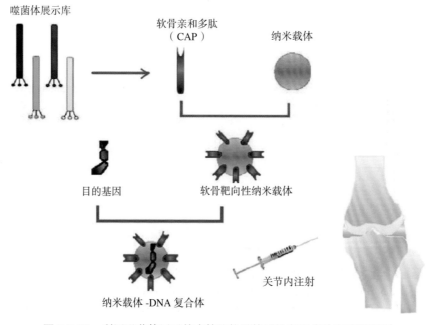

图 6-5-23 利用噬菌体展示技术筛选软骨特异性亲和多肽实验流程图

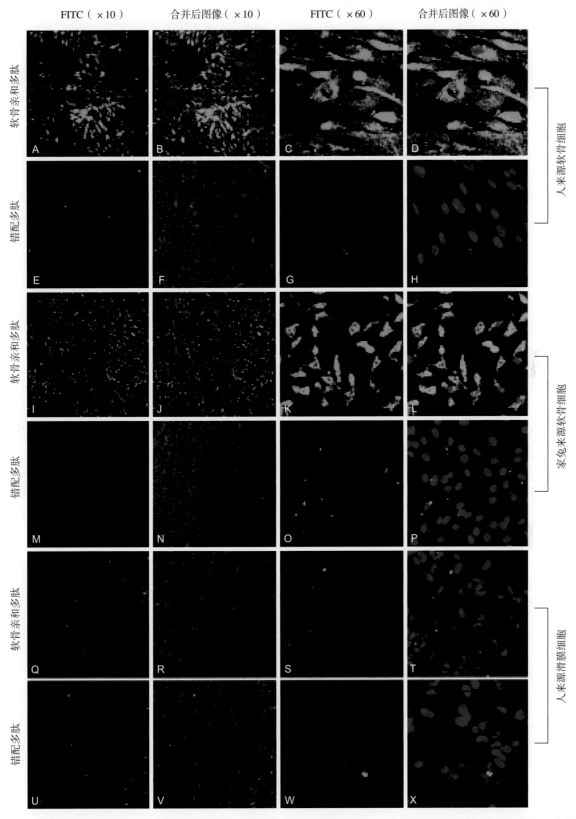

FITC（×10）　　合并后图像（×10）　　FITC（×60）　　合并后图像（×60）

图 6-5-24　0.5 μmol/L 的 FITC（异硫氰酸荧光素）标记的软骨亲和多肽（CAP）和错配多肽（SP）分别与家兔和人的软骨细胞，人的滑膜细胞孵育 3.5 小时后，在激光共聚焦显微镜下观察两种多肽对软骨细胞的亲和性；绿色：FITC 标记的软骨亲和多肽和错配多肽；蓝色：DAPI 染色的胞核；随机错配多肽（人软骨细胞：E、F、G、H；家兔软骨细胞：M、N、O、P）仅有少量被软骨细胞随机内吞，而软骨亲和多肽（人软骨细胞：A、B、C、D；家兔软骨细胞：I、J、K、L）则可在软骨细胞内大量富集；无论是软骨亲和多肽（Q、R、S、T）还是错配多肽（U、V、W、X）均不能聚集在人来源滑膜细胞中

光信号；与滑膜细胞孵育时，胞内几乎没有绿色荧光信号（图 6-5-24 Q~T）。与 SP 多肽孵育时，无论是软骨细胞还是滑膜细胞内均不能检测到绿色荧光信号（图 6-5-24 E~H，M~P，U~X）。这个结果也证明 CAP 多肽可与人和家兔软骨细胞特异性结合并被细胞内吞到胞质中，同时这种结合力没有种属特异性。

为了从组织形态学方面对转染效率进行评估，将 25 μg 编码绿色荧光蛋白的 pEGFP-N1 质粒，与 pep-PEI 按质量比为 2∶1 进行聚合后，注射到 SD 大鼠膝关节腔内。注射 48 小时后，切取大鼠膝关节，经冰冻包埋剂包埋，切成 10 μm 的冰冻切片，在激光共聚焦显微镜下观察滑膜和软骨组织内绿色荧光蛋白的表达程度。在 CAP-PEI 介导基因转染的关节软骨细胞中，可检测到高强度的绿色荧光信号，提示软骨细胞高度表达绿色荧光蛋白，而 SP-PEI 介导基因转染的关节软骨中，仅可观察到微弱的绿色荧光信号，说明软骨亲和多肽修饰后的聚乙烯亚胺具有良好的软骨靶向性和软骨细胞亲和性，可极大提高对软骨细胞的转染效率（图 6-5-25）。

进一步的研究中，笔者利用软骨亲和多肽（CAP）构建了软骨细胞靶向纳米颗粒。利用纳米颗粒传递干扰小 RNA（small interfering RNA，siRNA）抑制 Hif-2α 表达来预防 OA 小鼠软骨退变。用软骨靶向纳米颗粒转染 siRNA 后，检测 Hif-2α、基质金属蛋白酶（MMP-13、MMP-9、

ADAMTS-4、ADAMTS-5）、血管内皮生长因子（VEGF）的蛋白水平变化，测定白细胞介素 -1β（IL-1β）刺激软骨细胞中 X 型胶原和核因子 κB（NF-κB）的含量。在共聚焦显微镜下，用异硫氰酸荧光素（FITC）标记 siRNA 追踪法测定软骨细胞的靶向性。体内动物模型通过手术破坏小鼠膝关节稳定性建立 OA 模型。Hif-2α siRNA 与纳米颗粒经关节腔注射导入体内。采用组织形态学方法分析膝关节软骨退变和滑膜炎症，酶联免疫吸附法测定滑膜液中 IL-1β 的含量，结果表明：滑膜液中的分解代谢因子包括 Hif-2α、MMP-13、MMP-9、ADAMTS-4、VEGF、X 型胶原和 NF-κB，软骨细胞靶向纳米颗粒转染 Hif-2α siRNA 后，siRNA 表达下调，FITC 标记的 siRNA 追踪结果也证实靶向纳米颗粒促进了 siRNA 在软骨中的局部浓度，延长了 siRNA 在软骨中的滞留时间（图 6-5-26）。组织学分析结果证实，纳米 siRNA 介导的 siRNA 维持了软骨完整性，减轻了滑膜炎症反应，纳米 siRNA 沉默后 IL-1β 水平下降（图 6-5-27）。因此，软骨细胞靶向纳米颗粒可以将 Hif-2α siRNA 传递给软骨，并特异性地抑制分解代谢蛋白的表达。

（二）间充质干细胞亲和多肽（E7）及其研究应用

邵振兴等（2012）利用 Ph.D.-7 噬菌体展示多肽库，进行人骨髓来源间充质干细胞（hBMSC）

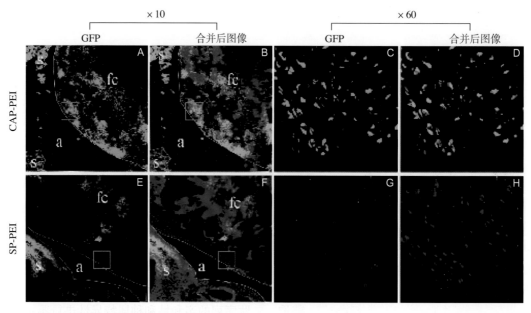

图 6-5-25 激光共聚焦显微镜下观察滑膜和软骨组织内绿色荧光蛋白的表达程度；在 CAP-PEI 介导基因转染的关节软骨细胞中，可检测到高强度的绿色荧光信号，提示软骨细胞高度表达绿色荧光蛋白，而 SP-PEI 介导基因转染的关节软骨中，仅可观察到微弱的绿色荧光信号

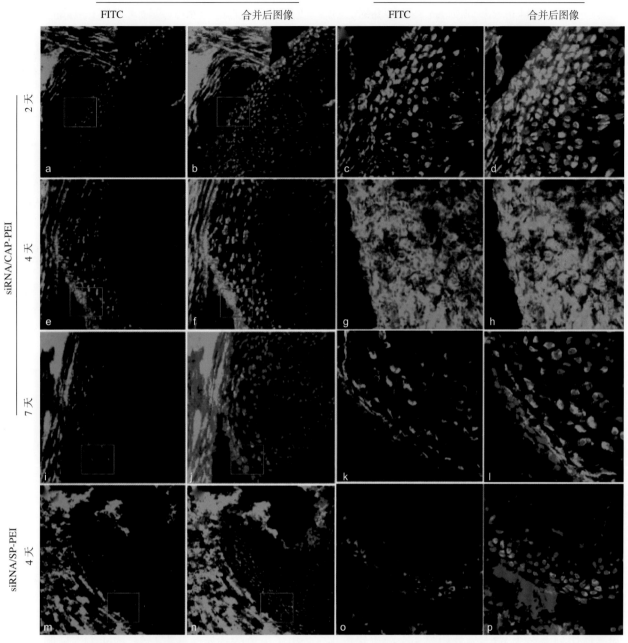

图 6-5-26 pep-PEI/siRNA 纳米颗粒关节分布的测定；FITC 标记 siRNA 由 CAP-SP 修饰的纳米颗粒注入关节腔；治疗后 2、4、7 天取软骨组织在共聚焦显微镜下观察；CAP 组（a～l）软骨中检测到强烈的荧光信号，4 天内达到最大值（e～h），7 天内下降（i～l）；SP 组注射后 4 天，软骨中检测到中度 FITC 信号（m～p）；用 Hoechst 33258 染色细胞核；FITC 信号通道：a、c、e、g、i、k、m、o；FITC 与 Hoechst 33258 染色合并：b、d、f、h、j、l、n、p

亲和多肽的筛选。将噬菌体多肽库与人滑膜来源的细胞共同孵育，去除与滑膜细胞特异性结合的噬菌体克隆；然后将上清菌液再与人骨髓来源的 MSC 共同孵育，经过 4 轮筛选，裂解细胞并对特异性与 MSC 结合的噬菌体克隆进行测序，获取 hBMSC 亲和性多肽片段；荧光标记的 hBMSC 亲和多肽（E7，EPLQLKM）、错配多肽（M7，作为

阴性对照）以及精氨酸 - 甘氨酸 - 天冬氨酸（RGD）多肽序列（作为阳性对照）分别与人来源、大鼠来源以及家兔来源的骨髓间充质干细胞共同孵育，进行流式细胞检测和激光共聚焦显微镜观察，对多肽序列的亲和性和种属特异性进行鉴定。筛选出的亲和多肽序列对 MSC 具有高度亲和性，并且不存在种属特异性；将这个含有 7 个氨基酸的 MSC 亲

HE 染色　　　　　　　　　　　　　阿尔新蓝染色

×4　　　　　　×40　　　　　　　×4　　　　　　×40

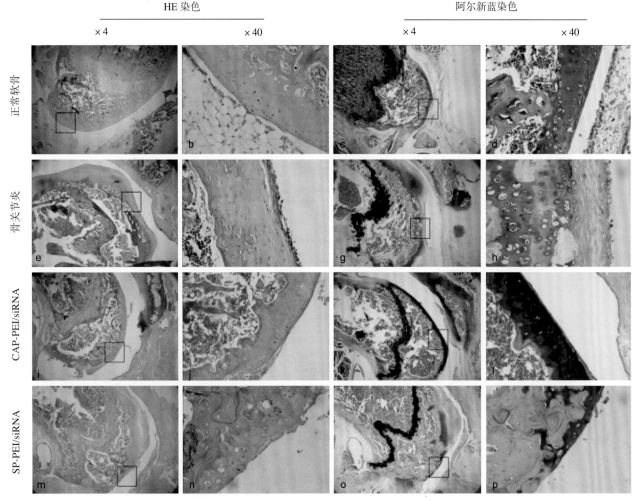

图 6-5-27　CAP-Hif-2α siRNA 纳米颗粒转导后软骨退变的形态学分析；对手术诱导 OA（e～h）、假手术（a～d）、CAP（i～l）和 SP（m～p）组的膝关节软骨进行组织学观察；术后 7 周，取各组膝关节，分别用 HE 染色（a、b、e、f、i、j、m、n）和阿尔新蓝染色（c、d、g、h、k、l、o、p）。OA 组和 SP 组软骨退行性变严重，蛋白聚糖（aggrecan）耗竭，CAP 组软骨退行性变轻微；这一结果表明 CAP-PEI 介导的 Hif-2α siRNA 干扰减轻了手术诱导 OA 模型的软骨退变

和多肽序列命名为 E7，另外构建一个随机错配多肽序列（MLKPLEQ，M7）作为阴性对照，同时使用 RGD 序列作为阳性对照。流式细胞检测结果显示 E7 对于人骨髓来源的 MSC 具有高度的亲和性，是 M7 的 32.8 倍，而与 RGD 序列没有明显差异。激光共聚焦显微镜观察也得到相同的结果。而在大鼠以及家兔中也得到了相似的结果，E7 的亲和性分别是 M7 的 18.1 倍和 19.2 倍，而与 RGD 无明显差别，显示该序列没有明显的种属特异性。同时利用该骨髓间充质干细胞亲和多肽序列 E7，对人工合成材料——聚己内酯电纺丝纤维膜以及天然材料——脱钙骨三维支架进行表面修饰，经 E7 修饰后的聚己内酯电纺丝纤维膜在体内、体外均显示

出了出色的特异性募集 MSC 的能力，证明了该亲和多肽序列的有效性以及这种对于生物材料进行表面修饰方法的可行性（图 6-5-28，图 6-5-29）。利用 E7 表面修饰的天然脱钙骨三维支架能够在体内特异性募集内源性间充质干细胞，并具有良好的软骨修复效果（图 6-5-30，图 6-5-31）。

黄洪杰等（Huang et al., 2014）通过对壳聚糖水凝胶 - 脱细胞骨基质固胶双相复合支架进行特定亲和多肽的修饰，使支架具有募集骨髓来源间充质干细胞的能力（图 6-5-32）。亲和多肽修饰双相复合支架的建立能够在体内募集内源性 BMSC，在不涉及外源性细胞的前提下显著增加了软骨修复的细胞量，同时在支架构建的微环境内进行细胞增殖、

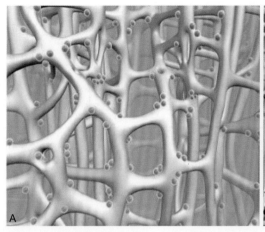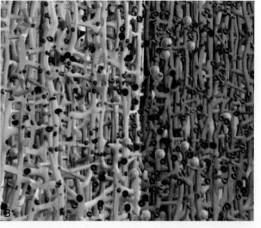

图 6-5-28 A.干细胞亲和多肽连接到支架表面示意图（绿色：亲和多肽）；B.连接了干细胞亲和多肽的支架特异性募集骨髓组织中动员出的干细胞（绿色：亲和多肽，黄色：干细胞，红色：血细胞）

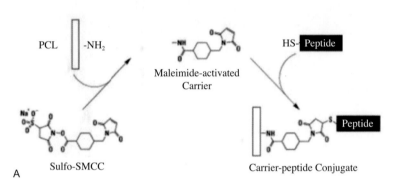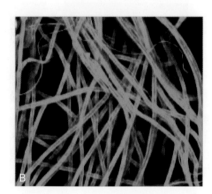

图 6-5-29 A.亲和多肽与聚己内酯（PCL）共价偶联示意图；B.偶联 FITC 标记的多肽序列后，电纺丝纤维显示出均匀的绿色荧光，显示偶联的均一性；Sulfo-SMCC：4-（N-马来酰亚胺甲基）环己烷-1-羧酸磺酸基琥珀酰亚胺酯钠盐，水溶性的氨基-巯基交联剂；Maleimide-activated carrier 马来酰亚胺活性载体；Peptide：多肽；Carrier-peptide conjugate：载体多肽偶联

分化、基质分泌等，最终利用一次手术进行软骨缺损的原位修复，为临床原位组织工程研究提供了重要实验研究依据（见图 6-5-15，图 6-5-33）。

孟庆阳等（Meng et al., 2015; Meng et al., 2017）制备的 DBM-E7/CS 支架和 APM-E7 支架均具备特异性募集 BMSC 的能力（图 6-5-34）。DBM-E7/CS 支架充分利用 DBM 和壳聚糖水凝胶的材料优点，为 BMSC 的生长、增殖、细胞外基质（ECM）分泌和成软骨分化提供合适的三维微环境，有利于软骨组织再生（见图 6-5-15）。APM-E7 支架能支持并促进细胞贴附、生长、增殖、ECM 分泌和成软骨分化，促进关节软骨缺损的修复，并具有良好的软骨组织再生和修复效果，为 E7 亲和多肽的临床研究奠定基础（见图 6-5-16，图 6-5-17）。

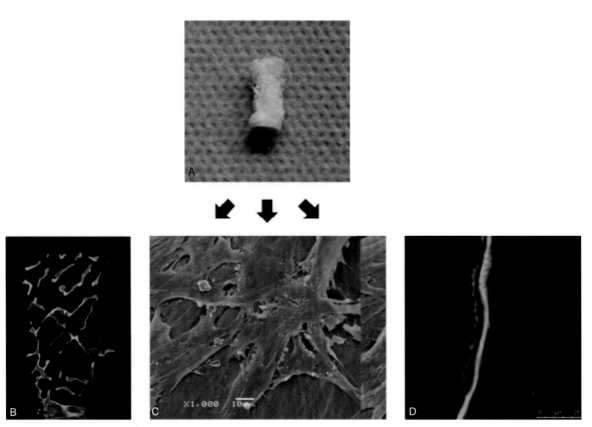

图 6-5-30　A.荧光标记的间充质干细胞亲和多肽修饰的脱钙骨支架（大体观）；B.荧光标记的间充质干细胞亲和多肽修饰的脱钙骨支架激光共聚焦显微镜下观察（冰冻切片）；C.间充质干细胞在多肽修饰后的脱钙骨支架表面黏附及生长情况；D.激光共聚焦显微镜下观察间充质干细胞在多肽修饰过的脱钙骨上黏附及生长（红色：细胞骨架，蓝色：细胞核，绿色：亲和多肽修饰的脱钙骨支架）

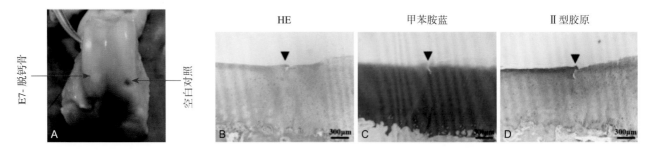

图 6-5-31　E7 修饰的脱钙骨支架对猪膝关节软骨缺损的修复　A.3 个月后取材，大体观可见 E7 修饰的脱钙骨显示了良好的软骨修复效果；B～D.分别为组织学切片后 HE 染色、甲苯胺蓝染色及Ⅱ型胶原免疫组化染色，修复交界线左侧为周围正常软骨组织，右侧为修复后的组织，组织学评价也显示了良好的修复效果（箭头所指为缺损修复与周围正常软骨组织的交界处）

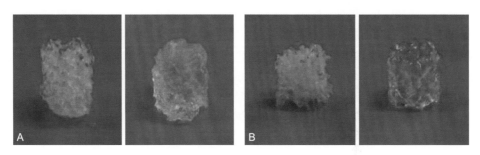

图 6-5-32　支架大体观　A.单纯复合双相支架；B.E7 修饰的复合双相支架

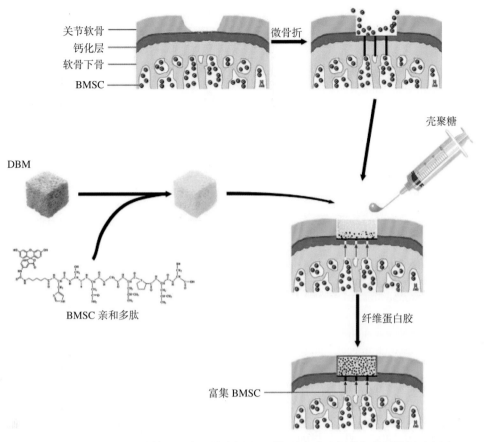

关节软骨
钙化层
软骨下骨
BMSC

微骨折

壳聚糖

DBM

BMSC 亲和多肽

纤维蛋白胶

富集 BMSC

图 6-5-33　利用 E7 多肽修饰的壳聚糖水凝胶 - 脱钙骨复合支架修复软骨缺损示意图

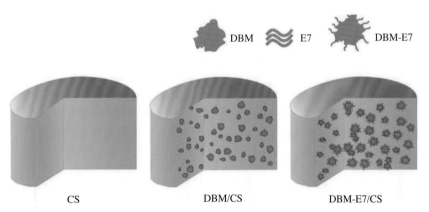

DBM　　E7　　DBM-E7

CS　　DBM/CS　　DBM-E7/CS

图 6-5-34　支架三维模式图；CS 支架为单纯壳聚糖水凝胶支架，DBM/CS 支架为脱细胞骨基质颗粒复合壳聚糖水凝胶支架，DBM-E7/CS 支架为 E7 多肽修饰的脱细胞骨基质颗粒复合壳聚糖水凝胶支架

（史尉利　敖英芳）

参考文献

Almeida HV, R Eswaramoorthy, GM Cunniffe, et al. Fibrin hydrogels functionalized with cartilage extracellular matrix and incorporating freshly isolated stromal cells as an injectable for cartilage regeneration. Acta Biomater, 2016, 36:55-62.

Amini AA, LS Nair. Injectable hydrogels for bone and cartilage repair. Biomed Mater, 2012, 7(2):024105.

An C, Y Cheng, Q Yuan, et al. IGF-1 and BMP-2 induces differentiation of adipose-derived mesenchymal stem cells into chondrocytes-like cells. Ann Biomed Eng, 2010, 38(4):1647-1654.

Annabi N, A Fathi, SM Mithieux, et al. The effect of elastin on chondrocyte adhesion and proliferation on poly(varepsilon-caprolactone)/elastin composites. Biomaterials, 2011, 32(6):1517-1525.

Annabi N, SM Mithieux, AS Weiss, et al. Cross-linked open-pore elastic hydrogels based on tropoelastin, elastin and high pressure CO_2. Biomaterials, 2010, 31(7):1655-1665.

Armiento AR, MJ Stoddart, M Alini, et al. Biomaterials for articular cartilage tissue engineering: Learning from biology. Acta Biomater, 2018, 65:1-20.

Baeurle S, M Kiselev, E Makarova, et al. Effect of the counterion behavior on the frictional–compressive properties of chondroitin sulfate solutions. Polymer, 2009, 50(7):1805-1813.

Balakrishnan B, N Joshi, A Jayakrishnan, et al. Self-crosslinked oxidized alginate/gelatin hydrogel as injectable, adhesive biomimetic scaffolds for cartilage regeneration. Acta Biomater, 2014, 10(8):3650-3663.

Becerra J, JA Andrades, DC Ertl, et al. Demineralized bone matrix mediates differentiation of bone marrow stromal cells in vitro: effect of age of cell donor. Journal of bone and mineral research : the official journal of the American Society for Bone and Mineral Research, 1996, 11(11):1703-1714.

Bella J, M Eaton, B Brodsky, et al. Crystal and molecular structure of a collagen-like peptide at 1.9 A resolution. Science, 1994, 266(5182):75-81.

Benavides OM, AR Brooks, SK Cho, et al. In situ vascularization of injectable fibrin/poly(ethylene glycol) hydrogels by human amniotic fluid-derived stem cells. J Biomed Mater Res A, 2015, 103(8):2645-2653.

Benders KE, W Boot, SM Cokelaere, et al. Multipotent Stromal Cells Outperform Chondrocytes on Cartilage-Derived Matrix Scaffolds. Cartilage, 2014, 5(4):221-230.

Beyerlein J, A Imhoff. SaluCartilage™—A new synthetic cartilage replacement for the arthroscopic treatment of focal osteonecrosis. Arthroscopy, 2003, 16:34-39.

Bian L, DY Zhai, E Tous, et al. Enhanced MSC chondrogenesis following delivery of TGF-β3 from alginate microspheres within hyaluronic acid hydrogels in vitro and in vivo. Biomaterials, 2011, 32(27):6425-6434.

Brittberg M. Knee cartilage repair with hyalograft®(Hyaff-11 scaffold with seeded autologous chondrocytes)// Techniques in Cartilage Repair Surgery. Springer, 2014.

Bryant SJ, KS Anseth. Controlling the spatial distribution of ECM components in degradable PEG hydrogels for tissue engineering cartilage. J Biomed Mater Res A, 2003, 64(1):70-79.

Chang CH, CC Chen, CH Liao, et al. Human acellular cartilage matrix powders as a biological scaffold for cartilage tissue engineering with synovium-derived mesenchymal stem cells. Journal of biomedical materials research Part A, 2014, 102(7):2248-2257.

Chen F, S Yu, B Liu, et al. An Injectable Enzymatically Crosslinked Carboxymethylated Pullulan/Chondroitin Sulfate Hydrogel for Cartilage Tissue Engineering. Sci Rep, 2016, 6:20014.

Chen G, T Sato, T Ushida, et al. Tissue engineering of cartilage using a hybrid scaffold of synthetic polymer and collagen. Tissue engineering, 2004, 10(3-4):323-330.

Chenite A, C Chaput, D Wang, et al. Novel injectable neutral solutions of chitosan form biodegradable gels in situ. Biomaterials, 2000, 21(21):2155-2161.

Chevallay B, D Herbage. Collagen-based biomaterials as 3D scaffold for cell cultures: applications for tissue engineering and gene therapy. Med Biol Eng Comput, 2000, 38(2):211-218.

Choi B, S Kim, B Lin, et al. Cartilaginous extracellular matrix-modified chitosan hydrogels for cartilage tissue engineering. ACS Appl Mater Interfaces, 2014, 6(22):20110-20121.

Chung C, J Mesa, MA Randolph, et al. Influence of gel properties on neocartilage formation by auricular chondrocytes photoencapsulated in hyaluronic acid networks. J Biomed Mater Res A, 2006, 77(3):518-525.

Clark P, P Connolly, AS Curtis, et al.Topographical control of cell behaviour. I. Simple step cues. Development, 1987, 99(3):439-448.

Cleary MA, GJM van Osch, PA Brama, et al. FGF, TGFβ and Wnt crosstalk: embryonic to in vitro cartilage development from mesenchymal stem cells. J Tissue Eng Regen Med, 2015, 9(4):332-342.

Cui YL, AD Qi, WG Liu, et al. Biomimetic surface modification of poly(L-lactic acid) with chitosan and its effects on articular chondrocytes in vitro. Biomaterials, 2003, 24(21):3859-3868.

Dai L, Z He, X Zhang, et al. One-step repair for cartilage defects in a rabbit model: a technique combining the perforated decalcified cortical-cancellous bone matrix scaffold with microfracture. Am J Sports Med, 2014, 42(3):583-591.

Dalby MJ, MJ Biggs, N Gadegaard, et al. Nanotopographical stimulation of mechanotransduction and changes in interphase centromere positioning. J Cell Biochem, 2007, 100(2):326-338.

Dalby MJ, N Gadegaard, CD Wilkinson. The response of fibroblasts to hexagonal nanotopography fabricated by electron beam lithography. Journal of Biomedical Materials Research Part A, 2010, 84A(4):973-979.

Dash M, F Chiellini, RM Ottenbrite, et al. Chitosan—A versatile semi-synthetic polymer in biomedical applications. Prog Polym Sci, 2011, 36(8):981-1014.

Davies JC. Pseudomonas aeruginosa in cystic fibrosis: pathogenesis and persistence. Paediatr Respir Rev, 2002, 3(2):128-134.

De France KJ, KJ Chan, ED Cranston, et al. Enhanced Mechanical Properties in Cellulose Nanocrystal-Poly(oligoethylene glycol methacrylate) Injectable Nanocomposite Hydrogels through Control of Physical and Chemical Cross-Linking. Biomacromolecules, 2016, 17(2):649-660.

Domingues RM, M Silva, P Gershovich, et al. Development of Injectable Hyaluronic Acid/Cellulose Nanocrystals Bionanocomposite Hydrogels for Tissue Engineering Applications. Bioconjug Chem, 2015, 26(8):1571-1581.

Engler AJ, S Sen, HL Sweeney, et al. Matrix elasticity directs stem cell lineage specification. Cell, 2006, 126:677-689.

Finnson KW, Y Chi, G Bou-Gharios, et al. TGF-b signaling in cartilage homeostasis and osteoarthritis. Front Biosci(Schol Ed), 2012, 4:251-268.

Fiorica C, FS Palumbo, G Pitarresi, et al. Injectable in situ forming hydrogels based on natural and synthetic polymers for potential application in cartilage repair. Rsc Adv, 2015, 5(25):19715-19723.

Fu N, J Liao, S Lin, et al. PCL-PEG-PCL film promotes cartilage regeneration in vivo. Cell Prolif, 2016, 49(6):729-739.

Funayama A, Y Niki, H Matsumoto, et al. Repair of full-thickness articular cartilage defects using injectable type II collagen gel embedded with cultured chondrocytes in a rabbit model. J Orthop Sci, 2008, 13(3):225-232.

Gao G, K Hubbell, AF Schilling, et al. Bioprinting cartilage tissue from mesenchymal stem cells and PEG hydrogel. 3D Cell Culture, 2017, 1612:391-398.

Gao J, D Knaack, VM Goldberg, et al. Osteochondral defect repair by demineralized cortical bone matrix. Clin Orthop Relat Res, 2004, 427:S62-S66.

Gawlitta D, KE Benders, J Visser, et al. Decellularized cartilage-derived matrix as substrate for endochondral bone regeneration. Tissue engineering Part A, 2015, 21(3-4):694-703.

Geary L, C LaBonne FGF mediated MAPK and PI3K/Akt Signals make distinct contributions to pluripotency and the establishment of Neural Crest. Elife, 2018, 7:e33845.

Grigolo B, L Roseti, M Fiorini, et al. Transplantation of chondrocytes seeded on a hyaluronan derivative(Hyaff®-11) into cartilage defects in rabbits. Biomaterials, 2001, 22(17):2417-2424.

Guntur AR, CJ Rosen. IGF-1 regulation of key signaling pathways in bone. BoneKEy Rep, 2013, 2:437. An

Hollander AP, E Kon Hyaluronan-based scaffolds(Hyalograft1 C) in the treatment of knee cartilage defects: preliminary clinical findings. Tissue Eng Cartil Bone, 2003, 249:203.

Holloway JL, KL Spiller, AM Lowman, et al. Analysis of the in vitro swelling behavior of poly(vinyl alcohol) hydrogels in osmotic pressure solution for soft tissue replacement. Acta Biomate, 2011, 7(6):2477-2482.

Huang H, X Zhang, X Hu, et al. A functional biphasic biomaterial homing mesenchymal stem cells for in vivo cartilage regeneration. Biomaterials, 2014, 35(36):9608-9619.

Huang H, X Zhang, X Hu, et al. A functional biphasic biomaterial homing mesenchymal stem cells for in vivo cartilage regeneration. Biomaterials, 2014, 35(36):9608-9619.

Huang H, X Zhang, X Hu, et al. Directing chondrogenic differentiation of mesenchymal stem cells with a solid-supported chitosan thermogel for cartilage tissue engineering. Biomed Mater, 2014, 9(3):035008.

Ingber DE. Tensegrity: the architectural basis of cellular mechanotransduction. Annu Rev Physiol, 1997, 59(1):575-599.

Jin R, LS Moreira Teixeira, PJ Dijkstra, et al. Chondrogenesis in injectable enzymatically crosslinked heparin/dextran hydrogels. J Control Release, 2011, 152(1):186-195.

Jin R, LS Moreira Teixeira, PJ Dijkstra, et al. Enzymatically crosslinked dextran-tyramine hydrogels as injectable scaffolds for cartilage tissue engineering. Tissue Eng Part A, 2010, 16(8):2429-2440.

Jungmann PM, AT Mehlhorn, H Schmal, et al. Nanomechanics of human adipose-derived stem cells: small GTPases impact chondrogenic differentiation. Tissue Eng Part A, 2012, 18(9-10):1035-1044.

JW Rhim, AK Mohanty, SP Singh, et al. Effect of the processing methods on the performance of polylactide films: Thermocompression versus solvent casting, J Appl Polym Sci, 2006, 101(6):3736-3742.

Kamoun EA. N-succinyl chitosan-dialdehyde starch hybrid hydrogels for biomedical applications. J Adv Res, 2016, 7(1):69-77.

Keung AJ, P Asuri, S Kumar, et al. Soft microenvironments promote the early neurogenic differentiation but not self-renewal of human pluripotent stem cells. Integr Biol, 2012, 4(9):1049-1058.

Kim HJ, GI Im. Combination of transforming growth factor-beta2 and bone morphogenetic protein 7 enhances chondrogenesis from adipose tissue-derived mesenchymal stem cells. Tissue Eng, Part A, 2009, 15(7):1543-1551.

Kim M, B Hong, J Lee, et al. Composite system of PLCL

scaffold and heparin-based hydrogel for regeneration of partial-thickness cartilage defects. Biomacromolecules, 2012, 13(8):2287-2298.

Kim MS, AY Kim, KJ Jang, et al. Effect of nanogroove geometry on adipogenic differentiation. Nanotechnology, 2011, 22(49):494017.

Kita M, Y Ogura, Y Honda, et al. Evaluation of polyvinyl alcohol hydrogel as a soft contact lens material. Graefes Arch Clin Exp Ophthalmol, 1990, 228(6):533-537.

Koay EJ, GM Hoben, KA Athanasiou. Tissue engineering with chondrogenically differentiated human embryonic stem cells. Stem Cells, 2007, 25(9):2183-2190.

Kobayashi M, YS Chang, M Oka. A two year in vivo study of polyvinyl alcohol-hydrogel(PVA-H) artificial meniscus. Biomaterials, 2005, 26(16):3243-3248.

Kontturi LS, E Jarvinen, V Muhonen, et al. An injectable, in situ forming type II collagen/hyaluronic acid hydrogel vehicle for chondrocyte delivery in cartilage tissue engineering. Drug Deliv Transl Res, 2014, 4(2):149-158.

Kundu J, JH Shim, J Jang, et al. An additive manufacturing-based PCL–alginate–chondrocyte bioprinted scaffold for cartilage tissue engineering. J Tissue Eng Regen Med, 2015, 9(11):1286-1297.

Kundu J, LA Poole-Warren, P Martens, et al. Silk fibroin/poly(vinyl alcohol) photocrosslinked hydrogels for delivery of macromolecular drugs. Acta Biomater, 2012, s8(5):1720-1729.

Lee J, CW Macosko, DW Urry. Elastomeric polypentapeptides cross-linked into matrixes and fibers. Biomacromolecules, 2001, 2(1):170-179.

Li J, W Zhou, X Ouyang, et al. Design of a room-temperature phosphorescence-based molecular beacon for highly sensitive detection of nucleic acids in biological fluids. Anal Chem, 2011, 83(4):1356-1362.

Li X, L Jin, G Balian, et al. Demineralized bone matrix gelatin as scaffold for osteochondral tissue engineering. Biomaterials, 2006, 27(11):2426-2433.

Lien SM, LY Ko, TJ Huang. Effect of pore size on ECM secretion and cell growth in gelatin scaffold for articular cartilage tissue engineering. Acta Biomater, 2009, 5(2):670-679.

Liu P, B Guo, S Wang, et al. A thermo-responsive and self-healing liposome-in-hydrogel system as an antitubercular drug carrier for localized bone tuberculosis therapy. Int J Pharm, 2019, 558:101-109.

Lombardi ML, DE Jaalouk, CM Shanahan, et al. The interaction between nesprins and sun proteins at the nuclear envelope is critical for force transmission between the nucleus and cytoskeleton. J Biol Chem, 2011, 286(30):26743-26753.

Lutolf MP, HM Blau. Artificial stem cell niches. Adv Mater, 2009, 21(32-33):3255-3268.

Man Z, X Hu, Z Li, et al. Transplantation of allogenic chondrocytes with chitosan hydrogel-demineralized bone matrix hybrid scaffold to repair rabbit cartilage injury. Biomaterials, 2016, 108:157-167.

Meng Q, X Hu, H Huang, et al. Microfracture combined with functional pig peritoneum-derived acellular matrix for cartilage repair in rabbit models. Acta Biomater, 2017, 53:279-292.

Meng Q, Z Man, L Dai, et al. A composite scaffold of MSC affinity peptide-modified demineralized bone matrix particles and chitosan hydrogel for cartilage regeneration. Sci Rep, 2015, 5:17802.

Miller RE, AJ Grodzinsky, K Cummings, et al. Intraarticular injection of heparin-binding insulin-like growth factor 1 sustains delivery of insulin-like growth factor 1 to cartilage through binding to chondroitin sulfate. Arthritis Rheum, 2010, 62(12):3686-3694.

Moreira CD, SM Carvalho, HS Mansur, et al. Thermogelling chitosan-collagen-bioactive glass nanoparticle hybrids as potential injectable systems for tissue engineering. Mater Sci Eng C Mater Biol Appl, 2016, 58:1207-1216.

Moutos FT, BT Estes, F Guilak. Multifunctional hybrid three-dimensionally woven scaffolds for cartilage tissue engineering. Macromolecular bioscience, 2010, 10(11):1355-1364.

Munirah S, SH Kim, BH Ruszymah, et al. The use of fibrin and poly(lactic-co-glycolic acid) hybrid scaffold for articular cartilage tissue engineering: an in vivo analysis. Eur Cell Mater, 2008, 15:41-52.

Murakami S, M Kan, WL McKeehan, et al. Up-regulation of the chondrogenic Sox9 gene by fibroblast growth factors is mediated by the mitogen-activated protein kinase pathway. Proc Natl Acad Sci U S A, 2000, 97(3):1113-1118.

Naderi-Meshkin H, K Andreas, MM Matin, et al. Chitosan-based injectable hydrogel as a promising in situ forming scaffold for cartilage tissue engineering. Cell Biol Int, 2014, 38(1):72-84.

Ng KW, LE Kugler, SB Doty, et al. Scaffold degradation elevates the collagen content and dynamic compressive modulus in engineered articular cartilage. Osteoarthritis Cartilage, 2009, 17(2):220-227.

Nishimura R, K Hata, T Matsubara, et al. Regulation of bone and cartilage development by network between BMP signalling and transcription factors. The Journal of Biochemistry, 2012, 151(3):247-254.

Nuernberger S, N Cyran, C Albrecht, et al. The influence of scaffold architecture on chondrocyte distribution and behavior in matrix-associated chondrocyte transplantation grafts. Biomaterials, 2011, 32(4):1032-1040.

Oh BH, A Bismarck, MB Chan-Park. Injectable, interconnected, high-porosity macroporous biocompatible gelatin scaffolds made by surfactant-free emulsion templating. Macromol Rapid Commun, 2015, 36(4):364-372.

Oh DX, DS Hwang. A biomimetic chitosan composite with improved mechanical properties in wet conditions.

Biotechnol Progr, 2013, 29(2):505-512.

O'leary LE, JA Fallas, EL Bakota, et al. Multi-hierarchical self-assembly of a collagen mimetic peptide from triple helix to nanofibre and hydrogel. Nat Chem, 2011, 3(10):821.

Palumbo FS, C Fiorica, M Di Stefano, et al. In situ forming hydrogels of hyaluronic acid and inulin derivatives for cartilage regeneration. Carbohydr Polym, 2015, 122:408-416.

Papadopoulos A, DA Bichara, X Zhao, et al. Injectable and photopolymerizable tissue-engineered auricular cartilage using poly(ethylene glycol) dimethacrylate copolymer hydrogels. Tissue Eng Part A, 2011, 17(1-2):161-169.

Park H, B Choi, J Hu, et al. Injectable chitosan hyaluronic acid hydrogels for cartilage tissue engineering. Acta Biomater, 2013, 9(1):4779-4786.

Park H, KY Lee. Cartilage regeneration using biodegradable oxidized alginate/hyaluronate hydrogels. J Biomed Mater Res A, 2014, 102(12):4519-4125.

Pelham RJ, Y Wang. Cell locomotion and focal adhesions are regulated by substrate flexibility. Proc Natl Acad Sci USA, 1997, 94(25):13661-13665.

Pi Y, X Zhang, Z Shao, et al. Intra-articular delivery of anti-Hif-2alpha siRNA by chondrocyte-homing nanoparticles to prevent cartilage degeneration in arthritic mice. Gene Ther, 2015, 22(6):439-448.

Raja STK, T Thiruselvi, R Aravindhan, et al. In vitro and in vivo assessments of a 3-(3, 4-dihydroxyphenyl)-2-propenoic acid bioconjugated gelatin-based injectable hydrogel for biomedical applications. J Mater Chem B, 2015, 3(7):1230-1244.

Sadi Kaga SY, Ece Manavoglu Gecici, Rana Sanyal. Photopatternable "Clickable" Hydrogels: "Orthogonal" Control over Fabrication and Functionalization. Macromolecules, 2015, 48(15):5106-5115.

Sekiya I, BL Larson, JT Vuoristo, et al. Comparison of effect of BMP-2, -4, and-6 on in vitro cartilage formation of human adult stem cells from bone marrow stroma. Cell Tissue Res, 2005, 320(2):269-276.

Seliktar D. Designing cell-compatible hydrogels for biomedical applications. Science, 2012, 336(6085):1124-1128.

Shao Z, X Zhang, Y Pi, et al. Polycaprolactone electrospun mesh conjugated with an MSC affinity peptide for MSC homing in vivo. Biomaterials, 2012, 33(12):3375-3387.

Shi J, X Zhang, J Zhu, et al. Nanoparticle delivery of the bone morphogenetic protein 4 gene to adipose-derived stem cells promotes articular cartilage repair in vitro and in vivo. Arthroscopy, 2013, 29(12):2001-2011. e2.

Shi W, M Sun, X Hu, et al. Structurally and functionally optimized silk-fibroin–gelatin scaffold using 3D printing to repair cartilage injury in vitro and in vivo. Adv Mater, 2017, 29(29):1701089.

Skaalure SC, S Chu, SJ Bryant. An enzyme-sensitive PEG hydrogel based on aggrecan catabolism for cartilage tissue engineering. Adv Healthc Mater, 2015, 4(3):420-431.

Slaughter BV, SS Khurshid, OZ Fisher, et al. Hydrogels in regenerative medicine. Adv Mater, 2009, 21(32-33):3307-3329.

Solchaga LA, JS Temenoff, J Gao, et al. Repair of osteochondral defects with hyaluronan-and polyester-based scaffolds. Osteoarthritis Cartilage, 2005, 13(4):297-309.

Solon J, I Levental, K Sengupta, et al. Fibroblast adaptation and stiffness matching to soft elastic substrates. Biophys J, 2007, 93(12):4453-4461.

Spiller KL, SA Maher, AM Lowman. Hydrogels for the repair of articular cartilage defects. Tissue Eng Part B Rev, 2011, 17(4):281-299.

Stammen JA, S Williams, DN Ku, et al. Mechanical properties of a novel PVA hydrogel in shear and unconfined compression. Biomaterials, 2001, 22(8):799-806.

Sutherland AJ, EC Beck, SC Dennis, et al. Decellularized cartilage may be a chondroinductive material for osteochondral tissue engineering. PloS one, 2015, 10(5):e0121966.

Takahashi K, S Yamanaka. Induction of pluripotent stem cells from mouse embryonic and adult fibroblast cultures by defined factors. Cell, 2006, 126(4):663-676.

Tcacencu I, B Carlsöö, P Stierna. Effect of recombinant human BMP-2 on the repair of cricoid cartilage defects in young and adult rabbits: a comparative study. Int J Pediatr Otorhinolaryngol, 2005, 69(9):1239-1246.

Toh WS, H Liu, BC Heng, et al. Combined effects of TGFβ1 and BMP2 in serum-free chondrogenic differentiation of mesenchymal stem cells induced hyaline-like cartilage formation. Growth Factors, 2005, 23(4):313-321.

Trepat X, L Deng, SS An, et al. Universal physical responses to stretch in the living cell. Nature, 2007, 447(7144):592-595.

Tsioris K, WK Raja, EM Pritchard, et al. Fabrication of Silk Microneedles for Controlled-Release Drug Delivery. Adv Funct Mater, 2012, 22(2):330-335.

Vega SL, MY Kwon, JA Burdick. Recent advances in hydrogels for cartilage tissue engineering. Eur Cell Mater, 2017, 33:59-75.

Wang N, Z Suo. Long-distance propagation of forces in a cell. Biochemical and Biophysical Research Communications, 2005, 328(4):1133-1138.

Wang Y, DD Rudym, A Walsh, et al. In vivo degradation of three-dimensional silk fibroin scaffolds. Biomaterials, 2008, 29(24-25):3415-3428.

Wang ZJ, RZ An, JY Zhao, et al. Repair of articular cartilage defects by tissue-engineered cartilage constructed with adipose-derived stem cells and acellular cartilaginous matrix in rabbits. Genetics and molecular research : GMR, 2014, 13(2):4599-4606.

Welsch GH, TC Mamisch, L Zak, et al. Evaluation of cartilage repair tissue after matrix-associated autologous chondrocyte transplantation using a hyaluronic-based or a collagen-based scaffold with morphological MOCART scoring and biochemical T2 mapping: preliminary results. Am J Sports Med, 2010, 38(5):934-942.

Wilkinson C, M Riehle, M Wood, et al. The use of materials patterned on a nano-and micro-metric scale in cellular engineering. Mater Sci Eng C, 2002, 19(1-2):263-269.

Wiltsey C, P Kubinski, T Christiani, et al. Characterization of injectable hydrogels based on poly(N-isopropylacrylamide)-g-chondroitin sulfate with adhesive properties for nucleus pulposus tissue engineering. J Mater Sci Mater Med, 2013, 24(4):837-847.

X Li, MB Ellman, JS Kroin, et al. Species-specific biological effects of FGF-2 in articular cartilage: Implication for distinct roles within the FGF receptor family. J Cell Biochem, 2012, 113(7):2532-2542.

Yan S, T Wang, L Feng, et al. Injectable in situ self-cross-linking hydrogels based on poly(L-glutamic acid) and alginate for cartilage tissue engineering. Biomacromolecules, 2014, 15(12):4495-4508.

Yang Q, J Peng, Q Guo, et al. A cartilage ECM-derived 3-D porous acellular matrix scaffold for in vivo cartilage tissue engineering with PKH26-labeled chondrogenic bone marrow-derived mesenchymal stem cells. Biomaterials, 2008, 29(15):2378-2387.

Yang Z, Y Shi, X Wei, et al. Fabrication and repair of cartilage defects with a novel acellular cartilage matrix scaffold. Tissue engineering. Part C Methods, 2010, 16(5):865-876.

Yoon DM, JP Fisher. Chondrocyte signaling and artificial matrices for articular cartilage engineering, Adv Exp Med Biol, 2006, 585:67-86.

You J, J Cao, Y Zhao, et al. Improved Mechanical Properties and Sustained Release Behavior of Cationic Cellulose Nanocrystals Reinforeced Cationic Cellulose Injectable Hydrogels. Biomacromolecules, 2016, 17(9):2839-2848.

Yuan L, B Li, J Yang, et al. Effects of Composition and Mechanical Property of Injectable Collagen I/II Composite Hydrogels on Chondrocyte Behaviors. Tissue Eng Part A, 2016, 22(11-12):899-906.

Zhang J, J Wang, H Zhang, et al. Macroporous interpenetrating network of polyethylene glycol(PEG) and gelatin for cartilage regeneration. Biomed Mater, 2016, 11(3):035014.

Zhang X, Z Zheng, P Liu, et al. The synergistic effects of microfracture, perforated decalcified cortical bone matrix and adenovirus-bone morphogenetic protein-4 in cartilage defect repair. Biomaterials, 2008, 29(35):4616-4629.

Zhao L, MD Weir, HH Xu. An injectable calcium phosphate-alginate hydrogel-umbilical cord mesenchymal stem cell paste for bone tissue engineering. Biomaterials, 2010, 31(25):6502-6510.

Zhao YH, Q Yang, Q Xia, et al. In vitro cartilage production using an extracellular matrix-derived scaffold and bone marrow-derived mesenchymal stem cells. Chinese medical journal, 2013, 126(16):3130-3137.

Zheng X, F Yang, S Wang, et al. Fabrication and cell affinity of biomimetic structured PLGA/articular cartilage ECM composite scaffold. Journal of materials science: Materials in medicine, 2011, 22(3):693-704.

Zhu B, Q Lu, J Yin, et al. Alignment of osteoblast-like cells and cell-produced collagen matrix induced by nanogrooves. Tissue Eng, 2005, 11(5-6):825-834.

Zhu J, Q Cai, X Zhang, et al. Biological characteristics of mesenchymal stem cells grown on different topographical nanofibrous poly-L-lactide meshes. J Biomed Nanotechnol, 2013, 9(10):1757-1767.

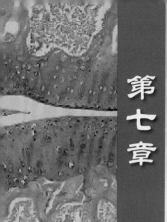

第七章 增材制造（3D打印）在软骨修复中的研究与应用

3D 打印，又称增材制造技术。与传统的减材制造相比，3D 打印技术可以实现复杂结构的精细打印与制造。通常 3D 打印由计算机和打印机两部分组成，其中计算机主要进行图形绘制与打印文件参数设置，而打印机实现 3D 打印。同传统组织工程领域的支架制备相比，3D 打印技术可以实现支架的结构定制，并确保高孔隙率与高孔隙连通性。随着 3D 打印技术的发展以及打印模式的多样化，可供打印的材料涵盖金属、高分子、陶瓷等多个领域。在软骨损伤修复领域，由于关节腔的生理环境限制，目前所使用的材料集于高分子材料范畴。

在高分子加工领域，早期的 3D 打印技术的加工策略以熔融挤出为主。打印材料被制备成线材或颗粒状，通过机械压力将材料挤出的同时，利用喷嘴处的高温加热融化材料，并利用机床带动喷嘴的移动实现打印。在加工过程中，由于加工温度需要高于材料的熔点，因此只有合成高分子材料能够进行加工。由于高温打印有时会引发材料的一系列副反应，为了拓展 3D 打印的应用范围，研究人员设计了一系列低温打印的打印方案。常见的几种凝胶打印包括温度调控、溶液聚合、光固化、剪切稀化四种。凝胶交联的方式与水凝胶制备原理相同，但是在 3D 打印的过程中，需要选择合适的试剂、浓度以及环境（湿度、温度等），调整生物墨水的黏度、黏弹性以及剪切稀化速率，确保凝胶具有合适的成型速率与强度，避免打印过程中出现塌陷、溶胀等现象。此外在材料制备的过程中需要确保打印墨水的均匀性，避免气泡残留，降低打印过程的不稳定性。目前可以用于 3D 生物打印的高分子材料包括琼脂糖、海藻酸盐、壳聚糖、胶原蛋白、聚乙二醇等（Hospodiuk et al., 2017）。

随着低温打印技术的改良，3D 打印从打印材料与细胞因子迈向细胞打印与器官打印。通过将细胞与打印材料共同混合后打印，研究人员不仅可以提高细胞迁移与贴附的能力，还可以基于损伤组织的微观结构与再生过程实现层级复杂结构的设计，将支架的结构、细胞的分布与再生过程相结合。使用最为广泛的细胞打印有以下四种形式：喷墨打印、挤出打印、激光固化打印和光刻打印。在进行生物打印的过程中，生物墨水的流变学性能、打印方式与交联方式共同影响了细胞的存活率及分化能力。高剪切力会导致细胞在打印过程中坏死，打印温度也需要尽量接近生理温度以提高细胞存活率。另外由于紫外光会导致细胞损伤，进行光固化打印时，光功率密度、光照时间也需要严格控制。

第一节 3D打印的制造技术分类

一、光固化快速成型

光固化快速成型（stereo lithography apparatus，SLA）技术利用电脑控制紫外光的发射和移动轨迹实现聚合物的逐层光固化。这类技术主要是用光敏材料，利用液态光敏材料在光束照射下快速固化的特性实现3D打印。大多数商用3D打印机精度普遍在50～200 μm，而SLA可以实现低于20 μm的高精度打印。作为使用最早且最为广泛的一类3D打印方式，SLA技术在工业和医疗领域都有广泛的应用。常见的SLA设备包括可移动的激光光源、样品平台和蓄料池。根据平台移动方式的不同，SLA可以进一步分为：自由液面式（top-down）和约束液面式（bottom-up）（图7-1-1）。自由液面式SLA技术中，光源位于树脂槽的上方，每实现一层固化，打印平台就会向下移动，固化发生在光敏材料和空气的接触界面上。打印高度与树脂槽的深度相关。这种打印方式导致打印所需的原材料用量远超过成品需要的材料量，造成大量浪费。为了降低成本，缩短制作时间，研究人员调整了光源和蓄料池的位置，将光束从下往上进行照射。每层加工后，工作平台向上移动，物料依靠重力流动填补空隙。由于这种约束液面式SLA技术占用的空间小，打印效率高，因此目前桌面级SLA打印机均以这种方式实现3D打印。

受打印方式限制，只有可通过光固化的形式实现交联的高分子材料才可以通过这一方式进行打印。目前已在组织工程领域使用的材料包括富马酸丙烯酸酯、三亚甲基碳酸酯、明胶、壳聚糖等。除此之外，基于光固化成型技术，利用模板法通过灌注、去模的方法，也可以实现聚己内酯、聚乳酸等材料的多孔材料制备。Bian等（Bian et al.，2012）利用间接光固化和凝胶注模相结合的方式制备了β-磷酸三钙（β-TCP）和胶原蛋白的骨软骨复合支架，支架孔隙内部连通，直径为700～900 μm。Sigrid等（Schüller-Ravoo et al.，2013）通过约束液面式光固化机器构建了多孔聚碳酸三甲酯支架，并通过软骨细胞的体外培养验证这一材料具有潜在的软骨修复的应用前景。

二、数字光处理

与SLA技术类似，数字光处理（digital light processing，DLP）技术同样通过光固化的形式实现3D打印（Gu et al.，2019）。区别在于，DLP打

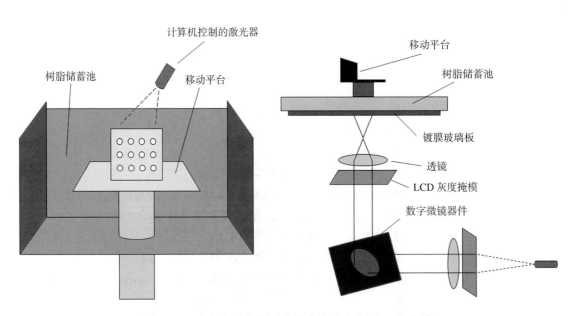

图7-1-1 自由液面式（左）和约束液面式（右）SLA打印

印机通过投影的形式实现逐面的打印。打印的过程中，研究人员将三维图像数据根据设定的厚度进行切片，每一层的信息转换成bitmap（位图）文件，输入动态掩模中。根据掩模上所呈现的图像数据，蓄料池中特定位置上的溶液被光固化。单层交联结束后，移动平台向上抬起，准备进行下一层的交联。与其他技术相比，DLP的打印速度非常快，不受三维图像的空间复杂度影响。由于这一技术的交联环境友好，因此在细胞打印领域也有所应用。

三、激光选区烧结

激光选区烧结（selective laser sintering, SLS）通过在激光扫描过程中融化颗粒材料的形式实现材料的固化与3D打印。当实现一层的打印后，固化层的表面会覆盖新的颗粒材料，进而开始下一层的打印。与其他打印方式相比，这种形式不需要支撑材料，打印速度快。但是由于这一方法的处理温度高，通常会导致聚合物材料降解，支架表面粗糙，需要后处理操作。此外加热的过程中有时也会产生有毒气体。目前这一方法常用于制备陶瓷、金属颗粒以及部分塑料3D支架，无法进行水凝胶的制备。在软组织的损伤修复中，利用这一技术实现3D打印并进行体内和体外研究的材料以聚己内酯（PCL）为主。由于激光烧结这一打印过程对材料的要求较低，因此人们利用SLS技术将PCL与陶瓷颗粒材料共混打印，对复合支架的骨修复以及骨软骨一体化修复进行了广泛的研究（Shuai et al., 2011；Du et al., 2017）。

四、熔融沉积成型

熔融沉积成型（fused deposition modeling, FDM）技术是目前使用最为广泛的增材制造技术之一。采用这种技术机器制造的技术难度低，维护成本小，材料损耗率低，容易操作。在FDM的打印操作中，机器将塑料材料快速融化，并将半液态的熔融材料沉积在平台上，逐层进行打印。可用FDM技术实施打印的常见材料包括ABS（丙烯腈-丁二烯-苯乙烯）和PLA（聚乳酸）等热塑性高分子。随着技术的发展，尼龙、聚丙烯、聚碳酸酯、聚己内酯等高分子材料均可以此方式进行打印。虽然FDM打印机已成为消费级3D打印机的主要机型，但是由于熔融挤出的方式的打印精度受挤出压力和

挤出针的影响，因此精度较光控式的打印机低。此外FDM打印机的打印速度受材料的熔融黏度、环境与喷头温度等多方面影响，打印速度较慢。对具有复杂空间结构的几何体进行3D打印时，需要添加支撑材料避免中空结构的坍塌。因而利用FDM进行3D打印时，如何针对新材料寻找最适参数，并且针对空间结构合理地设计支撑架构，这些问题都对操作人员提出了很大的要求。在组织工程领域，已有很多工作利用化学反应进行新型高分子材料的研发，随后通过FDM技术实现3D打印，并用于软组织损伤修复（Zein et al., 2002）。

五、低温沉积制造

低温沉积制造（low-temperature deposition manufacturing, LTDM）技术是挤出式3D打印与热诱导相分离（thermally induced phase separation, TIPS）技术的结合（Liu et al., 2019）。在传统的组织工程的支架制备中，TIPS技术一直用于制备多孔支架，此外这项技术也可以为水处理制备多孔膜材料。进行TIPS操作时，聚合物溶解在溶剂（有机溶剂或水）中，形成均一的溶液，溶解的过程中也可以加入磷灰石、磷酸三钙等陶瓷颗粒作为辅料。充分溶解后的溶液被加热到浊点以上，随后降温至设定好的退火温度。在冷却的过程中，溶液发生相分离，形成富含聚合物的相和缺乏聚合物的相。通过冻干的方法抽去溶剂后，便可以得到多孔的聚合物支架。在LTDM打印中，打印喷嘴通过特殊定制可以实现聚合物溶液的挤出，喷嘴处添加热场使溶液保持在浊点以上。打印到平台上时通过降温使溶液迅速发生相分离并固化，溶剂被气流带走，从而实现3D打印（图7-1-2）。这种打印方式与其他方法相比，精度更高，可以实现低于10微米的3D打印。通过溶剂挥发，支架可以兼具微米级的孔隙和纳米级的表面图案。

由于LTDM技术中，材料的成型依靠低温相分离，不需要将材料加热融化，对打印材料的黏度要求低，因此除了可以实现合成高分子如PLGA、PLLA和PCL的打印外，还可以添加金属颗粒、陶瓷颗粒等实现共混打印。另外这种低温打印的机制也便于实现天然生物材料的多孔支架制备，如胶原、壳聚糖、明胶等（Liu et al., 2009）。在软骨损伤修复领域，Liu等（2009）利用LTDM技术，设计了软骨层、分离层和骨层三种结构，通过调控

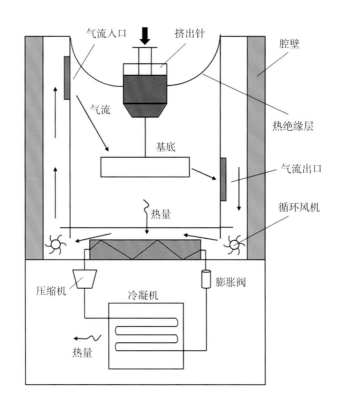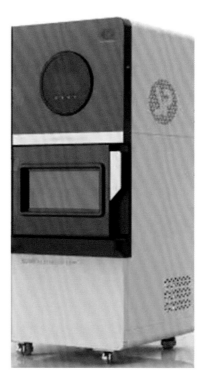

图 7-1-2　低温沉积制造的制造原理示意图

的 PLGA 中 PLA 与 PGA 的比例以及选择地的添加磷酸三钙，使得支架可以对细胞实现特异性诱导分化，促进骨软骨缺损的快速愈合。

六、液滴喷射打印

液滴喷射打印（inkjet bioprinting）是目前在生物制造领域使用最广泛的一类打印方式。使用该打印方法时，生物墨水需要具有比较低的黏度才不会出现堵头等现象。生物墨水的黏度一般在 3.5 ~ 12 mPa/s（Mandrycky et al.，2016），黏度的变化受墨水浓度影响。此外，生物墨水需要具有震凝性的特点，随着剪切力变大，液滴在喷射后黏度会逐渐增大。

常见的液滴喷射打印机使用电场、声场或者热能等方式产生液滴。热喷墨打印机对打印头施加电机控制的加热，使打印头产生压力脉冲，迫使液滴从针尖中挤出。虽然打印头的外部局部温度高达 200 ~ 300℃，但是在极短的加热时间内（约 2 μs），生物墨水仅会产生 4 ~ 10℃的升温（Cui et al.，2010），不会对生物分子造成结构性的损伤。声波喷墨打印机的打印头内通常装有一块压电晶体。对压电材料施加电压后，晶体发生微小而快速

的形变，从而将液体从打印头中喷射出。这种声波控制打印的优势在于可以获得稳定均一的液滴尺寸，细胞也不会受到温度或者压力传感器的影响，细胞活性更高。由于这种打印模式需要细胞以悬液的形式存在，因此细胞的密度不能太高（通常少于 10^7 cells/ml），否则有可能造成针头堵塞和剪切力异常。

七、挤出成型打印

挤出成型打印（microextrusion bioprinting）通常通过机械控制生物墨水的挤出，墨水挤出沉降在基底上时以连续的线条，而非液珠的形式存在来实现生物墨水的 3D 打印。用于挤出成型的生物墨水通常都是非牛顿流体，材料的黏度随着剪切力的变大而变小，而在剪切力消失时又会恢复初始状态。墨水通常具有较低的黏附性和表面张力，避免黏在针尖的外表面。此外，墨水需要有快速成胶的能力，避免其在打印的过程中出现坍塌。

在 3D 生物打印领域，最常用的挤出形式包括使用气动式和机械式系统。气动式打印机的优点是具有简便的驱动机构组件，打印力仅受打印机系统的气压能力限制。机械式挤出打印机组件更精密，

并且避免了气动式打印机中压缩空气导致的打印延迟问题。与其他打印技术相比，虽然挤出打印可以实现更高细胞密度的3D打印，但是细胞的存活率较低，仅有40%～86%（Chang et al., 2011）。打印过程中的打印压力和打印针的直径会对细胞活性产生影响，挤出过程中的压力和剪切力会对细胞造成结构损伤。

八、激光辅助打印

激光辅助打印（laser-assisted bioprinting）通过激光的高能量实现组织块的快速高精度打印。一个典型的激光辅助打印设备包括一个脉冲激光束，一个准焦系统，一个附有激光吸收层的玻璃板以及接收平台。人们把墨水覆盖在激光吸收层（金或铂）的表面，然后用激光聚焦在吸收层，使得对应

位置的生物墨水层出现汽化膨胀，将生物墨水挤出表面形成射流，沉降在接收板上。激光辅助打印的精度受激光功率、表面张力、基底的润湿性、生物墨水的黏度、厚度等多方面影响。由于激光辅助打印不需要喷嘴挤出细胞，因此细胞的存活率极高（Gruene et al., 2011）。同上述优势相比，由于激光打印需要为每一种生物墨水单独制备与之相适应的吸收层玻璃板，因此不利于制备结构复杂的生物组织块。适用于激光辅助打印的生物墨水需要具有较低的表面张力和较强的黏附力，使其可以均匀铺展在吸收层表面。生物墨水的黏度通常在1～300 mPa/s。和其他打印方式对墨水的要求相比，激光辅助打印墨水需要快速地将热能转化为动能，并且展现出显著地黏弹性特性，这样才可以在溅射时形成可控的液流，而剩余的墨水还可以稳定地保持在平台上。

第二节　3D生物打印

3D打印技术的发展使得人们可以将细胞载入支架中共同打印，制造出功能与结构复杂的组织工程支架。这一技术的进步将传统组织工程中对生物材料的制造革新为对细胞和类器官的生物制造，以及基于3D打印的微器官芯片构建。生物打印也促进了对体外再生和生理功能、疾病和发病机制的研究，并可以使用预期的体外细胞或组织模型进行药物筛选。本节将对生物墨水的材料种类以及目前生物墨水的交联手段进行介绍。

一、生物墨水的成分

（一）凝胶前驱体

凝胶前驱体是细胞的主要载体，除了支撑细胞实现打印外，还为细胞提供黏附、增殖、分化等所需的生物学与力学微环境。凝胶前驱体按照材料的种类可以分为天然高分子（从天然原料中提取，如植物、细菌、动物、细胞等）和合成高分子。合成高分子材料虽然在化工领域应用成熟，但是由于制备时会产生细胞毒性物质以及生物相容性较弱，因此目前仅有普朗尼克、聚乙二醇、聚己内酯等几种材料用于生物打印。天然高分子的侧链带有大量活性基团，有助于细胞贴附并且调控细胞的增殖分化，因此在细胞打印中应用更广泛。在

天然材料中，生物墨水通常围绕蛋白类材料和多糖类材料进行设计。

常用的蛋白类生物墨水包括胶原蛋白、明胶，此外也有少数采用丝素蛋白和纤维蛋白。胶原蛋白是细胞外基质的主要成分，其中I型胶原占据人体内胶原蛋白总含量的90%，广泛分布在皮肤、骨、肌腱、器官中。尽管在组织结构中胶原蛋白具有高度层级化排布的分子结构，但为了进行3D打印，人们需要对胶原蛋白做进一步处理，通过酶解或者酸解的方式将蛋白溶解成均一的溶液。由于胶原蛋白具有温敏性特点，人们常通过改变平台温度实现3D打印。明胶作为胶原蛋白的降解产物，分子量在20 kDa到100 kDa不等。由于明胶具有温敏性的特征，当溶液从高温冷却至25℃左右后，明胶溶液会固化形成水凝胶，且明胶的生物活性较胶原蛋白低，不存在温度诱导的自组装现象，因此在生物打印中使用非常广泛（Bertassoni et al., 2014；Donderwinkel et al., 2017；Marques et al., 2019）。

在多糖类生物墨水中，海藻酸盐是唯一实现商业化生产的生物墨水材料。海藻酸盐作为藻类提取产物，炎症反应小，生物相容性好，且在钙离子溶液中可以快速实现离子交联（Sarker et al., 2017）。在3D打印时需要调整墨水的海藻酸盐浓度和打印平台的钙离子浓度，避免打印材料在离子

溶液中溶胀或者交联过快导致出现堵头等现象。透明质酸作为细胞外基质的重要组成部分，具有优异的生物相容性，并且可以被体内的透明质酸酶降解，因而也在细胞打印的材料选择中受到关注。由于透明质酸不具有离子交联和温敏自组装的特性，因此利用透明质酸进行 3D 打印时，需要对透明质酸进行不同程度的化学修饰，并结合打印机的原理选择合适的交联方式（Donderwinkel et al., 2017；Valot et al., 2019）。

除上述材料外，脱细胞基质也是被广泛使用的生物墨水材料。与其他天然材料相比，脱细胞基质的提取主要依靠实验室，提取时根据不同的组织来源会有针对性的提取方式。作为一类复合材料，脱细胞基质不仅包含结构蛋白，如胶原蛋白、层粘连蛋白，同时还包括生长因子等促进细胞分化的物质，因此具有显著地诱导细胞增殖分化的能力。受提取方式的限制，基于脱细胞基质制备的生物墨水力学强度差，因此在 3D 打印的工作中会将脱细胞基质与其他材料相结合，制备复合支架（Valot et al., 2019）。

（二）掺杂剂与添加剂

人们通常会向墨水中添加纳米颗粒以弥补凝胶前驱体中的力学、化学与生物学功能的缺失。金纳米棒因为具有导电性，常被添加到墨水中与心肌细胞共培养，提高心肌细胞电信号的传导能力（Zhu et al., 2017）。有机和无机纳米颗粒（如羟基磷灰石）通常被用来提高细胞的成骨分化能力和材料的硬度（Gao et al., 2014）。此外，一些化学试剂也会被额外添加到生物墨水中，调控墨水本身的性能。通过添加聚乙烯吡咯烷酮（PVP），生物墨水可以改善自身的均匀性，提高细胞的存活率（Ng et al., 2018）。通过将基质金属蛋白酶（MMP）的基底分子作为交联剂交联两种聚合物前驱体，随着细胞释放 MMP 到支架中，支架上的多肽序列会被 MMP 切断，从而实现对支架降解的控制（Gao et al., 2015）。为了改善生物墨水的生物相容性，提高支架对细胞的黏附力，RGD 序列（精氨酸、甘氨酸、天冬氨酸序列）以及一些生长因子也被添加到生物墨水中（Lozano et al., 2015；Ooi et al., 2018）。

二、生物墨水的交联手段

高分子材料的交联手段可以分为化学交联和物理交联两类。对于化学交联，通常需要前驱体分子链上的活性基团以共价键的形式实现交联，而物理交联则借助非共价键实现。

（一）物理交联

通过非共价键交联而成的水凝胶通常具有形态可逆的特性。由于这类水凝胶的剪切稀化能力，在压力或者剪切力的压迫下水凝胶会变为液态，而在压力撤去后又会回到固态，这种特性使得物理交联的水凝胶能够直接用于挤出打印。非共价键成胶的过程快速，没有副产物，一般不需要添加光引发剂或者化学交联剂。与化学交联相比，这类水凝胶降解速度更快，力学强度较弱，因此不适合作为长期研究实验用的支架。物理交联在 3D 打印中主要分为以下三类：自组装 / 聚集交联（self-assembly/aggregation gelation）、凝聚交联（coacervate gelation）和离子交联（ionotropic gelation）（Valot et al., 2019）（图 7-2-1）。

1. 基于弱结合力的交联（自组装、凝聚交联等）凝胶前驱体的自组装 / 聚集过程，指通过氢键、π-π 共轭，疏水作用和范德瓦耳斯力四种形式将黏稠的悬浮液转变为可打印的固体。当高分子前驱体中具有可以特异性识别的序列，这种交联就被称为自组装，而当分子链仅仅依靠弱结合力互相键合，那这种交联就被称为聚集交联。凝聚交联的发生虽然是由分子链段之间的吸引力导致，但是主要的表现形式是分子链段对溶剂的排斥力，即疏水作用，引发分子链的凝聚及交联。常见的通过物理交联实现 3D 打印的材料包括胶原、透明质酸、丝素蛋白等。

商品化的胶原材料通常以冻干的形式或者酸溶液（盐酸或者醋酸，pH ≈ 3）的形式提供。在酸性环境下，多肽链段呈正电。虽然 PP-Ⅱ 和原胶原三螺旋这一结构是保守的，但是分子链段间的电荷排斥力阻碍了纤维的自组装过程，从而导致胶原在酸性环境下以游离的原胶原分子存在。在中性环境下，分子链之间的排斥力减弱，因而可以形成纤维蛋白凝胶。在低浓度（<1 wt%）时，胶原适合以液滴喷射打印或激光辅助打印的形式进行 3D 打印（Ooi et al., 2018；Sorkio et al., 2018），而当浓度超过 1.25 wt% 时，溶液的黏度就已经大到可以通过挤出打印的形式进行生物打印（Kim et al., 2016；Sorkio et al., 2018）。

透明质酸的分子链段可以和水分子产生强烈

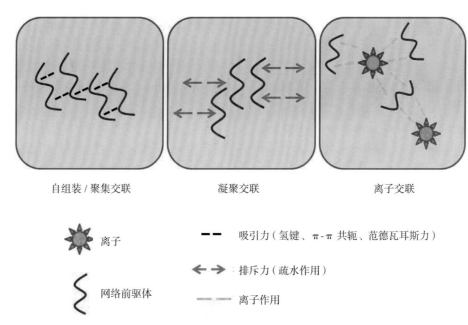

离子	吸引力（氢键、π-π 共轭、范德瓦耳斯力）
网络前驱体	排斥力（疏水作用）
	离子作用

图 7-2-1 物理交联的三种形式：自组装 / 聚集交联；凝聚交联；离子交联

的分子间氢键作用，因此透明质酸可以转变为黏弹性水凝胶，同时呈现润滑的特点。虽然只靠透明质酸也可以实现打印，但是考虑到溶胀的问题，通常会将透明质酸与其他生物大分子共同混合打印（Stichler et al., 2017；Valot et al., 2019）。

丝素蛋白在外界环境刺激的下（剪切力、有机溶剂、加热、超声、离子浓度等），可以在水中发生溶胶 - 凝胶的转变。这是由于其分子链段中含有的 Ser-Gly-Ala 结构，可以在 NH 基团和 C=O 基团中形成氢键，产生 β- 折叠的自组装（Matsumoto et al., 2006）。

2. 离子交联　离子交联通过凝胶前驱体中多个分子链的阴离子基团与阳离子发生络合反应来产生牢固的网络结构。常见的通过离子交联实现 3D 打印的材料包括海藻酸盐、吉兰糖胶和儿茶酚。这几种多糖类物质通过二价金属离子（如钙离子）以离子键的形式将至少两个寡糖单元交联形成三维网络。这种交联的优势在于，阳离子可以通过多种添加策略实现对高分子的交联反应，比如将阳离子在打印之前溶解在生物墨水中以提高水凝胶的黏度，或者将阳离子溶解在牺牲墨水中，当两种墨水相互接触时，阳离子可以扩散进入生物墨水中实现交联。

由于海藻酸盐交联快捷方便，目前约 1/4 的生物墨水都是海藻酸盐墨水（Ávila et al., 2016; Park et al., 2017）。为了提升海藻酸盐墨水的生物学性能和力学性能，人们将天然提取物与海藻酸盐进行混合。明胶、纤维素衍生物、胶原等物质与海藻酸盐混合后可以提升海藻酸盐水凝胶的黏度，从而提高挤出打印时海藻酸支架的可打印性（Duan et al., 2013; Möller et al., 2017; Ahlfeld et al., 2017; Li et al., 2018; Yang et al., 2018）。聚乙烯醇（PVA）被添加进来以提高海藻酸支架的弹性（Bendtsen et al., 2017）。此外一些携带生长因子的提取物，如血浆和牙本质提取物，也被用来提升凝胶的生物相容性（Koch et al., 2012；Athirasala et al., 2018）。

（二）化学交联

1. 前驱体的链段修饰　对于 3D 打印中使用的高分子材料，最常见的修饰方法是引入乙烯基基团。这种不饱和键可以发生多种生物正交反应，包括迈克尔加成，链增长聚合反应以及逐步聚合反应。此外巯基引入在 3D 打印中也有广泛的使用。

丙烯酸和甲基丙烯酸是最重要的两类乙烯基受体。通过使用甲基丙烯酸酐酯，在碱性环境下便可以对高分子的醇羟基和氨基发生功能化修饰。这种修饰方式已经在打印明胶、丝素蛋白、透明质酸以及聚乙二醇等物质上发挥功效，并且已有部分产品实现了商品化（Duan et al., 2014; Kim et al., 2018）。

除了丙烯酸衍生物，烯丙基缩水甘油醚也可以实现乙烯基的引入。在碱性环境下将其与明胶溶液共同在 65℃ 下反应 24 小时，烯丙基缩水甘油醚便可以与高分子侧链的氨基发生交联反应（Bertlein et al., 2017）（图 7-2-2）。这类乙烯基与丙烯酸相比，在巯基 - 烯烃点击化学反应中更为常见。丙烯酸的聚合反应属于链增长聚合，而巯基 - 烯烃反应属于逐步聚合，这种聚合反应对实验的交联过程更为可控。修饰烯烃后的生物大分子可以和巯基化的高分子发生反应，也可以同携带巯基的交联剂，如二巯苏糖醇（DTT）发生反应。

巯基的引入通过双官能团对称的二硫化物实现。它们首先产生分子内或分子间桥联的中间产物，随后通过还原反应进一步转化为巯基改性的聚合物。透明质酸的羧基利用碳二亚胺活化后，就可以替代 3, 3'- 二硫代二丙酸中的肼基，随后再通过和 DTT 的巯基发生还原反应，便可以得到巯基修饰的透明质酸（Stichler et al., 2017）。

除了上述这些基团，醛基和酰肼也可以通过醛酰反应实现生物正交反应。己二酸二酰肼交联在透明质酸上之后，可以实现透明质酸表面的酰肼修饰。在高碘酸钠的作用下，透明质酸的糖环结构被氧化断裂，形成醛基。随后通过混合两种透明质酸，便可以实现交联（Wang et al., 2018）。

2. 光交联 光固化交联是生物打印中使用最为广泛的一种化学交联。这种交联方式适用于多种打印策略，除了 SLA 打印机外，挤出成型、液滴喷射打印也可以通过配备紫外光光源实现打印。此外，由于这一反应的速度很快，通常仅需几十秒，因此通过光固化也可以实现细胞打印，而不会对细胞造成很大的损伤。光固化交联主要涉及两种聚合反应，一种是以丙烯酸修饰为主的链增长聚合，一种是以巯基和系统为主的逐步增长聚合。

链增长聚合反应通过自由基聚合实现。生物大分子仅需要修饰丙烯酸或者甲基丙烯酸，便可以在光引发剂和光源的作用下发生聚合。明胶是最常见的一类通过甲基丙烯酸修饰实现 3D 打印的大分子（GelMA）。根据反应试剂量的区别，明胶的结构单元可以实现 20% ~ 95% 的丙烯酸修饰率。通过 SLA 或者 DLP 打印时，明胶的浓度可以在 10% ~ 30% 之间变化（Wang et al., 2018）。GelMA 的成胶时间取决于光引发剂的种类和浓度。由于这种化学反应的适用性，GelMA 可以和其他甲基丙烯酸修饰的高分子共同混合交联，实现对细胞生

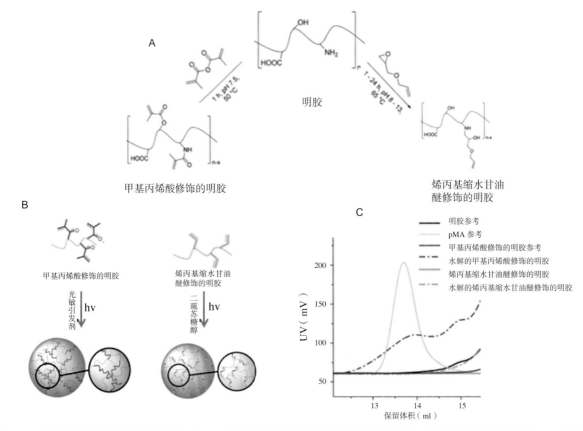

图 7-2-2 明胶的乙烯基和丙烯酸修饰对比 A. 明胶分别通过甲基丙烯酸酐和烯丙基缩水甘油醚进行侧链修饰；B. 两种修饰的光交联不同；C. 基于凝胶渗透色谱分析水凝胶内的组分变化

物学的调控（Duan et al., 2014）。此外 GelMA 也可以与未修饰丙烯酸的大分子混合，利用其他大分子提供生物学和力学的功能，GelMA 负责实现 3D 打印。除了明胶外，聚乙二醇的衍生物在光交联中的使用也很广泛（Cui et al., 2012）。

同链增长聚合相比，巯基 - 烯烃反应需要两种单体同时存在，一种单体具有亲核受体（烯烃），另一种单体具有硫醇结构，在光引发剂的作用下形成巯基。Stichler 等（2017）通过将透明质酸表面修饰巯基，与聚（烯丙基缩水甘油醚 - 共缩水甘油基）混合后在光照的条件下实现 3D 打印。

3. 点击化学交联　一些点击化学因为可以在水相发生，反应速度快，而且可以发生生物正交反应，因此在生物打印中被广泛使用。与丙烯酸的聚合反应不同，点击化学反应需要两种不同的活性基团。目前使用最多的点击化学反应包括迈克尔加成反应以及醛基和酰肼之间的醛 - 酰肼反应。

虽然以巯基为核心的点击化学反应并非绝对的生物正交反应，一些细胞膜表面的蛋白质会携带半胱氨酸残基，可能会和生物墨水中的巯基发生反应，但是这类反应依旧在生物墨水中被广泛使用。Skardal 等（Skardal et al., 2010）通过将巯基修饰的透明质酸和丙烯酸修饰的 4 臂聚乙二醇（4-arm PEG）共同混合，并通过挤出打印的形式打入琼脂糖为主体的牺牲胶中，实现血管化支架的构建。Yan 等（Yan et al., 2018）利用经典的马来酰亚胺 - 硫醇的迈克尔加成反应，通过将巯基化明胶浸没入含有马来酰亚胺修饰的 PEG 15 分钟，使得 PEG 和明胶发生交联，从而进行打印。

醛基和酰肼的点击化学反应会产生腙基和水，利用这一反应 Wang 等（Wang et al., 2018）通过挤出式 3D 打印进行了透明质酸的支架制备。此外，醛基也可以和氨基通过希夫碱反应生成亚胺结构。Du 等（Du et al., 2017）设计了一种由明胶和醛基修饰的葡聚糖组成的凝胶，这种凝胶中，醛基在生理 pH 值下可以和明胶的氨基反应形成亚胺。

4. 酶交联　通过酶交联这种特异性强的化学反应来设计生物墨水一直以来是研究的重点方向。它们既可以令凝胶前驱体的链段产生新的活性官能团（如醛基），也可以直接实现生物墨水中的共价交联。Dai 等（Dai et al., 2016）将明胶、海藻酸盐与谷氨酰胺转氨酶混合，利用海藻酸盐实现生物墨水的打印。由于谷氨酰胺转氨酶催化赖氨酸与谷氨酸之间的转酰胺反应，得到分子间酰胺键，因此利用这一酶促反应进一步实现支架的共价交联，提高力学强度。过氧化氢酶可以催化酪氨酸形成苯氧基，进而通过自由基反应互相交联形成苯醚。Arai 等（Arai et al., 2016）通过将海藻酸盐的主链修饰酪氨酸后与明胶共混，从而实现交联和打印。

除了上述反应外，基于凝血酶和纤维蛋白原的生物墨水也有一些报道。纤维蛋白原是一种六聚体糖蛋白。在凝血酶的裂解其的 α 和 β 链的 N 端后，纤维蛋白原的 D 和 E 结构域发生自组装，从而聚合形成纤维蛋白纤维。由于这一反应的产物强度较低，因此通常会将基于纤维蛋白原的生物墨水与 PCL 等高分子支架进行共打印，利用生物墨水提供细胞支撑，同时利用 PCL 支架提供结构的刚度（Xu et al., 2012）。

第三节　3D 打印在软骨损伤修复中的应用

近三十年来，伴随组织工程技术的出现和发展，采用将材料学和细胞生物学相结合的进行组织损伤修复的策略已经被广泛应用于临床医疗和科研探索中。面对器官和组织的损伤，其中一种解决手段就是利用生物材料构建支架和植入物，移入受损区域代替实现目标组织的功能。由于构建的植入物在体内会受降解、疲劳和免疫反应等影响，其机械性能和替代功能会不可避免地随着在体时间的延长而不断下降，最终导致支架失效，组织功能再次缺失，从而导致二次手术。一个理想的植入支架应该在植入时尽量减缓炎症和其他免疫反应

的发生，并且可以在短期内代替受损区域发挥所需的功能（Dhandayuthapani et al., 2011）。与此同时，支架还可以诱导机体的细胞迁移繁殖和分化，帮助组织的再生。当组织逐渐痊愈，可以独立实现其功能时，支架通过降解，产生无细胞毒性且可通过代谢作用移除体外的降解产物，直至支架完全消失（Gunatillake et al., 2003）。如何构建有利于细胞生长和机体再生的环境也是目前生物材料领域一直研究的重点。

作为细胞在体内的生存微环境，细胞外基质一方面为细胞提供力学保护，避免细胞受到肌体

的牵拉而坏死，一方面细胞外基质通过形成多孔结构为细胞提供营养物质和氧气的运输，一方面细胞外基质通过为多种细胞因子提供结合位点，诱导细胞定向增殖分化（Badylak et al., 2009; Frantz et al., 2010）。细胞外基质的多孔和层级结构的特性也为组织工程支架的设计提供了思路。在利用材料进行细胞支架的制备时，设计理念主要围绕以下三点展开：空间结构、材料的物理化学性能和生物活性。

在软骨修复领域，由于软骨没有血供，需要空间和渗透率实现营养物质运输，因此支架的三维孔隙结构是设计中最重要的一点。支架孔隙太大，细胞在支架上的密度降低，细胞间的信号传递受到影响，会降低细胞的增殖分化能力；支架孔隙太小，也会影响细胞的迁移和营养物质的运输，导致软骨无法再生。除了孔隙的尺寸外，软骨的细胞外基质随着软骨深度变化具有不同的胶原排布，如何模拟胶原走向，诱导软骨细胞沿支架定向分化，也是目前组织工程的一大难点。

由于软骨细胞的增殖能力较弱，当软骨修复完毕后，如果支架残留在软骨内，在未来出现降解时，软骨因为无法填补支架的空白，会导致软骨再次撕裂。因此在进行软骨修复时，材料的降解特性也需要仔细考量。支架在软骨修复早期需要提供一定的力学支撑和细胞黏附生长位点，而在软骨逐渐成型后，支架也需要尽早实现降解，尽量减少在缺损区的残留。

考虑到关节腔的复杂应力环境，软骨植入支架在提供细胞生长的微环境的同时，还需要抵抗关节的正压力和切向剪切力，避免在软骨再生前出现撕裂。由于生物惰性材料表面疏水性强，表面张力大，因此在制备支架时，生物活性材料更适合软骨组织工程的制备，多羟基、羧基等可形成氢键的高分子材料可以显著降低支架的摩擦力。

自 1986 年 Charles W. Hull 第一次引入 3D 打印的概念至今（Murphy et al., 2014），这一技术已获得了长足的发展。在组织工程领域，3D 打印技术由于其特有的逐层扫描的增材制造方式，为材料学的支架设计提供了新的技术平台。利用计算机进行数字模型绘制后，通过选择合适的材料和打印方式，研究人员可以实现复杂孔隙结构和宏观形状的定制。除此之外，通过对 3D 打印机器和生物材料的研发，目前已实现将具有活性的细胞、细胞外基质和生物活性因子逐层打印，最大程度模拟正常组织的细胞微环境。3D 打印技术的进步与突破，极大程度地弥补了传统材料学工艺的问题，为生物仿生的组织工程支架构建提供了新的思路。本节将回顾目前利用 3D 打印进行软骨损伤修复的研究策略及其科研进展。

一、3D打印重建软骨空间结构

关节软骨具有复杂的层级结构，在化学成分上胶原的分布和蛋白多糖的种类呈各向异性排布，在细胞层面上，不同区域也具有不同形态的细胞。软骨的细胞外基质主要由 II 型胶原组成（Sophia et al., 2009），结构上可分为软骨上层、过渡层和软骨深层。位于软骨最上端的表层，起到分散应力的作用，其胶原排布紧密且与关节面平行，表面光滑。表层内分布的软骨细胞呈小而平的形态。过渡层的软骨细胞呈圆形，且分泌的 II 型胶原更为粗壮，以倾斜角度排列。过渡层所占的体积也在软骨中比例最高，达到 50% 左右。深层软骨的软骨细胞呈柱状排列，胶原纤维垂直于关节面且彼此平行。深层软骨同时拥有最高的胶原密度。软骨深层以下会有 $20 \sim 200 \ \mu m$ 的钙化软骨区（Huey et al., 2012）。在这一区域 II 型胶原的含量逐渐降低，有 X 型胶原出现，胶原开始出现钙化，直至软骨下骨板层，以骨的形式存在。

在传统的组织工程学中，为了制备三维多孔支架，支架设计主要通过溶液冻干法（Fukasawa et al., 2001）、相分离法（Nakanishi et al., 2007）、盐析法（Hou et al., 2003）等几种经典方法来实现。这些方法通过利用冰晶、有机模板、无机盐颗粒等材料进行造孔，并通过除去这些造孔剂，获得支架的孔隙结构。基于这些传统工艺，国内外学者已经将多种天然高分子材料（壳聚糖、透明质酸、胶原蛋白、脱细胞基质等）制备成多孔支架并应用到软骨损伤修复的研究。虽然传统工艺可以批量快速地实现多孔支架的构建，但是受材料学的限制，很难实现各向异性的复杂支架结构设计，无法实现对天然结构的模拟。

笔者课题组于 2017 年基于 FDM（熔融沉积成型）技术与模板法制订一种新的层级支架制备方案（Shi et al., 2017）。通过对三维支架的空间结构设计，用聚苯乙烯打印了三维多孔的模具，再将丝素蛋白和明胶混合后灌注。待明胶低温固化后通过柠檬烯洗脱聚苯乙烯模具，通过对丝素蛋白进行交联，实现类软骨架构的三维支架构建（图 7-3-1）。该方案使用的明胶和丝素蛋白不仅生物相容性高，同时通过这种低浓度成胶的策略，提高了支架的生物降解率，实现生物组织再生与支架降解之间的平衡。基于 3D 打印实现的支架分为上下两层，上层光滑致密，模拟软骨的表层结构，避免植入后关节摩擦对支架上细胞的剪切，下层呈网格状，模拟软骨的过渡层结构，为干细胞提供黏附、增殖、分化的微环境。为了验证这一修复策略的临床可行性，笔者使用新西兰白兔的膝关节模型进行了动物实验。同临床上使用的微骨折手术相比，层级支架的新生软骨表面更为光滑，而且在 6 周时便完全填充软骨缺损区。此外，层级支架的软骨基质分泌、Ⅱ型胶原分泌、组织学评分以及力学硬度均在 24 周实验终止时显著高于微骨折组，与天然软骨更为接近。通过该研究，笔者提出了结构和功能优化的生物材料支架实现自体、原位、一次性修复关节软骨损伤的修复策略，并为组织工程修复关节软骨损伤的深入研究和临床转化奠定了基础。

二、3D打印与骨软骨一体化修复

由于软骨细胞和骨细胞在培养的过程中对于细胞微环境（包括基底硬度、生长因子、空间结构等）有不同的需求，因而骨软骨缺损的修复通常需要模拟缺损区的生理特性以及两种组织（软骨和骨）的空间结构。在骨软骨的损伤修复中，通常将组织工程支架分成双相和三相支架（Yousefi et al., 2015）。这里的分相主要取决于不同相是否具有针对性的修复效果。双相支架的设计理念以实现软骨和骨的分别修复为主，而三相支架会在软骨与骨层中间添加一个薄的界面层，模拟潮线。在传统的材料制备方法中，面对这种多相支架的构建，方法较为有限，只能通过逐层灌注并冻干的形式实现。这种策略制备的支架一方面孔隙连通性不够，冻干的支架闭孔率高，另一方面在层与层之间的结合稳定性上不够理想。通过 3D 打印技术，研究人员可以通过多种打印方法的整合，利用计算机设计不同相的空间结构差异，快速实现分相支架的构建。

Gao 等（2019）以明胶为打印材料，上层混合 N- 聚丙烯氨基甘油酸作为软骨修复层，下层混入生物玻璃作为骨修复层，制备了双相骨软骨支架，其中生物玻璃作为常用的骨修复材料，具有促成骨效应。Li 等（2019）通过熔融沉积成型打印了多孔的 PCL 支架后，以 PCL 作为骨层，在上面浇灌以多肽 SAPH（FEFEFKFK）为主要成分的自组装水凝胶作为软骨层，其中 SAPH 多肽通过 π-π 共轭效应实现成胶，而 SAPH 和 PCL 之间利用疏水作用整合为一体，提高了两相之间的结合强度。Liu 等（2019）通过调整明胶和纳米羟基磷灰石的比例，通过挤出成型的方式配合紫外光实现三相骨软骨支架的构建。骨层由 30% 明胶和 3% 纳米羟基磷灰石组成，界面层由 20% 明胶和 3% 磷灰石组成，而软骨层由 15% 明胶组成。上述这些以 3D 打印

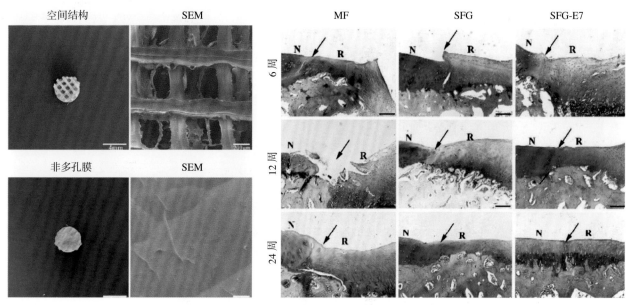

图 7-3-1　基于 3D 打印的双层软骨支架制备及 6～24 周甲苯胺蓝染色结果（Shi et al., 2017）；MF：微骨折组；SFG：丝素蛋白 - 明胶支架组；SGF-E7：支架 +E7 多肽组；N：正常组织；R：修复组织

为核心的骨软骨支架均通过兔膝关节的动物模型进行了 12 周的实验并验证了方案的有效性。

关于硬度对干细胞的分化调控已有许多报道，但是如何借助硬度的改变实现有机 - 无机界面的重建仍缺少关注。笔者课题组利用丝素蛋白 - 透明质酸的双网络凝胶特性制备了一系列可打印墨水，通过改变双组分之间的比例，就能实现 3D 打印支架力学强度的变化，而支架的可打印性不会受到损害（图 7-3-2）。基于这一打印方式，在构建的力学梯度支架中筛选出分别适合软骨和骨生长的两类，并将它们混合打印成双相支架。在体外实验中已经通过成骨与成软骨的分化及表征实验证明了这一策略的有效性。

三、3D打印与软骨修复

由于在天然软骨中软骨细胞呈相互隔离的状态，细胞代谢活性也较低，这导致软骨的愈合能力极差，因而会影响组织工程支架对软骨的修复速率。通过 3D 细胞打印的形式提供外源细胞进行软骨损伤的治疗，可以提高缺损区的细胞密度，因而也是目前受到关注的一种治疗策略。目前已有许多体外实验证明负载细胞的 3D 打印支架具有优异的成软骨能力，但是受限于细胞支架的力学强度较差，无法支撑关节腔的应力，因此只有少数工作可以在动物模型上进行验证。Yang 等（2020）通过使用海藻酸盐和明胶作为生物墨水的载体，分别和成骨与成软骨诱导的间充质干细胞混合后进行分层打印，用来进行骨软骨损伤的修复。与未加载细胞的对照组相比，细胞打印支架在 6 个月时已经实现完全愈合，并且在力学属性和 Wakitani 组织学评分上表现更好。Sun 等（2019）利用明胶、纤维蛋白原、透明质酸和甘油作为干细胞的墨水载体，负载干细胞和带有生长因子的 PLGA 微球。这一混合墨水和 PCL 进行复合打印，利用 PCL 提供支架的力学强度，避免动物实验的过程中因为关节活动而出现撕裂等问题。这种复合打印的方式使得复合支架在兔膝关节放置 24 周后，没有出现撕裂，

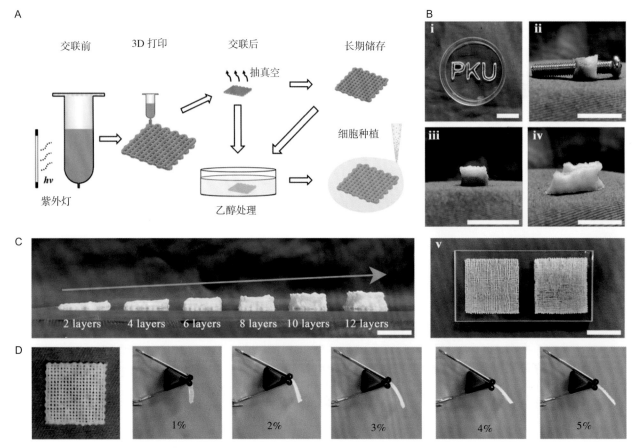

图 7-3-2 基于丝素蛋白 - 透明质酸的 3D 打印支架设计及成分引起的力学强度变化 A.丝素蛋白 - 透明质酸的打印示意图；B. 不同的 3D 打印图案；C. 不同层高的 3D 打印支架；D. 丝素蛋白的浓度影响支架的力学强度

并且实现软骨的初步再生。

笔者利用蚕丝蛋白和明胶两种天然生物材料作为支架的制备基质，通过不同混合比例研究出适合软骨组织工程需要的材料配比；利用 3D 打印技术构建一种已经设定好空间结构和孔隙大小模型的蚕丝蛋白 / 明胶混合支架，通过双重交联方法实现结构稳定。随后将发现的 BMSC 亲和多肽序列（E7）偶联至 3D 打印的生物支架上，制备出结构和功能双重优化的组织工程支架。最后通过体内、体外实验验证该支架修复关节软骨损伤的效果。本研究采用兔的膝关节制造缺损模型，对照组选择微骨折组，实验组选择微骨折 + 支架，这样既能模拟临床实际操作，又可以为支架募集内源性 BMSC 提供来源。根据不同支架类型设置三个组别：单纯微骨折组（MF）、支架 + 微骨折组（SFG+MF）和功能支架 + 微骨折组（SFG-E7+MF）（图 7-3-3）。

取术后 1 周和 6 周实验动物膝关节内的滑膜组织进行 HE 染色（图 7-3-4），结果显示 1 周时三组均出现了明显的炎症反应，表明机体对创伤的早期反应，HE 染色可以看到大量的炎性细胞浸润

和纤维素间质沉积，且 SFG 和 SFG-E7 支架组均比 MF 组有更多的炎性细胞浸润，代表了机体除了创伤反应外对植入物也产生了早期炎症反应。6 周时，MF 组、SFG 组和 SFG-E7 组的炎症反应均已消退，三组的滑膜 HE 染色除滑膜细胞外，未再出现其他炎症细胞浸润，表明支架植入组较单纯的 MF 组，在度过急性炎症反应期后未再引起额外的炎症反应。

通过 MRI 检查发现（图 7-3-5），12 周时，MF 组的缺损区内修复组织增多，但仍然填充不完全，内部有高亮信号，与周围正常软骨整合不佳；SFG 组的缺损区域基本填充完全，但修复组织不均匀，呈现混杂的灰白信号，与周围正常软骨有部分整合；SFG-E7 组的缺损区域已经形成一层类软骨信号，与周围的正常软骨已经大部分整合。24 周时，MF 组的缺损区基本填充完全，内部有混杂的灰白色信号，与周围正常软骨相比有凹陷且仍有部分间隙，关节面边缘出现轻微退变。SFG 组的缺损区域已经完全填充，有少量的灰白色信号，与周围正常软骨基本完全整合；SFG-E7 组的缺损区达到

软骨损伤修复

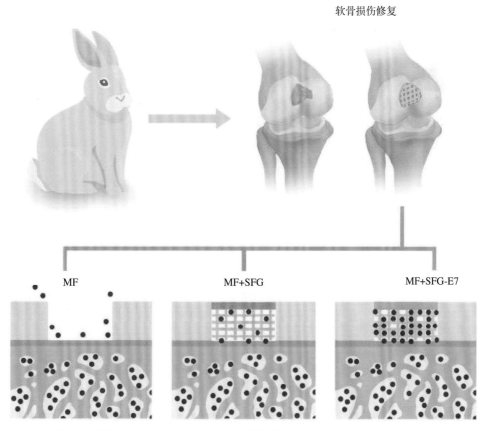

图 7-3-3 动物实验分组情况示意图；实验共分为三组：单纯微骨折组（MF）、支架 + 微骨折组（SFG+MF）和功能支架 + 微骨折组（SFG-E7+MF）。SFG：单纯蚕丝蛋白 / 明胶支架；SFG-E7：偶联了 E7 多肽的蚕丝蛋白 / 明胶支架

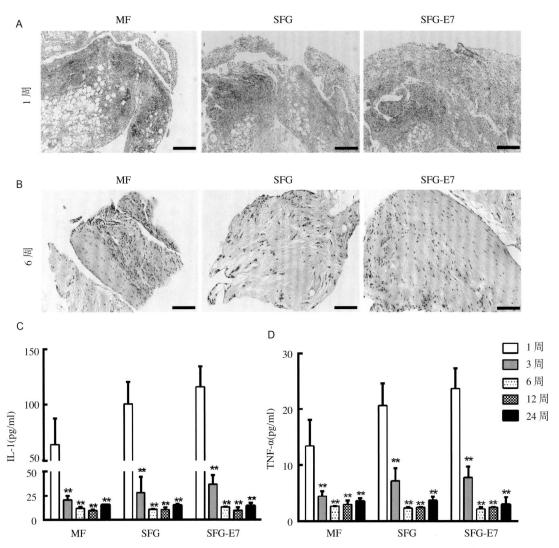

图 7-3-4　动物实验炎症反应分析　A. 三组在 1 周时的滑膜 HE 染色；B. 三组在 6 周时的滑膜 HE 染色；C、D. 三组在 1、3、6、12、24 周的关节液炎性因子 IL-1 和 TNF-α 含量测定；MF：微骨折手术组；SFG：蚕丝蛋白 / 明胶支架组；SFG-E7：E7 亲和多肽修饰的蚕丝蛋白 - 明胶支架组（标尺 =200 μm，n=3，**P＜0.01 vs. 1 周）

了完全修复，与周围软骨整合好，虽然在 MRI 上与周围正常软骨的信号比仍有少许差异，但已经接近于正常软骨的影像学表现。

　　在大体观察下（图 7-3-6），12 周时，MF 组的软骨缺损区域内的修复组织增多，亮白色组织与纤维样修复相互夹杂，修复平面接近周围正常软骨，但是仍可以见到明显的裂痕；SFG 组缺损区域填充完全，修复平面与周围正常软骨面一致，但整合仍不好，修复组织也略显粗糙；SFG-E7 组缺损区域填充完全，修复平面与周围正常软骨面一致，与周围组织已经基本整合，修复组织颜色与周围正常软骨略有差异。24 周时，MF 组的软骨缺损区域已经基本填充，但较周边正常软骨仍有凹陷，与周围组织有部分整合，修复组织颜色与周围正常

软骨差异明显；SFG 组缺损区域填充完全，修复组织与周围正常软骨颜色略有差异，仍有少部分区域未完全整合；SFG-E7 组缺损区域修复效果明显，与周围正常软骨的整合、颜色和平面几乎无差异，较其他组修复效果明显。

四、基于3D打印的细胞球状体培养

　　细胞球状体指细胞通过实验手段团聚在一起，以细胞自组装的形式形成球体。当细胞相互之间排列更紧密时，细胞的 RGD 片段与其他细胞膜表面的整合素充分连接，从而提升钙黏着蛋白的分泌，导致细胞球状体形成（Baptista et al., 2018）。这种球状体优化了细胞内的信号传导，改善了细胞分化

MF　　　　　　　　　　SFG　　　　　　　　　SFG-E7

6 周

12 周

24 周

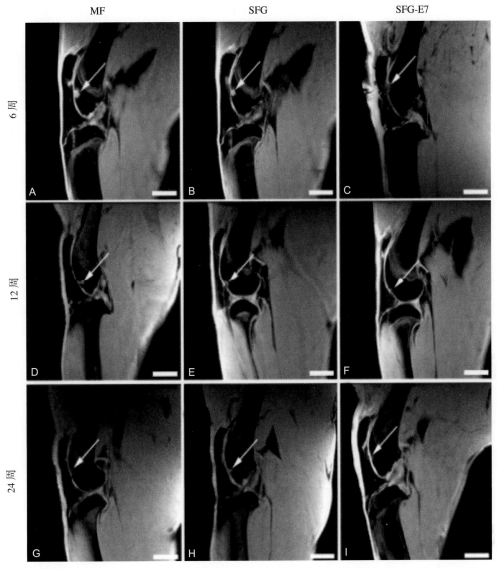

图 7-3-5 动物实验修复的 MRI 影像分析 A～C. 6 周时三组实验动物缺损修复区域的矢状位 MRI 影像；D～F. 12 周时三组实验动物缺损修复区域的矢状位 MRI 影像；G～I. 24 周时三组实验动物缺损修复区域的矢状位 MRI 影像；MF：微骨折手术组；SFG：蚕丝蛋白 - 明胶支架组；SFG-E7：E7 亲和多肽修饰的蚕丝蛋白 - 明胶支架组（标尺 =1 cm）

过程，从而使细胞能够向更接近体内组织结构的方向分化。细胞球状体早期常用作胎和肿瘤模型，目前在药物筛选和组织再生领域也有所应用。由于干细胞的多系分化潜能在三维紧密接触的培养环境下会显著增强，因此有很多研究围绕间充质干细胞和脂肪干细胞的球状体的应用进行展开。

在球状体的组织工程应用研究中，常见的策略是在细胞形成球状体后，种植到支架内，使得细胞在保持紧密连接的同时，可以在支架的三维环境下生长。Laschke 等（2013）通过将多孔聚氨酯支架放入注射器内，采用注射器活塞反复抽吸注射器头上载有细胞球状体的悬浮液，实现球状

体填充入支架内部。Ho 等（2016）通过将球状体与海藻酸盐混合，之后利用钙离子交联，实现载球状体的水凝胶制备。这些方法虽然可以实现球状体的支架负载，但是球状体分布的均匀度很难控制。此外通过这种方式种植后，支架孔隙率降低，细胞团的氧气与营养物质的转运受到影响，因此在大体积细胞球状体的制备上存在困难。由于细胞打印技术可以实现对组织块的空间结构定制，避免球状体团聚而丧失孔隙，这使得构建由球状体为单元的大尺度组织块成为可能。Chameettachal 等（2016）利用丝素蛋白和明胶作为生物墨水，将经过 3 天培养得到的软骨细胞与干细胞球状体混入

MF　　　　　　　　SFG　　　　　　　SFG-E7

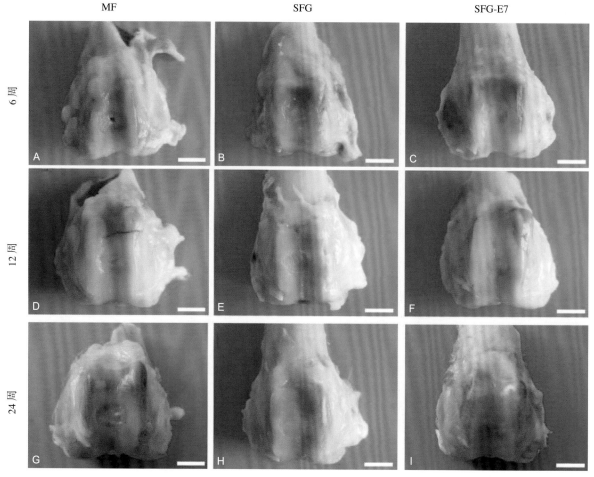

6 周

12 周

24 周

图 7-3-6　动物实验大体观　A～C. 6 周时三组实验动物缺损修复区域的大体观；D～F. 12 周时三组实验动物缺损修复区域的大体观；G～I. 24 周时三组实验动物缺损修复区域的大体观；MF：微骨折手术组；SFG：蚕丝蛋白 - 明胶支架组；SFG-E7：E7 亲和多肽修饰的蚕丝蛋白 - 明胶支架组（标尺 =4 mm）

后，通过挤出打印的形式进行了网格状组织块的制备，并与正常的球状体进行了对比。干细胞球状体在 21 天时会开始出现肥大现象，COL10A1 和 MMP13 出现上调，相反在 3D 打印的支架中，球状体的缺氧诱导因子 HIF-1 和成软骨基因显著上调（aggrecan、COMP1）。

（孙牧旸　敖英芳）

参考文献

Ahlfeld T, Cidonio G, Kilian D, et al. Development of a clay based bioink for 3D cell printing for skeletal application. Biofabrication, 2017, 9(3): 034103.

Arai K, Tsukamoto Y, Yoshida H, et al. The development of cell-adhesive hydrogel for 3D printing. Int J Bioprinting, 2016, 2(2): 10.

Athirasala A, Tahayeri A, Thrivikraman G, et al. A dentin-derived hydrogel bioink for 3D bioprinting of cell laden scaffolds for regenerative dentistry. Biofabrication, 2018, 10(2): 024101.

Ávila HM, Schwarz S, Rotter N, et al. 3D bioprinting of human chondrocyte-laden nanocellulose hydrogels for patient-specific auricular cartilage regeneration. Bioprinting, 2016, 1: 22-35.

Badylak SF, Freytes DO, Gilbert TW. Extracellular matrix as a biological scaffold material: Structure and function. Acta Biomater, 2009, 5(1): 1-13.

Baptista LS, Kronemberger GS, Côrtes I, et al. Adult stem cells spheroids to optimize cell colonization in scaffolds for cartilage and bone tissue engineering. Int J Mol Sci, 2018, 19(5): 1285.

Bendtsen ST, Quinnell SP, Wei M. Development of a novel alginate-polyvinyl alcohol-hydroxyapatite hydrogel for 3D bioprinting bone tissue engineered scaffolds. J Biomed Mater Res A, 2017, 105(5): 1457-1468.

Bertassoni LE, Cardoso JC, Manoharan V, et al. Direct-write bioprinting of cell-laden methacrylated gelatin hydrogels.

Biofabrication, 2014, 6(2): 024105.

Bertlein S, Brown G, Lim KS, et al. Thiol–ene clickable gelatin: a platform bioink for multiple 3D biofabrication technologies. Adv Mater, 2017, 29(44): 1703404.

Bian W, Li D, Lian Q, et al. Fabrication of a bio-inspired beta-Tricalcium phosphate/collagen scaffold based on ceramic stereolithography and gel casting for osteochondral tissue engineering. Rapid Prototyping J, 2012, 18(1): 68-80.

Chameettachal S, Midha S, Ghosh S. Regulation of chondrogenesis and hypertrophy in silk fibroin-gelatin-based 3D bioprinted constructs. ACS Biomaterials Science & Engineering, 2016, 2(9): 1450-1463.

Chang CC, Boland ED, Williams SK, et al. Direct-write bioprinting three-dimensional biohybrid systems for future regenerative therapies. J Biomed Mater Res B Appl Biomater, 2011, 98(1): 160-170.

Cui X, Breitenkamp K, Lotz M, et al. Synergistic action of fibroblast growth factor-2 and transforming growth factor-beta1 enhances bioprinted human neocartilage formation. Biotechnol Bioeng, 2012, 109(9): 2357-2368.

Cui X, Dean D, Ruggeri ZM, et al. Cell damage evaluation of thermal inkjet printed Chinese hamster ovary cells. Biotechnol Bioeng, 2010, 106(6): 963-969.

Dai X, Ma C, Lan Q, et al. 3D bioprinted glioma stem cells for brain tumor model and applications of drug susceptibility. Biofabrication, 2016, 8(4): 045005.

Dhandayuthapani B, Yoshida Y, Maekawa T, et al. Polymeric Scaffolds in Tissue Engineering Application: A Review. Int J Polym Sci, 2011, 2011: 1-19.

Donderwinkel I, Van Hest JC, Cameron NR. Bio-inks for 3D bioprinting: recent advances and future prospects. Polym Chem, 2017, 8(31): 4451-4471.

Du Y, Liu H, Yang Q, et al. Selective laser sintering scaffold with hierarchical architecture and gradient composition for osteochondral repair in rabbits. Biomaterials, 2017, 137: 37-48.

Du Z, Li N, Hua Y, et al. Physiological pH-dependent gelation for 3D printing based on the phase separation of gelatin and oxidized dextran. Chem Commun, 2017, 53(97): 13023-13026.

Duan B, Hockaday LA, Kang KH, et al. 3D bioprinting of heterogeneous aortic valve conduits with alginate/gelatin hydrogels. J Biomed Mater Res A, 2013, 101(5): 1255-1264.

Duan B, Kapetanovic E, Hockaday LA, et al. Three-dimensional printed trileaflet valve conduits using biological hydrogels and human valve interstitial cells. Acta Biomater, 2014, 10(5): 1836-1846.

Frantz C, Stewart KM, Weaver VM. The extracellular matrix at a glance. J Cell Sci, 2010, 123(Pt 24): 4195-4200

Fukasawa T, Ando M, Ohji T, et al. Synthesis of porous ceramics with complex pore structure by freeze-dry processing. J Am Ceram Soc, 2001, 84(1): 230-232.

Gao F, Xu Z, Liang Q, et al. Osteochondral Regeneration with 3D-Printed Biodegradable High-Strength Supramolecular Polymer Reinforced-Gelatin Hydrogel Scaffolds. Adv Sci, 2019, 6(15): 1900867.

Gao G, Schilling AF, Yonezawa T, et al. Bioactive nanoparticles stimulate bone tissue formation in bioprinted three-dimensional scaffold and human mesenchymal stem cells. Biotechnol J, 2014, 9(10): 1304-1311.

Gao G, Yonezawa T, Hubbell K, et al. Inkjet-bioprinted acrylated peptides and PEG hydrogel with human mesenchymal stem cells promote robust bone and cartilage formation with minimal printhead clogging. Biotechnol J, 2015, 10(10): 1568-1577.

Gruene M, Deiwick A, Koch L, et al. Laser printing of stem cells for biofabrication of scaffold-free autologous grafts. Tissue Eng, Part C, 2011, 17(1): 79-87.

Gu Z, Fu J, Lin H, et al. Development of 3D Bioprinting: From Printing Methods to Biomedical Applications. Asian J Pharm Sci, 2019. 11. 003.

Gunatillake PA. Biodegradable synthetic polymers for tissue engineering. Eur Cells Mater, 2003, 5: 1-16.

Ho SS, Murphy KC, Binder BY, et al. Increased survival and function of mesenchymal stem cell spheroids entrapped in instructive alginate hydrogels. Stem Cells Transl Med, 2016, 5(6): 773-781.

Hospodiuk M, Dey M, Sosnoski D, et al. The bioink: A comprehensive review on bioprintable materials. Biotechnol Adv, 2017, 35(2): 217-239.

Hou Q, Grijpma DW, Feijen J. Porous polymeric structures for tissue engineering prepared by a coagulation, compression moulding and salt leaching technique. Biomaterials, 2003, 24(11): 1937-1947.

Huey DJ, Hu JC, Athanasiou KA. Unlike bone, cartilage regeneration remains elusive. Science, 2012, 338(6109): 917-921.

Kim SH, Yeon YK, Lee JM, et al. Precisely printable and biocompatible silk fibroin bioink for digital light processing 3D printing. Nat Commun, 2018, 9(1): 1-14.

Kim YB, Lee H, Kim GH. Strategy to achieve highly porous/biocompatible macroscale cell blocks, using a collagen/genipin-bioink and an optimal 3D printing process. ACS Appl Mater Interfaces, 2016, 8(47): 32230-32240.

Koch L, Deiwick A, Schlie S, et al. Skin tissue generation by laser cell printing. Biotechnol Bioeng, 2012, 109(7): 1855-1863.

Laschke M, Schank T, Scheuer C, et al. Three-dimensional spheroids of adipose-derived mesenchymal stem cells are potent initiators of blood vessel formation in porous polyurethane scaffolds. Acta Biomater, 2013, 9(6): 6876-6884.

Li L, Li J, Guo J, et al. 3D molecularly functionalized cell-free biomimetic scaffolds for osteochondral regeneration. Adv Funct Mater, 2019, 29(6): 1807356.

Li Z, Huang S, Liu Y, et al. Tuning alginate-gelatin bioink properties by varying solvent and their impact on stem cell behavior. Sci Rep, 2018, 8(1): 1-8.

Liu C, Tong J, Ma J, et al. Low-Temperature Deposition Manufacturing: A Versatile Material Extrusion-Based 3D Printing Technology for Fabricating Hierarchically Porous Materials. J Nanomater, 2019, 2019.

Liu J, Li L, Suo H, et al. 3D printing of biomimetic multi-layered GelMA/nHA scaffold for osteochondral defect repair. Mater Des, 2019, 171: 107708.

Liu L, Xiong Z, Yan Y, et al. Multinozzle low-temperature deposition system for construction of gradient tissue engineering scaffolds. J Biomed Mater Res B Appl Biomater, 2009, 88(1): 254-263.

Liu L, Xiong Z, Zhang R, et al. A Novel Osteochondral Scaffold Fabricated via Multi-nozzle Low-temperature Deposition Manufacturing. J Bioact Compatible Polym, 2009, 24(1_suppl): 18-30.

Lozano R, Stevens L, Thompson BC, et al. 3D printing of layered brain-like structures using peptide modified gellan gum substrates. Biomaterials, 2015, 67: 264-273.

Mandrycky C, Wang Z, Kim K, et al. 3D bioprinting for engineering complex tissues. Biotechnol Adv, 2016, 34(4): 422-434.

Marques C, Diogo G, Pina S, et al. Collagen-based bioinks for hard tissue engineering applications: a comprehensive review. J Mater Sci Mater Med, 2019, 30(3): 32.

Matsumoto A, Chen J, Collette AL, et al. Mechanisms of silk fibroin sol- gel transitions. J Phys Chem B, 2006, 110(43): 21630-21638.

Möller T, Amoroso M, Hägg D, et al. In vivo chondrogenesis in 3D bioprinted human cell-laden hydrogel constructs. Plastic and Reconstructive Surgery Global Open, 2017, 5(2): e1227.

Murphy SV, Atala A. 3D bioprinting of tissues and organs. Nat Biotechnol, 2014, 32(8): 773-785.

Nakanishi K, Tanaka N. Sol–gel with phase separation. Hierarchically porous materials optimized for high-performance liquid chromatography separations. Acc Chem Res, 2007, 40(9): 863-873.

Ng WL, Goh MH, Yeong WY, et al. Applying macromolecular crowding to 3D bioprinting: fabrication of 3D hierarchical porous collagen-based hydrogel constructs. Biomater Sci, 2018, 6(3): 562-574.

Ooi HW, Mota C, Ten Cate AT, et al. Thiol–ene alginate hydrogels as versatile bioinks for bioprinting. Biomacromolecules, 2018, 19(8): 3390-3400.

Park J, Lee SJ, Chung S, et al. Cell-laden 3D bioprinting hydrogel matrix depending on different compositions for soft tissue engineering: characterization and evaluation. Mater Sci Eng C, 2017, 71: 678-684.

Sarker M, Chen X. Modeling the flow behavior and flow rate of medium viscosity alginate for scaffold fabrication with a three-dimensional bioplotter. J Eng Ind, 2017, 139(8): 081002.

Schüller-Ravoo S, Teixeira SM, Feijen J, et al. Flexible and Elastic Scaffolds for Cartilage Tissue Engineering Prepared by Stereolithography Using Poly(trimethylene carbonate)-Based Resins. Macromol Biosci, 2013, 13(12): 1711-1719.

Shi W, Sun M, Hu X, et al. Structurally and functionally optimized silk-fibroin–gelatin scaffold using 3D printing to repair cartilage injury in vitro and in vivo. Adv Mater, 2017, 29(29): 1701089.

Shuai C, Gao C, Nie Y, et al. Structure and properties of nano-hydroxypatite scaffolds for bone tissue engineering with a selective laser sintering system. Nanotechnology, 2011, 22(28): 285703.

Skardal A, Zhang J, Prestwich GD. Bioprinting vessel-like constructs using hyaluronan hydrogels crosslinked with tetrahedral polyethylene glycol tetracrylates. Biomaterials, 2010, 31(24): 6173-6181.

Sophia Fox AJ, Bedi A, Rodeo SA. The basic science of articular cartilage: structure, composition, and function. Sports Health, 2009, 1(6): 461-468.

Sorkio A, Koch L, Koivusalo L, et al. Human stem cell based corneal tissue mimicking structures using laser-assisted 3D bioprinting and functional bioinks. Biomaterials, 2018, 171: 57-71.

Stichler S, Böck T, Paxton N, et al. Double printing of hyaluronic acid/poly(glycidol) hybrid hydrogels with poly(ε -caprolactone) for MSC chondrogenesis. Biofabrication, 2017, 9(4): 044108.

Sun Y, You Y, Jiang W, et al. 3D-bioprinting a genetically inspired cartilage scaffold with GDF5-conjugated BMSC-laden hydrogel and polymer for cartilage repair. Theranostics, 2019, 9(23): 6949.

Valot L, Martinez J, Mehdi A, et al. Chemical insights into bioinks for 3D printing. Chem Soc Rev, 2019, 48(15): 4049-4086.

Wang LL, Highley CB, Yeh YC, et al. Three-dimensional extrusion bioprinting of single-and double-network hydrogels containing dynamic covalent crosslinks. J Biomed Mater Res A, 2018, 106(4): 865-875.

Wang Z, Kumar H, Tian Z, et al. Visible light photoinitiation of cell-adhesive gelatin methacryloyl hydrogels for stereolithography 3D bioprinting. ACS Appl Mater Interfaces, 2018, 10(32): 26859-26869.

Xu T, Binder KW, Albanna MZ, et al. Hybrid printing of mechanically and biologically improved constructs for cartilage tissue engineering applications. Biofabrication, 2012, 5(1): 015001.

Yan M, Lewis P, Shah R. Tailoring nanostructure and bioactivity of 3D-printable hydrogels with self-assemble peptides amphiphile(PA) for promoting bile duct formation. Biofabrication, 2018, 10(3): 035010.

Yang X, Lu Z, Wu H, et al. Collagen-alginate as bioink for

three-dimensional(3D) cell printing based cartilage tissue engineering. Mater Sci Eng C, 2018, 83: 195-201.

Yang Y, Yang G, Song Y, et al. 3D Bioprinted Integrated Osteochondral Scaffold-Mediated Repair of Articular Cartilage Defects in the Rabbit Knee. J Med Biol Eng, 2020, 40(1): 71-81.

Yousefi AM, Hoque ME, Prasad RG, et al. Current strategies in multiphasic scaffold design for osteochondral tissue engineering: A review. J Biomed Mater Res A, 2015, 103(7): 2460-2481.

Zein I, Hutmacher DW, Tan KC, et al. Fused deposition modeling of novel scaffold architectures for tissue engineering applications. Biomaterials, 2002, 23(4): 1169-1185.

Zhu K, Shin SR, van Kempen T, et al. Gold nanocomposite bioink for printing 3D cardiac constructs. Adv Funct Mater, 2017, 27(12): 1605352.

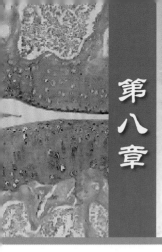

第一节　关节软骨损伤的生物治疗

生物治疗是指利用生物大分子和小分子药物对疾病进行治疗的方法。生物治疗种类繁多、从操作模式上可以分为细胞治疗和非细胞治疗两种。细胞治疗是指利用具有某些特定功能的细胞，采用生物工程方法获取和／或通过体外扩增、特殊培养等处理后，使这些细胞具有增强免疫、杀死病原体和肿瘤细胞、促进组织器官再生和机体康复等治疗功效，从而达到治疗疾病的目的。非细胞治疗主要是指利用抗体、多肽或蛋白质疫苗、基因疫苗、体内基因治疗等方法治疗疾病的方式。本节将从成体干细胞（自体和异体）和富血小板血浆（platelet rich plasma, PRP）两方面来介绍生物治疗软骨损伤的方法。

一、成体干细胞

干细胞治疗是近年疾病治疗的一个热点，干细胞是指一群在胚胎发育早期未分化的细胞，具有自我更新能力和多向分化潜能，在一定条件下能够分化成多种组织和器官，可塑性较强。胚胎、胎儿和成体都含有干细胞。依据分化潜能干细胞可以分为全能干细胞、多能干细胞和专能干细胞。然而按照发育阶段的不同可以分为胚胎干细胞和成体干细胞。胚胎干细胞是来源于受精卵发育分化的胚胎内细胞团或原始生殖嵴的一种多能细胞系，能分化扩增为人体各种组织细胞。但在临床上应用胚胎干细胞进行细胞治疗面临着严重的伦理学问题及致

瘤风险。成体干细胞存在于胎儿和成人的各种组织和器官中，平时处于静止或缓慢分裂状态，当机体受到损伤或血小板活化时，在释放出组织生长因子的作用下成体干细胞被激活，形成具有生理活性的细胞来修复损伤的组织，维持生理功能的稳定，它包含神经干细胞、造血干细胞、骨髓干细胞、胎盘干细胞、脐带干细胞、脂肪干细胞和表皮干细胞等。成体干细胞没有伦理学问题，且成体干细胞自我更新及分化能力有限、致瘤性较低，是临床上常用于细胞治疗的细胞类型。

（一）自体干细胞

自体干细胞是指来源于自体的干细胞，成体的骨髓、脂肪、关节液和骨膜等都含有干细胞。分离患者自体干细胞分化成软骨细胞或在体外扩增培养后直接或与支架材料一起回输到患者体内，都可以达到一定的治疗效果。利用患者自己的干细胞进行治疗能够避免免疫排斥反应的发生。

1. 骨髓间充质干细胞（bone marrow stem cell, BMSC）　骨髓间充质干细胞是在哺乳动物的骨髓基质中发现的一类具有分化形成骨、软骨、脂肪、神经及成肌细胞等多种分化潜能的细胞亚群。BMSC 是临床上最常用于细胞治疗的细胞类型，可从髂嵴、胫骨或股骨中分离得到（Shim et al., 2015）。

临床上在使用自体软骨细胞移植术治疗软骨损伤时需要进行两次手术，第一次手术取出软骨

细胞，第二次手术将体外扩增的软骨细胞回输到患者体内。两次手术增加了对患者的损伤，且从正常软骨中取出软骨细胞也使得正常软骨受到额外的损伤。而利用 BMSC 进行软骨修复时避免了自体软骨细胞移植中出现的问题。Nejadnik 等（2010）选取了 72 例患者分成两组，一组 36 例患者采用第一代自体软骨细胞移植技术，另一组 36 例患者采用自体 BMSC 移植修复软骨损伤，术后一定时间采用多种评价指标和测量指标进行检查，发现利用 BMSC 进行软骨损伤修复的效果与自体软骨细胞移植一样好。但 BMSC 移植修复软骨损伤只需进行一次手术，降低了医疗成本，并可降低供体部位的发病率，因此利用 BMSC 进行移植修复软骨缺损的应用前景比自体软骨细胞移植更广（Nejadnik et al., 2010）。且自体软骨细胞属于终末分化细胞，增殖能力有限，体外培养过程中细胞传代次数少、获得的细胞数目较少，而 BMSC 具有一定的自我更新能力，移植到患者体内之后有可能在较长的一段时间内保持细胞的自我更新能力，并不断地补充新的软骨细胞，对软骨的修复能力较强。

虽然 BMSC 与自体软骨细胞相比具有很多优势，但是利用 BMSC 进行软骨修复还未被大规模地应用于临床，目前主要在一些动物实验及临床前期试验阶段。但与胚胎干细胞相比，BMSC 的自我更新能力还是有限。在体外培养 BMSC 的过程中经常向培养体系中加入成纤维细胞生长因子 -2（fibroblast growth factor-2，FGF-2）用于促进细胞的增殖能力和维持细胞的多向分化潜能（Martin et al., 1997）。但 BMSC 仍是干细胞，所以还有相应的风险存在，临床应用时应注意。

2. 脂肪干细胞（adipose-derived stem cell，ADSC） 脂肪干细胞是从脂肪组织中分离得到的一类多潜能干细胞，主要是恢复组织细胞的修复功能、促进细胞再生。研究发现 ADSC 取材容易，少量组织即可获得较多的干细胞，适合大规模培养，对机体损伤小，且来源广泛，体内储备量大，适合自体移植，逐渐成为近年的研究热点之一。

ADSC 也能分化成软骨、骨、脂肪和成肌细胞等细胞类型。Hamid 等（2012）在 2012 年发表的一篇文献中发现在 ADSC 的成软骨分化过程中，分化的第一周能够观察到软骨标志基因比其他分化体系表达量更高；然而在成软骨诱导分化的第三周与软骨细胞肥大相关的标志基因 collagen

type X 的表达也升高了。在成软骨分化的过程中向培养体系中单独加入 TGF-β 或联合加入 TGF-β 与 BMP-6 都能促进 ADSC 的成软骨分化（Estes et al., 2006；Boeuf et al., 2010）。在动物实验中，手术后 20 周注射 ADSC 的实验组比对照组的骨关节炎改变显著减少（Toghraie et al., 2012）。目前对于使用 ADSC 治疗骨关节炎的临床研究很少，且在临床上没有批准基于 ADSC 治疗软骨损伤的策略。Pak 等（2011）在 2011 年用 ADSC 联合透明质酸（hyaluronic acid，HA）和地塞米松等注射到骨关节炎患者的膝盖中，3 个月之后患者疼痛减轻、部分功能恢复，磁共振成像显示软骨增厚。

3. 滑膜来源间充质干细胞（synovium-derived mesenchymal stem cells，SMSC） 滑膜来源的间充质干细胞最早在 2001 年由 De 等（De Bari et al., 2011）发现，可通过关节镜获取，对身体侵入性低，并发症少（Santhagunam et al., 2014）。SMSC 具有较强的增殖能力，成软骨、成骨及成脂分化能力与 BMSC 相似（Sakaguchi et al., 2005）。SMSC 也能用于修复软骨损伤，临床上对 SMSC 在软骨损伤修复中所发挥作用的研究文章并不多见。Sekiya 等（2015）在 SMSC 注入患者软骨损伤处，术后 52 个月 Lysholm 评分、磁共振成像和二次关节镜检查显示软骨修复明显改善。

4. 关节液来源间充质干细胞（synovial fluid-derived mesenchymal stem cell，SF-MSC） 关节液来源间充质干细胞是从关节液中分离得到的间充质干细胞。Kim 等（2015）在 2011 年 9 月至 2012 年 4 月期间从接受关节镜下骨髓刺激的 28 例距骨软骨损伤患者的踝关节中收集滑液，通过 PCR 反应评估来自不同间充质组织的 MSC 基因谱发现：SF-MSC 具有分化成骨、软骨和脂肪的能力，与 BMSC 和 ADSC 相比，SF-MSC 的基因表达谱与 SMSC 更相近。Elena 等研究发现 SF-MSC 在正常人和骨关节炎患者的关节液中都存在，且骨关节炎患者关节液中的 MSC 细胞数目比正常人更多（Jones et al., 2008）。相比于 BMSC、ADSC 和 SMSC，SF-MSC 取材方便、对患者本身创伤小、没有免疫排斥反应，近年来利用 SF-MSC 进行治疗已经受到了越来越多的关注。

（二）同种异体干细胞

同种异体干细胞是指来源于异体的干细胞，异体的脐带血、骨髓、脂肪、关节液和骨膜等都可以作为同种异体干细胞的来源，由于在上面自体干细胞中已经详细介绍了BMSC、ADSC、SMSC和SF-MSC的相关内容，因此在此部分内容中不做重复介绍。

脐带血来源间充质干细胞（umbilical cord blood-derived mesenchymal stem cell, UCB-MSC）是指存在于新生儿脐带组织中的一种多功能干细胞，能够分化成骨、软骨和脂肪细胞等，也是常用于细胞治疗的细胞类型。脐血的采集不同于骨髓的采集，不需要进行麻醉，是在胎盘、脐带与母体和胎儿完全分离以后进行的，无痛、无副作用且对胎儿和母体都没有影响，不存在应用胚胎干细胞相关的伦理问题。UCB-MSC是常用的同种异体干细胞类型，但是也能用作自体干细胞移植，如保存婴儿自身的UCB-MSC，为将来需要时做储备。

1978年科学家在人类脐带血中首次发现了UCB-MSC的存在。而自1988年全球第一例UCB-MSC移植治疗范科尼贫血成功以来，UCB-MSC移植已经在全球范围内用于多种疾病的治疗，包括白血病、地中海贫血、神经母细胞瘤和软骨损伤等。Mara等（2010）研究发现在人UCB-MSC分化成软骨的过程中如果加入转化生长因子-β3（transforming growth factor-β3, TGF-β3）和胰岛素样生长因子-1（insulin-like growth factor 1, IGF-1）都能够促进软骨细胞的分化，且TGF-β3在促进软骨形成方面比IGF-1更有效。2015年，Park等（2015）在大鼠模型中利用从人脐带血中分离得到的间充质干细胞与三种不同的水凝胶复合物相混合，将没有干细胞的水凝胶作为对照，移植8周后评估缺损。与对照组相比，细胞与水凝胶复合物的修复效果更好。Ha等（2015）在小型猪体内软骨缺损处植入UCB-MSC与水凝胶的复合物，以软骨缺损未处理作为对照，术后12周处死猪，通过组织学分析发现移植细胞与水凝胶的复合物修复效果优于对照组，为今后的临床试验提供大动物模型的数据支持。

综上所述，向干细胞中加入细胞因子可以促进干细胞向软骨细胞的分化，将干细胞与支架材料（如水凝胶）复合可以提高干细胞移植修复软骨细胞的效果。因此临床试验中可以考虑在移植过程中加入细胞因子或复合支架材料进行移植手术。但异体来源的干细胞治疗软骨损伤时存在免疫排斥反应的风险，因此临床中最好采用自体干细胞进行相关治疗，如使用异体来源的干细胞进行治疗，应考虑到免疫排斥反应的发生。

二、富血小板血浆

富血小板血浆（platelet rich plasma, PRP）是指来源于人体血浆的血制品，其主要成分是富集的血小板细胞，通常浓度在正常血小板的五倍以上，PRP中含有大量生长因子及蛋白质，因此被广泛应用于再生医学和组织修复领域的临床和实验研究中。1984年Okuda等在研究时发现从血液提取的一部分血浆中含有血小板和多种生长因子（Okuda et al., 2003），1993年Hood等首先提出了PRP的概念，其后PRP被应用于临床治疗。

PRP中含有TGF-β1具有促进软骨细胞合成的作用（Blaney et al., 2007），IGF除能够促进软骨细胞外基质的合成外，还能够抑制非老龄或关节炎患者软骨基质的分解代谢（Fortier et al., 2011），血小板源性生长因子（platelet-derived growth factor, PDGF）能够促进细胞合成代谢、抑制IL-1β活性、降低软骨细胞凋亡（Miyakoshi et al., 2005）。此外PRP激活时释放的多种细胞因子在修复软骨时具有相互协同作用，可增强修复能力（Hayes et al., 2011）。

Spreafico等（2009）发现PRP能够刺激软骨细胞的增殖，促进软骨细胞内胶原蛋白（collagen）、蛋白聚糖等软骨基质相关蛋白的表达。Stokes等（2001）研究发现PRP作用后与透明软骨相关的蛋白aggrecan和Sox9表达增加，表明PRP作用于软骨细胞后促使其向透明软骨分化。Sun等（2010）研究发现将含有PRP的复合载体植入关节软骨缺损的兔子中，术后12周观察到软骨缺损处有新生软骨形成，表明PRP可以用于治疗骨性关节炎。将激活后的PRP与兔BMSC和ADSC共同培养，能够形成凝胶状物质，且PRP在体外能够诱导细胞分化，促使兔BMSC和ADSC分化成软骨细胞（Xie et al., 2012）。PRP还能促进软骨细胞增殖，当向以水凝胶为支架的兔软骨细胞培养体系中加入PRP后，软骨细胞增殖能力增强，可修复软骨缺损区域，促进软骨生成（Lee et al., 2012）。

除了细胞实验和动物实验，目前国内外还进行了一些临床实验来探索PRP在治疗膝关节骨性关节炎中的作用。2010年，Kon等（2010）挑选了100名膝关节退行性疾病患者接受PRP关节内注射治疗（图8-1-1），治疗结束后6～12个月的临床评分比术前显著提高，初步结果显示PRP注射

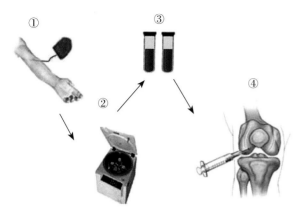

图 8-1-1 处理血液样品，获取 PRP

治疗膝关节退行性疾病是安全的，且该治疗方法具有减轻疼痛、改善膝关节功能、提高轻度关节退变的年轻患者的生活质量。2016 年，Simental 等（2016）将 65 例膝关节炎患者随机分为两组：一组 32 例患者用对乙酰氨基酚治疗 6 周，另一组 33 例患者接受三次关节内注射自体贫白细胞富血小板血浆（LP-PRP）。结果发现注射自体贫白细胞 PRP 比对乙酰氨基酚治疗效果更好，患者的生活质量也得到了改善，这可能是由于贫白细胞 PRP 可通过抵抗 IL-1β 的作用积极地改变炎症性关节环境所致（Simental-Mendia et al., 2016）。2018 年，Di 等（2018）在 Cochrane Central Register of Controlled Trials、Pubmed 和 Embase 数据库中搜寻利用 PRP 治疗膝骨性关节炎的人体试验，并与 HA 治疗的患者进行对比，发现 PRP 注射治疗膝骨性关节炎是一种更有效的治疗方式，特别是对轻度膝骨性关节炎患者疗效更显著。

虽然 PRP 取材简单方便、价格低廉、安全可靠，众多体内、体外实验研究结果也显示 PRP 能够修复关节软骨损伤；但该方法仍未被普及推广，在其临床治疗骨性关节炎疗效上仍未取得共识，所以还需要更多的试验进行验证。

（陈 斐 朱伟民 王大平）

第二节 软骨组织块移植

一、自体chondron修复软骨损伤试验研究

"chondron"即软骨单位，其概念最早于 1925 年由 Benninghoff 提出，用以描述在偏振光显微镜下观察到的透明软骨组织中单个软骨细胞以及细胞周围基质微环境的结构，它是软骨在解剖学、生物力学以及组织学上的最小单位。随后 Szirmai's 于 1969 年在马鼻软骨组织匀浆高速离心沉淀物中再次观察了 chondron 结构，并对其概念进行了更新。直到 1988 年，Poole 等对胫骨软骨组织匀浆进行低速离心再次分离和观察到了完整的 chondron 结构，并再次对这一概念进行了更新和总结，chondron 作为成人关节软骨显微解剖学上的结构单位才逐渐被建立和广泛认可（Poole, 1997）。

chondron 作为关节软骨最基本的功能单位，其在形态学上呈现为单个软骨细胞周围包裹着多糖-蛋白质复合物的细胞周围基质（pericellular matrix, PCM），最外层由细胞周围纤维囊形成一个封闭的结构；细胞周围基质的胶原排列也呈现明显的极性——朝向关节面的一端胶原排列更密集，而朝向软骨下骨的一端则相对疏松。值得注意的是，这里提到的 chondron 中的细胞周围基质（PCM）与软骨细胞外基质（ECM）是不同的概念，其在成分构成以及相关作用机制上是不一样的。PCM 中最具特征性的分子标志物是 VI 型胶原（type VI collagen），其主要作用有：①介导细胞周围基质与细胞周围超微结构的协同作用；②为软骨细胞和其周围微环境提供受体介导的定位以及相关信号传导作用。作为关节软骨最基本的功能单位，chondron 在成分构成以及超微结构上的特点，加上软骨细胞分泌的细胞外基质最终形成了我们熟知的关节软骨在生物力学以及代谢方面的特性。而在关节软骨损伤以及发生退变时，chondron 也是最先被累及的超微结构。

chondron 中细胞周围基质为软骨细胞提供了一个稳定的微环境，细胞周围基质与软骨细胞的相互作用，能够最大程度地维持软骨细胞的细胞表型，这种结构上的天然优势就使得 chondron 相对于单纯的 chondrocyte（软骨细胞）更加适合用于软骨的修复和再生。近些年来发展成熟并应用于临床的自体软骨细胞移植技术（ACI），其存在的缺陷除了需要二次手术外，最突出的问题就是自体软骨细胞在分离提取、体外增殖以及回植过程中的去分

化问题，由于软骨细胞在整个过程中失去了正常的微环境支持，所以容易出现去分化，从而在回植到缺损处以后失去形成正常软骨细胞外基质的能力，最终影响临床效果。而 chondron"自带微环境"的超微结构正好能够解决这一问题。de Windt 等（2017）在山羊身上使用自体 chondron 和同种异体的骨髓间充质干细胞（MSC）混合物进行了"一步法"软骨修复，并与微骨折（microfracture）进行了对比，结果显示 chondrons+MSC 组更有利于形成正常的软骨细胞外基质，修复效果明显优于微骨折组。值得一提的是，本项研究中使用了 MSC 和 chondron 进行混合来修复软骨，近些年，人们对于间充质干细胞在组织工程和再生医学中所扮演的角色逐渐有了一些认识上的改变。MSC 被越来越多的研究证实将其与软骨细胞共培养，能够分泌有利于维持软骨细胞表型以及促进软骨细胞外基质形成的相关细胞因子，所以有研究者将 MSC 称为"medical signal cell"，原本作为向软骨细胞分化的种子细胞的 MSC 被更多地当作维持软骨细胞表型、促进软骨细胞外基质形成的信号传导细胞，但其具体的作用机制以及最佳的配比目前仍然有待进一步阐明。de Windt 等（2017）在后续的研究中使用自体 chondrons 和同种异体骨髓间充质干细胞混合物对 35 例软骨损伤患者进行了一期临床试验，术中采用"快速消化法"获取自体 chondrons，然后与组织库中同种异体的骨髓间充质干细胞按照 1∶9 或者 1∶4 的比例混合，对患者的膝关节软骨损伤进行"一步法"修复，随访 18 个月，不论是在组织学、影像学还是临床效果上都获得了很好的结果。

二、自体鼻软骨修复关节软骨损伤试验研究

关节软骨在组织学上属于透明软骨，成人体内除了关节软骨外，肋软骨以及呼吸道的一些软骨，例如鼻软骨，也属于透明软骨。

组织学上的同源性使得鼻软骨具有潜在的优良的修复关节软骨的能力。

传统的自体软骨细胞移植技术（ACI）使用自体关节软骨细胞作为种子细胞进行软骨修复，存在以下几个缺陷：①自体软骨细胞在体外扩增过程中会出现去分化，回植以后再分化比率有限；②回植以后细胞的成软骨能力，即产生正常软骨细胞外基质的能力下降，在年龄偏大的患者中尤为明显；③供区的相关并发症（Harris et al., 2010）。所以寻

找更适合于关节软骨再生与修复的种子细胞的相关研究从未停止过。在利用鼻软骨修复关节软骨方面，来自瑞士巴塞尔大学医学院的研究团队做了大量的工作。其先是与来自英国的研究团队合作，于 2002 年对比了人来源的鼻软骨细胞和关节软骨细胞在体外三维培养体系中成软骨能力，研究结果显示，在体外三维培养环境下鼻软骨细胞相较于关节软骨细胞能够分泌更多的 II 型胶原、黏多糖，成软骨能力更强，且增殖的速度几乎是关节软骨细胞的 4 倍（Kafienah et al., 2002）。之后该研究团队又对鼻软骨细胞在类似关节软骨细胞生长的微环境下的成软骨能力进行了研究（Candrian et al., 2008; Scotti et al., 2012），研究结果显示在模拟正常关节压力的环境下，鼻软骨细胞能够产生更多的软骨细胞外基质，并且在压力的刺激下，能够上调与关节润滑相关的基因表达；在模拟正常关节软骨生长的低氧环境中，鼻软骨细胞形成的软骨组织优于关节软骨细胞，更接近于正常的关节软骨，而在模拟软骨损伤时白细胞介素-1（IL-1）升高的微环境中，鼻软骨细胞所形成的软骨组织则表现得更加稳定。随后，该研究团队进行了动物实验，将山羊鼻软骨细胞预先种植到 I / III 型胶原膜上形成软骨组织，再将该组织用于山羊膝关节软骨缺损的修复，获得了良好的修复效果，并有效阻止了早期骨关节炎的发生（Mumme et al., 2016）。在以上研究的基础上，该研究团队于 2016 年对 10 例膝关节软骨缺损患者进行了鼻软骨细胞修复关节软骨的首次临床试验（Mumme et al., 2016），试验中获取患者自体鼻软骨细胞进行体外培养，然后种植于 I / III 型胶原膜上，再将形成的软骨组织回植到膝关节软骨缺损处，用可吸收线缝合固定，进行软骨修复，术后 1 年随访的结果显示，在组织学、影像学以及临床评估上都取得了满意的效果。

除以上研究外，也有一些其他研究显示了鼻软骨细胞作为种子细胞修复关节软骨的优越性（Vinatier et al., 2009），笔者认为利用鼻软骨细胞进行组织工程软骨修复仍需要更多的大样本和长时间随访的临床试验来进一步验证，就目前的研究结果来看，鼻软骨细胞是组织工程软骨修复中种子细胞来源的可靠选择之一。

三、自体肋软骨修复关节软骨损伤试验研究

同样，人体内除呼吸道的软骨外，肋软骨也

属于透明软骨。并且相较于呼吸道内的软骨，肋软骨在人体内可获取的量更多，肋软骨已被广泛用于整形外科的一些颌面部矫形手术以及上肢手术，但在关节软骨，尤其是下肢负重关节软骨修复方面相关研究还相对较少。

利用肋软骨来修复关节软骨损伤的研究包括直接使用带有软骨膜的肋软骨块进行修复和使用肋软骨来源的软骨细胞进行修复。其中直接使用肋软骨块来修复关节软骨缺损已有来自临床的研究报道。Bouwmeester 等（1997）于 1997 年报道了88 例使用自体肋软骨块修复膝关节软骨损伤临床结果，该研究中均使用纤维蛋白胶固定肋软骨块，总体优良率仅有 38%，研究者认为利用该手术方式进行关节软骨修复需要严格掌握适应证：①年龄低于 40 岁；②没有关节清理手术史，且为单发的软骨损伤；③关节尚未发生 HSS 分级 Ⅱ 级以上的骨性关节炎。并且研究者认为使用纤维蛋白胶这种固定方法也需要改进。因为该研究出现时间较早，对于目前的临床指导价值有限。在此之后，有一些使用肋软骨块进行负重关节软骨修复的动物实验（Sato et al., 2012; Du et al., 2015），都获得了较好的结果，但也存在一些问题，尤其是移植骨块与周围的关节软骨组织整合，需要在今后的研究中进一步改进。利用肋软骨细胞进行关节软骨修复的相关研究相对较少。Kitaoka 等（2001）详细对比了肋软骨细胞和关节软骨细胞，发现肋软骨细胞具有与关节软骨细胞极其相似的表型。另有研究发现肋软骨细胞在进行关节软骨修复时，其成软骨能力似乎受年龄的影响很小（Szeparowicz et al., 2006）。除此之外，尚欠缺对于肋软骨细胞在正常关节软骨生长的微环境中的成软骨能力和相关分子生物学机制的研究。

肋软骨以及肋软骨细胞也是进行关节软骨修复一个潜在的移植物和细胞来源，但尚需要更多、更深入的机制研究来阐明机制，同时也需要更多的临床研究来证明其临床价值。

（邵振兴　敖英芳）

参考文献

Blaney DE, van der Kraan PM, van den Berg WB. Tgf-beta and osteoarthritis. Osteoarthritis Cartilage, 2007, 15:597-604.

Boeuf S, Richter W. Chondrogenesis of mesenchymal stem cells: role of tissue source and inducing factors. Stem Cell Res Ther, 2010, 1:31.

Bouwmeester SJ, Beckers JM, Kuijer R, et al. Long-term results of rib perichondrial grafts for repair of cartilage defects in the human knee. Int Orthop, 1997, 21:313-317.

Candrian C, Vonwil D, Barbero A, et al. Engineered cartilage generated by nasal chondrocytes is responsive to physical forces resembling joint loading. Arthritis Rheum, 2008, 58:197-208.

De Bari C, Dell'Accio F, Tylzanowski P, et al. Multipotent mesenchymal stem cells from adult human synovial membrane. Arthritis Rheum, 2001, 44:1928-1942.

de Windt TS, Vonk LA, Slaper-Cortenbach I, et al. Allogeneic mscs and recycled autologous chondrons mixed in a one-stage cartilage cell transplantion: a first-in-man trial in 35 patients. Stem Cells, 2017, 35:1984-1993.

de Windt TS, Vonk LA, Slaper-Cortenbach IC, et al. Allogeneic mesenchymal stem cells stimulate cartilage regeneration and are safe for single-stage cartilage repair in humans upon mixture with recycled autologous chondrons. Stem Cells, 2017, 35:256-264.

Di Y, Han C, Zhao L, et al. Is local platelet-rich plasma injection clinically superior to hyaluronic acid for treatment of knee osteoarthritis? A systematic review of randomized controlled trials. Arthritis Res Ther, 2018, 20:128.

Du D, Sugita N, Liu Z, et al. Repairing osteochondral defects of critical size using multiple costal grafts: an experimental study. Cartilage, 2015, 6:241-251.

Estes BT, Wu AW, Guilak F. Potent induction of chondrocytic differentiation of human adipose-derived adult stem cells by bone morphogenetic protein 6. Arthritis Rheum, 2006, 54:1222-1232.

Fortier LA, Barker JU, Strauss EJ, et al. The role of growth factors in cartilage repair. Clin Orthop Relat Res, 2011, 469:2706-2715.

Ha CW, Park YB, Chung JY, et al. Cartilage repair using composites of human umbilical cord blood-derived mesenchymal stem cells and hyaluronic acid hydrogel in a minipig model. Stem Cells Transl Med, 2015, 4:1044-1051.

Hamid AA, Idrus RB, Saim AB, et al. Characterization of human adipose-derived stem cells and expression of chondrogenic genes during induction of cartilage differentiation. Clinics(Sao Paulo), 2012, 67:99-106.

Harris JD, Siston RA, Pan X, et al. Autologous chondrocyte implantation: a systematic review. J Bone Joint Surg Am, 2010, 92:2220-2233.

Hayes AJ, Ralphs JR. The response of foetal annulus fibrosus cells to growth factors: modulation of matrix synthesis by tgf-beta1 and igf-1. Histochem Cell Biol, 2011, 136:163-175.

Kafienah W, Jakob M, Demarteau O, et al. Three-dimensional tissue engineering of hyaline cartilage: comparison of adult nasal and articular chondrocytes. Tissue Eng, 2002, 8:817-

826.

Kim YS, Lee HJ, Yeo JE, et al. Isolation and characterization of human mesenchymal stem cells derived from synovial fluid in patients with osteochondral lesion of the talus. Am J Sports Med, 2015, 43:399-406.Jones EA, Crawford A, English A, et al. Synovial fluid mesenchymal stem cells in health and early osteoarthritis: detection and functional evaluation at the single-cell level. Arthritis Rheum, 2008, 58:1731-1740.

Kitaoka E, Satomura K, Hayashi E, et al. Establishment and characterization of chondrocyte cell lines from the costal cartilage of sv40 large t antigen transgenic mice. J Cell Biochem, 2001, 81:571-582.

Kon E, Buda R, Filardo G, et al. Platelet-rich plasma: intra-articular knee injections produced favorable results on degenerative cartilage lesions. Knee Surg Sports Traumatol Arthrosc, 2010, 18:472-479.

Lee HR, Park KM, Joung YK, et al. Platelet-rich plasma loaded hydrogel scaffold enhances chondrogenic differentiation and maturation with up-regulation of cb1 and cb2. J Control Release, 2012, 159:332-337.

Mara CS, Duarte AS, Sartori A, et al. Regulation of chondrogenesis by transforming growth factor-beta 3 and insulin-like growth factor-1 from human mesenchymal umbilical cord blood cells. J Rheumatol, 2010, 37:1519-1526.

Martin I, Muraglia A, Campanile G, et al. Fibroblast growth factor-2 supports ex vivo expansion and maintenance of osteogenic precursors from human bone marrow. Endocrinology, 1997, 138:4456-4462.

Miyakoshi N, Kobayashi M, Nozaka K, et al. Effects of intraarticular administration of basic fibroblast growth factor with hyaluronic acid on osteochondral defects of the knee in rabbits. Arch Orthop Trauma Surg, 2005, 125:683-692.

Mumme M, Barbero A, Miot S, et al. Nasal chondrocyte-based engineered autologous cartilage tissue for repair of articular cartilage defects: an observational first-in-human trial. Lancet, 2016, 388:1985-1994.

Mumme M, Steinitz A, Nuss KM, et al. Regenerative potential of tissue-engineered nasal chondrocytes in goat articular cartilage defects. Tissue Eng Part A, 2016, 22:1286-1295.

Nejadnik H, Hui JH, Feng CE, et al. Autologous bone marrow-derived mesenchymal stem cells versus autologous chondrocyte implantation: an observational cohort study. Am J Sports Med, 2010, 38:1110-1116.

Okuda K, Kawase T, Momose M, et al. Platelet-rich plasma contains high levels of platelet-derived growth factor and transforming growth factor-beta and modulates the proliferation of periodontally related cells in vitro. J Periodontol, 2003, 74:849-857.

Pak J. Regeneration of human bones in hip osteonecrosis and human cartilage in knee osteoarthritis with autologous adipose-tissue-derived stem cells: a case series. J Med Case Rep, 2011, 5:296.

Park YB, Song M, Lee CH, et al. Cartilage repair by human umbilical cord blood-derived mesenchymal stem cells with different hydrogels in a rat model. J Orthop Res, 2015, 33:1580-1586.

Poole CA. Articular cartilage chondrons: form, function and failure. J Anat, 1997, 191(Pt 1):1-13.

Sakaguchi Y, Sekiya I, Yagishita K, et al. Comparison of human stem cells derived from various mesenchymal tissues: superiority of synovium as a cell source. Arthritis Rheum, 2005, 52:2521-2529.

Santhagunam A, Dos SF, Madeira C, et al. Isolation and ex vivo expansion of synovial mesenchymal stromal cells for cartilage repair. Cytotherapy, 2014, 16:440-453.

Sato K, Moy OJ, Peimer CA, et al. An experimental study on costal osteochondral graft. Osteoarthritis Cartilage, 2012, 20:172-183.

Scotti C, Osmokrovic A, Wolf F, et al. Response of human engineered cartilage based on articular or nasal chondrocytes to interleukin-1beta and low oxygen. Tissue Eng Part A, 2012, 18:362-372.

Sekiya I, Muneta T, Horie M, et al. Arthroscopic transplantation of synovial stem cells improves clinical outcomes in knees with cartilage defects. Clin Orthop Relat Res, 2015, 473:2316-2326.

Shim G, Lee S, Han J, et al. Pharmacokinetics and in vivo fate of intra-articularly transplanted human bone marrow-derived clonal mesenchymal stem cells. Stem Cells Dev, 2015, 24:1124-1132

Simental-Mendia M, Vilchez-Cavazos JF, Pena-Martinez VM, et al. Leukocyte-poor platelet-rich plasma is more effective than the conventional therapy with acetaminophen for the treatment of early knee osteoarthritis. Arch Orthop Trauma Surg, 2016, 136:1723-1732.

Spreafico A, Chellini F, Frediani B, et al. Biochemical investigation of the effects of human platelet releasates on human articular chondrocytes. J Cell Biochem, 2009, 108:1153-1165.

Stokes DG, Liu G, Dharmavaram R, et al. Regulation of type-ii collagen gene expression during human chondrocyte de-differentiation and recovery of chondrocyte-specific phenotype in culture involves sry-type high-mobility-group box(sox) transcription factors. Biochem J. 2001, 360:461-470.

Sun Y, Feng Y, Zhang CQ, et al. The regenerative effect of platelet-rich plasma on healing in large osteochondral defects. Int Orthop, 2010, 34:589-597.

Szeparowicz P, Popko J, Sawicki B, et al. Is the repair of articular cartilage lesion by costal chondrocyte transplantation donor age-dependent? An experimental study in rabbits. Folia Histochem Cytobiol, 2006, 44:201-206.

Toghraie F, Razmkhah M, Gholipour MA, et al. Scaffold-free adipose-derived stem cells(ascs) improve experimentally induced osteoarthritis in rabbits. Arch Iran Med, 2012, 15:495-499.

Vinatier C, Gauthier O, Masson M, et al. Nasal chondrocytes and fibrin sealant for cartilage tissue engineering. J Biomed Mater Res A, 2009, 89:176-185.

Xie X, Wang Y, Zhao C, et al. Comparative evaluation of mscs from bone marrow and adipose tissue seeded in prp-derived scaffold for cartilage regeneration. Biomaterials, 2012, 33:7008-7018.

第三篇

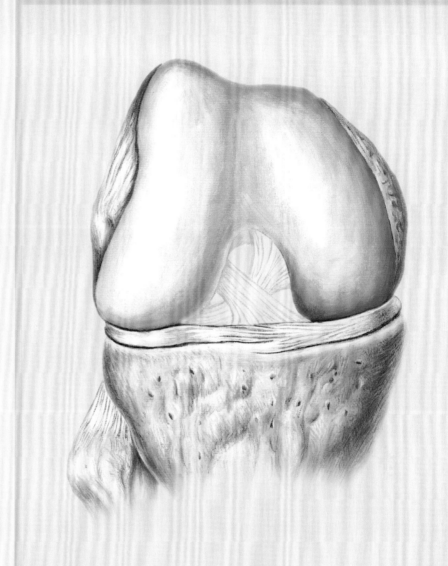

关节软骨损伤
修复重建

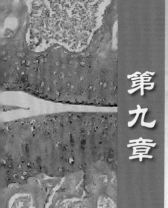

第九章

关节软骨损伤的流行病学特点

关节软骨损伤在临床上十分常见，可由创伤性事件、退行性病变等多种原因引起，常导致关节疼痛、活动障碍，严重者可丧失关节功能。现有的文献大多是关于膝关节软骨损伤的诊断和治疗，但软骨损伤也常见于其他负重关节，如髋关节和踝关节。在非负重关节中，软骨损伤不太常见，通常没有症状。随着运动人群的扩大和运动强度的提高，关节软骨损伤的风险逐渐增加。因此，为了更好地预防和治疗软骨损伤，了解关节软骨损伤的流行病学特征是必不可少的，包括软骨损伤的病因、发病率、患病率和自然病史等。

一、关节软骨损伤的定义、诊断和分级标准

局灶性关节软骨损伤是指局限性的软骨损害，而周围软骨和对应关节面的软骨表现正常或接近正常。损伤可能局限于软骨层，也可能累及软骨下骨。通常关节软骨损伤的病因是未知的，临床上常根据损伤的外观表现判断其为创伤性还是退行性病变：具有尖锐边缘且周围软骨正常的关节软骨损伤通常为创伤性关节软骨损伤，这类损伤常为局灶性关节软骨损伤；而圆形的巨大缺损或具有不规则边缘的缺损，累及周围软骨或相对的软骨，通常为退行性关节软骨损伤。

诊断关节软骨损伤的金标准是关节镜检查，人体的所有主要关节都可以进行这项检查。虽然关节软骨损伤也可以在磁共振成像（MRI）中发现，但敏感性不高。因此，关节镜下前瞻性研究是建立关节软骨损伤流行病学的首选方法。对于关节镜下分级，目前关节镜下关节软骨损伤的病理分型尚无统一标准。

1976年Jackson对髌骨软骨软化的镜下表现提出Ⅲ度分型。1988年Bauer和Jackson根据关节镜下股骨髁软骨损伤的表现将其分为Ⅵ度分型。北京大学运动医学研究所根据关节软骨的组织结构特点，将软骨损伤分为Ⅳ度分型（图9-1）。

国际软骨修复学会（International Cartilage Repair Society, ICRS）的分级系统将软骨损伤分为四度：Ⅰa度，纤维化和（或）轻微软化；Ⅰb度，表浅的、钝性的缺口和表浅的开裂；Ⅱ度，缺损＜软骨厚度的50%；Ⅲ度，缺损＞软骨厚度的50%；Ⅳ度，全层损伤并累及软骨下骨（Brittberg et al., 2003）。上述分级系统均基于膝关节软骨损伤，也可用于其他关节，但较少用于髋关节软骨损伤。

二、膝关节软骨损伤

膝关节是人体结构中生物力学最复杂的一个关节，膝关节任何一个间室的软骨损伤都可能导致严重的关节功能障碍。文献报道膝关节镜手术中关节软骨病变的发生率为55.1%~63%（易守红等，2011；Curl et al., 1997；Hjelle et al., 2002；Aroen et al., 2004；Widuchowski et al., 2007）；全层软骨损伤的发生率为5%~10%（Hjelle et al., 2002；Aroen et al., 2004；Widuchowski et al., 2007）。膝关节软骨损伤分为原发性关节软骨损伤和继发性关节软骨损伤。原发性关节软骨损伤通常为剥脱性骨软骨炎（osteochondritis dissecans, OCD），多位于股骨内侧髁，文献报道发生率为2%~3%（Aroen et al., 2004；Widuchowski et al., 2007）。大多数膝关节软骨损伤与其他合并损伤有关，最常见继发于髌骨脱位和前交叉韧带（anterior cruciate ligament, ACL）断裂。髌骨脱位对髌股关节造成压力，可能导致软骨损伤。由于研究方法的不同，尤其是病例来源和入选标准的不同，原发性或复发性髌骨

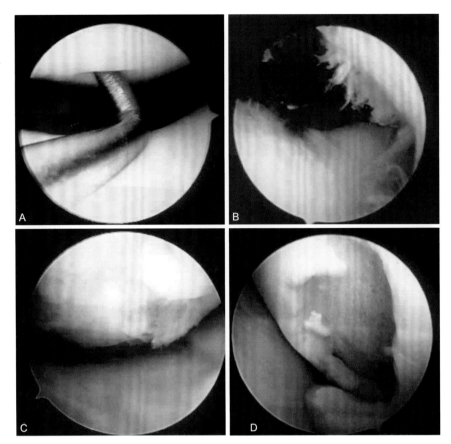

图 9-1　A. Ⅰ度：软骨表面失去光泽，呈黄色或灰白色，或软骨表面有一层薄膜；B. Ⅱ度：软骨表面呈纤维状、絮状，或呈结节状隆起，或呈囊泡样改变，用探钩探之有凹陷；C. Ⅲ度：软骨改变呈索条状，凹凸不平，有的有小片剥脱（非全层）、龟裂，有的表现为瓣状，翻起的瓣不规则；D. Ⅳ度：除有Ⅲ度的表现外，可有全层的缺损，呈火山口样，或大面积剥脱，周边的软骨与下面的骨分离

脱位继发软骨损伤的发生率各不相同，关节镜手术中发生率为 32%～96%，MRI 研究中发生率为 30%～75%。在挪威和瑞典的一项前交叉韧带登记注册队列研究中，15783 例 ACL 重建患者中全层软骨损伤的发生率为 6.4%（Rotterud et al., 2011），且男性患者在 ACL 断裂后全层软骨损伤的风险更高。

三、踝关节软骨损伤

踝关节损伤在运动医学中很常见，占所有运动损伤的 15%～20%，其中 75% 为踝关节扭伤。虽然踝关节韧带损伤可以通过影像学和临床评估来完成，但踝关节软骨损伤的症状和体征并不明确，且因为踝关节软骨较薄（0.4～2.1 mm），MRI 评估踝关节软骨损伤的可靠性较差（O'Neill et al., 2010），与关节镜检查相比敏感性较低（Rolf et al.,

2006）。关节镜下研究显示踝关节软骨损伤的发生率为 40%～95%（Schafer et al., 2003）。

四、髋关节软骨损伤

髋关节软骨损伤最常见于髋臼（Philippon et al., 2007；Nho et al., 2011），通常合并盂唇损伤，继发于髋关节撞击综合征（FAI）。大多数髋臼软骨损伤具有典型的发展模式。首先形成所谓的波浪征，但盂唇 - 软骨连接处仍然保持完整；然后盂唇 - 软骨连接处开始出现裂痕，形成软骨瓣，并进一步脱落。因此，ICRS 软骨分级系统并不适用于髋臼软骨损伤，学者推荐使用 Konan 分级系统（Konan et al., 2011）。髋关节软骨损伤很难在 MRI 上发现，因此，经常于关节镜手术或检查中首次被发现。最近的一项研究显示，在 1076 名接受开放或关节镜手术治疗的 FAI 患者中，83% 存在髋臼关节软骨损伤，11% 表现为全层髋臼关节软骨缺损。髋关节软骨损伤较少见于股骨头，发生率约为 26%（Clohisy et al., 2013）。

五、非负重关节软骨损伤

在非负重关节中，软骨损伤不太常见，通常无症状。文献中缺乏对非负重关节软骨损伤的流行病学研究（Gross et al., 2012）。因此，有关肩关节和肘关节软骨损伤的发生率没有可靠的估计。从事上肢过顶运动的运动员、举重运动员、接触或对抗性运动参与者最容易发生肩关节或肘关节软骨损伤。肩关节软骨损伤常合并肩关节脱位和肩袖损伤。肘关节软骨损伤的常见机制是反复外翻应力引起的慢性压迫，其次是肘关节过伸性损伤。

六、小结

软骨损伤是临床上的常见伤病，影响患者的生活质量和运动功能，也增加了退行性病变的风险。了解软骨损伤的流行病学特征对于更好地预防、治疗软骨损伤非常重要。但目前文献中关于不同关节软骨损伤的发病率和患病率尚不明确，需要进一步采用前瞻性研究明确关节软骨损伤的流行病学和病因学特征。

（蒋艳芳　张家豪　敖英芳）

参考文献

易守红, 郭林, 陈光兴, 等. 2479例膝关节镜手术患者关节软骨损伤的流行病学分布特征. 第三军医大学学报, 2011,33(9):957-960.

Aroen A, Loken S, Heir S, et al. Articular cartilage lesions in 993 consecutive knee arthroscopies. Am J Sport Med, 2004, 32(1):211-215.

Brittberg M, Winalski CS. Evaluation of cartilage injuries and repair, The Journal of bone and joint surgery, American volume, 2003,85(A Suppl 2):58-69.

Clohisy JC, Baca G, PE Beaule, et al. Descriptive epidemiology of femoroacetabular impingement: a North American cohort of patients undergoing surgery. Am J Sport Med, 2013,41(6):1348-1356.

Curl WW, Krome J, Gordon ES, et al. Cartilage injuries: a review of 31,516 knee arthroscopies. Arthroscopy - Journal of Arthroscopic and Related Surgery, 1997(13):456-460.

Gross CE, Chalmers PN, Chahal J, et al. Operative treatment of chondral defects in the glenohumeral joint. Arthroscopy: the journal of arthroscopic & related surgery : official publication of the Arthroscopy Association of North America and the International Arthroscopy Association, 2012, 28(12):1889-1901.

Hjelle K, Solheim E, Strand T, et al. Articular cartilage defects in 1,000 knee arthroscopies. Arthroscopy: The Journal of Arthroscopic & Related Surgery, 2002,18(7):730-734.

Konan S, Rayan F, Meermans G, et al. Validation of the classification system for acetabular chondral lesions identified at arthroscopy in patients with femoroacetabular impingement, The Journal of bone and joint surgery, British volume, 2011,93(3):332-336.

Nho SJ, Magennis EM, Singh CK, et al. Outcomes after the arthroscopic treatment of femoroacetabular impingement in a mixed group of high-level athletes. Am J Sport Med, 2011, 39:14S-19S.

O'Neill PJ, Van Aman SE, Guyton GP. Is MRI adequate to detect lesions in patients with ankle instability? Clinical orthopaedics and related research, 2010,468(4):1115-1119.

Philippon M, Schenker M, Briggs K, et al. Femoroacetabular impingement in 45 professional athletes: associated pathologies and return to sport following arthroscopic decompression. Knee surgery, sports traumatology, arthroscopy : official journal of the ESSKA, 2007, 15(7):908-914.

Rolf CG, Barclay C, Riyami M, et al. The importance of early arthroscopy in athletes with painful cartilage lesions of the ankle: a prospective study of 61 consecutive cases. Journal of orthopaedic surgery and research, 2006, 1:4.

Rotterud JH, Sivertsen EA, M Forssblad, et al. Effect of gender and sports on the risk of full-thickness articular cartilage lesions in anterior cruciate ligament-injured knees: a nationwide cohort study from Sweden and Norway of 15 783 patients. Am J Sport Med, 2011, 39(7):1387-1394.

Schafer D, Boss A, Hintermann B. Accuracy of arthroscopic assessment of anterior ankle cartilage lesions. Foot Ankle Int, 2003, 24(4):317-320.

Widuchowski W, Widuchowski J, Trzaska T. Articular cartilage defects: study of 25,124 knee arthroscopies. The Knee, 2007, 14(3):177-182.

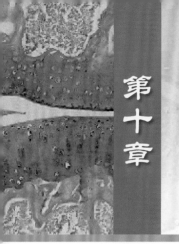

关节软骨损伤的影像学基础与进展

关节镜无疑是目前诊断软骨病变的"金标准"，但关节镜为有创检查，不适宜广泛开展，尤其对于无症状者不建议使用。磁共振成像（magnetic resonance imaging，MRI）因其无创性、软组织分辨率高及多方位成像等特点已成为公认的评价关节软骨的首选影像学检查方法。MRI 技术的不断发展为关节软骨的无创性可视化以及监测关节软骨损伤和术后修复过程提供了强有力的工具。目前，MRI 技术多种多样，既可以显示软骨的形态及信号变化，如常规 MRI 技术、3D 成像技术；也可以分析软骨内部生化成分的改变，如定量 MRI 技术。不同的 MRI 技术有其不同的特点及成像方法，如何选择合适的 MRI 技术是当今研究的重点与热点。

第一节　常规磁共振成像

自旋回波（spin echo, SE）序列是目前 MR 成像中最基本、最常用的脉冲序列，用于关节成像的常规序列主要包括以下几种：快速自旋回波 T1 加权成像（fast spin echo T1-weighted imaging，FSE T1WI）、快速自旋回波 T2 加权成像（fast spin echo T2-weighted imaging，FSE T2WI）、自旋回波质子密度加权成像（spin echo proton density-weighted imaging，SE PDWI）、脂肪抑制自旋回波质子密度加权成像（fat-suppression spin echo proton density-weighted imaging，FS PDWI）等。T1WI 具有良好的解剖结构显示能力，但关节软骨在 T1WI 呈中低或等信号影，软骨、关节积液和软骨下骨之间缺乏良好的对比，不利于软骨病变的显示。T2WI 和 PDWI 显示软骨病变明显优于 T1WI，正常关节软骨呈中等或中高信号影（图 10-1-1），而关节积液为高信号，二者对比可更好地显示软骨的轮廓以及其内的信号改变，此外，该序列可清晰地显示软骨下骨髓水肿、骨内囊变及硬化，有助于对软骨病变进行分级，为临床干预治疗提供影像学依据。脂肪抑制自旋回波序列可使关节内脂肪呈低信号，软骨呈相对高信号，增加软骨与周围组织的对比度，从而有利于关节软骨的显示，另外，脂肪抑制序列能够抑制高信号的骨髓组织，降低软骨下骨与骨髓之间的化学位移伪影。

常规 MRI 技术成像速度快、图像分辨力较高，可用于检测软骨损伤，在一般 MRI 设备上都具备这些序列，然而，常规 MRI 技术为二维（2D）成像，2D 成像是使用选择性激励技术将被检体分为一个个成像层面而采集信号，噪声来自整个容积，而信号只取自成像层面，因而信噪比（signal-noise ratio，SNR）较低；2D 成像技术存在层厚和层间距的限制，不能进行容积成像，只有通过调整扫描层面的方向来尽可能地显示相关结构，对软骨缺损的面积估测不十分准确；常规 MRI 技术观察到的仅仅是软骨大体形态和信号的改变，不能显示软骨内部生化成分的病理改变，尽管如此，因其

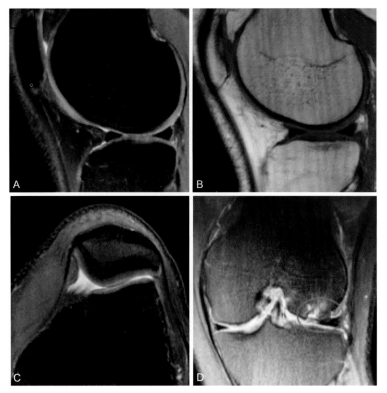

图 10-1-1 膝关节软骨 MRI 图像 A. PDWI 矢状位胫股关节面软骨呈中高信号影；B. T1WI 矢状位胫股关节面软骨呈低信号影；C. PDWI 横断位髌骨软骨呈中高信号影；D. T2WI 冠状位胫股关节面软骨呈中高信号影，绿圈所示为损伤软骨及软骨下骨

临床诊疗及研究的可行性强，目前仍广泛应用于软骨损伤及修复的评价。

笔者针对常规磁共振序列评估软骨损伤的准确性及临床应用进行了多项相关研究，在 ADAMTS-4 金纳米颗粒荧光开关探针（D-AU 探针）诊断轻度软骨损伤的研究中，对比了 100 例软骨损伤患者的磁共振检查结果、纳米金颗粒探针检测关节液 ADAMTS-4 水平与关节镜下测量结果（图 10-1-2），研究表明 MRI 诊断患者轻度软骨损伤的 ROC 曲线下面积（AUC）是 0.718（95% CI: 0.59~0.83），与金颗粒探针或 ADAMTS-4 ELISA 诊断轻度软骨损伤的 AUC 无统计学差异。Youden 指数为 0.33，MRI 评分界值 >1 可诊断轻度软骨损伤，敏感性（Se）为 47.5%，特异性（Sp）为 85%。逻辑回归分析结果显示金颗粒和 MRI 联合诊断轻度软骨损伤的 AUC 为 0.836（P= 0.035，95% CI: 0.541~0.959），敏感性为 82.5%，特异性为 80.0%（表 10-1-1），诊断准确性明显高于用任何一种方法单独诊断（Liu et al., 2018）。

表 10-1-1 软骨损伤患者不同方法的 AUC、敏感性、特异性及 Youden 指数

检查方法	AUC	Se	Sp	Youden
D-AU	0.77	80	65	0.45
MRI	0.718	47.5	85	0.33
ELISA	0.731	97.5	55	0.53
D-AU + MRI	0.836	82.5	80	0.63
D-AU + ELISA	0.793	77.5	70	0.48
MRI + ELISA	0.769	67.5	80	0.48
D-AU + MRI + ELISA	0.841	82.5	70	0.53

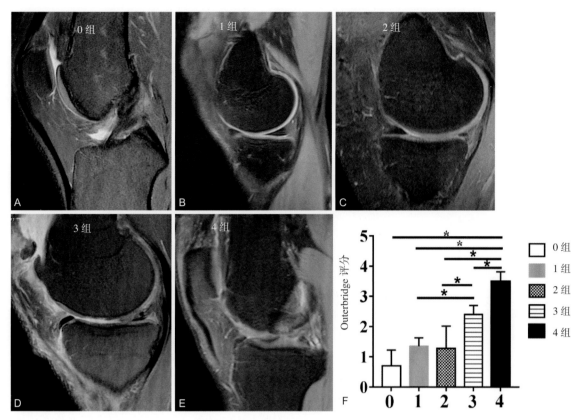

图 10-1-2　100 例软骨损伤患者的 MRI 分组及 MRI 评分 A. 软骨正常组患者（*n*=20）；B. 软骨Ⅰ度损伤组患者（*n*=20）；
C. 软骨Ⅱ度损伤组患者（*n*=20）；D. 软骨Ⅲ度损伤组患者（*n*=20）；E. 软骨Ⅳ度损伤组患者（*n*=20）；F. 软骨损伤
outerbridge 评分

第二节　三维磁共振成像

目前，越来越多的三维（3D）成像技术被用于关节软骨的研究，3D 成像技术最大的优点是实现了容积扫描，对软骨损伤的显示优于常规 MRI 技术。3D 技术可进行无间隔扫描，减少了容积伪影，提高了对微小病变的检测能力；它可任意方向和层厚进行重建，全方位直视软骨，能够对软骨的损伤情况做出更为准确的判断，在膝关节和踝关节软骨的成像中应用尤为广泛。以下简单介绍几种较为常用的 3D 扫描技术。

三维可变翻转角快速自旋回波成像（3-dimensional sampling perfection with application optimized contrast using different flip angle evolutions, 3D-SPACE），从 TSE 序列上衍生而来，它采用可翻转角的超长回波链采集图像。3D-SPACE 能有效减少 T2 衰减引起的模糊效应，回波间隔很短，在相同时间内，允许采集更多的数据（Notohamiprodjo et al., 2012）。

三维真稳态进动快速成像（3D-true fast imaging with steady-state precession，3D-True FISP）序列，成像速度快，采用极短的 TR（重复时间）和 TE（回波时间）、流动的液体呈高信号，液体与软组织间具有良好的对比度，但此序列对磁场的不均匀性较敏感，易在质子密度相差较大的界面形成伪影。

三维双回波稳态（three dimensional double-echo steady state, 3D-DESS）序列，由 1 次激发后采集稳态进动快速成像和反序列镜像稳态进动快速成像合并形成，可获得较高的信噪比和对比度，软骨表现为中等信号，而关节积液为高信号。研究表明，3D-DESS 序列可对膝关节软骨的形态进行准确的分析，其敏感性较高，但对于不同分级的软骨损伤，检测能力有所不同；而对踝关节而言，由于关节软骨损伤引起的关节积液不明显，关节对比度较差，使得此序列对软骨表面损伤的检出有一定的局限性（Kohl et al., 2015）。

三维快速小角度（3D fast low angle shot，3D-FLASH）成像，属于扰相梯度回波序列，SNR和空间分辨力高，可显示较小的关节软骨病变（Shi et al., 2011）。它包括脂肪抑制技术和水激发技术。脂肪抑制技术增加了软骨与周围组织的对比度，但其存在的问题是扫描时间长，部分患者难以耐受，易出现运动伪影（Shi et al., 2011）。水激发技术的开发应用可缩短采集时间，对不均匀磁场的敏感性降低，同时也消除了化学位移伪影（Hudelmaier et al., 2012），因此，水激发三维快速小角度（Water-excitation 3D fast low angle shot, WE-3D-FLASH）成像对关节软骨病变的显示更为准确。

第三节　定量磁共振成像

定量MRI技术包括T1ρ、T2-mapping、磁共振延迟增强软骨成像（delayed gadolinium-enhanced MRI of cartilage，dGEMRIC）、弥散加权成像（diffusion weighted imaging，DWI）、弥散张量成像（diffusion tensor imaging，DTI）、钠（^{23}Na）成像技术等（Horiuchi et al., 2018）。这些MRI技术的临床应用与进展正在逐步提高骨关节系统影像诊断水平，为临床早期诊断和治疗检测提供依据（Ellermann et al., 2019）。

一、T1ρ成像技术

T1ρ全称为旋转坐标系下的自旋晶格弛豫时间，主要是基于自旋锁定，检测射频脉冲磁场中的关节软骨内分子的自旋弛豫值。T1ρ技术是通过施加振幅不同的自旋锁定脉冲、设定系列自旋锁定时间来采集一系列T1ρ加权图像。其基本原理为：首先沿x轴发射第一个脉冲（P_1），使得纵向（z轴）磁矩翻转到沿y轴的横向平面，然后沿y轴发射自旋锁定脉冲，将磁矩锁定在y轴，最后，发射一个与P_1方向相反的短脉冲（P_2）使横向磁矩向纵向恢复。

T1ρ成像技术是一种无创性的、敏感性强的量化预测与监测软骨内大分子物质改变的分子影像学技术。国内外多项研究已经证实，T1ρ对于软骨基质中的蛋白多糖非常敏感，可用于标记蛋白多糖的分布或检测其丢失，通过测定其含量的改变来定量评价软骨损伤情况，软骨退变或损伤后，蛋白多糖含量减少，T1ρ值则会随之相应升高，二者之间存在较强的相关性，因而，T1ρ可用来预测早期软骨病变、监测其发生发展以及术后修复过程。

目前，T1ρ技术在软骨成像中的应用越来越广泛且较为成熟，但其主要应用在膝关节软骨成像中，对于踝关节软骨应用较少。T1ρ值与软骨损伤密切相关，且随着损伤的加重，T1ρ值逐渐增加，T1ρ技术能够比形态学MR成像提供更多的信息。部分学者认为T1ρ对早期软骨损伤的检测比T2-mapping更为敏感，这是因为软骨损伤早期，主要表现为蛋白多糖含量的减少，而T2-mapping检测的胶原纤维变化不明显，这也是T1ρ技术的优势所在，可较其他定量MR技术更早地发现软骨损伤（Sasho et al., 2017）。另外，T1ρ技术也正逐渐应用于关节软骨修复和移植术后的成像，目前的研究认为膝关节软骨自体移植和微骨折术后3个月、6个月及术后1年，术区软骨的T1ρ值要高于正常软骨，但目前缺乏长期跟踪报道，远期变化尚不明确，这需要我们进一步追踪研究。

北京大学第三医院袁慧书教授团队与北京大学运动医学研究所敖英芳教授团队开展了T1ρ对膝关节轻度软骨损伤的相关研究，表明T1ρ对轻度或早期软骨损伤敏感性高，优于PD序列检测效果，甚至早于关节镜下软骨损伤的表现，其无创性、敏感性和特异性对轻度或早期软骨损伤的临床诊疗及基础研究均有较大应用价值（黄灿等，2015；高丽香等，2018）（图10-3-1）。

二、T2-mapping

T2-mapping成像技术是目前应用较为广泛的软骨定量MR成像技术。T2-mapping成像采用多回波SE序列，获得一系列T2加权成像，通过工作站后处理、分析计算每个体素的T2值，重构成可进行量化分析的T2-mapping伪彩图，通过测量软骨内ROI（感兴趣区）的T2弛豫时间来定量分析关节软骨内生化成分的变化。

T2-mapping技术通过检测软骨内的胶原纤维

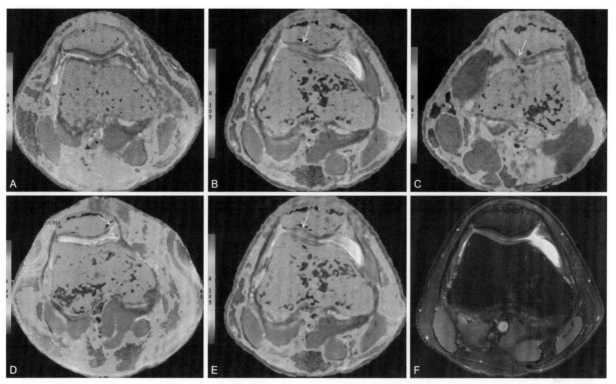

图 10-3-1 T1ρ 序列轻度软骨损伤的表现 A. 男性，19 岁，T1ρ 示正常髌骨软骨表现为均匀一致的橙红色阶。B. 男性，22 岁，T1ρ 示髌骨外侧软骨Ⅰ级损伤（箭头）。C. 男性，25 岁，T1ρ 示髌骨中间偏内侧软骨Ⅱ级损伤（箭头）。D. 男性，25 岁，T1ρ 示髌骨内侧软骨Ⅲ级损伤（箭头）。E、F. A,B 男性，22 岁，T1ρ（图 E）示髌骨外侧软骨损伤（箭头）；BPDWI（图 F）上软骨信号无明显异常（高丽香等，2018）

及水含量的改变来推断软骨的损伤情况。软骨损伤早期，其大体形态无明显变化，而内部大分子结构却发生了明显的改变，胶原蛋白退变、破坏，胶原纤维的排列方式发生改变以及水的通透性增高、水含量增加都会导致 T2 弛豫时间升高。

T2-mapping 技术对关节软骨损伤的诊断和术后软骨变化的监测具有较高的临床应用价值，其与关节软骨的组织学变化存在着一定相关性，在一定程度上可以对软骨病变的等级进行划分，可成为预测早期关节软骨损伤的影像学方法。另外，T2-mapping 技术能够无创、动态地监测移植软骨的修复过程，可以作为修复术后评估软骨的有利工具。

然而，软骨的 T2 值有时会受到 MRI 魔角效应的影响，这是因为在软骨组织中水分子的分布与胶原纤维的排列方向平行，但不同层面的胶原纤维排列方向却不尽相同，这就导致了水分子分布的各向异性，从而产生稳定的磁化矢量夹角，引起 T2 值的升高，当软骨胶原纤维方向与主磁场方向约呈 55° 角时最为明显。魔角效应没有办法消除，只能在扫描过程中尽可能保持关节与主磁场平行，

以减小这一效应。

笔者采用 T2-mapping 进行软骨相关的临床及基础研究的定量评估，对接受软骨损伤修复术治疗患者的术前及术后膝关节进行 MRI 扫描，评估软骨损伤的程度及范围。例如在关节囊外切断兔内侧副韧带构建轻度软骨损伤模型的研究中，实验组关节囊外切断兔内侧副韧带构建轻度骨关节炎软骨损伤模型（MCLT 组），对照组采用切断前交叉韧带构建骨关节炎软骨损伤模型（ACLT 组），二者术后对软骨损伤程度进行对比，T2-mapping 测量值统计发现 MCLT 组可出现轻度软骨损伤，并且轻度软骨损伤时间窗口更长，与软骨组织学染色（HE、ColⅠ/Ⅱ、MMP-13 等染色）评价金标准一致，其无创性更有利于对轻度软骨损伤进行研究，磁共振 T2-mapping 具体参数见表 10-3-1，磁共振结果及 T2-mapping 值见图 10-3-2（Huang et al.，2014；Liu et al.，2016）。

在 ADAMTS-4 金纳米颗粒荧光开关探针（D-AU 探针）诊断轻度软骨损伤的动物实验研究中，敖英芳教授团队通过具有知识产权的金纳米颗

表 10-3-1　小动物磁共振 T2-mapping 序列具体参数设置

序列	T2 mapping
位置	矢状位
TR（ms）	1000
TE（ms）	13.8
FOV（mm）	80
翻转角	180°
每层间距（mm）	2
矩阵	512×256

注：TR,重复时间；TE,回波时间；FOV,视野

粒检测关节液中 ADAMTS-4 水平，诊断兔轻度软骨损伤的 ROC 曲线下面积（AUC）是 0.804（95% CI: 0.59～0.94），与 T2-mapping 或 ADAMTS-4 ELISA 诊断轻度软骨损伤的 AUC 无统计学差异。

T2-mapping 诊断轻度软骨损伤的 AUC 为 0.73（95%CI: 0.0.52～0.89），与金颗粒探针或 ELISA 的 AUC 无统计学差异；Youden 指数为 0.50；T2-mapping 诊断软骨损伤的界值为 >50.1，诊断敏感性为 76.9%，特异性为 72.7%。ELISA 诊断轻度软骨损伤的 AUC 为 0.73（95% CI: 0.51～0.89），与金颗粒探针或 T2-mapping 的 AUC 无统计学差异；Youden 指数是 0.47；ADAMTS-4 浓度诊断轻度软

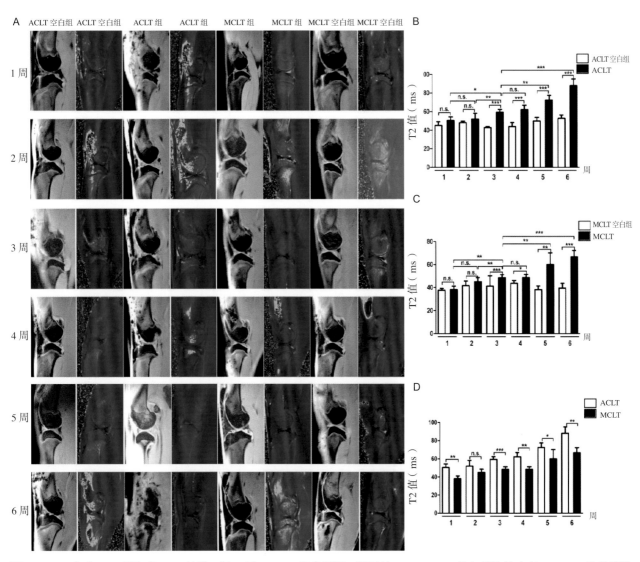

图 10-3-2　术后 1～6 周各组 MRI 结果；图 A 示：ACLT 组术后第 4 周开始 T1-3D-GRE 相出现信号改变，MCLT 组术后第 1～5 周 T1-3D-GRE 未见明显软骨信号改变，术后第 6 周可见轻微软骨损伤信号；图 A、B 示：T2-mapping 定量分析表明 ACLT 组术后第 3 周开始有意义，第 4～6 周随时间延长加重随时间延长加重；图 A、C：示 MCLT 组术后 3 周开始出现损伤，第 4～6 周随时间延长加重；图 D 示：ACLT 和 MCLT 实验组术后第 3 周开始评分之间有差异，ACLT 组值高于 MCLT 组，表示 MCLT 的损伤程度较 ACLT 轻，损伤速度慢

骨损伤的界值 >5.05，诊断敏感性为 92.31%，特异性为 54.55%（表 10-3-2）。

表 10-3-2　兔模型中不同方法的 AUC、敏感性（Se）、特异性（Sp）及 Youden 指数

	AUC	Se	Sp	Youden	界值
金颗粒	0.80	84.62%	63.64%	0.48	>864.97
T2-mapping	0.73	76.9%	72.7%	0.50	>50.1
ELISA	0.73	92.31%	54.55%	0.47	>5.05

三、dGEMRIC

关节软骨内蛋白多糖的亚单位为 GAG，带有负电荷，二乙三胺五乙酸钆双葡甲胺（Gd-DTPA）是目前 MR 成像常用的对比剂，也带有负电荷。正常情况下经静脉注射 Gd-DTPA 后，软骨内带负电荷的 GAG 会排斥负电荷离子，其内没有 Gd-DTPA 聚集，软骨的 T1 值很长；而当软骨损伤时，其内 GAG 减少，此时 Gd-DTPA 可替代性地进入软骨组织，当大量 Gd-DTPA 由软骨下骨端及滑膜两个方向弥散进入软骨内，并在病变区域浓聚时，软骨的 T1 值将明显缩短，病变处 MRI 信号明显增强（Brown et al.，2014）。

dGEMRIC 也是目前应用较为成熟的软骨定量成像技术之一，它能敏感地反映早期损伤软骨内蛋白多糖的亚单位的改变，同 T1ρ 一样，也是通过测量软骨的 T1 值来评估其病变情况。dGEMRIC 可无创性地定量评估正常及损伤软骨、在检测软骨术后修复情况中也有较大的优势。dGEMRIC 技术不仅应用于髋、膝等较大关节上，而且也在踝关节有所应用。

但是，此项技术需要静脉注射对比剂，常规扫描与延迟增强扫描之间需要一段较长的等待时间，不同关节延迟时间不一，最少也需要 40 min，因此在一定程度上限制了其在临床中的广泛应用。

四、DWI

DWI 技术能够无创性地探测活体组织中水分子的扩散，这项技术是通过监测水分子在媒介中扩散运动受限制的方向和程度、引起相位不一致而产生信号衰减来反应组织微观结构的变化，其信号来源于组织中的自由水。正常软骨中含有大量的水，但水分子的运动被固体成分（蛋白多糖、胶原纤维网状结构）限制，结合水扩散受限导致弥散时间延长，表观弥散系数（apparent diffusion coefficient，ADC）值下降。软骨损伤后，由于蛋白多糖的降解及含量减少、胶原纤维网状结构的崩解破坏，会引起结合水的释放，软骨基质中自由水分子会相应增加，水分子的扩散阻力降低、扩散速度加快，从而导致软骨的 ADC 值升高。因此我们可以通过 DWI 检测软骨内水分子的扩散能力从而对关节软骨病变进行评价，为关节病变的治疗提供依据。目前，DWI 更多地应用于膝关节、踝关节软骨术后的研究，对于采用不同手术方式治疗的软骨损伤患者，DWI 能够鉴别不同修复组织的内部生化成分（Apprich et al.，2012）。

然而，DWI 存在着一些不足，与常规 MRI 相比分辨力较低，另外由于大量噪声的存在，运动伪影的影响，导致其 SNR 较低，因此使得 ADC 值的准确性以及图像的质量受到一定的影响。

五、DTI

DTI 是在 DWI 的基础上发展起来的一种新的 MR 定量成像技术，它不仅能测定反映水分子运动能力的表观弥散系数（ADC），而且能获取反映水分子弥散的各向异性（fractional anisotropy，FA）数值，可进一步反映透明软骨的超微细结构变化。DTI 源于软骨基质中各种大分子物质对水分子运动的影响，关节软骨损伤早期胶原纤维结构发生改变，如胶原纤维增粗肿胀、胶原网络破坏、胶原纤维走行方向异常等，从而引起自由水含量增加，水分子的弥散方向发生显著改变，直接导致 FA 值减低。研究表明在一定程度上 DTI 能够对软骨的损伤进行分级，而且 FA 值和 ADC 值二者联合应用对早期软骨损伤诊断更为准确，能够识别软骨内更多的细微结构与功能变化。但是目前 DTI 技术对于关节软骨成像仍处于研究阶段，未来需要更多的实验进一步证实。

六、钠成像

钠存在于软骨内细胞外基质中，是一种正电荷离子，而软骨内蛋白多糖的主要成分 GAG 带有负电荷，根据电中性原理，钠的含量与蛋白多糖的含量相平衡。正常关节软骨内富含蛋白多糖，因

而钠浓度较高，且高于周围关节积液、软组织结构和骨骼。而当软骨损伤后，部分或全部区域的蛋白多糖含量减少，其钠的浓度也会相应减少，通过钠成像检测软骨内的 Na⁺ 含量，可获得蛋白多糖含量变化的信息。因此，钠成像对关节软骨内的蛋白多糖含量非常敏感，可用于研究软骨损伤后内部成分的变化。软骨损伤早期，主要发生的是蛋白多糖的减少（Moon et al., 2013），从而使得钠成像可以敏感地检测出软骨的早期损伤，另外，钠成像也可用于监测软骨损伤的发展过程，评价软骨修复术后内部成分的变化（Madelin et al., 2013）。但是，钠成像的扫描时间长、信噪比较低，对硬件设备的要求非常高，需要特殊的空间传输和接受线圈，目前的实验大多是在 7T MR 设备上完成，因此限制了该项技术在临床工作中的广泛应用。

（高丽香　袁慧书）

参考文献

高丽香, 袁慧书. T1ρ序列、MR和关节镜在膝关节软骨成像中的应用对比. 实用放射学杂志, 2018,34(2): 256-259.

龚熹, 敖英芳, 郑卓肇. 术前3T核磁评估膝关节Ⅳ度软骨损伤及范围的准确性研究. 中国运动医学杂志, 2012, 31(03): 218-220.

黄灿, 刘振龙, 袁慧书. 髌骨外侧高压综合征的MRI表现与T1ρ序列对其诊断的意义. 中国CT和MRI杂志, 2015(6):84-87.

Apprich S, Trattnig S, Welsch GH, et al. Assessment of articular cartilage repair tissue after matrix-associated autologous chondrocyte transplantation or the microfracture technique in the ankle joint using diffusion-weighted imaging at 3 Tesla. Osteoarthritis Cartilage, 2012, 20(7): 703-711.

Brown DS, Durkan MG, Foss EW, et al. Temporal in vivo assessment of fresh osteochondral allograft transplants to the distal aspect of the femur by dGEMRIC(delayed gadolinium-enhanced MRI of cartilage) and zonal T2 mapping MRI. J Bone Joint Surg Am, 2014,96(7): 564-572.

Ellermann JM, Ludwig KD, Nissi MJ, et al. Three-Dimensional Quantitative Magnetic Resonance Imaging of Epiphyseal Cartilage Vascularity Using Vessel Image Features: New Insights into Juvenile Osteochondritis Dissecans. JSES Open Access, 2019,4(4).

Horiuchi S, Yu HJ , Luk A, et al. T1rho and T2 mapping of ankle cartilage of female and male ballet dancers. Osteoarthritis and Cartilage, 2018,26(1): 433-434.

Huang H, Zhang X, Hu X, et al. A functional biphasic biomaterial homing mesenchymal stem cells for in vivo cartilage regeneration. Biomaterials, 2014,35(36): 9608-9619.

Hudelmaier M, Christian G, Christian P, et al. Comparison between different implementations of the 3D FLASH sequence for knee cartilage quantification. Magma, 2012,25(4): 305-312.

Kohl S, Meier S, Ahmad SS, et al. Accuracy of cartilage-specific 3-Tesla 3D-DESS magnetic resonance imaging in the diagnosis of chondral lesions: comparison with knee arthroscopy. J Orthop Surg Res, 2015, 10: 191.

Liu Z, Hu X, Man Z, et al. A novel rabbit model of early osteoarthritis exhibits gradual cartilage degeneration after medial collateral ligament transection outside the joint capsule. Sci Rep, 2016, 6: 34423.

Liu Z, Hu X, Yang P, et al. Diagnostic utility of fluorogenic peptide-conjugated Au nanoparticle probe corroborated by rabbit model of mild cartilage injury and panel of osteoarthritic patients. Am J Transl Res, 2018,10(8): 2277-2289.

Madelin G, James B, Ding X, et al. Articular cartilage: evaluation with fluid-suppressed 7.0-T sodium MR imaging in subjects with and subjects without osteoarthritis. Radiology, 2013, 268(2): 481-491.

Moon CH, Kim JH, Zhao T, et al. Quantitative(23) Na MRI of human knee cartilage using dual-tuned(1) H/(23) Na transceiver array radiofrequency coil at 7 tesla. J Magn Reson Imaging, 2013,38(5): 1063-1072.

Notohamiprodjo M, Kuschel B, Horng A, et al. 3D-MRI of the ankle with optimized 3D-SPACE. Invest Radiol, 2012, 47(4): 231-239.

Sasho T, Katsuragi J, Yamaguchi S, et al. Associations of three-dimensional T1 rho MR mapping and three-dimensional T2 mapping with macroscopic and histologic grading as a biomarker for early articular degeneration of knee cartilage. Clin Rheumatol, 2017, 36(9): 2109-2119.

Shi K, Zhou K, Niu X, et al. Investigation of motion artifacts associated with fat saturation technique in 3D flash imaging. Med Phys, 2011, 38(8):4556-4562.

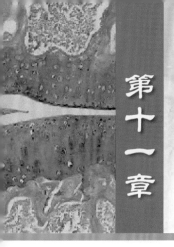

第十一章

关节软骨损伤的临床评价

第一节　术前3T磁共振评估膝关节Ⅳ度关节软骨损伤及范围的准确性研究

　　膝关节软骨损伤的发生率很高。在接受膝关节镜检查的患者中，约63%存在关节软骨损伤。膝关节任何发育异常、生理生化因素改变、生物力学因素改变、关节内环境改变、机械性外伤因素等，均可引起关节软骨损伤。软骨损伤表现多样，不仅有局部损伤、缺失、亦可出现软化囊变、萎缩、增生隆起等，临床上常用 Outerbridge Ⅳ度法划分关节软骨损伤程度。轻、中度软骨损伤尚未累及软骨全层，软骨下骨尚未暴露，可采用软骨刨刀或射频气化修整损伤面。重度软骨损伤除伤及软骨全层外，也有关节软骨局部缺失、软骨下骨暴露。此情况下单纯修整效果不好，往往需要进行软骨修复，尤其是对年纪较轻的患者。不同部位、范围的软骨缺损，选择的修复方法也不尽相同，因此，选择能准确反映软骨损伤程度、范围的检查方法十分重要。磁共振成像检查由于其良好的组织和空间分辨率和无创伤性，能清楚显示关节软骨形态和信号变化，被认为是术前评价软骨损伤的最佳方法。

　　笔者回顾了其研究所 2011 年 2 月至 10 月的 11 例膝关节Ⅳ度软骨损伤进行软骨修复手术的患者，术前均采用 3T 磁共振评估其软骨损伤范围，术中清理软骨损伤病灶后对损伤范围进行了直接测量，并与 3T 磁共振测量结果进行对比，以检验术前磁共振评估的准确性，探讨其临床意义（龚熹等，2012）。

　　磁共振检查时患者仰卧，常规应用 8 通道膝关节专用线圈，扫描序列如下：①矢状位 TSE T1W：TR650 ms，TE 16 ms；②矢状位脂肪抑制 TSE 双回波序列：TR 3000 ms。TE 33 ms、80 ms；③冠状位脂肪抑制 TSE PDW：TR 3000 ms，TE 31 ms；④横断位脂肪抑制 TSE PDW：TR 3000 ms，TE 31 ms。以上各序列层厚均为 3~4 mm，层间隔 0.3~0.4 mm，扫描野 160 mm×160 mm，扫描矩阵 256×（256~384）。

　　软骨损伤测量基于三个方位的脂肪抑制 TSE PDW。软骨损伤程度的 MRI 分级采用 Recht 标准：0 级，正常软骨；Ⅰ级，软骨分层结构消失，软骨内出现局灶性低信号区，软骨表面光滑；Ⅱ级，软骨表面轮廓轻至中度不规则，软骨缺损深度未及全层厚度的 50%；Ⅲ级，软骨表面轮廓重度不规则，软骨缺损程度深达全层厚度的 50% 以上，但未见完全剥脱；Ⅳ级，软骨全层缺损、剥脱，软骨下骨质暴露，伴或不伴软骨下骨质信号改变。

　　3T 磁共振具有很高的分辨率和解析度，可清晰显示关节各类结构和层次，清楚观察软骨病损处的信号改变及软骨下骨内信号的变化。可采用两种方法测量软骨损伤范围，一是软骨损伤直接测量，软骨缺损部位往往为关节液充填。在 3T 磁共振影像上显示不同于正常软骨的高信号。通过不同方位扫描测量损伤区域的最大长度与宽度评估软骨损伤的范围，二是软骨下骨水肿范围测量，Ⅳ度软骨损伤常常伴有不同范围的软骨下骨水肿及囊变，形态也不规则，测量靠近软骨的软骨下骨水肿的最大长度与宽度，并不一定是最大骨水肿的范围。软骨损伤的磁共振评估与测量均由我院放射科有经验的医师完成。术中软骨损伤程度分级采用 Outerbridge 标准：0 度，正常软骨；Ⅰ度，软骨软化水肿或出现表面泡状结构；Ⅱ度，软骨变薄，出现轻、中度纤维化；Ⅲ度，软骨重度纤维化，呈现蟹肉样改变；Ⅳ度，软骨退变深及骨皮质，全层软骨缺损，软骨下骨质裸露。

本组病例均采用切开手术修复软骨，术中彻底清理损伤软骨，直至软骨与软骨下骨连接紧密部位，用测量尺精确测量缺损的最大长度与宽度。结果显示，对于软骨损伤程度，术前对所有病例软骨损伤的 MRI 评估与术中评估一致，均显示典

型的Ⅳ级软骨损伤。均可见明显的软骨下骨水肿。3T 磁共振诊断Ⅳ度软骨损伤的准确性为 100%；对于软骨损伤范围的评估结果显示，磁共振软骨直接测量值与术中测量值比较，具有显著性差异，说明使用直接软骨损伤测量不能很准确地反映患者软骨损伤的实际情况。而骨水肿测量与术中测量值比较，没有显著性差异，说明骨水肿范围测量可以比较准确地反映软骨损伤情况（表 11-1-1）。前两种测量方法的测量值与术中的测量值之差的比较结果说明，两个差值有显著性差异，这说明直接软骨损伤测量的范围较术中测量偏小，骨水肿范围测量较直接软骨损伤测量更接近于术中软骨损伤范围（表 11-1-2）。

评估软骨损伤程度很重要。评估软骨损伤范围对手术方式及修复材料的选择也非常关键。笔者研究结果显示，直接测量结合软骨下骨水肿范围的测量，能更准确了解软骨损伤的真实范围。但并非所有Ⅳ度软骨损伤的磁共振影像都有软骨下骨水肿。对此类病例的磁共振测量需要进一步研究。

表 11-1-1 术前两种测量方法测量值与术中测量值的比较

	术中测量值	磁共振直接测量值	骨水肿测量值
长度（mm）	14.73 ± 3.927	10.40 ± 2.459*	13.91 ± 4.908
宽度（mm）	10.55 ± 3.236	7.00 ± 2.449*	10.45 ± 3.328

注：*表示与术中测量值进行配对t检验，$P<0.05$

表 11-1-2 术前两种测量方法的测量值与术中测量值之差的比较

	磁共振直接软骨损伤测量与术中测量的差值	骨水肿测量与术中测量的差值
长度（mm）	-4.80 ± 4.185	-0.70 ± 2.312*
宽度（mm）	-3.60 ± 4.502	-0.30 ± 1.767*

注：*表示骨水肿测量与术中测量的差值，与磁共振直接软骨损伤测量与术中测量的差值进行配对t检验，$P<0.05$

第二节 关节镜下软骨缺损的评估及测量

目前移植修复术和组织工程修复术是临床治疗软骨损伤的研究热点（Lien et al., 2009），移植修复术包括自体软骨细胞移植术（Farr, 2007）、自体骨软骨细胞移植、自体软骨块移植、同种异体软骨细胞移植（Giza et al., 2013）、同种异体骨软骨细胞移植。手术操作方式主要包括切开手术和全关节镜下手术，其中全关节镜下软骨移植术及组织工程术是近几年兴起的手术方式，全镜下操作

具有创伤小、恢复快的优点（Piontek et al., 2012；Benthien et al., 2015；Usuelli et al., 2015），但是移植物与软骨缺损的大小、形状的匹配一直没有完全精确的测量方法，目前常用的测量方法是镜下量尺法（Piontek et al., 2012；Benthien et al., 2015；Usuelli et al., 2015）和固定模具法。镜下量尺法是将量尺放于关节腔内（图 11-2-3A），镜下读取缺损的大小数值并描绘形状，这种测量方法对于形

状规则且缺损较小的软骨损伤比较准确，但是由于关节镜存在一定的放大倍数，关节面多带有弧度且关节镜头本身有一定的角度，镜下测量尺很难与关节面完全贴附，多带有一定的角度，测量大小有时为估计值，因此测量容易产生误差，影响测量的准确性，导致移植物与缺损不完全匹配。尤其对于缺损面积较大或不规则缺损，测量更是有较大误差。固定模具法是利用现有不同规格的器械模具（Marcacci et al., 2005），植入关节内后进行比对，将软骨损伤部位修整为与模具相同的大小和形状，但是这种方法可能损伤正常软骨，因为缺损软骨多为不规则型，为匹配模具则需要将损伤软骨修整为规则型，有时需要去掉部分正常软骨，此为该方法的局限性。

为了解决软骨缺损移植物精确匹配的问题，笔者课题组开发了基于计算机图形学的一项软件系统，用于关节镜下的精准测量与移植物匹配的应用（arthroscopic measurement by computer graphics, ACG）（图 11-2-1）。这款软件的基本原理是在关节镜下放置一个带有刻度的探针（自主研发）作为比例尺，进而利用计算机图形学，来计算和测量任意的距离及面积，获得软骨缺损边缘若干点的相对坐标，基于该坐标剪裁软骨移植物，使其匹

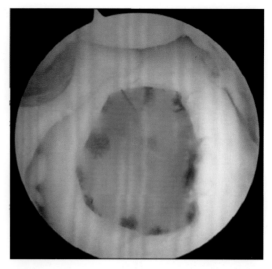

图 11-2-2 ACG方法匹配移植物与缺损软骨（利用 ACG 方法，将移植物剪裁为缺损软骨的形态，并放入镜下进行匹配）

配软骨缺损（图 11-2-2）。笔者课题组利用猪膝关节制造的软骨缺损，验证 ACG 方法的重复性、有效性、准确性。在猪膝关节制造 3 处软骨缺损，并在缺损边缘钻取若干个洞来标记测量的长度端点。测量任意两点之间的距离，共测量 15 条线的距离，测量共选取以下四种方法（图 11-2-3）：①传统的关节镜下量尺法（traditional arthroscopic

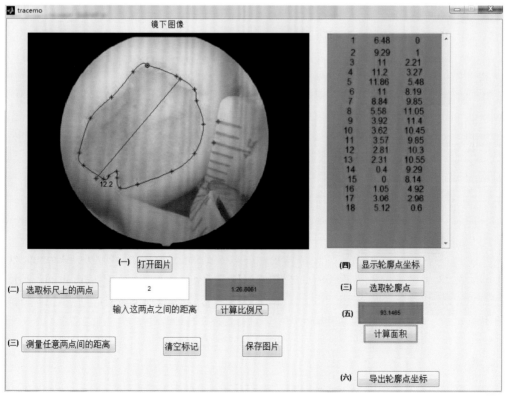

图 11-2-1 ACG方法测量软骨缺损距离与面积软件界面图

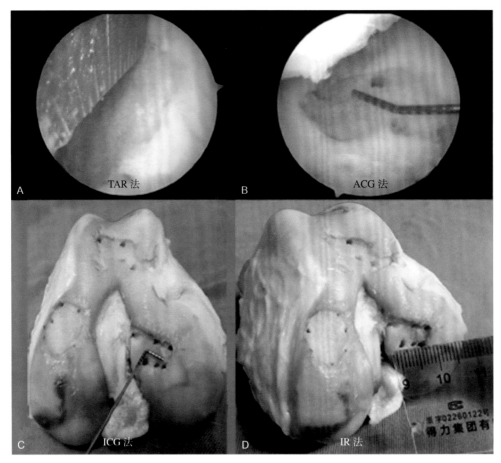

图 11-2-3　四种测量方法　A. 传统的关节镜下量尺法（TAR 法）；B. 关节镜下计算机图形学方法（ACG 软件法）；C. 切开后计算机图形学方法（ICG 法）；D. 金标准切开后直接用尺子测量（IR 法）

measurement by ruler, TAR）；②关节镜下计算机图形学方法（ACG 软件法）；③切开后计算机图形学方法（incised measurement by computer graphics, ICG）；④金标准：切开后直接用尺子测量（gold standard: incised measurement by ruler, IR 法）。ACG和 ICG 的测量由两名受过训练的实验者来完成，每条线测量 3 次。并计算组内相关系数和组间相关系数（ICC）。TAR、ACG、ICG 与 IR 金标准之间的一致性利用 Stata 软件中的 concord 来计算。研究结果表明，ACG 和 ICG 的组内和组间相关系数分别为 0.99 和 0.98，表现了良好的重复度。TAR、ACG、ICG 与 IR 的 concord 值分别为 0.813、0.886、0.917 其中 ACG 的准确度高于 TAR。

综上，课题组开发了一种基于计算机图形学测量软骨缺损的新方法（ACG），本方法不需要修整缺损软骨的形态，可以直接测量任意形状的缺损软骨的长度、面积、形态。本方法具有良好的重复度、稳定度和准确性，可以有效用于软骨缺损测量、移植物剪裁与匹配等。

第三节 基于磁共振成像的软骨损伤缺损修复评价

磁共振成像（magnetic resonance imaging, MRI）是临床中评估软骨缺损的手段之一，该评估方式可以有效地对关节软骨全层缺损区域进行测量评估，目前已经得到了广泛应用。虽然常规软骨成像序列已经能够对关节软骨损伤的形态学改变进行诊断、分型，但目前定量监测软骨病变方法均尚处于研究阶段，临床应用很少，不同成像方法针对软骨缺损的不同生化成分改变的敏感性、特异性也不同，需要大量的临床及实验研究数据来进一步证实。同时，对于软骨缺损修复术后评估尚无成熟的定量评价方法。

笔者针对膝关节软骨缺损术后缺乏定性、定量评估修复效果方法这一难题，利用 MRI 二维图像建立膝关节关节软骨三维模型，通过软件对正常关节软骨及修复组织的三维图像进行处理，最后直观、定量化拟合出关节软骨损伤修复组织灰度值分布云图。从而定性、定量分析软骨缺损及软骨缺损修复术后效果。

研究方法：①将膝关节 MRI 扫描图像数据以 DICOM 格式导入 Mimics 软件，三维重建完整软骨及缺损软骨的三维模型；②将缺损软骨的模型导入 3-matic 软件中划分网格，为像素级的软骨评估做准备；③将缺损软骨网格模型在 3-matic 中保存为 mxp，再导入 Mimics 中；④查看完整软骨、缺损软骨的灰度范围；⑤利用 FEA/CAD 模块下的 material 模块，选择 mask orange（缺损软骨的蒙版）。根据健康软骨和损伤软骨的灰度值差异，将损伤软骨的灰度值分为几个层级，赋予不同的颜色，得到缺损软骨的灰度分布云图。颜色设定为从蓝色到红色，越接近正常软骨灰度值，越接近蓝色，越偏离正常软骨灰度值，越接近红色。

通过此种方法可以对软骨损伤进行定性及定量评价。笔者对行脱细胞骨基质软骨损伤修复术后的患者磁共振图像应用本方法构建三维模型，可以看到患者术后随着随访时间的延长软骨缺损逐渐减小，表现在三维模型上可见软骨缺损区域逐渐缩小（图 11-3-2）。

同时，也可以对软骨损伤区域修复组织进行定性评价。笔者对上述病例的磁共振图像造模后将损伤软骨的灰度值分为几个层级，赋予不同的颜色，得到缺损软骨的灰度分布云图。结果显示，行脱细胞骨基质软骨损伤修复术后患者软骨损伤区域灰度值逐渐接近正常软骨，表现在图像上可以看到随着时间延长，损伤区域修复组织的颜色由红到绿再到蓝，逐渐接近正常软骨组织（图 11-3-3）。

综上，课题组基于 MRI 和 Mimics 软件对正常关节软骨及修复组织的三维图像进行处理，最后直观、定量化拟合出关节软骨损伤修复组织灰度值分布云图。从而定性、定量分析软骨缺损及软骨缺损修复术后效果。

257

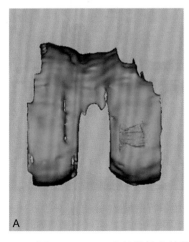
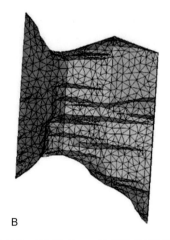
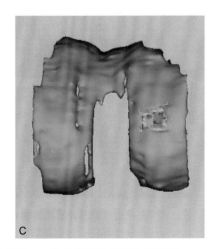

图 11-3-1　A.完整软骨和缺损软骨的三维模型；B.缺损软骨的网格模型；C.缺损软骨的灰度分布云图

术前　　　　　　　　　　　　　　　　　　　术后

| 6个月 | 12个月 | 24个月 | 5年 |

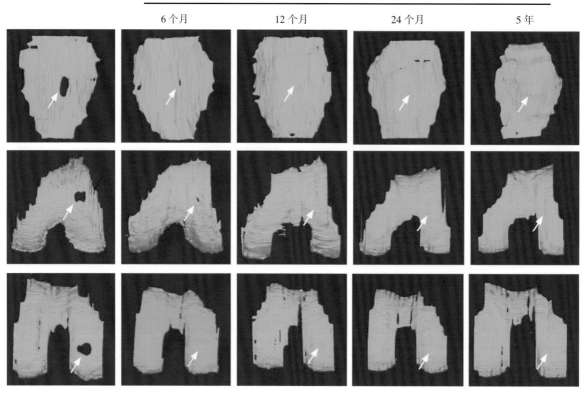

图 11-3-2 利用磁共振成像及计算机造模对行脱细胞骨基质修复软骨损伤术后患者行磁共振成像评价；从上到下共三行，每行代表一个部位，分别是髌骨、股骨滑车、股骨髁。白色箭头所示为软骨损伤区域，可以看到随着时间增加，软骨损伤区域逐渐减小

术前　　　　　　　　　　　　　　　　　　　术后

| 6个月 | 12个月 | 24个月 | 5年 |

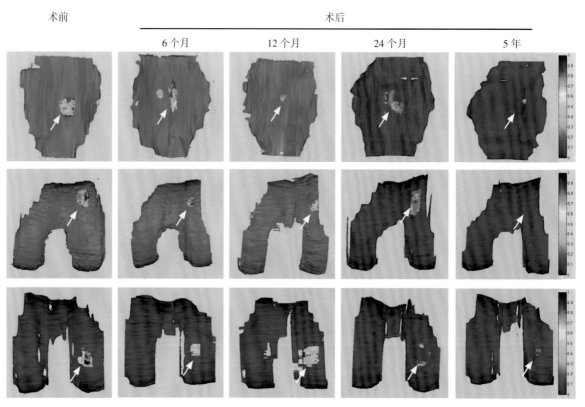

图 11-3-3 利用磁共振成像及计算机造模对行脱细胞骨基质修复软骨损伤术后修复组织行定量磁共振成像评价；从上到下共三行，每行代表一个部位，分别是髌骨、股骨滑车、股骨髁。白色箭头所示为软骨损伤区域，可以看到随着时间增加，软骨损伤区域信号值接近正常软骨组织

（任　爽　刘振龙　敖英芳）

参考文献

龚熹, 敖英芳, 郑卓肇. 术前3T核磁评估膝关节IV度软骨损伤及范围的准确性研究. 中国运动医学杂志, 2012, 31(3):218-220.

Giza E, Howell S. Allograft juvenile articular cartilage transplantation for treatment of talus osteochondral defects. Foot Ankle Spec, 2013,6(2):141-144.

Usuelli FG, de Girolamo L, Grassi M, et al. All-Arthroscopic Autologous Matrix-Induced Chondrogenesis for the Treatment of Osteochondral Lesions of the Talus. Arthrosc Tech, 2015,4(3) :e255-259.

Farr J. Autologous chondrocyte implantation improves patellofemoral cartilage treatment outcomes. Clinical orthopaedics and related research, 2007(463):187-194.

Benthien JP, Behrens P. Nanofractured autologous matrix induced chondrogenesis(NAMIC(c)) - Further development of collagen membrane aided chondrogenesis combined with subchondral needling A technical note. Knee, 2015, 22(5):411-415.

Marcacci M, Kon E, Zaffagnini S, et al. Multiple osteochondral arthroscopic grafting(mosaicplasty) for cartilage defects of the knee: Prospective study results at 2-year follow-up. Arthroscopy: The Journal of Arthroscopic & Related Surgery, 2005,21(4):462-470.

Lien SM, Ko LY, Huang TJ. Effect of pore size on ECM secretion and cell growth in gelatin scaffold for articular cartilage tissue engineering. Acta Biomater, 2009, 5(2): 670-679.

Piontek T, Ciemniewska-Gorzela K, et al. All-arthroscopic AMIC procedure for repair of cartilage defects of the knee. Knee Surg Sports Traumatol Arthrosc, 2012,20(5): 922-925.

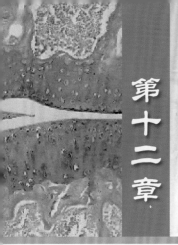

第十二章

关节软骨损伤的临床治疗

第一节　关节软骨损伤的保守治疗

保守治疗的目的在于缓解急、慢性损伤导致的疼痛，肿胀以及活动受限症状，改善关节运动功能。同时，为软骨修复提供营养支持，促进损伤软骨恢复，避免损伤范围扩大或程度恶化并进展为骨性关节炎。

关节软骨损伤保守治疗的指征包括：①无症状的非全层软骨损伤患者；②无移位，表面完整的局限性软骨损伤患者（图 12-1-1）；③青少年稳定的剥脱性骨软骨炎患者；④软骨损伤进展为早期骨性关节炎的患者（图 12-1-2）；⑤不能耐受手术治疗的患者。

对于磁共振检查提示软骨轻度损伤，而无明确症状的患者可考虑保守治疗。例如，Shahniaree 等认为针对髌骨软化磁共振分型中的 Ⅰ 型及 Ⅱ 型损伤，软骨仅表面磨损、不光滑或缺损深度小于 50% 的患者，可考虑保守治疗；而对于 Ⅲ 型或 Ⅳ 软骨损伤，软骨下骨外露的患者，保守治疗一般效果欠佳（Yulish et al., 1987）。对于踝关节软骨损伤，Berndt-Harty Ⅰ 、Ⅱ 型以及小面积的 Ⅲ 型的距骨软骨损伤可考虑保守治疗；而大面积的 Ⅲ 型、Ⅳ 型软骨损伤以及保守治疗效果欠佳的 Ⅰ 、Ⅱ 型软骨损伤，应考虑手术治疗。保守治疗策略包括：制动 6 周，避免负重，口服非甾体抗炎药（nonsteroidal anti-inflammatory drugs，NSAIDs），之后逐渐恢复

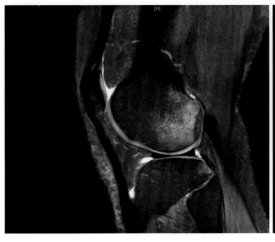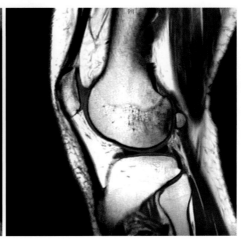

图 12-1-1　膝关节矢状位 MRI，无移位，局限性软骨损伤，采取保守治疗

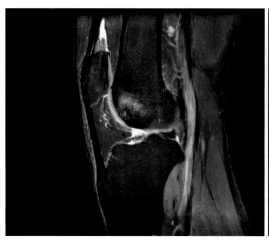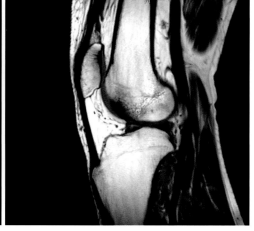

图 12-1-2　膝关节矢状位 MRI，股骨滑车软骨损伤，早期髌股关节炎，采取保守治疗

关节负重及踝关节屈伸活动练习。保守治疗的总体有效率在 20% ～ 54% 之间（Badekas et al., 2013）。Berndt 和 Harty 等（Berndt et al., 2004）报道认为，在所有踝软骨损伤保守治疗病例中，16% 效果良好，9% 效果中等，75% 效果欠佳。而 Verhage 等（Verhagen et al., 2003）的随访显示，保守治疗的有效率为 45%。治疗的目的在于减少损伤软骨的压力，促进骨髓水肿吸收，避免出现局部的骨坏死。

青少年稳定的剥脱性骨软骨炎适用于保守治疗，例如：制动、避免负重、限制活动等。Cahill 等（Cahill et al., 1995）报道，50% 的青少年剥脱性骨软骨炎，经 10 ～ 18 个月的保守治疗后可以自愈，并且没有骨骺早闭或症状遗留的现象。因此，对于骨骺未闭的青少年剥脱性骨软骨炎患者，首先考虑保守治疗 3 个月，症状无缓解再考虑手术治疗。但是，对于明确存在关节游离体、不稳定的剥脱性骨软骨炎以及成年患者，保守治疗效果欠佳，应及早手术。

对于早期关节炎，保守治疗的目标在于缓解症状，通过改变生活习惯、控制体重、物理治疗或药物治疗等方式，消除关节炎症，为软骨提供营养，促进早期关节退变软骨的修复并延缓退变加剧。以膝关节为例，KL（Kellgren-Lawrence）分级为 Ⅰ ～ Ⅲ 级的患者可考虑保守治疗。但是，笔者认为骨关节炎的症状程度与其影像学进展并不一致，因此，对于有症状的骨关节炎也应进行严格的保守治疗，如保守治疗无效再考虑手术治疗。

对于存在严重的内科基础疾病的高龄、高危患者，无法耐受麻醉、手术风险，可考虑保守治疗。

一、健康管理及生活方式调整

（一）饮食调整

摄入健康、优质的膳食脂肪，包括：不饱和脂肪酸、Ω-3 脂肪酸等。这些食物包括：植物油（橄榄油、葵花籽油、鳄梨油、亚麻籽油、芥花籽油以及核桃油等）、鱼类、鱼油添加剂等。这些优质膳食脂肪可以缓解软骨损伤以及早期关节炎的炎症反应，进而改善关节炎症状。尽量避免摄入饱和脂肪酸，例如：红肉、禽类以及全脂乳制品等食物。这些饱和脂肪酸可以增加血液中的胆固醇含量，尤其是不健康的低密度脂蛋白胆固醇含量。这些胆固醇相互交联后，可以加重软骨的破坏，并且增加心血管疾病的风险。

碱性食物，如橘子、柠檬以及西红柿等并不会使软骨损伤或骨性关节炎症状加重；相反，这些食物富含维生素 C 有利于调节机体免疫系统，对健康的"利"大于"弊"。

奶制品，目前没有证据显示奶制品会加重软骨损伤或骨性关节炎。相反，奶制品富含钙，可以有效防止因软骨损伤或关节炎导致的骨质疏松。

肉类或肉制品，有证据显示素餐有利于补充身体维生素，并有效控制体重。这些作用可以有效改善软骨损伤和关节炎的症状。但是，严格的素餐将会导致蛋白质、铁以及维生素 B12 的摄入不足。

高嘌呤食物，对于高尿酸血症人群，高嘌呤食物可能会诱发痛风急性发作，加重软骨损伤或关节炎症状。

节食并不能治愈软骨损伤以及骨性关节炎，

而健康、均衡的饮食调节有利于改善软骨损伤和骨性关节炎的症状。

（二）控制体重

通过合理健康的节食以及运动，能够有效地控制体重，从而缓解关节软骨损伤以及关节炎的症状，尤其是缓解髋、膝、踝等负重关节的负荷。美国骨科医师学会（American Academy of Orthopaedic Surgeons，AAOS）膝关节骨关节炎和软骨损伤治疗指南中，对于体重指数（body mass index，BMI）大于25的患者，强烈推荐进行体重控制。在Gersing等的研究中，利用磁共振扫描进行长达48个月的评估发现，肥胖及超重者减重超过10%可以延缓膝关节软骨的退变（Gersing et al.，2016）。

尽管控制体重一直是治疗软骨损伤和骨性关节炎的推荐方法，但是具体减重多少，目前没有明确的标准。通过对1383例平均年龄64岁，平均BMI为34.4的人群进行随访发现，平均减重7.7%，即可明显改善膝关节炎患者的疼痛症状和其他主观评分指标（Atukorala et al.，2006）。另有研究发现对于年龄大于60岁，BMI大于30的患者来说，减重10%的患者，疼痛和关节功能评分均优于减重8.7%的患者。因此，减重7%~10%即可达到关节疼痛缓解和功能改善的效果。

（三）生活方式调整

在日常生活、工作和运动中，应尽量减少损伤关节的负荷。例如，对膝关节骨关节炎患者来说，尽量避免膝关节屈曲位负重，包括上下楼、跳跃、长距离行走等，可以改为坐高凳子、上厕所时垫高坐姿、站起时用上肢支撑、必要时拄拐、佩戴支具或助行器等。运动应与休息相互交替，保持两者平衡。

尽量选取有弹性、支撑性好、方头或圆头的鞋，可以缓冲关节压力。避免穿高跟鞋，当鞋跟高度超过3英寸（7.62 cm）时，足部的压力是鞋跟高度1英寸（2.54 cm）的7倍。同时，也会加重踝关节、膝关节的压力，进而加重软骨和关节炎的损伤。

正确的下蹲：下蹲以及站起时，用上肢和臀部的肌肉力量进行支撑，重心放在健侧腿上。

坐姿和站姿的调整：久坐或者长时间站立都不利于损伤软骨的修复。尽量避免长时间保持一个姿态。如果是需要长期久坐的工作性质，建议每半小时休息并站起进行一次关节活动。

参加户外活动：进行适度的户外活动可以消耗热量，增加肢体肌肉力量，改善关节状况。

通过自行车、慢跑或游泳等有氧运动方式，可以增加肌肉力量，提升基础代谢，增加骨密度，有利于减轻关节负荷。运动前充分热身，运动5分钟后，当肌肉和关节充分热身后再逐渐增加运动的速度和强度。如果运动后两小时，关节仍有酸胀感，说明运动量过大，需要减量。运动或工作中间断进行拉伸练习可以提高肌肉和韧带的强度和柔韧性。

佩戴关节支具并不能完全避免关节受伤，但是能减轻关节负荷和应力，提高体育运动质量。

戒烟：吸烟可导致骨量丢失，进而出现骨质疏松。

控制咖啡的摄入，过量摄入咖啡将会导致骨质疏松。

（四）运动练习

关键是要选择适合自己的锻炼方式和运动强度。锻炼的内容包括：关节活动度练习、肌肉力量练习和有氧运动。在Fransen等（2015）的回顾性研究中发现，适度的锻炼可以有效缓解膝关节炎患者的疼痛症状，改善关节运动技能，提高生活质量。经过2~6个月的锻炼，即可收到良好的效果。

1. 关节活动度练习　这是其他练习的基础。通过关节活动范围的练习，可以保持关节的柔韧性，有利于维持良好的体态和力量。关节活动范围练习的关键是在保持关节舒适、疼痛能够耐受的基础上，进行轻柔、平滑的关节活动练习，并逐渐增加活动幅度和范围。

2. 力量练习　通过力量练习可以增加肌肉强度，支持并保护受伤关节。很多患者在关节软骨损伤或进展为骨关节炎时，因为疼痛或加剧损伤而不敢进行运动，这会导致肌肉萎缩，进而加剧软骨的损伤。肌肉力量的练习，可从低强度开始，缓慢并逐渐加量。肌肉力量越强，对关节的支撑作用就越大。力量练习方式的选择，取决于关节软骨损伤或骨关节炎的程度以及部位。

3. 有氧运动　有氧运动可以加快心率，消耗热量，增加机体代谢，有利于增强心血管系统活力并使肌肉更加有效率地工作。有氧运动有助于有效地控制体重，改善睡眠，增加骨骼强度，使运动者保持良好情绪。正确而持久的有氧运动可以缓解软骨损伤或骨关节炎导致的疼痛症状，保持良好的体态，让人变得更加有活力。

4. 水中运动　在34℃温水中进行运动，可以缓解关节僵直，并促进血液循环。由于水的浮力对身体的支撑作用，可以降低关节的负荷，而水中阻力比较大，在水中进行轻柔、低强度的关节活动练习也同样可以增加肌肉力量，并缓解关节疼痛。

二、药物治疗

（一）镇痛药

1. 对乙酰氨基酚　对乙酰氨基酚是最常见的一种非处方、非镇静类镇痛药。可透过血脑屏障进入中枢神经系统，因此它可能是通过弥漫性有毒抑制控制（diffuse noxious inhibitory control, DNIC）途径发挥镇痛作用（Arne et al., 1991）。对乙酰氨基酚治疗关节软骨损伤和骨关节炎的临床效果存在争议。2006年，一项回顾性研究认为NSAIDs的效果优于对乙酰氨基酚，而对乙酰氨基酚的效果要优于对照组（Soledad Cepeda et al., 2006）。

依据2013年美国骨科医师学会（American Academy of Orthopaedic Surgeons, AAOS）更新的骨关节炎保守治疗指南，对乙酰氨基酚的推荐度从2008年版的中度有效（level B, moderate）下调到了不确定有效级别（inconclusive）（Jevsevar et al., 2013）。最近的研究发现，对乙酰氨基酚的临床效果与对照组相比，在统计学上无显著性差异。并且，之前研究所用的最大剂量为4000 mg/d，而最新的FDA推荐剂量为不超过3000 mg/d，过高的剂量有可能造成肝、肾功能受损。2010年和2012年分别发表的两项综述性研究表明，对乙酰氨基酚存在一定的肝毒性，对其所用剂量和疗程要采用更加审慎的态度（Craig et al., 2010；Hodgman et al., 2012）。另一项纳入了90万份病例的队列研究发现，如果对乙酰氨基酚的剂量超过2 g/d，上消化道疾病的发病率将会增加3.6倍。这些并发症的发病率与中低剂量和高剂量NSAIDs药物相比，分别增加了2.4倍和4.9倍。同时，对乙酰氨基酚也被证实与早期肾衰竭有一定的相关性，还会增加高血压风险。

由于疼痛症状缓解效果欠佳、临床效果不确定、并发症较多，对乙酰氨基酚不再作为骨关节炎以及关节软骨损伤保守治疗的一线用药，仅作为因严重的胃肠道反应无法耐受NSAIDs情况下的备选用药。

2. 类阿片药物　对于软骨损伤或骨关节炎患者来说，曲马多等类阿片药物可以有效缓解疼痛症状。2009年发表的Cochrane评价认为，与对照组相比，类阿片药物具有轻度到中度的镇痛效果，但是临床并发症的风险远远大于其带来的临床效果。因此，依据AAOS关于骨关节炎诊疗指南，类阿片药物的临床效果不确定（inconclusive），对骨关节炎和关节软骨损伤病例来说，不是推荐用药。但是，美国风湿病学会（American College of Rheumatology, ACR）推荐类阿片镇痛药和限制条件下推荐使用度洛西汀用于关节炎的镇痛治疗。美国疼痛协会（American Pain Society, APS）和美国疼痛医学学会（American Academy of Pain Medicine, AAPM）对于非肿瘤疼痛患者也推荐类阿片药物用于镇痛治疗，并提供了相应的治疗意见、剂量信息、用药指征以及禁忌等方面的指南，而骨关节炎和软骨损伤疼痛患者也属于该应用范畴之内。

曲马多是一种人工合成的类阿片镇痛药物，主要作用于中枢神经系统与疼痛相关的特异受体，可用于骨关节炎和软骨损伤的镇痛治疗，与非甾体抗炎药相比，曲马多不会出现上消化道出血和肾损伤的副作用。它通过激活阿片受体和疼痛下行抑制系统，并抑制神经递质去甲肾上腺素和5-羟色胺的再摄取来发挥作用。有研究对曲马多的镇痛效果进行了长达8～13周的随访，认为其镇痛效果在统计学上优于对照组。尤其是长效剂型可以起到持续的临床效果，包括：镇痛、缓解关节僵直、改善关节功能等；同时，副作用也比较小，其作用效果要优于NSAIDs。

（二）NSAIDs

一项包括了19项临床试验的回顾性研究，分析了202例有症状的骨关节炎或关节软骨损伤患者，其中171例使用NSAIDs（包括选择性、非选择性以及局部用药）的临床效果要明显优于使用安慰剂的对照组。因此，AAOS强烈推荐NSAIDs用于骨关节炎或关节软骨损伤的保守治疗。

NSAIDs可与环氧合酶（cyclooxygenase, COX）结合，阻断花生四烯酸向前列腺素的转化。通过这种作用机制，实现消炎镇痛的效果。环氧

合酶 -1（COX-1）在很多正常组织中均有表达。通过 COX-1 合成的前列腺素在血小板凝聚上具有重要调控机制。同时，对上消化道系统的黏膜具有保护和修复作用，并可调节肾的灌注。而环氧合酶 -2（COX-2）是一种可诱导酶，多存在于炎症或者损伤组织中，参与并促进疼痛和炎性反应，导致组织损伤。传统的 NSAIDs 是非选择性的，对 COX-1、COX-2 均有抑制作用。昔康类药物（如：塞来昔布、美洛昔康等）可以选择性抑制 COX-2，进而减少了因非选择性抑制导致的副作用。

1. 非选择性 NSAIDs　非选择性 NSAIDs 通过抑制 COX 活性，阻止花生四烯酸转变为前列腺素及其下游产物，包括：前列腺素 E_2（PGE_2）、前列环素（PGI_2）等。这两种物质具有很强的血管舒张功能，有利于维持肾灌注。同时，前列腺素合成受阻还会导致肾水钠潴留，进而加重充血性心力衰竭、肝硬化、高血压等情况。非选择性 NSAIDs 会阻断肾内前列腺素的合成，在肌酐清除率正常的情况下，肾功能减退，导致机体发生上述病生理改变。尽管这种肾功能的减退是可逆转的，但是仍会增加慢性肾功能衰竭的风险。急性间质性肾炎已被发现与使用 NSAIDs，尤其是非诺洛芬（fenoprofen）密切相关。因此，NSAIDs 不适用于慢性肾病 IV 期或 V 期的患者（肾小球滤过率 <30 ml/min），对于慢性肾病 III 期的患者（肾小球滤过率为 30～59 ml/min），依据个体情况慎重使用，避免长期使用。2011 年的一项研究发现，NSAIDs 的使用与严重上消化道溃疡、心血管意外以及肾功能损伤的发病率密切相关。15%～35% 的上消化道溃疡与 NSAIDs 的使用有关。

NSAIDs 诱发的上消化道溃疡的症状包括：消化不良、溃疡、出血以及穿孔等。NSAIDs 导致的消化道溃疡出血风险是常规溃疡的 3～4 倍，易感因素包括：既往溃疡病史，同时使用激素或抗凝药物，身体状况差等。NSAIDs 的毒性是可叠加的，因此，为了降低消化道出血和致死风险，不能同时使用两种同类型药物，也要避免与激素合用。

对于大于 75 岁的患者，NSAIDs 局部用药相对是安全并且可以耐受的，尽管可能会导致局部皮损。既往有上消化道溃疡病史，而近几年没有上消化道出血，同时没有心血管高危因素的患者，可以选用选择性 COX-2 抑制剂。对于长期口服低剂量阿司匹林（≤325 mg/d）预防心血管意外的患者，可以采取非选择性 NSAIDs 与质子泵抑

制剂（proton pump inhibitor, PPI）联合使用的策略（Lanza et al., 2009）。但是不推荐使用布洛芬，因为布洛芬与低剂量阿司匹林相互作用后，会降低阿司匹林的效果，而双氯芬酸和塞来昔布不会有这种拮抗作用（Moore et al., 2015）。

2. 选择性 COX-2 抑制剂　选择性 COX-2 抑制剂的使用能降低上消化道溃疡的风险。在大样本的前瞻性随机对照研究中，塞来昔布（celecoxib）、罗非昔布（rofecoxib）分别与双氯芬酸、布洛芬和萘普生进行对比，发现前者消化道溃疡以及溃疡并发症的风险要远低于后者。2011 年的一项回顾性研究也发现塞来昔布导致消化道溃疡的风险要低于非选择性 NSAIDs，但是会有较高的心血管并发症风险。因此，应采用最低有效剂量，既达到缓解疼痛消除炎症的目的，又要避免长期、过量使用增加心血管疾病的风险（Kenton et al., 2015）。

选择性 COX-2 抑制剂虽然有利于保护消化道黏膜，降低消化道溃疡风险，但是仍存在血栓以及水 - 电解质失衡的风险。其中，服用罗非昔布的患者急性心肌梗死的发生率要显著高于口服萘普生的患者（Wright et al., 2002）。同时，最近的研究也发现，昔布类（coxibs）能够增加心肌梗死、心力衰竭、高血压以及心律失常的风险，因此，昔布类应避免用于有潜在心血管风险的患者。对于骨关节炎或软骨损伤的患者，应首选非选择性 NSAIDs。如存在消化道溃疡的风险，则考虑使用选择性 COX-2 抑制剂，但是需警惕血栓以及心血管疾病的风险。

目前认为软骨是不可再生的。因此，骨关节炎或关节软骨损伤的药物治疗目的在于保护软骨，延缓软骨损伤或关节炎退变的加重，同时缓解软骨损伤以及骨关节炎的相关症状，如关节疼痛、僵直、肿胀以及活动受限等。有研究表明，NSAIDs 也具有一定的保护软骨效果，其可能的保护机制包括：①延缓软骨的分解代谢以提高损伤软骨的生物力学特性，改善关节疼痛症状；②抑制介导软骨周围基质降解有关酶的活性，如金属蛋白酶、丝氨酸酶等；③抑制氧自由基和炎性介质的释放；④具有类似于葡糖胺的软骨保护效果，但是不同类型的 NSAIDs 软骨保护的效果也不尽相同。例如，塞来昔布可以促进体外培养的软骨细胞合成透明质酸和蛋白多糖，而双氯芬酸钠则无此效果。另外，塞来昔布对体外培养人来源软骨细胞中的蛋白多糖合成具有促进作用，对蛋白多糖的降解具有抑制

作用，这些研究证实了选择性 COX -2 抑制剂具有一定的软骨保护效果（Mastbergen et al., 2005）。

3. 推荐方案　如果非药物保守治疗效果欠佳，非选择性 NSAIDs 可作为骨关节炎和关节软骨损伤的首选药物（AAOS 首选推荐），但是需警惕潜在的消化道溃疡风险，治疗应从最低有效剂量开始，例如，低剂量的布洛芬（≤1200 mg/d）即可改善疼痛症状；如果镇痛剂量的布洛芬无法达到预期效果，可改为抗炎剂量或更换为其他非选择性 NSAIDs。

对于存在消化道溃疡风险的患者，可以选择对乙酰氨基酚或选择性 COX-2 抑制剂。高龄、高血压、有心血管或肾病的患者，对 NSAIDs 的使用一定要慎重。也可以参考 Scheiman 和 Fendrick 等总结的方案选择用药（表 12-1-1）。

对于关节炎或软骨损伤患者，尤其是高龄患者，一旦关节症状缓解，应采用副作用更小的镇痛药物替代 NSAIDs。同时，那些既往有消化道溃疡、出血，充血性心力衰竭，肾功能不全以及同时服用激素的患者，应避免使用 NSAIDs。非乙酰化水杨酸、水杨酸、三水杨酸胆碱镁、无肾毒性的 NSAIDs 如舒林酸（sulindac）等，可作为上述患者的备选方案。

（三）关节内激素注射治疗

激素注射治疗最早见于 1951 年 Hollander 等 的 报 道（Hollander et al., 1951）。但 是，2013年，AAOS 关于骨关节炎和关节软骨损伤治疗指南中，认为激素注射治疗的临床效果不确定（inconclusive）。其作用机制在于激素通过抑制磷脂酶 A2 的表达，进而阻断环氧合酶和脂肪氧合酶的信号通路，同时，激素也能够影响核糖核酸蛋白的合成以及细胞内代谢，缓解关节的炎症反应。目前，有多种关节内注射激素的剂型用于临床治疗，作用时间取决于其可溶性。水溶性激素可以被快速吸收降解（半衰期 1～2 小时），作用时间仅数天。曲安奈德（triamcinolone hexacetonide）是临床上作用时间最长的关节内注射型激素，作用时间可持续数周（Derendorf et al., 1986）。

如果注射太频繁或者多关节注射，会出现激素吸收进入循环的情况，引起下丘脑 - 垂体神经内分泌系统抑制，因此，关节内注射时一定要避免激素直接入血的可能。一般这种抑制持续时间不超过 2 天，体内肾上腺皮质激素分泌在 3～6 天内恢复正常。2015 年进行的一项 Cochrane 回顾性研究中，对 27 项临床研究（1767 例膝关节骨关节炎）进行了随访，关节内激素注射与注射安慰剂组和不治疗组进行对比，关节内激素注射组短期临床效果良好，注射 1 周，VAS 疼痛评分改善了 1/3，并且与对照组相比统计学差异显著，注射后 2～3 周，疼痛改善效果不恒定，在 4～24 周时，关节内激素注射组无论疼痛症状还是关节功能与安慰剂组和不治疗组相比均无明显统计学差异。所有这些回顾性研究均表明关节内激素注射 1 周内，疼痛症状改善效果显著，但是远期效果欠佳。多数临床研究所采用的激素为曲安奈德，也有部分为甲泼尼龙（methylprednisolone）和倍他米松（betamethasone），但是临床效果没有明显差异。

激素注射可能存在的并发症包括：关节内感染、炎性耀斑 [inflammatory flare；注射性耀斑（postinjection flare），或激素性耀斑（cotisone flare）]，关节内感染非常少见，发生率为 0.005%～0.01%。注射后炎性耀斑相对比较多见，发生率 2%～5%，一般在注射数小时后发生，目前一般认为是皮质醇激素结晶沉积导致的炎症反应，具有自限性，一般注射后 1～3 天能自行缓解。另外，局部皮肤白斑或局部皮下脂肪萎缩也偶有发生，这种皮肤外观上的异常通常为永久性的。其

表 12-1-1　抗炎治疗的用药指导

心血管意外风险	NSAIDs 的消化道并发症风险	
	无风险 / 低风险	有风险
无风险（不口服 ASP）	非选择性 NSAIDs（价格低廉）；	选择性或非选择性 COX-2 抑制剂；NSAIDs+PPI；COX-2 抑制剂 +PPI（消化道出血病史患者）；
有风险（口服 ASP）	萘普生（必要时添加胃黏膜保护剂，如 PPI 等）；	任一种 NSAIDs+PPI；如果心血管风险高于消化道并发症风险，则选用萘普生；选择性 COX-2 抑制剂 +PPI（消化道出血病史患者）；

注：NSAIDs：非甾体抗炎药；PPI：质子泵抑制剂；COX-2：环氧合酶-2；ASP：阿司匹林

他的并发症还包括：血糖水平升高、高血压、面部皮肤潮红等。因此，糖尿病患者应警惕激素注射后导致的高血糖反应，对于关节置换手术患者，术前应避免进行关节内激素注射，否则会有术后关节假体周围感染的风险。

关节内注射激素对软骨的合成和分解代谢均会产生影响。在家兔模型中，每周一次关节内注射激素，可以从大体形态和组织学层面发现软骨的退变，说明激素能够抑制软骨胶原纤维和蛋白多糖的合成，这种变化在负重关节中尤为显著。反之，动物实验也证实，关节内注射激素能抑制损伤软骨的崩解，为软骨提供保护作用，延缓关节的退变。关节内注射激素对人类软骨细胞合成和分解代谢均有抑制作用，但是对于其中哪种作用更大，目前尚无定论。鉴于激素的诸多副作用，大多数学者认为关节内激素注射不能过于频繁，最好控制在4~6周/次。而且注射后在疼痛缓解后，有可能会加重关节的磨损和退变，因此，建议注射后休息一段时间。

总而言之，关节内激素注射对关节软骨损伤和骨关节炎的急性症状缓解具有显著的效果。但是，除了对无法进行手术也不能耐受其他保守治疗的患者使用外，不建议长期使用。关节内激素注射后，应制动休息一段时间后，再进行康复练习。

（四）软骨保护类药物

对软骨损伤或关节退变具有延缓或逆转功能的药物称为软骨保护药物。Ghosh 和 Brook 等（1991）认为，软骨保护药物能够增强软骨细胞透明质酸合成能力，抑制软骨退变，缓解关节疼痛和炎症。据此可以将软骨保护药物归纳为如下几种：

1. 透明质酸（hyaluronic acid，HA） 又称玻璃酸或玻尿酸，是软骨重要的组成结构，也是关节液的基本成分之一。它是由两个双糖单位 D- 葡萄糖醛酸及 N- 乙酰葡糖胺组成的大型长链多糖结构。B 型滑膜细胞能够合成并分泌透明质酸，增加关节液的黏度和弹性，为关节运动提供润滑和缓冲机制，促进软骨细胞增殖和分化，提高蛋白多糖结构的稳定性，下调白细胞介素 8（IL-8）、肿瘤坏死因子 α（TNF-α）等炎性因子的表达。骨关节炎和关节软骨损伤早期发生的病生理改变是以软骨内透明质酸丢失、降解以及滑膜细胞大量合成小分子量透明质酸为特征的。通过关节内注射透明质

酸可以补充软骨内透明质酸的丢失，为软骨细胞提供营养，同时为损伤软骨提供润滑、缓冲作用，避免更进一步的机械破坏。同时，透明质酸还有抗炎、镇痛，促进软骨合成代谢的作用。因此，对于轻、中度骨关节炎和软骨损伤的患者来说，注射透明质酸不仅可以缓解关节疼痛症状，还可以提高关节液的黏弹性，促进内源性的透明质酸合成，保护损伤软骨并促进其修复。

在 Frizziero 等（Tsuji et al., 2016）的研究中，对 40 例骨关节炎患者，每周关节内注射 20 mg 透明质酸，连续注射 5 周后进行关节镜探查，并取材进行组织学评估，包括：滑膜层结构，软骨细胞的密度和活性，滑膜炎症消退的程度等。发现只有 30% 的患者在软骨和滑膜的大体形态上得到改善，与安慰剂对照组相比，约 60% 的患者没有明显改善，7% 的患者程度恶化。Modawal 等（2005）在排除了低质量的临床研究，改善了统计学异质性差异等因素后，对透明质酸的临床效能进行评估，他们认为，透明质酸关节内注射 5~12 周，与对照组相比，关节静息状态下的疼痛症状能够得到中等程度的改善。

总的来说，透明质酸关节内注射是治疗关节软骨损伤和骨关节炎的常用方法，临床报道很多，但是效果差异也大。2013 年，AAOS 关于骨关节炎和关节软骨损伤保守治疗的推荐指南中，认为透明质酸关节内注射缺乏有效性，也没有明确的不良后果，是不推荐使用的治疗方法（cannot recommend）。

关节注射透明质酸继发感染的风险低，注射后局部炎性反应时有发生。有文献报道，局部炎性反应的发生率可达 11%。有研究对 1002 例膝关节内注射透明质酸的病例进行随访，发现常见的并发症包括：注射局部疼痛、肿胀，严重关节肿胀，脉管炎以及局部过敏反应等，发生率为 1.19%（Tsuji et al., 2016）。

2. 葡糖胺（glucosamine） 又称氨基葡糖，最早于 1994 年由 McCarty 用于骨关节炎的治疗，是目前临床应用非常广泛的软骨营养药物（Jimenza et al., 1997）。氨基葡糖的并发症目前尚无明确报道。

氨基葡糖由软骨细胞合成和分泌，是合成糖胺聚糖和透明质酸的基本成分。除了作为软骨基质合成原料外，氨基葡糖也对软骨细胞基因转录具有调控作用。在培养的软骨细胞中添加氨基葡糖，可

以促进基底膜蛋白多糖（perlecan），聚集蛋白聚糖（aggrecan）和溶基质蛋白酶（stromelysin）mRNA的表达，同时抑制金属蛋白酶（metalloproteinase）1 和 2 mRNA 的表达。Lippiello 等（2003）也发现氨基葡糖可以促进骨关节炎软骨细胞的合成代谢，在氨基葡萄糖诱导下，体外培养的退变软骨细胞糖胺聚糖（glycosaminoglycan，GAG）的合成增多。Christgau 等（2004）在口服氨基葡萄糖患者的尿液中发现人Ⅱ型胶原交联羧基端肽（cross-linked C-telopeptide type Ⅱ collagen，CTX-Ⅱ）（软骨Ⅱ型胶原代谢产物）的水平升高，提示体内软骨翻新率增加，进而证实氨基葡糖可以保护并促进软骨的修复。同时，氨基葡糖也能够促进关节内透明质酸的合成，并具有一定的抗炎作用。

在最近的一项随机、双盲、对照研究中（Tsuji et al.，2016），患者口服 N-乙酰氨基葡糖 100 mg/d，持续 24 周，分别采用 VAS 疼痛评分量表、日本膝关节骨性关节炎评分量表（Japanese Knee Osteoarthritis Measure score）评估，并对日常活动及运动水平进行评估，发现氨基葡糖连续使用 12 周后，膝关节日常活动和运动能力能够得到显著改善。在另一项双盲、多中心、随机对照研究中（Marc et al.，2016），同时口服盐酸氨基葡糖和硫酸软骨素治疗 2～3 度膝关节骨关节炎，并与口服塞来昔布进行对比。606 例患者随机分组用药，治疗时间持续 6 个月，两个实验组中，疼痛缓解了 50%（用 WOMAC 评分进行评估），同时，关节肿胀也缓解了 50%。Towheed 等（2001）对 16 例随机对照的临床试验进行了 Cochrane 评估，12 例是氨基葡糖与安慰剂组进行对比，4 例是与 NSAIDs 进行对比。最终的结论认为氨基葡糖是有效而且安全的治疗策略。针对氨基葡糖疗效评估开展的 6 项 Meta 分析评估中，5 项认为氨基葡糖具有轻度治疗效果，1 项研究认为其疗效与安慰剂组对比没有明显差异。

在 2006 年和 2010 年，针对氨基葡糖 - 软骨素疗效评估的多中心、随机、双盲、对照研究中（glucosamine-chondroitin arthritis intervention trial，GAIT）（Zeifang et al.，2010；Marc et al.，2016），对 1583 例膝关节骨关节炎患者进行了随机分组治疗和随访，发现氨基葡糖和软骨素可以改善关节疼痛症状。对于轻微疼痛患者，疼痛缓解程度与安慰剂组相比在统计学上无显著差异，而且效果不如塞来昔布组。对于中度到重度疼痛患者，症状缓解程度优于安慰剂组，统计学差异明显。随访 2 年后，氨基葡糖 - 软骨素组、安慰剂组和塞来昔布组，在疼痛症状和运动功能等临床效果上，统计学上没有明显差异。基于这两个系统回顾研究的结论，国际骨关节炎研究协会（Osteoarthritis Research Society International，OARSI）强烈不推荐（strongly recommends against）氨基葡糖用于骨关节炎和软骨损伤的保守治疗（McAlindon et al.，2014）。

3. 硫酸软骨素（chondroitin sulfate） 硫酸软骨素是一种黏多糖，与硫酸角质素和蛋白链构成蛋白聚糖（aggrecan）。蛋白聚糖与透明质酸共同构成吸水的大分子蛋白，使软骨变得富有弹性。随着年龄增长，在蛋白聚糖中，硫酸角质素的比例增加，而硫酸软骨素的比例减少，而且病变软骨中，硫酸软骨素蛋白链的长度也比正常软骨中的更短。在退变软骨细胞体外培养研究中，硫酸软骨素可以减少白细胞介素 -1（IL-1）合成，降低金属蛋白酶活性，抑制软骨分解代谢，进而延缓软骨退变。

硫酸软骨素治疗人类骨关节炎和关节软骨损伤已有近 30 年的历史，普遍认为其效果良好，有效率可达 56%～90%。即便停药之后，效果仍可持续数周到数月。

硫酸软骨素具有组织相容性好、生物活性高、并发症少等特点。在 Fransen 等（2015）开展的一项双盲、随机对照研究中，对 605 例慢性膝关节炎患者进行长达 2 年的随访，发现硫酸软骨素和氨基葡萄糖联合使用，可以延缓因关节退变导致的关节狭窄。Wildi 等（2011）的研究也发现，给予硫酸软骨素治疗 6 个月，可以明显减少退变关节的软骨丢失。尽管上述研究均间接说明硫酸软骨素可以延缓软骨损伤和骨关节炎进程，但是仍缺乏足够的数据证明其临床有效性。因此，在 AAOS 关于骨关节炎和关节软骨损伤保守治疗推荐指南中，氨基葡糖和硫酸软骨素是不推荐使用的方法（cannot recommend）。

实际上，氨基葡糖和硫酸软骨素在软骨保护方面的作用机制各不一致，并且存在一定的协同效果：氨基葡糖具有促进软骨和滑膜细胞合成代谢的功能，而硫酸软骨素则通过抑制各种降解酶的活性，来阻止软骨的分解代谢过程。因此，很多研究采取氨基葡糖和硫酸软骨素联合使用的方法来提高软骨保护的效果。

在最近的一项随机双盲对照试验中，Hochberg

等（2015）发现，在膝关节骨关节炎患者中，持续口服硫酸软骨素和氨基葡萄糖6个月，可以明显改善关节疼痛、僵直、功能受限以及肿胀等症状，治疗效果要优于口服塞来昔布的人群。但是在长达2年的随访中，发现氨基葡萄糖和硫酸软骨素联合用药，与单纯口服塞来昔布相比，在疼痛症状和运动功能等临床效果上没有明显差别（Zeifang et al.，2010）。

三、生物物理（冲击波、超声波）治疗

关节软骨损伤的生物物理治疗是近些年来发展的热点，传统的物理治疗包括运动疗法、电疗法、光疗法等。随着冲击波和超声波医学的不断发展，其对于促进关节软骨损伤修复的优势逐渐显现（Lin et al.，2017；Logerstedt et al.，2018）。广义的运动疗法包括我国传统中医所讲的以五禽戏为代表的体操，而西方的运动疗法起源则可以追溯到第二次世界大战期间，德国医生首先将运动疗法运用在脊柱损伤的治疗中。对于退变性软骨损伤的患者，持续被动运动（continuous passive motion，CPM）在术后患者的治疗中起到非常重要的作用（Chang et al.，2017；2017）。电疗法主要应用的是神经肌肉电刺激，而光疗法主要是指激光治疗，都是通过对关节周围肌肉组织的加强从而保护关节软骨，促进其损伤的修复。近年来，随着生物物理治疗技术的不断更新，冲击波（shock wave）与脉冲超声波（pulsed ultrasound wave）在骨科领域的应用日渐广泛。大约从1982年，冲击波首次应用于泌尿系统的碎石治疗，到1992年Haupt首次发现冲击波具有促进骨折愈合的作用，冲击波医学在骨科领域得到了突飞猛进的发展（Chaussy et al.，1982；Haupt et al.，1992）。与此同时，在2001年Cook等报道了低强度脉冲超声在治疗骨软骨损伤方面具有积极作用（Cook et al.，2001）。下面将围绕超声波与冲击波为主的生物物理治疗，阐述其在关节软骨损伤方面的研究与应用。

（一）冲击波与超声波的历史发展和物理特性

1. 冲击波与超声波的历史发展　大约在20世纪50年代，冲击波开始进入临床医学研究者的视野，他们观察到液电冲击波可以击碎水中的陶瓷，因此有人申请了第一台液电冲击波发生器的专利（Clemedson et al.，1955）。自此之后人们开始研究

冲击波的物理特性，人们发现冲击波的本质是一种高频震波，通过在极短的时间内产生的压力峰穿透人体组织和体液，在局部不同的组织中产生机械应力。从20世纪80年代起，冲击波就被用于泌尿系统结石的碎石治疗，而冲击波治疗在骨科领域的应用最早见于20世纪80年代，Haupt等发现冲击波具有诱导成骨细胞活化从而促进成骨的作用，随后学者们开始研究将冲击波治疗用于促进骨折愈合（Pfister et al.，1988；Haupt et al.，1992；Haupt，1997；Ogden et al.，2001）。他在1988年首先将冲击波应用于治疗骨折不愈合，并为此申请了专利。在21世纪初，人们又开始着手研究冲击波对于缺血性疾病的治疗作用，并发现冲击波能够促进新生血管的再生。在近年来的一些动物试验研究中，发散式冲击波对于关节软骨损伤的修复作用也逐渐被人们发现（Wang et al.，2011）。

人们对于超声波医学的研究已经有70多年的历史，1942年奥地利医生Dussik首次将超声波应用于医学领域（Dussik，1954）。根据超声波治疗时是否产生热效应，我们可以将其分为两种。通过对超声波研究的不断深入，研究人员发现低强度脉冲超声（low intensity pulsed ultrasound，LIPUS）在临床许多领域中的应用十分广泛。在骨科疾病中，人们首先使用它来治疗骨不连，同时LIPUS还可以促进新鲜骨折的愈合（郭霜等，2018）。美国食品药品监督管理局（FDA）在1994年批准LIPUS用于促进新鲜骨折愈合，又于2000年批准其用于骨不连的治疗（Ebrahim et al.，2014）。与冲击波对组织的作用类似，LIPUS对组织的作用也是通过空化效应和机械作用来实现的。有研究表明，LIPUS可显著修复并改善软骨的形态学和结构学特征，这一点已经在动物实验中得到验证（Cook et al.，2001；Cook et al.，2008）。

2. 冲击波与超声波的物理特性　冲击波根据其产生的原理不同，主要分为四类：液电式、压电式、电磁式、气压弹道式。前三种方式是将电能转换为机械能，而后一种方式是利用气体的压缩和子弹在气道内的撞击产生机械能（Cleveland et al.，2007）。最早应用在医学领域的冲击波是液电式冲击波，就像汽车火花塞的放电一样，高压电容通过两个相对的电极在液体中放电，放电所产生的热能使液体在瞬间蒸发并产生气泡，随后气泡急速膨胀并爆裂产生脉冲从而形成冲击波。电磁式冲击波是通过一个电磁线圈和一个金属膜产生，

脉冲电流通过电磁圈从而产生交变磁场，金属膜在磁场的作用下进行往复振动，最终冲击波通过声波透镜进行聚焦（Folberth et al.，1992）。压电式冲击波产生的基本原理是压电效应，压电陶瓷在电场的作用下出现自身膨胀，节律性的电场作用使压电陶瓷不断膨胀和缩小，通过将大量压电陶瓷片置于球体的内表面产生聚焦式冲击波。气压弹道式冲击波的产生原理是利用气体压缩的原理，通过驱动手柄内的子弹体发生撞击，最终在治疗头处发出发散式冲击波。

冲击波是一种机械性脉冲，在介质中传播时具有很强的压应力和张应力，能够穿透如液体和软组织等弹性介质。根据冲击波能量的大小，大致可以将其分为低、中、高三个等级：低于 $0.08~mJ/mm^2$ 为低能量冲击波；高于 $0.6~mJ/mm^2$ 为高能量冲击波；介于两者之间为中能量冲击波。随着冲击波医学的不断发展，人们也越来越多地关注冲击波本身物理特性的变化规律。白晓伟、李众利等利用光学纹影系统探究了发散式冲击波能量与压力及频率的关系，发现当压力较小时（$0.5 \times 10^5~Pa$、$1.0 \times 10^5~Pa$），随着频率的增加，单个脉冲的能量逐渐增大；当压力较大时（$2.0 \times 10^5~Pa$、$3.5 \times 10^5~Pa$），随着频率的增加，单个脉冲的能量逐渐下降（白晓伟，2014）。对冲击波能量变化规律的研究有利于冲击波治疗过程中的精确调控（图12-1-3）。

根据冲击波在媒介中的传播方式与形态，可以将冲击波分为聚焦式冲击波和发散式冲击波。一般来说，电磁式、液电式和压电式仪器产生的冲击波为聚焦式冲击波，而气压弹道式仪器产生的冲击波为发散式冲击波。聚焦式冲击波是通过反射体将能量聚集在焦点，而焦点处往往也是进行治疗的部位。但是发散式冲击波发生器不会将能量聚焦，取而代之的是通过可以自由移动的冲击波治疗探头，由气压弹道内撞击产生的冲击波以发散状的方式传送至治疗部位。它们不同的物理特性也决定了其临床上适应证的差别。一般认为，发散式冲击波更适合于治疗软组织慢性损伤性疾病，而聚焦式冲击波则适合于治疗骨组织疾病。Casper医生经过研究发现，聚焦式冲击波与发散式冲击波无论是物理特性还是对组织的生物学影响都是不同的，是属于完全不同的技术手段（Foldager et al.，2012）。由于冲击波最早是用来击碎泌尿系统结石，而击碎结石主要是靠聚焦式冲击波，所以冲击波治疗仪也是由聚焦式冲击波逐渐发展为发散式冲击波的。为了规范冲击波使用的剂量，1998年国际电工委员会（International Electrotechnical Commission，IEC）提出"能流密度"的计算（马世宏等，2014；Cleveland et al.，2007）。能流密度是指单次冲击波脉冲在焦点单位面积处的能量。聚焦式冲击波具有明确的焦点，能流密度的测量一般是在焦点处进行。

超声波是一种频率在 20 kHz 以上的机械波，它具有机械效应、热效应以及空化效应。与冲击波

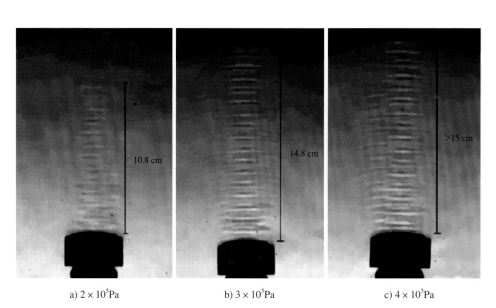

a) $2 \times 10^5 Pa$ b) $3 \times 10^5 Pa$ c) $4 \times 10^5 Pa$

图 12-1-3 不同压力下的冲击波光学纹影波形（白晓伟，2014）

的作用方式相类似，当超声波在介质中传播时会导致质点在其平衡位置附近做往复运动。超声波所产生的这种效应可以使介质内部出现有节律的疏密变化，随之而来的是其中的压力变化。当这种压力变化作用于细胞时会导致细胞膜的通透性发生变化，从而引发一系列的生物反应。临床上采用超声波治疗可以有效避免药物的不良反应，具有无创伤、无电离辐射等优点。复旦大学蒋文杰等利用有限元法进行分析，模仿 LIPUS 照射骨细胞时的局部声场分布，他们发现不同的照射位置会直接影响声场的分布。在研究的过程中他们观察到当超声波传播时，有一部分能量可以被骨细胞吸收并且骨细胞周围区域的声强与激励声压的平方成正相关，而声强与频率成负相关，这与超声传播理论一致。当超声波的频率在 1.0~1.5 MHz 范围内变动时，此时超声波频率的改变对于声强分布的影响相对较小。

LIPUS 不是连续波，它由脉冲重复的频率为 1.0~1.5 MHz 的正弦波构成。其次，LIPUS 的声强较低，空间平均时间平均声强一般在 100 mW/cm² 以下。所以在使用 LIPUS 作用于组织细胞时，可以显著降低其对组织和细胞的热效应。在对于超声波经过组织后的热效应的研究中，王春宁等发现超声波经过不同组织中其升温的情况是不同的，其中皮肤组织吸收超声波的能力较小。在进行超声波照射时起初升温的速度较快，在 0~600 s 内温度皆超过总升温的三分之二，后一段时间升温变得缓慢，并且停止照射后组织温度会迅速下降。Stratmeyer 等在他们的一篇研究中指出，当超声波引起的温度升高低于 1℃ 时，可以认为其引起的效应为机械作用（Stratmeyer et al., 2008）。他们认为当使用超声波进行组织照射时，可以将其参数调整到合理的范围，从而避免 LIPUS 对组织的有效升温，避免温度产生的潜在组织损伤的可能。

（二）超声波在治疗关节软骨损伤中的研究现状和未来展望

人们对于低强度脉冲超声（LIPUS）与软骨组织以及软骨细胞之间的作用关系一直处于探索阶段。与冲击波作用类似，LIPUS 也属于一种机械波，由这种宏观的机械波所引发的细胞层面上的变化，人们把这种效应称之为细胞的机械传导性（cellular mechanotransduction）。大量的研究数据表明，无论是冲击波刺激还是 LIPUS 的作用，都是通过将机械信号转化成生物信号（Sato et

al., 2014；Zhao et al., 2016）。近年来的研究发现，LIPUS 与冲击波刺激对于关节软骨都具有保护作用。Yilmaz 等在 2017 年的一篇文章中评估了冲击波刺激与 LIPUS 对于动物骨关节炎模型的治疗效率（Yilmaz et al., 2017）。他们将 24 只实验鼠分为三组，组一为对照组、组二为 LIPUS 组，组三为冲击波刺激组。他们使用单碘醋酸盐（MIA）注入动物的关节腔内，造成退变性软骨损伤模型，同时将生理盐水注入空白组动物关节腔中作为对照。在注射 24 小时后，对不同的组进行实验干预：冲击波治疗组采用 1 Hz 的频率刺激 800 次，作用于动物膝关节内侧平台。另一组实验动物采用 LIPUS 治疗，连续 15 天，每次使用 20 分钟，频率为 3 mHz，强度为 40 mW/cm²。之后采用屈膝试验来检测治疗后各组的疼痛评分，并采用骨密度以及核素骨扫描进行评估。他们发现冲击波刺激组和 LIPUS 刺激组动物膝关节软骨下骨的成骨活动均比对照组有显著性增强，但是冲击波刺激组与 LIPUS 组之间并没有显著性差异，结果说明 LIPUS 和冲击波均具有促进软骨再生和保护关节软骨的作用。

在 2017 年发表的一篇综述性研究中，Rothenberg 等回顾性地研究了 LIPUS 在骨关节炎软骨修复中的作用（Rothenberg et al., 2017）。在以往采用兔骨关节炎模型的 LIPUS 治疗研究中，Ji 等采用了每天 40 mW/cm²，连续做 7 天；而 Xu 等使用了 800 KHz，50 mW/cm²，在第 2~8 周开始每天进行 20 分钟的治疗；Naito 等则采用 1.5 MHz，30 mW/cm²，每天进行 20 分钟的治疗，持续 28 天；Sanchez 等采用 LIPUS 对轻至中度的骨关节炎患者进行治疗，采用 0.2 W/cm² 的剂量，每个疗程 9.5 分钟，总共 24 个疗程；结果发现并无显著性作用。由此可见在 LIPUS 的临床研究中，由于机器设备的标准不统一以及治疗方法的不确定，导致难以进行客观量化的评价。

生物物理治疗对于关节软骨损伤的作用机制主要分为两部分：一是退变性关节软骨损伤，二是机械性关节软骨损伤，也可以称为创伤性关节软骨损伤。冲击波对于退变性关节软骨损伤的作用是近年来的研究热点问题，它的作用机制首先是基于冲击波的物理性质，包括空化效应以及机械传导性。Byron 等认为冲击波的这种物理性质导致其可以增加细胞膜的通透性，从而使分子信号更加易于传导（Byron et al., 2005）。在研究软骨损伤修复以及软骨细胞降解的过程中，我们常常关注Ⅱ型胶原、Ⅱ型胶原C端肽（CTX-Ⅱ）以及基质金属蛋白酶（MMP）。Wang等在一项关于冲击波对于兔骨关节炎模型的研究中，发现冲击波刺激能够显著降低组织中MMP-1和MMP-3的水平，对于软骨组织的降解具有抑制作用（Wang et al., 2014）。肿瘤坏死因子α（TNF-α）是体内多种生物化学反应的调节分子，可以参与MMP合成反应的激活、NF-κB的转录以及软骨细胞的凋亡等。有研究表明（Moretti et al., 2008），冲击波刺激能够使骨关节炎软骨细胞中IL-10和TNF-α的含量维持在正常水平，从而起到软骨保护的作用。在一项冲击波治疗骨关节炎的动物研究中发现，冲击波可以有效降低关节内一氧化氮（NO）的含量，从而降低关节软骨的降解速率。NO及一些细胞因子与骨关节炎的发生和发展密切相关，它们可以通过多种生物学途径来调节软骨的内在稳态。关于LIPUS对于骨关节炎中退变性软骨损伤的治疗，其主要机制也是抑制软骨的降解（Rothenberg et al., 2017）。Uddin在2016年Osteoarthritis and Cartilage杂志上发表的一篇研究中，认为LIPUS可以通过其机械刺激来抑制IL-1β的降解作用，同时它还可以促进软骨细胞的迁移、增殖以及分化（Uddin et al., 2016）。第二年的Osteoarthritis and Cartilage杂志又刊登了一篇关于LIPUS的研究（Nishida et al., 2017），研究认为LIPUS可以引起钙离子内流，从而激活MAPK通路产生CCN家族蛋白2（CCN2）。

除此之外，生物物理治疗对于机械性软骨损伤的修复属于再生医学的范畴。研究者们将物理治疗手段与种子细胞或者组织工程相结合，对其进行了诸多探索。Aliabouzar等利用3D打印的支架联合人间充质干细胞，发现采用脂质包埋的微球和LIPUS处理可以促进软骨的再生（Aliabouzar et al., 2016）。同时，他提出在采用组织工程的方法修复软骨损伤时，所使用支架的微结构和LIPUS均具有重要影响（Aliabouzar et al., 2018）。2018年的一项动物研究中，Tang等利用成纤维细胞生长因子2（FGF-2）联合LIPUS修复兔膝关节软骨损伤模型。他们发现LIPUS联合FGF-2可以促进软骨细胞合成和分泌胶原，有利于软骨细胞成熟和分化（Tang et al., 2018）。有关冲击波修复机械性软骨损伤的研究，也是近几年来人们关注的热点问题。国际上已有许多报道冲击波促进干细胞增殖、迁移以及分化的研究。因此，研究人员也逐渐意识到可以采用冲击波这种方式，通过与再生医学的结合来修复破损的软骨组织。

（三）冲击波在治疗关节软骨损伤中的研究现状和未来展望

有关冲击波治疗关节软骨损伤的研究目前仍处于临床应用探索阶段，尚无统一的临床应用规范性指导意见。2016年的一篇回顾性综述中，报道了目前国际上发表过的研究中所使用的冲击波治疗剂量（Ji et al., 2016）。Wang等采用冲击波治疗SD大鼠骨关节炎模型，在他发表的6篇文章中均采用了14 kV（相当于0.18～0.22 mJ/mm^2）、冲击800次；Kawcak在一项混种马的骨关节炎研究中，采用了第14天0.14 mJ/mm^2、冲击2000次，第28天0.15 mJ/mm^2、冲击1500次；Wang在一项新西兰白兔的骨关节炎研究中，采用了1.6 Bar、冲击1200次。由于目前临床上使用的冲击波治疗仪，有些是采用压力和频率作为单位，有些则是使用输出功率，并没有统一的衡量标准，这些都为冲击波精确化治疗的推广和普及带来了极大的挑战。

自从冲击波第一次用于治疗骨折不愈合开始，人们就不断探索着冲击波在临床医学领域中的应用，尤其是在骨科疾病的治疗中，冲击波的应用越来越受到骨科医师的重视。而低强度脉冲超声（LIPUS）是超声波的一种形式，它首次在临床中的应用也是治疗骨不连以及用于促进新鲜的骨折愈合。冲击波与超声波治疗关节软骨损伤方面的研究，主要是指其对于退变性关节软骨损伤的治疗。其中，最为重要的方面在于冲击波与超声波对于骨关节炎治疗的相关研究。

有研究表明，冲击波可以减轻骨关节炎患者的疼痛症状，同时还具有保护软骨的作用（邢更彦等，2015；Wang et al., 2012）。在一项冲击波治疗膝骨关节炎的动物实验研究中，Wang等将SD大鼠分为三组：空白对照组、单纯前交叉韧带切断组以及前交叉韧带切断+冲击波治疗组。之后他们在不同时间点进行取材，并评价各组动物在不同时间点的关节软骨以及软骨下骨情况。结果发现冲击波治疗组动物的关节软骨中Ⅱ型胶原的含量明显增多，同时软骨下骨中血管内皮生长因子（VEGF）、骨形态发生蛋白2（BMP-2）以及骨钙蛋白的含量明显增多。不仅如此，他们还发现冲击波对于软骨的保护作用呈现出时间依赖性，并且在第4周时其效果达到最佳（Wang et al., 2012）。在2016年发表的两篇文章中，Ji等回顾总结了以往对于冲击波作用于软骨的研究后认为，冲击波刺激对于退变性关节软骨损伤具有治疗作用。并且他提出了一项假说，认为冲击波在软骨组织工程中，具有促进软骨生成的作用（Ji et al., 2016；2016）。

在冲击波治疗关节软骨损伤的应用研究中，李众利团队利用低能量冲击波联合微骨折技术修复动物膝关节软骨损伤模型（王琪，2011）。王琪、李众利等将 36 只成年新西兰大白兔随机分为三组，建立新西兰大白兔膝关节股骨内侧髁全层软骨损伤模型。三组动物分别为单纯微骨折术组、微骨折术联合冲击波治疗组以及空白对照组。对于微骨折术联合冲击波治疗组，在应用微骨折术治疗后采用气压弹道式冲击波治疗仪的内镜探头（直径约 0.8 mm）在微骨折孔中进行冲击波刺激。采用冲击波的能流密度为 0.095 mJ/mm²，冲击 200 次。而对于微骨折术组模型仅采用微骨折术进行治疗，同时空白对照组不给予任何治疗。在术后第 4、8、12 周对关节软骨的修复效果进行评估，包括大体观、组织学以及免疫组织化学评估。结果显示，在术后 12 周时，

冲击波联合微骨折术组以及单纯微骨折术治疗组的软骨缺损区域逐渐被修复组织填充，而空白对照组软骨缺损区域无修复组织生成（图 12-1-4）。在术后 4 周时组织学染色及免疫组化染色显示，冲击波联合微骨折术治疗组与单纯微骨折术治疗组修复结果无显著性差别。在术后 8、12 周组织学染色及免疫组化染色显示，冲击波联合微骨折术治疗组的修复组织比单纯微骨折术组的修复组织含有更多的软骨细胞、蛋白多糖以及 II 型胶原。与此同时，在微骨折孔的底部其血管增生更加明显。在术后 8、12 周微骨折术治疗组缺损区修复组织内纤维组织生成逐渐增多。组织学评分显示冲击波联合微骨折术治疗组在术后 8、12 周软骨修复效果优于单纯微骨折术治疗组（图 12-1-5）。

李众利研究团队在发现冲击波能够在微骨折孔中促进软骨修复之后，为了探求冲击波促进软骨修复的机制，进一步设计了冲击波刺激干细胞生物学行为的实验研究。在前期的研究中，他们使用冲击波探头伸入微骨折术的孔中进行刺激。由于微骨

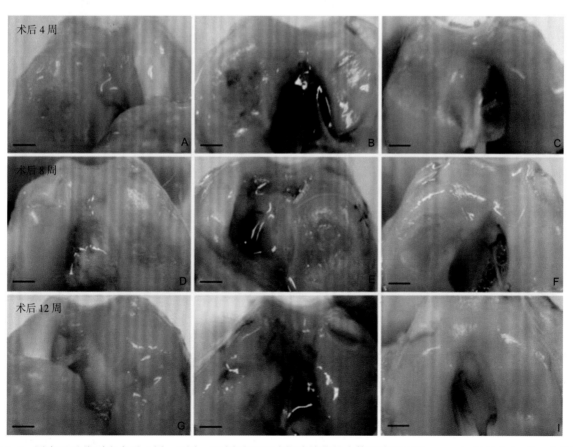

图 12-1-4 图中显示分别为术后 4 周、8 周、12 周时三组动物膝关节的大体观表现（Wang et al., 2011）A、D、G 为微骨折 + 冲击波组；B、E、H 为单纯微骨折组；C、F、I 为空白对照组；三组标本对比后可以发现，微骨折 + 冲击波组软骨损伤的修复疗效最佳（标尺 =4 mm）

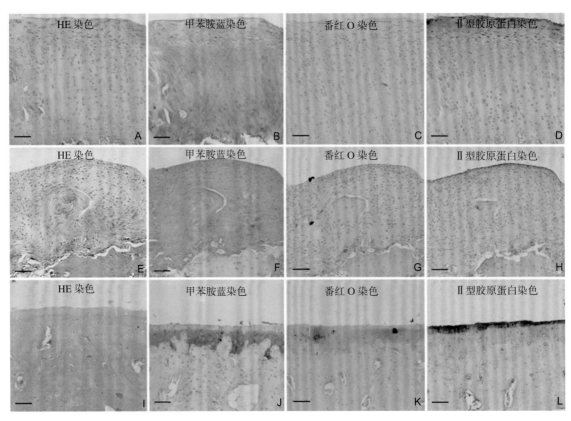

图 12-1-5 图中显示为术后 8 周时的组织修复情况（Wang et al., 2011）A、B、C、D 为微骨折 + 冲击波组；E、F、G、H 为单纯微骨折；I、J、K、L 为空白对照组；三组标本对比后可以发现，微骨折 + 冲击波组软骨损伤的修复疗效最佳（标尺 =50 μm ）

折技术是一种骨髓刺激技术，其发挥作用主要是靠微骨折孔中随骨髓一起冲出的间充质干细胞。骨髓间充质干细胞是一种存在于骨髓中的种子细胞，其具有自我复制、自我更新以及多向分化的潜能。既然冲击波能够通过微骨折孔中的刺激促进软骨组织的再生，那么其很有可能是通过骨髓中的骨髓间充质干细胞发挥的作用。为了进一步探索发散式冲击波促进软骨组织再生的作用机制，李众利的研究团队设计并进行了发散式冲击波刺激骨髓间充质干细胞的体外实验以及体内修复软骨组织的实验研究。在 2018 年的一项研究中，张浩、李众利等（Zhang et al., 2018）报道了采用发散式冲击波促进间充质干细胞增殖，联合 PLGA 支架的方法修复关节软骨损伤。他们采用发散式冲击波进行实验，为了观察发散式冲击波对于人骨髓间充质干细胞的直接作用，一种新型的发散式冲击波悬浮刺激装置被应用其中。在发散式冲击波刺激骨髓间充质干细胞的体外研究中，他们根据冲击波的压力进行分组，分为 0 Bar、1 Bar、2 Bar 及 3 Bar 组，其中，0 Bar 组即为空白对照组。他们发现在体外使

用发散式冲击波刺激干细胞时，可以显著促进干细胞的增殖能力以及自我更新能力。之后，为了探索冲击波对于骨髓间充质干细胞的促增殖作用能否转变为促软骨修复作用，他们采用 PLGA 支架复合冲击波刺激后的干细胞，并植入软骨缺损的局部。实验中动物分为四组：空支架组、支架 + 未刺激干细胞组、支架 + 冲击波刺激后的干细胞组以及空白对照组。结果显示，采用发散式冲击波刺激后的干细胞负载 PLGA 支架，在动物体内软骨损伤局部具有良好的促进软骨组织再生作用（图 12-1-6 ）。

随着对生物物理治疗关节软骨损伤研究的不断深入，个体精确化冲击波治疗是未来发展的大势所趋。以冲击波为例，上文提到在最初研究冲击波时，为规范冲击波使用的剂量，1998 年国际电工委员会（IEC）提出"能流密度"的计算。冲击波的能流密度是指单次冲击波脉冲在单位面积上的能量，通过脉冲强度的积分计算所得。对于聚焦式冲击波而言，往往可以通过冲击波焦点测得其能流密度，而发散式冲击波无焦点，所以应用能流密度估

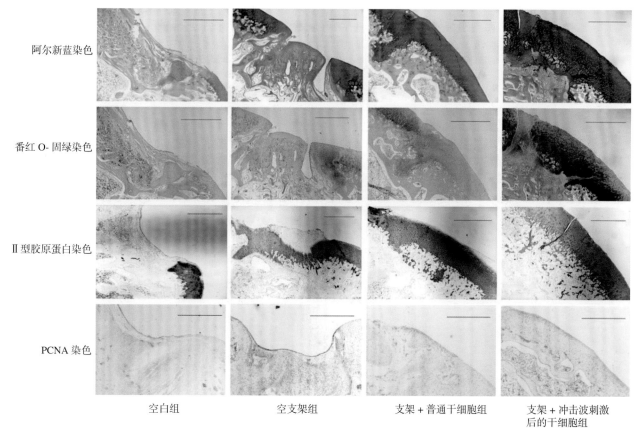

阿尔新蓝染色

番红 O- 固绿染色

Ⅱ型胶原蛋白染色

PCNA 染色

空白组　　　空支架组　　　支架 + 普通干细胞组　　　支架 + 冲击波刺激后的干细胞组

图 12-1-6　图中显示四组标本的组织学染色情况，分别为空白组、空支架组、支架 + 普通干细胞组、支架 + 冲击波刺激后的干细胞组；从图中可见冲击波刺激后软骨修复效果最佳（标尺 =1 mm）

275

计其剂量并不准确。李众利团队在国内首先提出冲击波能量的重要性，在对发散式冲击波物理特性的测量基础上，进行了冲击波刺激后细胞生物学特性的研究（Wang et al., 2011；Zhang et al., 2018）。相信随着人们对于冲击波研究的不断深入，将会有越来越多的研究为冲击波的精确治疗起到推动作用。

四、运动疗法

关节软骨损伤的运动疗法至关重要。功能锻炼计划的总体目标是使患者恢复其受伤前的水平，尽快且尽可能安全地恢复，或减轻功能障碍的程度。所有主动康复训练的原则是不能加重软骨损伤，不能加重关节的炎症反应。损伤初期，根据软骨损伤的严重程度和部位，可以从不负重或部分负重的运动开始，在所有的康复训练过程中不能有疼痛出现，否则应该考虑训练动作或难度的降阶。

膝关节软骨损伤后早期，可以从直抬腿开始，注意关注股四头肌内侧头的发力和控制，有条件

可以结合神经肌肉电刺激训练。可以开始负重后，可以从站立重心转移的部分负重训练开始，逐步过渡到单腿站立。单腿站立训练要注意控制身体稳定、保持膝关节正确力线，以消除错误运动模式（图 12-1-7）。可以通过提供不稳定平面、闭眼、其他干扰等措施进阶训练难度。

软骨损伤中后期，可以逐步开始增加运动疗法的动作难度和训练量。此阶段的运动疗法主要包括协调性和肌肉力量两个方面。协调性训练可包括两条腿的姿态练习，提供不稳定的表面，对称和非对称运动，以及减速运动和加速运动中良好的力线保持。需要注意的是，膝关节软骨损伤，协调性训练的动作质量，尤其是下肢屈膝力线至关重要，需要在协调性训练中时刻维持正确的下肢力线，才能有良好的髌股关节压力，减少软骨损伤的风险（图 12-1-8 ～ 图 12-1-11）。

该阶段可以同步开始肌肉力量抗阻练习，从而将使肌肉绝对力量提升，以达到日常生活和运动需求。肌肉力量训练从力量耐力训练开始，可以

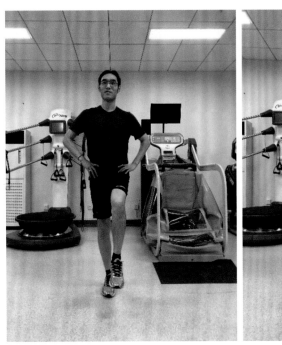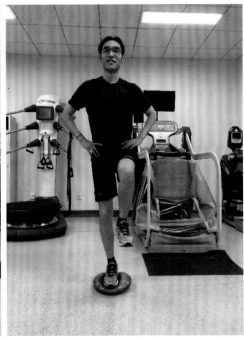

图 12-1-7　单腿站立训练

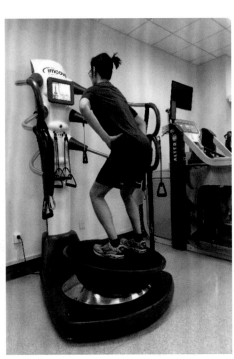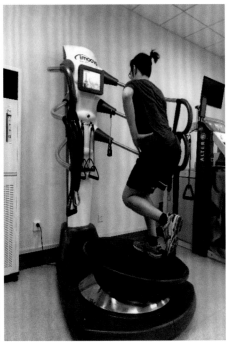

图 12-1-8　结合功能性动作，如蹲、单腿蹲，采用 IMOOVE 平衡系统

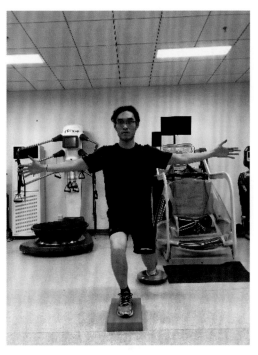

图 12-1-9 患者在平衡垫上进行弓步训练

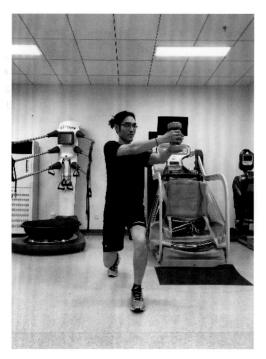

图 12-1-10 弓步在躯干旋转同时手持重物的稳定平衡训练

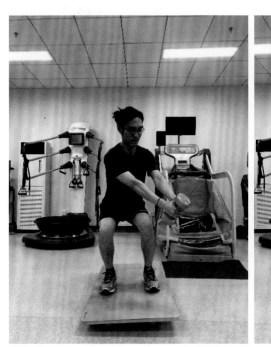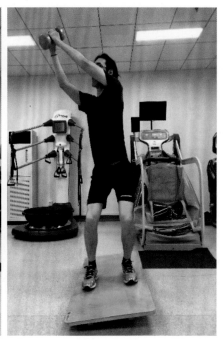

图 12-1-11 动态平衡板和上肢负重干扰下的平衡稳定训练

依托抗阻力量练习器械，进行股四头肌、腘绳肌以及臀部肌肉和小腿肌肉的力量训练，从 20 RM 左右的强度开始，3 组 / 次，3 次 / 周。4 周左右逐步加入 3 ~ 5 RM 的最大力量和 8 ~ 12 RM 的快速力量训练，直至患侧与健侧力量差异不大于 10% ~ 20%，方可重返运动。

（皮彦斌　苗　欣　李众利　敖英芳）

第二节 临床常用关节软骨损伤修复手术

关节软骨损伤程度的划分不尽相同。临床上常用 Outerbridge 分级以及国际软骨修复学会（International Cartilage Repair Society, ICRS）软骨损伤分级系统（ICRS 分级）。

Outerbridge 分级为：①Ⅰ度：关节软骨软化，用关节镜探钩可做评估，但无明显裂痕或缺损或毛糙；②Ⅱ度：损伤软骨可见裂痕、毛糙或者缺损，但直径不超过 1.5 cm；③Ⅲ度：损伤直径超过 1.5 cm，但是非全层；④Ⅳ度：全层软骨损伤，软骨下骨裸露。

ICRS 分级为：①0 度：正常；②Ⅰ度：接近正常，包括浅表损伤，软骨表面软化（A）或出现浅表裂纹（B）；③Ⅱ度：软骨缺损，缺损深度＜软骨厚度的 50%；④Ⅲ度：软骨严重缺损，包括缺损深度＞软骨厚度的 50%（A）或累及钙化层（B），到达但未深入软骨下骨（C），表面出现泡状结构（D）⑤Ⅳ度：软骨严重缺损，缺损累及全层，软骨下骨暴露。

软骨变性损伤的表现有时比较隐匿，可有囊变、萎缩、隆起等。因此，镜下观察时不能仅考虑到上述典型分级，而是要仔细用探钩探查评估。

目前，对于软骨损伤处理的手术技术分为两类。第一类为关节清理手术，第二类为软骨修复技术。常用的软骨修复技术为微骨折和骨软骨自体移植，前者是纤维软骨修复，后者倾向透明软骨修复。在临床评分上两者优势相当，因微骨折技术简单易行，无供区并发症，所以其应用更广（Ulstein et al., 2014）。在重返运动方面，骨软骨自体移植或许更有优势（Gudas et al., 2012）。自体软骨细胞修复技术更新换代较多，临床疗效仍然存在争议（Knutsen et al., 2016）。

一、关节清理术

关节清理术（debridement）也称关节软骨成形术（arthroscopic abrasion arthroplasty），其目的是使软骨损伤部位及其与正常部位的连接平滑。轻、中度（Ⅱ~Ⅲ度）软骨损伤尚未累及软骨全层，软骨下骨尚未暴露，关节镜下可表现为关节软骨表面囊泡状改变、软化、纤维化、龟裂、蟹肉样改变。此种情况可采用软骨刨刀切削的方法处理修平损伤面，清理边缘翘起或要脱落的软骨，然后将损伤部位与正常软骨的连接变得平滑。当然，这种切削的方法很难将创面完全修平。也有笔者推荐射频气化（冷切除）处理关节软骨损伤，成形简便。但射频处理过程中探头温度（40~70℃）或会对软骨细胞造成损伤，即便使用也应将探头离开软骨面 1~2 mm。此外，对于不适合行软骨修复的（Ⅳ度）损伤，也可以用刨刀去除增生硬化的软骨下骨表面，以期形成纤维软骨性修复组织。

二、微骨折技术

微骨折技术（microfracture technique）是用关节镜手锥在裸露的软骨下骨板上打孔，钻透软骨下骨，刺激骨髓释放出间充质干细胞（MSC）、生长因子和其他蛋白质等，形成多处超级血凝块，分化成纤维软骨组织，达到功能修复的目的。

其适应证为：患者因软骨损伤出现症状非手术治疗无效；全层软骨缺损；缺损区面积小于 4 cm²。

绝对禁忌证为：所在关节间室关节面轨迹不佳或者不稳；所在关节为胫股关节面者半月板缺失；所在关节间室中、重度骨关节病；肿瘤、炎症、感染或者凝血功能障碍；患者依从性差，不能配合康复。相对禁忌证为：年龄＞60 岁；缺损面积＞4 cm²；对应关节面有软骨损伤。

手术过程如下：找到软骨缺损后，先用刨刀和刮匙等清理全部碎片和游离的软骨，确保缺损周围的正常软骨边缘稳定，且基本垂直于软骨下骨面，形成一个池状结构，可容纳血凝块在此形成。然后用刮匙小心刮除缺损区残留的帽状钙化软骨层，完全暴露出骨床，注意避免处理过深而损伤软骨下骨。然后用关节镜手锥在暴露的软骨下骨板上打孔，即制造微骨折。微骨折术使用的手锥有 0°、30°、45°、90° 四种类型（图 12-2-1）。操作时，先从完好的软骨边缘附近开始，直到软骨缺损区的中央，制造出许多微骨折孔。孔间隔为 3~4 mm，彼此独立，不损坏两孔之间的软骨下骨板（图 12-2-2）。当看到从微骨折孔的骨髓里冒出脂肪滴时，则打孔深度已达到要求，通常深度约为 4 mm。对

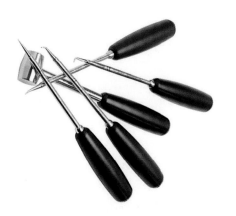

图 12-2-1 微骨折技术所用器械

于一些软骨下骨有硬化增生的情况，深度也可达5～7 mm。降低关节腔灌注压，在直视下观察到脂肪滴和血液经微骨折孔释放后（图 12-2-3），即可结束手术。注意不要放置引流管，因为这会影响富含骨髓成分的"超级血凝块"的形成及其与患处黏附的稳定性。

微骨折技术具有如下特点：①可在软骨缺损区创建一个粗糙面，使超级血凝块易于黏附；②与钻孔术相比，微骨折骨小梁损伤小且仅产生无热量坏死；③关节镜手锥有不同的角度，可以在膝关节的任何区域进行垂直于骨面的操作，并能较好地控制钻孔深度。

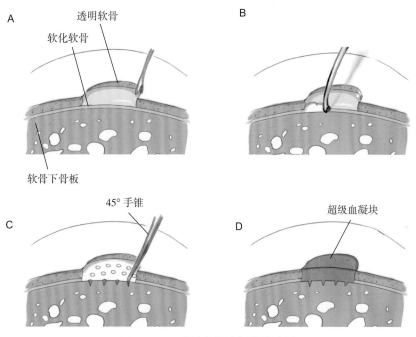

图 12-2-2 微骨折技术操作模式图

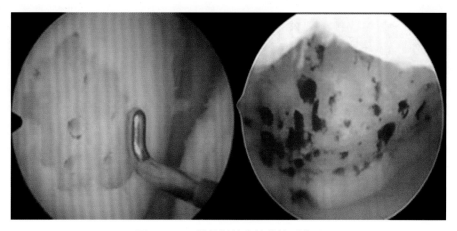

图 12-2-3 微骨折技术关节镜下表现

三、自体骨软骨移植术

自体骨软骨移植技术（osteochondral autograft transplantation）是将健康的包含关节软骨、软骨潮线和软骨下骨的柱状移植块移植到软骨损伤处，根据损伤大小决定移植块的数量。但因自体供区来源有限，只能从股骨滑车的外上、内上边缘，髁间窝顶部的非负重区钻取（图 12-2-4），所以可修复软骨缺损直径一般不能超过 2.5 cm。对于小面积的软骨损伤，可以在关节镜下操作，而对于大面积的骨软骨损伤，则需要切开手术。

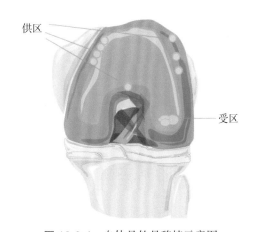

图 12-2-4　自体骨软骨移植示意图

供区

受区

其适应证为：患者因软骨损伤出现症状非手术治疗无效；全层软骨缺损；缺损区直径 1~2.5 cm。

绝对禁忌证为：所在关节间室不稳定或力线不良；软骨下骨缺失深（多见于 OCD）；所在关节间室中、重度骨关节病；肿瘤、炎症、感染或者凝血功能障碍；患者依从性差，不能配合康复。相对禁忌证为：年龄＞50 岁；缺损直径＞2.5 cm；匹配关节面有软骨损伤。

显露关节骨软骨缺损区后，对病灶进行清创，直到露出正常的软骨下骨，与周围软骨壁垂直。直视下钻洞，钻洞的直径可根据情况选择 8.5 mm、6.5 mm、4.5 mm、3.5 mm、2.7 mm 相间使用，每个钻洞之间相隔 1 mm，单纯软骨损伤钻洞深 15 mm，骨软骨损伤病灶钻洞深 20 mm。在膝关节非功能区的软骨面上，用专用环钻在股骨髁滑车边缘关节非负重区，根据受区大小、数量及长度，取相应的骨软骨移植块，每条块间隙 1~2 mm，相互平行。将骨软骨移植骨块置入相应大小的骨软骨移植栓推进器，向相应大小的受区骨洞推入，

用平头棒轻打移植骨块，使受区移植骨块平面与关节平面在同一弧面上，并恢复关节面的曲度。

具体操作步骤为：关节镜下检查骨软骨缺损，测量病变大小。按照微骨折的标准，准备好骨床和周围正常软骨壁后，用一套自体骨软骨移植专用测量/打压器确定缺损的准确直径，该器械头的大小与相对应的取材管内径相同。

安装取材管的打拔器，取材管内带一有垫圈的针，然后将二者装到打入器的基底部拧紧夹头；在打入器后部拧入一软骨保护帽。当器械触及关节面时，带垫圈的针会突出于取材管锐利切割头以外数毫米，以保护软骨面。选好位置，用小锤击打取材管的打入器，使取材管进至软骨下骨，打入时注意不要旋转取材管。沿轴向拉取材管，同时顺时针旋转 90°，然后再逆时针旋转 90°，取出取材管及其内骨芯。

用同样的方法将受区取材管装到打入器上，安装软骨保护帽。在制备骨槽时，应保持垂直于关节面。旋转取材管，看清标记深度的刻度。操作时注意将膝关节保持在一恒定的屈曲角度。用小锤将取材管打入软骨下骨（深度比移植块小 2 mm），用相同的方法取出受区的骨芯，测量并记录其深度。

用相应直径的 OATS 标准对线杆测量骨槽深度，并校正关节镜入路位置与骨槽之间的对线角度。重新把供区取材管、带垫圈的针和自体骨芯装到打入器上，卸下保护帽，将 T 型柄中部分开，露出垫圈针的尾部，用针将移植块推入骨槽内。在针尾装一个针定位器，将定位器塞入打入器后面的开口内。将供区取材管呈斜面的边缘完全插入受区骨槽内，在打入移植骨块时稳住取材管。用小锤轻敲垫圈针的尾部，将移植块打入骨槽。在这一步中，要维持膝屈曲角度和打入器位置不变。小心打入垫圈针，直至针尾与打拔器尾部的定位器平齐，这样能精确控制移植物插入的深度。预先定好打入垫圈针的长度，使针尾与定位器平齐后移植物突出骨槽外约 1 mm。打入过程中，可通过取材管前端的边槽观察，能看到骨块和垫圈针的前进（也可不用锤击而用挤芯器将移植物压入受区骨槽）。将供区取材管插入装好的打拔器夹头内。如上所述，将供区取材管呈斜面的边缘插入受区骨槽中，把住取材管的位置，在打拔器尾部缓慢拧入挤芯器，顺时针方向拧挤芯器，将移植骨块从取材管中挤入受区骨槽。当挤芯管完全到位后，移植块仍应稍高于关节面。

移去供区取材管，选择比骨软骨块直径至少大 1 mm 的测量 / 打压器放在移植块上，用小锤轻敲打击器，使移植块与周围关节面平齐。当需要将不同直径的多个移植块分别移植到缺损的特定部位时，在制作下一个受区骨槽时应完成前一个骨槽的植入，以防止受区骨槽壁发生骨折。

（马　勇）

第三节　常见软骨损伤的临床表现与诊治

一、髌骨软骨损伤

（一）病因

髌骨软骨损伤在运动性损伤中十分常见，可能为急性损伤也可为慢性损伤，无论何种软骨损伤，最终都可能导致软骨细胞的变性坏死，进而出现软骨的肿胀、碎裂、脱落和腐蚀等病变，最后相对应的股骨关节面也发生同样的变化，并逐渐形成髌股关节的反应性增生，后期将形成骨性关节炎。

（二）临床表现

1. 症状　髌骨损伤一般分为急性损伤和慢性损伤。急性损伤可表现为软骨损伤或软骨骨折，主要有急性创伤性滑膜炎表现：关节积液、疼痛、活动受限，关节镜下表现如图 12-3-1 所示。慢性损伤在临床上主要表现为膝关节前方疼痛，往往在屈膝活动时诱发，特别在开始活动时疼痛明显，活动后减轻，活动结束或休息时疼痛又加重。初期为酸乏不适，逐渐发展为持续或进行性的酸痛。上下楼梯时疼痛明显。这种疼痛有时很有特点，往往被描述为"龋齿样酸痛"。有一些患者还会出现膝关节响，另外疼痛出现时膝关节有无力、打软等情况，经常有"差一点跌倒"的主诉，有时有关节交锁症状（Becher et al., 2015）。关节镜下表现如图 12-3-2 所示。

2. 体征　关节线触诊有触痛，股骨髁或髌骨面可能有压痛。站立位内翻或外翻畸形，髌骨滑动征阳性或外侧支持带过紧，可能是由于抑制反应导致股四头肌萎缩，也可能是症状侧的镇痛步态。

常用以下体格检查方法及体征进行判断：①髌骨研磨试验：检查时使髌骨与其相对的股骨滑车关节面互相挤压研磨或上下左右滑动，若有粗糙感则为阳性，阳性率几乎为 100%；②推髌抗阻痛：将髌骨向远端推挤，同时嘱患者伸膝收缩股四头肌，髌下出现酸痛为阳性；③单腿半蹲试验：多为阳性，该征是髌骨软骨病最显著且有诊断价值的体征之一。④股四头肌萎缩：较明显，尤其以内侧头更为显著；⑤膝关节积液征：中后期多为阳性，浮髌试验可助诊断。当膝关节积液量少于 30 ml 时，可用积液诱发膨出试验查出，关节穿刺可抽出淡黄色透明液体，偶可抽出混浊的关节液；⑥髌周指压痛：髌骨软骨病并发周围软组织炎症时，用示指指尖扣刮髌周可以出现疼痛；⑦髌后捻发音：髌骨软骨软化剥脱之后，髌软骨面不平整，膝关节运动时髌后可扪及粗糙的捻发音。这种捻发音的特点是在膝关节活动到某一固定角度时出现，多

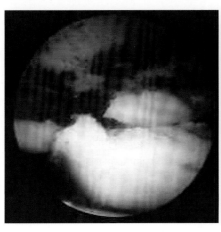
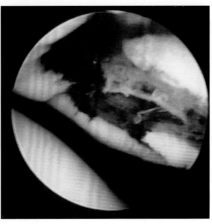

图 12-3-1　急性损伤中的骨软骨切线骨折

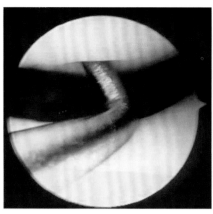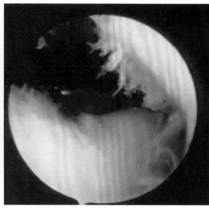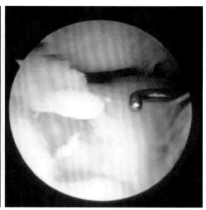

图 12-3-2　关节镜下的慢性软骨损伤

次重复不变，为粗糙不平的软骨摩擦所致。捻发音出现的机会不多，但不少笔者认为屈膝至某一固定角度出现的粗糙捻发音对诊断有意义。

（三）影像学表现

1. X线　普通X线平片对诊断无太大意义，但选择拍摄不同屈膝角度的髌骨轴位片，可观察髌骨形态、髌骨软骨下骨的硬化程度、测量髌骨的相关指数，如髌骨角、髌骨深度指数、髌骨指数、外侧髌股角、髌股吻合角等，侧位片如图12-3-3所示。

2. CT检查　计算机断层扫描（CT）也有帮助，但效果有限。CT检查，包括CT关节造影，可以评估软骨下骨和骨损伤、骨软骨块脱位、既往外科软骨修复手术的后遗症，并可用于因禁忌证无法行磁共振成像（MRI）检查的患者。

3. MRI检查　T1-Rho成像对评估髌骨关节非常有用，可以评估关节软骨内水分和糖胺聚糖（GAG）含量以及其他软骨健康相关生化标志物，可发现髌骨软骨局部变薄、溃疡甚至剥脱区（陈凯等，2015；Guermazi et al., 2015）（图12-3-3）。

（四）治疗

1. 急性髌骨损伤治疗

（1）一般关节软骨损伤：休息，对症处理。

（2）关节软骨骨折或剥脱性骨软骨炎：如果移位不明显，可石膏固定3个月。如果移位明显，可手术固定（软骨钉）。

（3）非功能区软骨损伤：亦多采用对症处理，包括关节边缘非负重区，（膝关节）脂肪垫区、半月板区边缘、滑车脊。

2. 慢性关节软骨损伤治疗　保守治疗为本病的基本和主要治疗方法，包括教导患者关节保护的原则和方法、热疗、关节周围肌肉的等长收缩

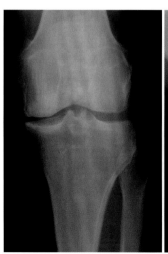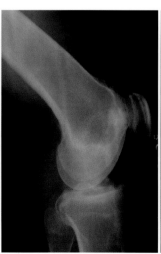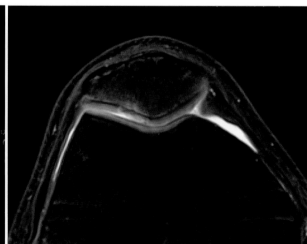

图 12-3-3　膝关节X线正侧位片及MRI轴位片

锻炼，如果患者肥胖，建议减轻体重、使用手杖或步行器以避免过度负重、穿弹性适当的鞋、对膝内翻或膝外翻做矫形锻炼等，常用以下措施：

（1）股四头肌练习：是防治髌骨软骨病最常用、最有效的方法。通过加强股四头肌力量，可增加关节的稳定性，改善髌股关节应力分布，并可防止由于膝酸痛及发软而造成的跌倒或意外伤害。常用方法如站桩，一般采用靠墙避开疼痛角度的站桩方式。也可做主动直腿抬高或负重直腿抬高练习。选择不引起疼痛的几个关节角度做多角度等长股四头肌练习，或者做无疼痛范围的短弧等速肌力练习，对恢复股四头肌肌力效果更好。

（2）髌股关节粘膏支持带或护具：作为保守治疗的一种重要手段，运动创伤医生经常推荐那些不愿手术的患者采用髌骨粘膏带或髌骨护具，改变髌骨的运动轨迹与接触力学，达到缓解疼痛、治疗疾病的目的。

（3）按摩和理疗：蜡疗及超短波治疗有一定效果。

（4）中药外敷：可消除肿痛等症状。

（5）关节腔内注射：选用醋酸曲安奈德注射液，每周1次，短期效果较好，只能临时适用于需要参加比赛的运动员。近来也有报道关节腔内注射透明质酸钠（玻璃酸钠），每周1次，5次为一疗程，有一定效果。

3. 手术治疗 对保守治疗无效，症状严重的髌骨软化症病例，可考虑手术治疗。该病为矫形外科治疗方法最多的几种疾病之一，以下简要介绍几种常用方法：

（1）关节清理术：采用刨刀、刮匙、髓核钳、射频等去除软骨碎屑，使软骨表面平滑，尽管不会促进软骨愈合，但可去除机械刺激症状（交锁、弹响、别卡感），减轻滑膜炎症，缓解临床症状。

（2）局限性软骨切除加钻孔术（陈凯等，2015；Eldracher et al.，2014）：为目前仍较常采用的基本术式，可采用关节镜或髌前内侧或前外侧切口，显露后以刨刀削除变性的软骨，暴露软骨下骨板，用1~2 mm钻头钻孔数个。本手术的目的是释放软骨下骨内的骨髓，形成纤维肉芽组织填补缺损软骨，最后化生成纤维软骨。钻孔也能释放骨内压，使疼痛得到缓解（图12-3-4）。

（3）髌骨重排列手术：包括近端和远端重排列术。近端重排列术如外侧支持带松解术（切断髌股横韧带、髌骨下的斜束及部分股外侧肌肌腱）、

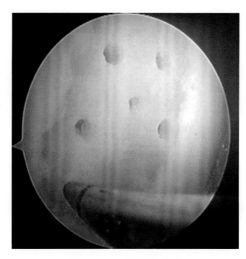

图12-3-4 软骨钻孔术

股四头肌内侧头外移术（固定于髌骨背侧面的中部）。远端重排列术主要有胫骨结节截骨抬高术，或抬高后加内移。近期一些研究认为胫骨结节抬高1~1.5 cm最为合适。胫骨结节抬高术缓解髌股疼痛的机制，在于改变了习惯性髌股接触区，避开了对原有溃疡区的刺激与挤压。但解剖上存在的膝关节Q角有一定的范围，做髌骨远端或近端重排列时，应防止改变力线矫柱过正，若术后Q角增大或减少10°以上，又会造成新的髌股不稳定，反而加重髌骨软骨的损害。

（4）髌骨截骨术：髌骨截骨术可用来解除骨内高压，缓解疼痛，同时又可调整髌股关节面使之接触更协调。

（5）人工关节置换术（Laskin et al.，1999）：对严重的髌股关节骨关节炎患者，可考虑采用髌股关节人工表面假体置换术治疗。

（6）软骨移植（Eldracher et al.，2014）：包括自体软骨细胞移植和自体骨软骨块蜂窝状移植（又称马赛克骨软骨移植术）。前者取患者自体软骨进行体外软骨细胞培养，用组织工程方法将培养增殖后的软骨细胞植入病灶区，再用骨膜覆盖。目前全世界已有1000余例的成功报道。自体骨软骨移植术也称骨软骨镶嵌移植术（mosaicplasty），是用特殊器械凿取膝关节股骨髁非负重区骨软骨组织，将这些柱状的骨软骨块移植至负重区软骨，呈马赛克样镶嵌移植。据报道优良率可达80%。以上两种方法均可在关节镜下进行。

（7）髌骨切除术：仅适用于疼痛严重、影响日常生活的重症患者。单纯髌骨切除后，伸膝力量减少30%。切除后将髌腱与股四头肌直接缝合，

伸膝力量减少 15%。手术中应同时将髌骨周围肌腱止点的病变部分切除或削薄，使其接近正常厚度，否则伸屈膝时仍将出现疼痛。

二、股骨滑车软骨损伤

（一）病因

对于单纯的滑车部软骨损伤的机制，文献记载较少。根据笔者资料大部分病例无外伤史，系运动中逐渐劳损所致。除劳损外还有以下几种机制：①股骨滑车软骨直接撞击：膝关节完全屈曲时，髌骨下移滑车暴露，这时由被踢或摔倒跪撞于某些地方引起；②间接撞击受伤：股骨滑车软骨部被髌骨撞伤；③膝扭转时髌骨关节错动所致；④髌骨与股骨间的扭转应力所致。这种应力是髌骨的横向切力与纵向切力同时作用的结果。

（二）临床表现

1. 病史　患者多有过度运动病史，常见的运动包括：爬山、篮球、羽毛球、太极拳、舞蹈、跑步机上跑步等。

2. 症状　表现为上下楼疼痛，其中下楼疼痛更加多见，另外可有蹲起疼痛，久坐站起时发僵感，疼痛位置位于膝前、髌骨四周。股骨滑车软骨损伤常同时合并髌骨软骨损伤，两者的临床症状相似，但是如果患者仅在屈膝到一定角度内才出现疼痛，往往提示滑车软骨损伤，髌骨软骨损伤一般不具备这一在特定角度出现疼痛的特点。交锁症状并不常见，但脱落的软骨片可以引起位置不固定的交锁症状，但是临床并不常见。如果卡感局限在髌股关节，且位置固定，可能是软骨损伤后形成溃疡的边缘的台阶相互咬合造成的，表现为卡一下马上解开，也可能是髌股关节增生的滑膜被卡压造成一过性打软的感觉。

3. 体征　压痛位于膝前髌股关节周围，患者主动屈伸膝关节时髌股关节处可以感觉到碎响，单足半蹲时会在某一角度诱发疼痛，该角度往往提示损伤软骨的具体部位。

（三）影像学检查

如果病变时间较长，侧位 X 线片可以显示软骨下骨增生变厚，CT 对这一改变的显示更加清楚，同时可以合并软骨下骨的囊变或者密度的改变，出现这一改变，往往提示软骨损伤程度较重，时间

较长。MRI 是首选的检查方法，可以直接观察到软骨影像，特别是在 T2 压脂像，在白色的关节积液衬托下，软骨影像更加清晰，呈现灰色（图 12-3-5），相应软骨下骨可以有明显水肿的表现。

（四）治疗原则

对症状不重的患者首选保守治疗，包括减少引起疼痛的活动，特别是上下台阶和蹲起的活动，短时间佩戴护膝，口服消炎镇痛的药物，外用消炎镇痛的乳剂或者膏药，外用中药膏药，中药熏洗，超短波理疗等。疼痛症状较重或者出现明显交锁症状的，可以考虑关节镜手术。手术目标必须明确，如果要解决交锁，术前通过 MRI 判断可能的交锁原因，术中取出游离体，或者将软骨溃疡周边的台阶削平。对于膝关节软骨广泛退变的膝骨关节炎患者，关节镜手术清理往往效果欠佳，因此应该慎重。手术时要考虑髌骨轨迹的问题，如果以股骨外侧滑车损伤为主，术前影像学显示髌骨轨迹明显外倾，可以同时行髌骨外侧支持带松解术。

对于年轻患者比较局限的软骨损伤，手术方案包括：

1. 微骨折（microfracture）　可以用专用的微骨折器械，也可以用 1.5 mm 克氏针钻眼，适度清理骨床表面，将软骨溃疡的周边修成垂直状，可有利于血块的附着。微骨折孔不要过密，以防对软骨下骨破坏太重。

2. 自体骨软骨移植（osteochondral autograft transplantation，OAT）　也称为骨软骨镶嵌移植术

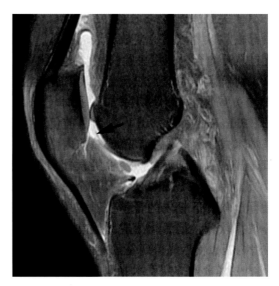

图 12-3-5　MRI 的 T2 压脂像显示股骨滑车沟中央的软骨全层损伤（箭头所示）

（mosaicplasty），可以尝试镜下完成，最大的缺点是取材部位的并发症。

3. 同种异体骨软骨移植（osteochondral allograft transplantation）移植物越新鲜活性越高，因此取材后1周内植入患者体内最理想。

4. 自体软骨细胞移植（autologous chondrocyte implantation, ACI）缺点是需要两次手术，费用较高，临床效果褒贬不一（Gomoll et al., 2014）。

5. 颗粒状异体青少年软骨细胞（particulated juvenile allograft cartilage）移植 术中需要先在缺损处注入一层纤维胶，然后注入颗粒状异体

青少年软骨细胞（PJVA 颗粒），颗粒间的间隔为1～2 mm，然后再注入一层纤维胶，以将 PJVA 颗粒固定在原位。

6. 人工材料局部填充 如硅橡胶。某男性患者，在40岁时手术用硅橡胶填充股骨内侧滑车软骨损伤处，硅橡胶直径为8 mm，图12-3-6显示该患者在68岁行膝关节置换手术时所见植入硅橡胶假体的情况以及 X 线、CT 及 MRI 情况。

7. 髌股关节置换术 对于髌股关节广泛三度至四度软骨损伤，保守治疗效果欠佳，而胫股关节无明显退变的，可以行髌股关节置换术（图12-3-7）。

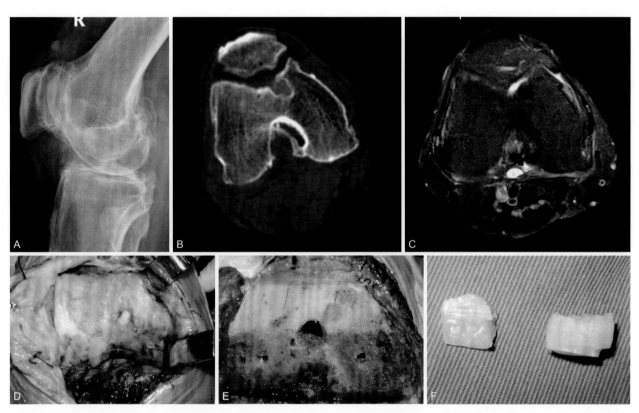

图 12-3-6 男性，68岁，行全膝关节置换术（TKA），患者28年前曾行手术用直径8 mm 的硅橡胶修复股骨内侧滑车软骨损伤；术前 X 线片、轴位 CT 及 MRI 如图 A、B、C 所示，TKA 术中所见及取出的硅橡胶假体如图 D、E、F 所示

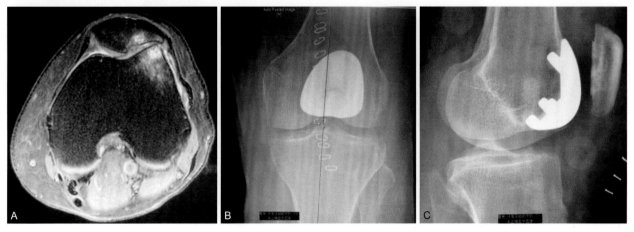

图 12-3-7 女性，61岁，图示术前轴位 MRI（A），髌股关节置换术后 X 线正位（B）及侧位片（C）

285

三、股骨髁软骨损伤

（一）临床表现

1. 病史　剥脱性骨软骨炎（osteochondritis dissecans, OCD）最常累及股骨内侧髁的外侧部分软骨，而急性髌骨脱位常合并股骨外侧髁外侧边缘部分的急性骨软骨切线骨折。

2. 症状　当剥脱性骨软骨炎部位的骨软骨片游离度增大时，会产生局部交锁症状或合并轻度疼痛，完全游离后会产生游离体症状，表现为位置不固定的反复交锁，有时患者本人能摸到游离

体（图12-3-8）。急性髌骨脱位合并股骨外侧髁的骨软骨骨折会导致关节积血严重，后期脱落的骨软骨块会形成游离体，也可以粘连于外侧隐窝或者别处而没有游离体症状。两者的软骨损伤区均位于股骨髁负重区的边缘，相应疼痛症状可以不明显。股骨内侧髁因为过度负重或者退变所致的负重区软骨损伤，其疼痛往往较重（图12-3-9），前交叉韧带断裂可以合并股骨内侧髁软骨损伤，可能与关节不稳有关（图12-3-10），股骨外侧髁因为外侧盘状半月板反复交锁可以造成损伤。

3. 体征　位于相应的内侧或者外侧关节隙有

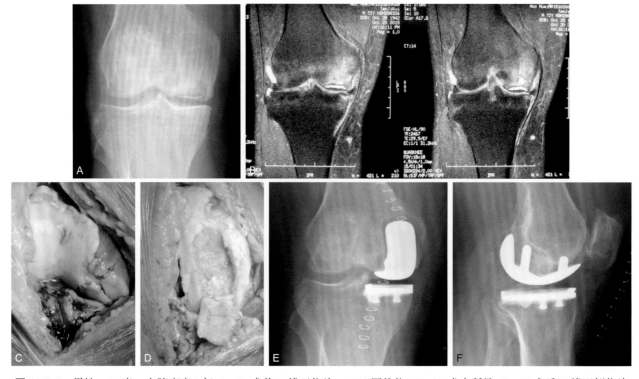

图12-3-8　男性，73岁，右膝疼痛1年　A、B.术前X线正位片、MRI冠状位；C、D.术中所见；E、F.术后X线正侧位片

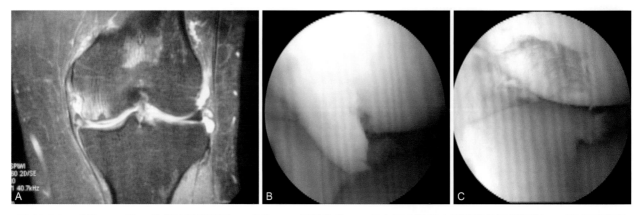

图12-3-9　女性，50岁，前交叉韧带完好　A.术前MRI冠状位片；B.术中探查股骨内侧髁软骨局部翘起；C.清理后情况

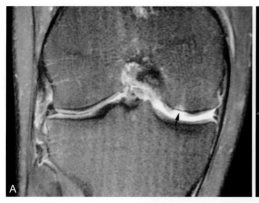
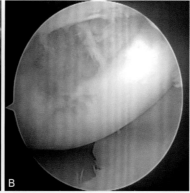
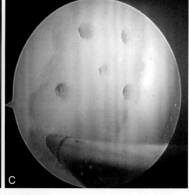

图 12-3-10　男性，前交叉韧带断裂 10 年，股骨内侧髁软骨局限四度损伤　A. 术前 MRI 冠状位片，箭头所示软骨损伤部位；B. 术中清理后情况；C. 微骨折情况

压痛。

（二）影像学表现

X 线片和 CT 可以显示该部位软骨下骨的信号改变。MRI 是首选的检查方法。

（三）治疗

与股骨滑车软骨损伤的治疗原则相同，同时考虑下肢力线问题，必要时可以同时行截骨术以矫正下肢力线。图 12-3-11 显示股骨内侧髁四度软骨损伤行微骨折术中及术后 2 年半时二次关节镜探查情况，微骨折处修复后软骨很难完全正常，往往表面轻度突起、毛糙，且质地稍软。大面积的骨软骨剥脱可以行单髁（图 12-3-8）或者全膝人工关节置换术。髌骨脱位合并的急性股骨外侧髁骨软骨骨折，如果骨软骨骨折块较大，且主要累及负重区，还是建议尽早行复位固定术，用可吸收棒

固定是比较好的选择（图 12-3-12）。

四、胫骨平台软骨损伤

胫骨平台软骨损伤是常见的软骨损伤，按照损伤部位分类，胫骨软骨损伤可以分为单纯损伤（simple lesion）与双极损伤（bipolar defect），所谓双极损伤是指胫骨平台软骨与相对应的股骨髁软骨均发生损伤，临床上双极损伤很常见，治疗效果较单纯损伤差。根据损伤程度分离，可以分为软骨损伤与骨软骨损伤，后者除了胫骨平台软骨损伤，还累及软骨下骨，后者治疗难度大，尤其是大面积骨软骨损伤。按照损伤原因分类，胫骨软骨损伤可以分为创伤性软骨损伤、退变性软骨损伤、剥脱性骨软骨炎、骨坏死、骨关节炎。按照损伤原因分类对治疗具有指导意义。

287

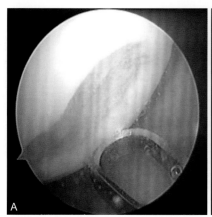
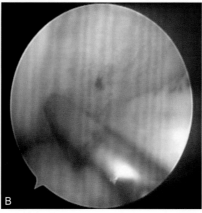
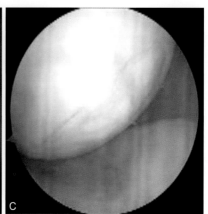

图 12-3-11　女性，52 岁，因后交叉韧带断裂行手术治疗　A. 术中见股骨内侧髁负重区软骨四度损伤；B. 术中用专用微骨折器械行微骨折处理；C. 术后 2 年半，二次关节镜探查发现微骨部位的新生软骨稍高起，质地稍软，表面稍毛糙

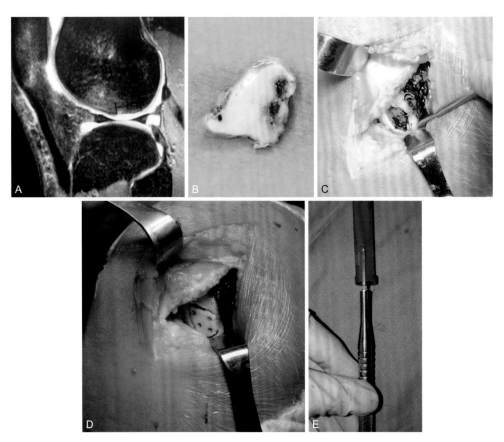

图 12-3-12　男性，20 岁，左膝扭伤 10 天手术 A.术前 MRI 矢状位片显示股骨外侧髁 20 度负重区骨软骨剥脱，箭头显示软骨剥脱长度；B.术中取出剥脱的骨软骨片，仅带很少的骨质；C.骨床清理后情况；D.可吸收棒固定后的情况；E.固定骨软骨片的可吸收棒

（一）病因

创伤、退变、剥脱性骨软骨炎、骨坏死、骨关节炎均可引起胫骨软骨损伤。

（二）临床表现

临床表现与其他部位软骨损伤类似，主要是疼痛为主。体征上由于胫骨平台位置深在，尚无特异性检查方法。

（三）影像学检查

严重的胫骨平台软骨损伤可在 X 线片上见到关节间隙狭窄，MRI 可见软骨缺损及软骨下骨的改变等。

（四）治疗

对于轻度的胫骨平台软骨损伤，可以采用保守治疗的方法处理，对于保守治疗效果不理想，症状持续存在的严重损伤，可以考虑手术。在膝关节软骨损伤方面，关于股骨髁软骨损伤与髌股关节软骨损伤手术治疗的报道很多，有多种技术可供选择，临床上也获得了良好的效果。但关于胫骨平台软骨损伤手术治疗的报道很有限，且每篇文章中报道的例数很少，多篇文献仅为 1 例报道，因此对该类软骨损伤的治疗具有一定挑战性，其困难在于以下几面：①胫骨平台几何形状复杂；②空间有限，治疗工具在软骨损伤区操作困难；③毗邻半月板、前交叉韧带下止点，限制操作。

对胫骨平台软骨损伤的治疗具有其自身特点，对于小面积全层损伤，或非全层损伤，可以采取忽略与不处理的方法，或者仅进行局部的清理与软骨成形术。关于胫骨平台软骨损伤的治疗理念，学术界尚不统一。下面介绍一些常用手术治疗技术在胫骨平台软骨损伤中的应用情况。

1. 微骨折技术（microfracture technique）是骨髓刺激技术（bone marrow stimulation technique）中最常用的一种，前面已经介绍过，它一般应用于面积较小的胫骨平台软骨损伤，且软骨下骨损伤不明显者，包括单纯损伤与双极损伤。动物实验发现，微骨折技术联合异体软骨颗粒 - 富血小板血浆复合体填充技术能够提高软骨缺损区再生透明软骨的比例（Cole et al., 2009）。该联合技术已经在临床上应用于胫骨平台软骨损伤，远期临床结果目前尚不清楚（Wang et al., 2017）。

2. 自体软骨细胞移植（autologous chondrocyte implantation, ACI）在软骨损伤中应用较为广泛。关于 ACI 技术在胫骨平台软骨损伤中应用的报道不多。Ebert 等（2012）于 2012 年报道 6 例胫骨平台软骨损伤，应用关节镜下基质诱导型自体软骨细胞移植（MACI）技术处理，临床效果及 MRI 结果均较好。软骨再生系统（cartilage regeneration system, CaReS）是另外一种基质诱导型自体软骨细胞移植技术，Schneider 等（2011）于 2011 年报道，应用 CaReS 技术治疗了 3 例胫骨平台软骨损伤，效果良好。

3. 自体骨软骨移植术（osteochondral autograft transplantation, OAT）适用于 Outerbridge Ⅲ 度或 Ⅳ 度局限性软骨损伤，尤其适合于伴随软骨下骨损伤，对于多发性软骨损伤或广泛性软骨退变者不适合。适合该术式的软骨缺损面积为 $1 \sim 4 \ cm^2$，超过该面积的临床效果欠佳。优点是可以同时处理软骨损伤与软骨下骨损伤，缺点是部分患者术后出现供区症状，操作技术难度大。供区一般位于股骨髁的无功能区，其软骨表面形状与损伤区软骨表面形状存在差别，匹配存在困难，另外供体骨 - 软骨栓的中轴线与软骨面形成夹角 α，软骨损伤区骨隧道中轴线与胫骨平台软骨面形成夹角 β，α 与 β 两个夹角需要匹配，否则骨软骨栓植入后会出现软骨面与胫骨平台软骨面不匹配而导致软骨面不平，影响手术效果，对操作要求高。

Matsusue 等（2001）首次报道应用关节镜辅助下自体骨软骨移植技术处理胫骨平台软骨损伤，逆行植入，患者为 26 岁男性英式橄榄球运动员，软骨损伤面积为 10 mm × 15 mm，位于外胫骨平台的后中部，骨软骨栓取自股骨外侧髌骨沟的最近端边缘，直径 10 mm，长度 20 mm，软骨面与骨软骨栓中轴线的夹角为 25°，胫骨骨隧道直径 10 mm，隧道内口中心位于软骨损伤区的中心，外口位于关节线远侧 4 cm，胫骨结节外侧骨面，术后 2 个月 MRI 检查提示外侧胫骨平台软骨损伤区修复良好，术后 10 个月二次关节镜检发现软骨损伤区软骨愈合良好。

Hangody 等（2010）报道采用自体骨软骨马赛克移植技术治疗胫骨平台软骨损伤，患者为运动员，多中心研究共 16 例，其中外侧胫骨平台 15 例，外侧胫骨平台 1 例，采用 1 ~ 2 个自体骨软骨栓进行移植，1 例同时行前交叉韧带重建术，2 例同时行半月板切除术，经过 2 ~ 17 年的随访，优良率为 86%，二次关节镜检查发现软骨愈合良好，仅 1 例出现供区症状。

Wajsfisz 等（2013）报道关节镜辅助下自体骨软骨逆行移植技术治疗胫骨平台软骨损伤，4 例患者，3 例外侧胫骨平台软骨损伤，1 例内侧胫骨平台软骨损伤，软骨损伤区直径分别为 10 mm、10 mm、10 mm、8mm，应用自体骨软骨移植系统（osteochondral autograft transfer system, OATS；Arthrex, Naples, Florida）在股骨内侧髁的最近内侧获取骨 - 软骨栓，骨 - 软骨栓的直径分别为 10 mm、10 mm、10 mm、8mm，长度 20 mm，软骨面与骨软骨栓的夹角分别是 20°、20°、20°、30°。定位软骨损伤区中心点，应用 OATS 建立胫骨骨道，逆行植入胫骨骨隧道内修复软骨缺损。术后当天开始被动屈膝与股四头肌的等长收缩练习，术后 6 周内免负重，术后 6 周恢复膝关节的完全活动范围，术后 3 个月完全负重。平均随访 55 个月，患者均对治疗满意，且均恢复到原有运动水平，影像学复查发现骨软骨栓与胫骨愈合良好。

Yabumoto 等（2017）报道关节镜辅助下自体骨软骨逆行移植技术治疗胫骨平台软骨损伤，研究显示，软骨损伤面积超过 4 cm^2 及存在手术史的患者临床效果欠佳，因而主张对软骨损伤面积为 1 ~ 4 cm^2 的患者实施该手术。笔者应用自体骨软骨移植系统（OATS；Arthrex, Naples, Florida）进行手术。简要操作步骤如下图所示（图 12-3-13 ~ 图 12-3-17）：

对于合并下肢力线不正者，笔者认为可以同时行胫骨高位截骨术进行矫正。

康复：术后第 3 天拔出引流管，开始持续被动运动（CPM），术后 3 周活动膝关节的全角度活动范围，第 5 周开始负重 1/3 体重，之后适应性增加，术后 8 周，完全负重，术后 4 个月练习跑步。

结果：术后随访时间平均为 75 个月（24 ~ 126 个月），平均手术年龄为 38.7 岁（12 ~ 77 岁），9 例为外侧胫骨平台，3 例为内侧胫骨平台，骨坏死 4 例，软骨外伤 6 例，胫骨平台骨折后 2 例，平均损伤面积为 1 ~ 5 cm^2，应用骨软骨栓的数量平均

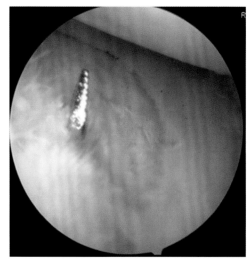

图 12-3-13　左膝外侧胫骨平台软骨损伤，面积 10 mm×10 mm，前外侧入口进镜，2.4 mm 克氏针经胫骨前外侧面定位于软骨损伤区的中心

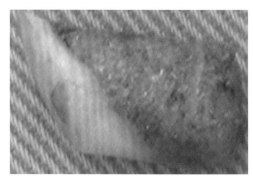

图 12-3-16　在股骨内侧髁近内侧缘获取的骨 - 软骨栓，软骨表面与骨栓纵轴形成夹角 α，α 与 β 相一致

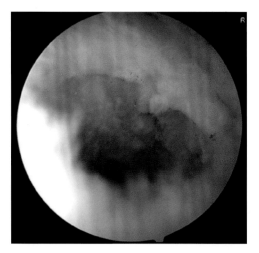

图 12-3-14　建立胫骨骨道，直径 8 mm

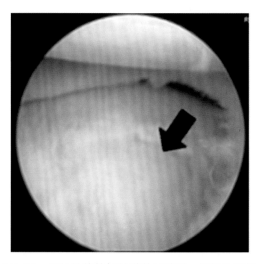

图 12-3-17　经胫骨前外侧骨道外口将骨 - 软骨栓逆行植入骨道，镜下观察植入软骨面与胫骨平台软骨面相匹配，关节面平整

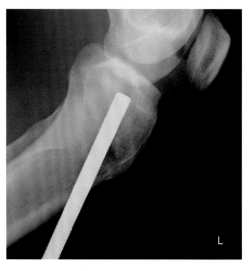

图 12-3-15　置入骨道扩张器，术中拍侧位 X 线片，测量骨道纵轴与胫骨平台上表面的夹角 β

为 1.9 个（1~4 个）。术后膝关节功能评分（IKDC 与 JOA）明显提高，7 例进行了二次关节镜检查，距离手术时间平均为 14.9 个月（12~27 个月），其中 5 例软骨愈合良好，2 例差，该 2 例进行了二次手术，其中 1 例进行了内翻截骨术，另外 1 例进行了全膝置换术。

4. 异体骨软骨移植（osteochondral allograft transplantation） 对于胫骨平台软骨损伤面积大，伴随软骨下骨明显损伤或胫骨平台骨折复位与愈合不良的严重损伤，前面所述治疗方法均难以奏效，通常会选择全膝关节置换术或单髁置换术进行治疗，如果患者年龄小，对运动要求高，则应当避免应用关节置换术，为此学者们提出了将胫骨平台损伤的骨与软骨作为一个整体进行替换治疗的技术——异体骨软骨移植术。

该技术适用于胫骨平台较大面积或大面积软骨损伤（Outerbridge Ⅲ 度或 Ⅳ 度软骨损伤，面积 >3 cm²），对于伴有骨折畸形愈合或明显软骨下骨损伤者尤为适合。对于关节间隙明显狭窄、双极损伤（胫骨平台软骨损伤 + 相对应股骨髁软骨损伤）、类风湿关节炎或皮质激素导致的骨坏死、体重指数超过 30、伴随血管炎等患者不提倡应用。该技术的最大优点是没有供区并发症，可以提供大块移植物，提供完整、连续的大面积关节面，移植物最后通过爬行替代与受体的骨质相愈合。

根据移植物的处理方法，该技术可分为 3 种：新鲜异体骨软骨移植技术、冷冻后异体骨软骨移植技术、放射后异体骨软骨移植技术。文献报道，在应用冷冻异体软骨移植技术中，即使仔细采用低温保存与再融化技术，软骨细胞的成活率也难以接受。研究发现（Enneking et al., 2001），不经低温处理的新鲜异体软骨移植术后，其中的软骨细胞成活率高，且没有免疫排斥反应与炎症反应，这是因为新鲜异体软骨移植物中软骨基质将软骨细胞与宿主细胞进行了隔离，因此，应用异体骨软骨移植技术时，没有必要进行组织配型与血型配型。根据上述研究，目前临床上最常用的是新鲜异体骨软骨移植技术。

新鲜异体骨软骨移植技术有 3 个缺点：其一，应用该技术的前提条件是当地具备组织工作良好的器官检索与运输程序，获取移植物应该在捐献者去世 24 小时内完成，并且在之后的 72 小时内将移植物植入患者体内；其二，移植物与受体间需要进行几何形状的匹配，可以用 X 线片测量完成匹配。

其三，疾病传播是该类手术的一个风险，即使是完全按照美国组织库协会（AATB）的操作指南进行，也不能完全避免，但其风险不高，与输血相近似。

大面积的胫骨平台骨软骨损伤可以在首次手术治疗时应用新鲜异体骨软骨移植技术，临床上，该技术更多被应用于其他治疗方法失败后，即作为挽救性手术。胫骨平台骨折治疗后，出现大面积胫骨平台骨软骨损伤在临床上很常见，多伴有骨折复位不良，半月板损伤与下肢力线不正也很常见。由于该类损伤中，骨软骨损伤面积大，骨折复位愈合不良，软骨下骨损伤明显，局部清理、微骨折、自体软骨细胞移植术与自体骨软骨移植术均不适合，另外，患者一般年龄较小，对运动要求高，不适合立即行关节置换术，因此，胫骨平台骨折后大面积骨软骨损伤成为临床工作的难题与挑战。新鲜异体软骨移植术可以提供大块完整移植物修复大面积骨软骨损伤，异体半月板移植与下肢力线矫正可以同时完成。因此，该技术成为治疗胫骨平台骨折后大面积骨软骨损伤的有效选择。对于之前应用不同技术治疗失败的胫骨平台软骨损伤，包括微骨折、自体软骨细胞移植术、自体骨软骨移植术等术后，也可以采用新鲜异体骨软骨移植技术进行治疗。该技术可以有效修复胫骨平台骨软骨损伤，恢复膝关节功能，延迟或避免进行膝关节置换术，且不增加后期膝关节置换术的手术难度。

新鲜异体骨软骨移植在 1908 年开始探索性应用，免疫学与移植学研究表明该技术是可行的。手术一般采用膝正中切口，在髌骨内侧或外侧进入关节腔。骨缺损区要清理到正常软骨，移植物的骨质厚度为 10 mm，采用松质骨螺钉固定移植物，半月板与骨软骨块可以进行一体化移植（Locht et al., 1984）。对移植物进行脉冲式冲洗，去除残存血液及骨髓，可以明显减少免疫排斥反应并降低感染几率，异体移植物储存于乳酸林格液中，每升加入头孢唑啉 1 g 与 50 000 单位杆菌肽，4℃ 条件下储存，最多 72 小时（Shasha et al., 2003）。

Ghazavi 等于 1997 年报道 126 例应用新鲜骨软骨移植术治疗膝关节大面积软骨损伤病例，平均随访 7.5 年（2~20 年），效果良好（Beaver et al., 1992）。其中单独胫骨平台骨软骨损伤 61 例（单独外侧胫骨平台 55 例，外侧加内侧胫骨平台 6 例），同时包括股骨髁与胫骨平台骨软骨损伤的双极损伤 8 例（外侧间室 7 例，内侧间室 1 例）。捐赠者年龄均小于 30 岁，为了减少移植物的载荷，对于下肢力线不正者，均进行了截骨矫形术，矫形术通常与移植术同时进行，下肢力线可以过度矫正 2°~3°。对于胫骨平台软骨损伤的患者，一般采用股骨髁部的截骨矫形术矫正下肢力线。最佳适应证是创伤后的单独胫骨平台骨软骨损伤。移植物愈合需要半年，大部分移植物在术后 1 年被爬行替代，但术后 2 年也可发生移植物塌陷与碎裂，因此建议术后 1 年内佩戴支具，术后 2~3 年内不参加对抗性运动。结果表明，良好的下肢力线直接影响临床结果，年轻的、依从性好的、单独胫骨平台骨软骨损伤患者的临床疗效最好。

Shasha 等（2003）报道应用新鲜异体软骨移植技术治疗胫骨平台软骨损伤，移植物不经过低温及放射处理，共计 65 例患者，均为胫骨平台骨折治疗后，无股骨髁软骨损伤，胫骨平台软骨损伤直径大于 3 cm，深度超过 1 cm，供体均得到美国组织库协会认可，来源于多器官检索与交换计划，捐赠者年龄均小于 30 岁，通过标准 X 线片进行供体与受体间的大小与几何形状匹配，不进行组织配型及血型的匹配。随访时间为 11.8 年 ± 5.0 年（5~24 年），其中 44 例患者（68%）异体移植物完整，功能好，其中 21 例患者软骨移植术失败（平均 9.7 年 ± 4.4 年，2~17 年），翻修行膝关节置换，39 例患者（60%）在行新鲜异体软骨移植术的同时进行了半月板移植。

对于下肢力线通过软骨损伤侧胫骨平台者，均行胫骨高位截骨术以矫正力线，约为所有患者的 50%，其中 73% 的截骨术与移植术同时进行，笔者认为同时进行移植术与截骨术效果好。对于很年轻的患者，如果软骨移植术后由于移植物破坏而发生下肢力线通过软骨损伤侧胫骨平台的现象，也可以二次手术行截骨术来矫正力线，作为一种挽救式手术，可避免移植物过早塌陷、失败。

研究发现，联合进行新鲜异体软骨移植术与半月板移植术，患者术后效果要好于单独进行新鲜异体软骨移植。同时进行新鲜异体软骨移植术与半月板移植术者，其移植物术后生存时间平均为 10.6 年，而单独行新鲜异体软骨移植术者的术后移植物生存时间平均为 7.1 年。

本研究表明，对于年轻、运动要求高的患者，应用新鲜异体软骨移植术治疗胫骨平台骨折治疗后的大面积软骨损伤（伴随骨折复位与愈合不良）效果良好，术后可以长时间地恢复膝关节功能，有效地推迟膝关节置换的时间，并且不会对之后的膝关节置换术造成困难与障碍。

5. 同种异体半月板 - 骨软骨联合移植术（combined meniscal allograft transplantation and osteochondral allograft transplantation, MAT-OCA）：适用于大面积胫骨平台软骨损伤与相应半月板损伤同时发生的患者。优点是可以同时解决大面积胫骨平台软骨损伤与半月板损伤。

胫骨平台软骨损伤与相对应的半月板损伤经常同时发生，二者可以互为因果，形成恶性循环，严重损害膝关节的功能。单纯进行异体半月板及胫骨平台软骨移植效果均差，被列为手术禁忌证，此类患者往往经历多次手术，为患者造成严重痛苦。另外，胫骨平台骨折术后经常出现胫骨平台软骨及相应的半月板损伤，且多伴有骨折复位愈合不良，软骨下骨病变，导致患者膝关节功能严重缺失。如何处理上述两种情况，成为临床上的难题。同种异体半月板 - 骨软骨联合移植术为解决上述难题提供有效选择。

Shasha 等（2003）报道一组临床病例，应用新鲜异体软骨移植技术治疗胫骨平台软骨损伤，其中部分患者同时伴随半月板损伤，研究者为其进行了新鲜异体半月板 + 骨软骨联合移植手术。重要的是，研究发现联合移植术后效果要好于单独新鲜异体软骨移植术，其移植物术后生存时间平均为 10.6 年。

Gonzalez-Lomasd 等（2016）以外侧胫骨平台骨软骨损伤及外侧外侧半月板损伤为例，对新鲜异体半月板 + 骨软骨联合移植手术的步骤及操作注意事项进行了详细描述。术中应用膝关节单髁置换胫骨截骨导向器，对外侧胫骨平台进行截骨，去除病变的半月板、软骨及软骨下骨，修整异体胫骨近端骨块，使其与受区相匹配，骨块植入后用 3 枚克氏针分别在前方、前外及外侧做固定，术中透视，确定骨块位置良好，以克氏针为导丝，拧入 3 枚 4.5 mm 空心无头挤压螺钉。采用 inside-out 缝合技术，应用 2 号 FiberWire 线将半月板缝合到关节囊上，以外侧半月板为例，在腘肌腱前方开始向前缝，至少缝合 6 针，垂直褥式缝合，后方不缝，保留半月板向后方轻微移动的条件。

进行异体半月板 + 骨软骨联合移植手术的患者大部分是一次或多次手术失败后的患者，其损伤严重，病情复杂，治疗困难，认清这一点很重要。准备进行该手术的患者应该是韧带稳定性好，下肢力线好，否则应该予以处理。特别强调的是，该手术应该在单独胫骨平台发生骨软骨损伤时进行，如果相应的股骨侧也发生软骨损伤，即发生双极损伤，则疗效不好。对于年龄大于50岁、双极软骨损伤或严重骨性关节炎的患者，应该推荐其进行关节置换术。

异体半月板＋骨软骨联合移植手术的疗效良好，其主要的缺点是有再手术的风险，近50%的患者移植物术后需要至少一次再手术，最常见的是关节镜清理术，尽管二次手术率高，但失败率（移植物去除或改行关节置换术）为12%。

Gelber等（2018）详细报道了新鲜异体半月板＋骨软骨联合移植手术的步骤及注意事项。笔者认为该术式的手术指征是：年龄＜50岁，胫骨平台骨软骨损伤直径至少为30 mm，深度至少为10 mm。双极损伤、下肢力线不正、韧带损伤均不是手术禁忌证，这些可以在手术中同时处理。禁忌证是：严重骨性关节炎、体重指数＞30及一般条件差（包括肿瘤、进展期的风湿病、感染、糖尿病、血管炎）。术后移植物可以被宿主细胞爬行替代，但只能替代几毫米，因此移植物不能太厚，软骨下骨一般保留10 mm厚。当患者胫骨平台软骨下骨缺失过大时，可以取自体髂骨填充。

6. 仿生骨软骨支架（biomimetic osteochondral scaffold）植入术　发生于胫骨平台的大面积骨软骨损伤一般由胫骨平台骨折或局部退变造成，患者一般年龄较小，对运动要求高，不适合做关节置换术，治疗难度大，异体骨软骨移植术在该领域取得了较好的疗效，但移植物获得难度大及可能发生疾病传播限制了该技术的应用。仿生骨软骨支架植入术是个有希望的技术，支架可以分为两种，一种为单纯修复软骨损伤的支架，另外一种可以同时修复软骨损伤和软骨下骨损伤。应用仿生骨软骨支架治疗胫骨平台大面积骨软骨损伤的报道很少，但疗效很有希望，且克服了异体骨软骨移植术的缺点。

Kon等（2014）报道应用仿生骨软骨支架植入术治疗胫骨平台大面积骨软骨损伤，共11例患者，平均损伤面积为 5.1 cm² ± 2.7 cm²（3.0 cm² ~ 12.5 cm²），术后随访2年，随访期间没有患者需要二次手术，没有病例失败，也没有患者后悔进行该手术。术后IKDC评分与Tegner评分均明显高于术前评分。

应用的仿生骨软骨支架为 Maioregen（Fin-Ceramica，Faenza，Italy），该支架分为3层：表层光滑，全部由Ⅰ型胶原纤维组成；中间层（模拟潮线）由Ⅰ型胶原纤维（60%）与羟基磷灰石（40%）混合组成；下层（模拟软骨下骨）由Ⅰ型胶原纤维（30%）与羟基磷灰石（70%）混合组成。

根据内侧胫骨平台或外侧胫骨平台损伤，相应采用髌骨内侧或外侧切口进入关节，清除硬化的软骨下骨（8 mm深），形成凹槽，修整仿生骨软骨支架使之与凹槽相匹配，植入支架，由凹槽与支架间形成的挤压力来固定支架，术中通过屈伸膝关节来检验其固定可靠性。

根据病情，术中同时行胫骨平台截骨垫高术（恢复胫骨平台的正常高度）、胫骨高位截骨术（纠正下肢力线）、外侧半月板切除术（处理半月板损伤）、去除之前手术内固定物。

术后当天可以进行持续被动运动（CPM），以恢复关节的被动活动范围；术后1个月，可以根据患者的忍受能力，进行关节主动活动；每天冰敷4次，每次20分钟，在每次康复练习后加用冰敷1次，以处理关节肿胀；术后6周内免负重，6~8周后逐渐恢复到完全负重。

（五）小结

胫骨平台软骨损伤是膝关节常见软骨损伤，治疗难度明显大于股骨髁软骨损伤，同间室的胫骨平台与股骨髁软骨如果均发生软骨损伤，则称为双极损伤，治疗难度更大，疗效不满意，应该在双极软骨损伤发生前予以治疗。

处理胫骨平台软骨损伤的手术治疗方法包括：局部关节清理术、微骨折术、自体软骨细胞移植术、自体骨软骨移植术、异体骨软骨移植术、异体半月板-骨软骨联合移植术、仿生骨软骨支架植入术等，其中自体骨软骨移植术、异体骨软骨移植术、异体半月板-骨软骨联合移植术、仿生骨软骨支架植入术可以同时处理软骨损伤与软骨下骨损伤，异体半月板-骨软骨联合移植术还可以同时处理相应的半月板损伤。局部的清理、微骨折术、自体骨软骨移植术适用于较小面积软骨损伤（1~2 cm²）；自体软骨细胞移植术、异体骨软骨移植术、异体半月板-骨软骨联合移植术、仿生骨软骨支架植入术适用于较大或大面积软骨损伤

（＞3 cm²）；异体骨软骨移植术、异体半月板 - 骨软骨联合移植术很大意义上属于挽救性手术，经常用于其他手术失败后。

下肢力线是胫骨平台软骨损伤治疗中的重要指标，无论采用何种软骨损伤治疗方法，均需要矫正下肢力线，避免软骨损伤修复区应力集中，造成手术失败，胫骨高位截骨最常用；在软骨损伤治疗失败后，甚至可以将截骨术作为挽救性手术（Nho et al., 2011）；对于胫骨平台整体凹陷者，可以采用植骨垫高术。

仿生骨软骨支架植入术可以修复软骨损伤，也可以同时修复骨与软骨损伤，且可以修复大面积软骨或骨软骨损伤，没有供区并发症，没有疾病感染风险，没有免疫排斥反应，但临床报道少，尚处于探索阶段。

如上述手术方法均失败，最后可采用单髁置换术或全膝置换术进行治疗。

五、距骨骨软骨损伤

1856 年，Monro（1856）首先报道了踝关节内骨软骨性游离体。1888 年，König 用剥脱性骨软骨炎一词描述膝关节内游离体。1922 年，Kappis（1922）将踝关节类似病变称为剥脱性骨软骨炎。1959 年，Berndt 和 Harty（1959）详细描述了外伤导致的距骨骨软骨损伤的病例，根据 X 线表现进行了分期，并称之为距骨剥脱性骨软骨炎。在后来的文献中，这类疾病又被称为距骨骨软骨病、经软骨距骨骨折、隐匿性骨软骨骨折等，目前多称为距骨骨软骨损伤。

（一）病因

距骨骨软骨损伤的病因不完全清楚，与膝关节剥脱性骨软骨炎的机制类似，可能与以下因素有关：

1. 外伤　Berndt 和 Harty（1959）认为踝关节内翻伤是距骨骨软骨损伤的原因。通过尸体标本研究，发现踝关节背伸内翻伤时，距骨滑车外侧部分与外踝关节面撞击，导致距骨前外侧骨软骨损伤；踝关节跖屈内翻伤时，距骨滑车内侧部分与胫骨关节面撞击，导致距骨后内侧损伤。但部分患者并无明显的外伤史。

2. 缺血　Campbell 和 Ranawat（1966）认为

距骨剥脱性骨软骨炎是由于局部软骨下骨缺血坏死，产生病理性骨软骨骨折所致。目前认为缺血并非主要病因。

3. 遗传因素　文献报道有一些双侧发病的病例和家族多个发病病例。Bauer 等（1987）发现距骨骨软骨损伤的病例中双侧发病的比率甚至可高达 23%。近年的研究发现，第 15 号染色体上蛋白聚糖基因的改变与家族性距骨骨软骨损伤的发病有关。

（二）临床表现

1. 病史及症状　患者多有踝关节扭伤史，主要表现为踝关节负重疼痛、肿胀，行走及运动后加重。疼痛为弥漫性钝痛，通常无明确定位，欧美学者称之为"深部疼痛"。少部分患者有关节打软或交锁症状。

2. 体格检查　早期无明显体征。严重者可发现关节肿胀，屈伸活动度减小。因关节滑膜炎症增生导致内侧或外侧关节间隙有压痛，屈伸关节时可有磨砂感。

（三）影像学表现

1. X 线　包括踝关节前后位和侧位片。Berndt 和 Harty 根据 X 线表现，将损伤分为 4 期（表 12-3-1）。Verhagen 等学者的研究发现普通 X 线漏诊率为 41%，普通 X 线敏感性和特异性分别为 59% 和 91%，踝穴位 X 线检查敏感性可提高至 70%。

表 12-3-1　距骨骨软骨损伤的 X 线分期（Berndt 和 Harty）

分期	X 线表现
Ⅰ期	距骨顶局限性低密度区（软骨下骨压缩）
Ⅱ期	骨软骨块和骨床部分分离
Ⅲ期	骨软骨块和骨床完全分离，但无移位
Ⅳ期	骨软骨块和骨床完全分离，并移位

2. CT　Ferkel 和 Sgalione 在 Berndt 和 Harty 分型的基础上，结合骨坏死情况及软骨下骨囊肿形成情况，描述了一种 CT 分型：Ⅰ型：距骨顶部囊性变，距骨顶部完整；Ⅱa 型：软骨下囊变通入关节面；Ⅱb 型：距骨关节面损伤合并无移位骨块；

Ⅲ型：软骨下囊肿合并无移位的骨折块；Ⅳ型：骨折块有移位。

CT 检查的特异性可达 99%，在显示骨软骨移位的大小、部位及缺损情况方面有优势。但其敏感性略低，为 81%，对单纯的软骨损伤、骨挫伤和没有移位的损伤及软组织损伤显示效果不佳，因此使用范围有限。

3. MRI　距骨骨软骨损伤在 MRI 的 T1 加权像上呈低信号，T2 加权像上呈高信号（图 12-3-18）。MRI 的敏感性和特异性均为 96%，同时对于诊断关节软骨、软骨下骨及肌腱、韧带等软组织损伤有巨大优势，为最佳的影像学检查方法。根据 MRI 表现，Hepple（1999）等学者将疾病分为Ⅰ～Ⅴ型（表 12-3-2），可用于指导治疗方案的确定。

表 12-3-2　距骨骨软骨损伤的 MRI 分型

分型	MRI 表现
Ⅰ型	仅有关节软骨损伤
Ⅱ型	关节软骨损伤，合并软骨下骨隐匿性骨折，合并（Ⅱa）或不合并骨髓水肿（Ⅱb）
Ⅲ型	与距骨体分离的骨软骨块，但无移位
Ⅳ型	与距骨体分离的骨软骨块，发生移位
Ⅴ型	合并软骨下骨囊肿

（四）关节镜下表现

根据关节镜下软骨损伤的表现，可将疾病分度（表 12-3-3）。

表 12-3-3　距骨骨软骨损伤的关节镜下分度

分度	关节镜下表现
A	关节软骨表面光滑、完整，但明显软化
B	关节软骨表面粗糙
C	关节软骨纤维化或出现裂痕
D	关节软骨瓣状损伤，或露出软骨下骨
E	骨软骨游离体，但未移位
F	移位的骨软骨游离体

（五）治疗

1. 保守治疗　包括休息、石膏固定、患肢部分负重 6～8 周等，通常适用于骨骺未闭合的青少年以及 X 线分期属于Ⅰ期或Ⅱ期的患者。但有研究发现保守治疗对青少年患者的疗效并不理想，24 例患者中仅有 9 例效果良好。对成年患者和 X 线分期属于Ⅲ、Ⅳ期患者保守治疗通常效果不佳。也有研究表明通过改变运动方式、部分负重或石膏固定等，成年患者保守治疗的成功率为 45%。一些研究认为冲击波治疗可以改善距骨局部组织的血液循环，从而起到治疗作用，但缺乏更多的临床证据。

2. 手术治疗　传统的踝关节切开、病灶清理术的优良率在 40% 到 62.5%。通常需要做内踝或外踝截骨，手术创伤大，术后需要石膏固定数周，不利于患者早日恢复正常的生活和工作。关节镜下骨髓刺激术（包括病灶清理术、钻孔术、

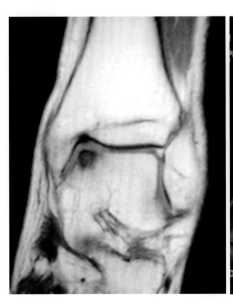
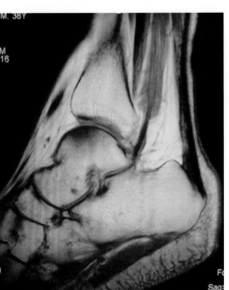

图 12-3-18　踝关节磁共振 T1 加权像，冠状位和矢状位显示距骨内侧中部的低信号，为Ⅱa 型损伤

微骨折术）的优点是手术创伤小、术后恢复快，治疗小面积的距骨软骨损伤效果良好，优良率为83%～93%。

（1）手术的适应证及类型：无论影像学分期或分型属于哪种类型，症状明显的患者在保守治疗无效时应采取手术治疗。手术可以分为五大类：①病灶清理加骨髓刺激术（即病灶清除加钻孔或微骨折术或松质骨移植）；②软骨表面重建（即自体骨软骨移植和软骨细胞移植）；③将骨软骨块保留在原位（即逆行钻孔和原位固定）；④异体移植物；⑤金属假体植入。

（2）关节镜下病灶清理术：踝关节前内侧及前外侧入路，先切除炎性增生的滑膜，之后用探钩探查整个踝关节软骨损伤情况，尤其要注意距骨滑车后内侧及前外侧部。如果骨软骨块剥脱形成游离体，应首先取出游离体。找到骨软骨损伤病灶后，用软骨刮匙去除边缘不稳定的软骨，然后将软骨下骨表面变性的钙化软骨层刮除。用刨刀吸除软骨碎屑，彻底冲洗关节腔，缝合伤口。用无菌敷料和厚棉垫加压包扎患侧足踝部和小腿（Ebert et al., 2012）。

（3）关节镜下钻孔术：钻孔术是在关节镜下病灶清理术的基础上用直径 1.5 mm 克氏针在骨床上垂直钻孔，深度 3 mm，孔间距 3 mm。钻孔之后放松止血袋或用刨刀吸引，如果骨孔有血液渗出，则说明深度合适；反之需加深骨孔。由于踝关节间隙狭窄，克氏针钻孔难以处理后部的距骨骨软骨损伤，这时就需要经过内外踝钻孔或者采用微骨折技术。

（4）关节镜下微骨折术：微骨折术是采用专用的微骨折器械在距骨骨床上打孔（图 12-3-19），其手术操作与钻孔术相似。与钻孔术相比，微骨折术主要有 3 个优势：①微骨折器械的尖端具有多个角度，例如 0°、30°、60° 和 90°，因此能够较容易地在距骨滑车中后部垂直于骨床打孔；②与克氏针钻孔产生的热量相比，微骨折器械通过纵向力打孔产生的热量少，热损伤小；③微骨折手术时不仅在骨床上形成骨孔，而且以骨孔为中心产生许多细微的放射状的松质骨骨折，利于松质骨中具有分化潜能的干细胞释放，并能够使血凝块深方形成许多"根"，与骨床结合更牢固（Yoshimura et al., 2013；van Eekeren et al., 2016）。

（5）关节镜下逆行钻孔术：对于软骨表面基本正常的距骨骨软骨损伤，例如Ⅲ型或囊肿直径较

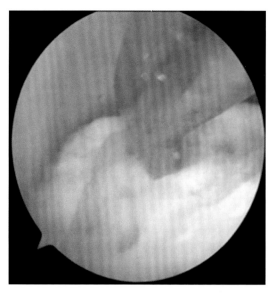

图 12-3-19 关节镜下微骨折术治疗距骨骨软骨损伤

小的 V 型损伤，为了保留相对正常的软骨面，可行逆行钻孔处理。如内侧病损可将关节镜从前外侧入路观察，把定位器的尖端经前内侧入路放在病灶表面，经跗骨窦处做小切口。用定位器套筒引导 1.5 mm 克氏针，由跗骨窦处的切口，从前外下方向后内上方逆行钻孔，注意克氏针尖端不要穿透关节软骨表面。此方法可诱导软骨下骨再血管化，刺激新骨形成，促进软骨下骨损伤的修复。

（6）自体骨-骨膜移植：对于较大的损伤或者较大的软骨下囊肿，采用骨-骨膜移植术治疗也是一个较好的选择（图 12-3-20）。国内学者通过自体髂骨取骨行骨-骨膜移植，治疗囊肿直径较大的 Hepple V 型距骨骨软骨损伤，并取得了满意疗效。自体骨-骨膜移植术的特点在于移植物表面覆盖骨膜，而骨膜具有一定的软骨化生能力；采用髂骨取骨修复距骨骨软骨损伤避免了健康关节的供区并发症。

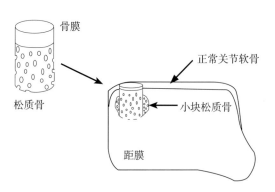

图 12-3-20 自体骨-骨膜移植手术技术示意图

（7）自体与异体骨软骨移植术：对于关节镜下病灶清理术、钻孔术或微骨折术效果不佳的病例、距骨骨软骨大面积损伤或深层软骨下骨有明显囊变的病例，可进行自体骨软骨移植术（又称马赛克骨软骨移植术）。手术通常需要进行内踝或外踝截骨以彻底显露病变，垂直于骨床植入从膝关节获取的柱状骨软骨移植物。移植物的获取可以在膝关节镜辅助下完成，关节镜从前外侧入路观察，取髌骨内下缘或外下缘 2 cm 切口，置入 OATS 取骨环钻，垂直于骨床切取股骨滑车边缘直径 6～8 mm、深度 15～20 mm 的骨软骨块。然后将移植物植入距骨骨槽，要求移植物的软骨面与周围正常软骨位于同一水平面。自体骨软骨移植术对缓解踝关节症状的疗效满意，优良率可达 90%，但可能会导致供区损伤，术后出现膝关节肿痛（Hu et al., 2013；Yoon et al., 2014）。

异体骨软骨移植手术技术与自体骨软骨移植类似，因为移植物来源于异体，因此可用较大直径的移植物填补缺损，避免马赛克骨软骨移植术中多个小直径移植物之间的愈合问题。有时也可用距骨 1/3 至 1/2 大小的整块异体移植物，取代大面积的距骨骨软骨缺损。

（8）自体软骨细胞移植术：瑞典的 Peterson 等学者在 1991 年开始将自体软骨细胞移植用在临床上修复膝关节软骨缺损，之后这一技术也扩展到其他关节。欧美地区的多中心研究结果显示，自体软骨细胞加骨膜移植修复股骨髁和滑车的软骨损伤，临床优良率平均为 85%。因为第一代自体软骨细胞移植都使用骨膜覆盖软骨损伤区，需要用缝线将骨膜缝合到周围正常软骨，无法在关节镜下完成，而且骨膜移植后有软骨修复区骨化和过度增生的问题，目前已较少应用。

组织工程软骨移植术是目前全世界最新的治疗关节软骨缺损的技术。国外已经有 Hyalograft C 组织工程软骨（透明质酸支架）和 MACI 组织工程软骨（Ⅰ、Ⅲ型胶原纤维支架）被投入临床应用。第一期手术用关节镜获取 200～300 mg 的自体关节软骨细胞，送到公司进行酶解、消化、分离、培养扩增，体外培养 2～4 周，获得足够的软骨细胞；在第二期手术之前 3～4 天，将软骨细胞充分复合到支架上；第二期手术将复合了软骨细胞的支架植入软骨缺损区，并用纤维素胶固定。

（9）骨软骨块原位固定术：对于Ⅲ型和Ⅳ型损伤，如果骨软骨块较大，表面软骨光滑，应尽量将骨软骨块复位并进行固定。首先可尝试在关节镜下完成手术。如果复位困难，则应切开关节进行骨软骨块复位及内固定。对于急性损伤，清理骨床上附着的血块后即可固定骨软骨块；而慢性损伤则需要彻底清理硬化的骨质，有时还需要植入少量正常的松质骨碎块，以填充缺损及促进骨软骨块的愈合。固定骨软骨块一般使用直径 1.5 mm 的可吸收螺钉。

（10）金属假体植入术：金属内植物表面置换术治疗骨软骨病损或骨软骨坏死是一项相对较新的技术。直径为 15 mm、与关节面弧度一致的关节嵌入型假体（HemiCAP，美国），可用于治疗距骨穹窿内侧巨大病损或初次手术失败的病例，关于此技术的临床研究很少（van Bergen et al., 2011）。

六、髋关节软骨损伤

髋关节主体由髋臼和股骨头组成，是最典型的杵臼关节。髋臼向外侧倾斜，与水平面成角约35°，后缘高于前缘，向前倾斜约 20°。髋臼的关节面呈马蹄形或新月形，被覆软骨，在髋臼的边缘有髋臼唇附着，加深了关节窝的深度（图 12-3-21、图 12-3-22）。股骨头呈 2/3 圆球形，除股骨头小凹外均被软骨覆盖。在前方，软骨延伸至股骨颈，其软骨最厚的部位在前外侧（Wajsfisz et al., 2013）。

（一）病因

1. 急性创伤　急性关节软骨碎裂常见的创伤机制是大转子受到直接暴力打击，如摔倒后髋关

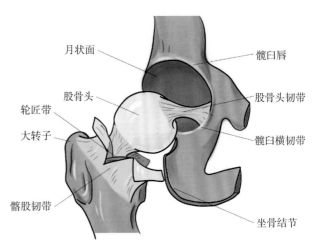

图 12-3-21　髋关节解剖图

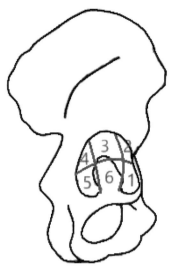

图 12-3-22　髋臼软骨分区图，髋臼软骨以卵圆窝为界分为 6 区，方便术中记录软骨损伤情况

节外侧着地（图 12-3-23），暴力直接通过骨组织传导到关节面，导致股骨头内侧的软骨损伤或者髋臼上内侧的软骨损伤。

2. 髋关节退行性病变　也指髋关节骨关节病，是一种慢性进行性骨关节病，多见于老年人，发病率随年龄增长而增高，以慢性进行性软骨变性和软骨下骨及关节周围新骨形成为主要特点。老化过程被认为是症状发展的关键因素，并没有特定的解剖异常或特定的疾病过程导致退变（图 12-3-24）。遗传因素可能对疾病起一定作用。与髋关节骨关节病相关的危险因素可分为局部性因素及遗传性

因素。局部性因素包括关节发育不良（髋臼发育不良等）和创伤（累及关节面的骨折可导致继发性创伤性关节炎）。遗传性因素包括年龄（年龄大于 60 岁，软骨钙质沉着症可能刺激产生炎性介质导致骨关节病）、性别（50 岁以下患者中男性较多，而 50 岁以上女性较多，这可能与绝经后激素水平改变有关，补充雌激素可能有治疗作用）、肥胖、遗传学、职业（好发于重体力劳动及高强度运动员、农民，但没有直接证据表明一般人群中运动与骨关节病直接相关）（Murphy et al., 2016）。

3. 髋关节撞击综合征（femoroacetabular impingement syndrome, FAI）　是一组以髋关节解剖结构异常为特征的疾病，这种异常导致股骨近端和髋臼边缘间的撞击，损害髋臼盂唇和相邻的髋臼软骨，引起髋关节慢性疼痛，髋关节活动范围受限。FAI 引起髋臼软骨与盂唇交界区的损伤，损伤类型包括软骨软化、软骨磨损、软骨剥离等。

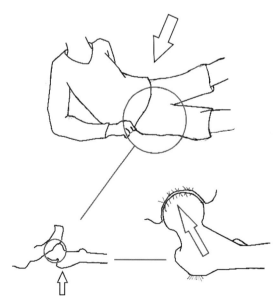

图 12-3-23　髋关节软骨外伤示意图

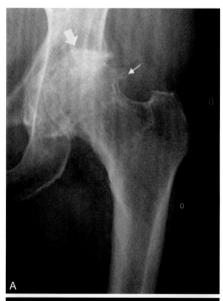

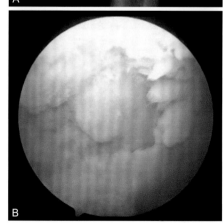

图 12-3-24　A. 髋关节骨关节病正位 X 线平片；B. 髋关节骨关节病关节镜下表现

研究表明，凸轮型（Cam）撞击中，髋关节屈曲内旋时股骨头颈交界区和髋臼发生异常接触，这种剪切力导致髋臼软骨损伤，包括软骨层剥离（称为波纹征或地毯征）和Ⅳ度的软骨软化，严重的会有软骨剥脱，呈瓣状翘起，最常见的发生部位是前上方区域，特别是在1点钟位置，软骨损伤平均深度为11 mm（图 12-3-25）；钳夹型（Pincer）撞击中软骨损伤的深度要比凸轮型撞击表浅，平均深度为4 mm，但范围更广泛，整个与髋臼上盂唇连接的软骨都会有损伤，最常见的位置是11点～1点（Beck et al., 2005；Nwachukwu et al., 2016）。

4. 股骨头剥脱性骨软骨炎　是一种关节软骨及软骨下骨质慢性分离、脱落的疾病，好发于膝关节、踝关节和肘关节，髋关节少见。本病病因不明，创伤、局部缺血、遗传因素是可能的病因。骨骺骨化过程发育障碍，是小儿病例特有的病因之一，但到目前为止，尚无任何一种病因能完全解释本病发生发展的全过程。本病易与 Legg-Perthes 病混淆，Legg-Perthes 病好发年龄大多在6～8岁，而股骨头剥脱性骨软骨炎好发年龄在11岁以上。影像学表现为股骨头表面碟形缺损，股骨头骺无碎裂和扁平等改变，股骨头缺损在治疗随访过程中改善不明显。

（二）临床表现

患者有急性髋关节外伤史，伤后髋关节疼痛，但较易误诊为肌肉牵拉伤或软组织挫伤，如伤后4周症状仍未缓解，则应考虑关节内损伤。若X线或者CT检查可见关节内有游离软骨性阴影，诊断可较为简单；但若X线或CT检查为阴性，亦要警惕有髋关节软骨损伤的可能，需行 MRI 检查以明确诊断。

如果患者是成年人，无明显外伤史，出现髋关节疼痛，多为髋关节原发性疾病，若髋关节撞击综合征（FAI）、髋关节骨关节病、股骨头无菌性坏死等疾病；如果患者是儿童，则要考虑股骨头剥脱性骨软骨炎、髋关节特发性滑膜炎等疾病。此时行 X线 或 CT 检查，若关节内见游离软骨性阴影，或者关节内见骨性游离体，则需警惕关节软骨损伤的可能，多需要行 MRI 进一步检查。

FAI 一般隐匿起病，无明显外伤史，主要是腹股沟区无规律的间歇性疼痛，伴髋关节屈曲内收内旋受限，剧烈活动或长时间保持坐位（如车内或低矮沙发）可加重症状。盂唇撕裂的患者会有髋关节交锁、弹响和不稳定感。FAI 患者髋关节的屈曲、内旋和内收有不同程度的受限。前方撞击试验是 FAI 患者阳性率最高和最重要的体征。

髋关节骨关节病最常见的症状是髋关节周围疼痛（通常位于腹股沟区域）。疼痛会随着时间推移而加重，也可以突然发作。疼痛和僵硬感可出现在早晨或者坐位及休息后。僵硬感往往持续很短时间并于30分钟或更少时间内减轻。活动及运动松弛关节可改善症状。疾病发展过程中疼痛会更频繁地出现，晚上及休息时也会感觉疼痛。体格检

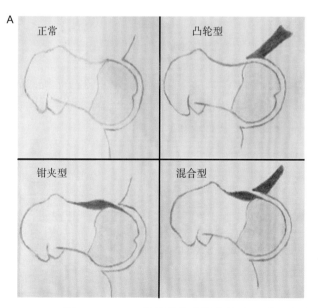
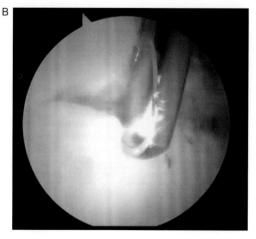

图 12-3-25　A. 髋关节撞击综合征（FAI）示意图；B. FAI 髋关节镜下髋臼软骨瓣状翘起

查可有髋关节活动范围受限，尤其是屈髋受限比较明显。

股骨头剥脱性骨软骨炎最常见的症状是疼痛、跛行和关节交锁。常见体征包括髋关节活动受限（尤其以内旋受限为主），髋部固定深压痛和股四头肌萎缩。

（三）影像学表现

对于单纯髋关节软骨损伤，体格检查多难以直接确定损伤情况。除非有较大块的软骨碎裂、游离，或者软骨损伤后继发骨化形成骨性游离体等表现，否则 X 线及 CT 检查作用有限。

X 线虽然很难观察到软骨损伤，但若出现关节间隙狭窄，可间接判断软骨损伤的程度。Kellgren 根据关节间隙狭窄程度、骨赘、骨性边缘改变将髋骨关节病分为 4 级：①可疑 OA：可能的内侧关节间隙狭窄，股骨头周围轻微的骨赘；②轻度 OA：下方关节间隙狭窄，骨赘形成及轻度软骨下硬化；③中度 OA：关节间隙显著狭窄，骨赘，硬化及囊性变，股骨头及髋臼畸形；④关节间隙消失，巨大骨赘，股骨头及髋臼畸形，毛糙。对于髋关节骨关节病，CT 及 MRI 通常不作为常规诊断方法，它们主要用于鉴别诊断及术前规划。

由于 MRI 可以很好地显示软组织、软骨下骨、韧带以及局部的关节软骨病变，又具有无创伤性、可重复性好等特点，因而在髋关节软骨损伤影像诊断中应用最多，是评价软骨损伤首选的影像学方法。MRI 软骨损伤分级：① 0 度，正常软骨；② Ⅰ 度，软骨 T2WI、STIR 信号异常增高，但软骨轮廓平整；③ Ⅱ 度，软骨信号异常，缺损小于全层的 50%；④ Ⅲ 度，缺损达全层的 50%~100%；⑤ Ⅳ 度，全层缺损伴软骨下骨、骨髓病变，在 T1WI、T2WI 为低信号，抑脂序列为高信号。MRI 在对软骨损伤分级的同时可以估算软骨损伤面积的大小，这为骨髓刺激技术、自体或异体软骨移植等手术方式的选择提供了依据。

（四）治疗

1. 保守治疗 软骨损伤向来都是治疗的难点，对于髋关节这样的负重关节更是如此。保守治疗可以临时缓解疼痛，但无法解决根本问题。

对于急性髋关节创伤的患者，出现伤后髋关节疼痛，若 X 线或 CT 检查为阴性，且无 MRI 检查条件，可暂时按照肌肉牵拉伤或软组织挫伤进行治疗，但亦要警惕有髋关节软骨损伤的可能。如果已明确诊断为关节软骨损伤，但损伤软骨较小，无明显机械交锁症状，患者亦无手术治疗意愿，也可详细在交代病情下试行保守治疗。

对于髋关节退变性病变的患者，关节软骨损伤多为合并损伤，在基础病变尚无手术指征前，且无明显机械交锁症状者，也可行保守治疗。

保守治疗包括功能练习、理疗、限制患肢负重等非药物治疗以及非甾体抗炎药等药物治疗。

（1）非药物治疗

1）锻炼：非高强度的锻炼通常能减轻症状。水上运动可改善功能。髋周肌肉力量练习及拉伸练习可更好地支撑髋关节，减少髋关节应力。可能加重症状的因素包括长时间不活动、外展及内外旋、屈髋、进出汽车和长时间体力劳动等。瑜伽、骑自行车、游泳等减少关节压力的运动应取代高尔夫等髋关节扭转的运动及慢跑等增加髋关节应力的运动。

2）理疗：理疗是髋关节软骨损伤的主要保守治疗方法之一，包括超短波、中频电激光和药物离子导入等方法，理疗可以改善局部的血液循环，促进滑膜炎症的吸收消散，加快关节软骨的新陈代谢。红外线治疗可以降低神经系统的兴奋性，亦有镇痛解痉的效果。

3）减轻体重：减轻体重可延缓软骨磨损，减少关节压力。

4）助步器：手杖等能限制患肢负重，可作为辅助治疗手段。

（2）药物治疗：口服非甾体抗炎药（NSAIDs）、COX-2 抑制剂或阿片类药物，其中双氯芬酸和依托考昔是缓解疼痛最有效的药物，NSAIDs 长期使用时需注意其并发症如胃肠道出血及心血管事件。当 NSAIDs 无效时可考虑阿片类镇痛药。还可以应用氨基葡萄糖或硫酸软骨素，对部分患者有效。人体对氨基酸葡萄糖耐受性良好，不良反应较轻，但治疗时常需联合应用 NSAIDs，且该药物起效较慢，治疗周期往往较长，临床疗效仍存在争议（Varghese et al., 2007）。

糖皮质激素、透明质酸钠和富血小板血浆（PRP）是关节腔注射治疗 OA 最常用的药物。糖皮质激素可短期内缓解症状，指南推荐其作为其他非手术治疗方法的辅助治疗。糖皮质激素治疗软骨损伤的机制是通过降低毛细血管通透性、抑制白细胞介素 6 等多种炎症介质的释放等途径终止炎症过程，缓解疼痛。但同时发现糖皮质激素也会抑制软骨细胞增殖，促进其凋亡，使基质中蛋白多糖含量下降，导致软骨强度减弱。因此，糖皮质激素的使用是一把双刃剑。多次关节注射糖皮质激素可增加关节感染风险。关节腔内注射玻璃酸钠是治疗软骨损伤最直接的方式，而且得到了许多患者的认可。外源性补充玻璃酸钠后，它会与糖蛋白结合，促进软骨愈合和再生，改善滑液组织的炎症反应，抑制免疫损害进程；同时还发现玻璃酸钠可以通过刺激蛋白多糖生成等途径对健康的软骨细胞起到一定的保护作用。富血小板血浆的治疗效果尚不确定（Battaglia et al., 2013；Doria et al., 2017）。

2. 手术治疗　对于急性髋关节创伤的患者，如已明确诊断为关节软骨损伤，有明显机械交锁症状是手术的绝对适应证；或者合并其他需要手术治疗的疾病，例如关节内骨折需手术复位固定，可一并手术治疗。

对于髋关节退行性病变，如髋关节撞击综合征（FAI）、髋关节骨关节病、股骨头无菌性坏死等疾病的患者，如出现明显机械交锁症状或者需要手术治疗 FAI、需行保髋手术治疗时，可一并手术治疗关节软骨损伤。

手术方式包括切开和关节镜下微创治疗。随着髋关节镜微创技术的发展，传统的切开手术治疗关节软骨损伤已经较少应用，仅在行骨软骨移植等手术时采用。髋关节镜下手术方法包括髋关节镜下软骨成形术、微骨折技术、游离体取出等。对于较大的、能够固定的游离骨软骨块，可转为切开手术行骨软骨块固定手术。对于较大软骨缺损（＞2 cm²），也可行骨软骨移植手术。对于严重的弥漫性软骨损伤，即重度骨关节病，需行髋关节置换术（图 12-3-26）。

（1）髋关节镜下软骨成形术：关节软骨磨削成形术的原理目前尚不明确，关节镜术中通常对受损的关节软骨面进行磨削修整，使关节面变得平滑，减少关节内原来可能存在的摩擦（图 12-3-27）。但是关节软骨磨削成形从生物力学角度而言意义不大。目前还没有大量前瞻性的临床随机对照研究报道该术式的明显有效性，其疗效并未被多数学者所认可。

（2）髋关节镜下微骨折术：是利用钻或微骨折手锥在股骨头或髋臼软骨缺损区钻孔，促进缺损区纤维软骨再生，适用于全层软骨缺损（IV度）、缺损面积小于 4 cm²、损伤周围软骨正常、退变不明显者。禁忌证为非全层软骨损伤，软骨缺损区有骨缺损，髋关节力线异常，关节广泛性退行性变，髋关节撞击因素未去除，髋关节不稳，因肿瘤、感染、炎性关节病或其他系统性疾病所致软骨损伤。微骨折术对软骨缺损面积较小的患者治疗效果较好，对较大面积软骨缺损的患者疗效不佳，其治疗往往具有局限性。最常见的需行微骨折的情况是在 FAI 患者中，当股髋撞击严重时，髋臼盂唇和软骨移行区和相邻的髋臼软骨会瓣状剥脱翘起，清理损伤软骨后形成软骨缺损，缺损的面积一般小于 2 cm²，适于行微骨折处理（图 12-3-28）。手术首先对软骨损伤进行清创，再用刨削刀切除碎裂的部分，再用环形刮匙清理出新鲜的骨床和边缘，此时病灶周围均为健康软骨且边界清晰。以尖钻在软骨下骨钻出 3～4 mm 深且垂直于骨面的骨孔直至渗血，骨孔之间间距形成软骨下骨桥（3～4 mm）。此时骨髓细胞及生长因子即可由深部的骨髓进入软骨缺损区，由这些骨孔溢出的多能骨髓细胞可形成新的纤维软骨来充填缺损。

Karthikeyan 等（2012）报道了 20 例 FAI 伴有髋臼软骨损伤的病例，均行髋关节镜下微骨折术，随后再次观察病损恢复情况。这些病例的软骨缺损较为局限，平均为 1.54 cm²，两次关节镜手术的间隔时间平均为（17±11）个月，第二次关节镜手术

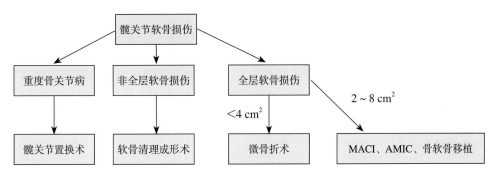

图 12-3-26　髋关节软骨损伤手术流程图　MACI：基质诱导的自体软骨细胞移植术；AMIC 基质诱导自体软骨再生

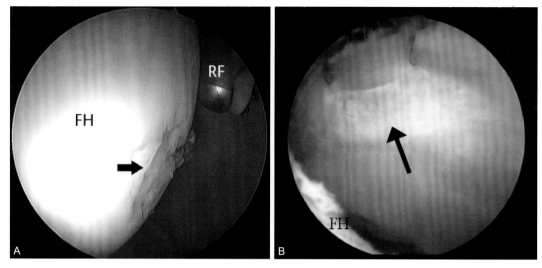

图 12-3-27　A.髋关节镜下股骨头软骨成形术；B.髋关节镜下髋臼软骨成形术；RF：射频等离子汽化；FH：股骨头

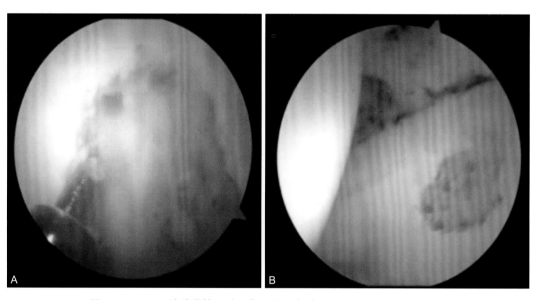

图 12-3-28　A.髋关节镜下髋臼软骨微骨折术；B.髋臼微骨折术后表现

可见病损充填率达到了 96%±7%，肉眼可见软骨生长良好。平均随访 21 个月，髋关节评分由 55 分提高到 78 分。

Byrd 等（2009）报道了 207 例髋关节镜下手术的凸轮型 FAI 病例，其中有 58 例为Ⅳ度软骨损伤，软骨下板完整且周围软骨健康，行微骨折术后改良 Harris 评分（mHHS）由术前的 65 分提高至术后 2 年的 85 分。

微骨折术价格低廉，且能兼顾整个髋臼和股骨头而相对易于操作，多数研究报道微骨折术能获得良好的临床结果且没有明显的并发症。但因为目前临床报道的样本量较小，还必须依据远期的临床结果才能对微骨折术治疗髋关节软骨损伤的疗效进行评价。

（3）髋关节镜下基质诱导的自体软骨细胞移植术（matrix-associated autologous chondrocyte implantation, MACI）：手术分为两步完成：第一步，在关节镜下获取少量患者膝关节非负重区域的健康软骨组织，在体外将标本中分离出的软骨细胞培养 6~8 周。在手术进行前 3 天，将适量软骨细胞（500 000~1 000 000 cells/cm²）接种在Ⅰ/Ⅲ型双分子层胶原膜支架上。第二步，通过髋关节镜清除已损伤的软骨组织，但不损伤软骨下骨层，将接种软骨细胞的Ⅰ/Ⅲ型双分子层胶原膜支架按软骨缺损大小修剪合适并植入软骨缺损处，用纤维蛋白胶粘贴固定（图12-3-29）。

Fontana 等（2012）对30例软骨成形术或MACI治疗髋关节软骨缺损的效果进行了比较，软骨损伤 Outerbridge 分级为Ⅲ度或Ⅳ度，影像学为骨关节炎 Tönnis 2级。关节镜下行 MACI 的二期手术。两组患者软骨损伤的平均面积为 2.6 cm²，平均随访时间74个月，术前 Harris 评分（HHS）MACI组48.3分，软骨成形术组46分，组间无明显差异。末次随访MACI组术后HHS评分87.4分，软骨成形术组56.3分，笔者因此认为MACI组的临床结果更好。

MACI 自临床应用以来取得了良好的短中期疗效，已经成为国内外普遍认可的一种有效且安全性高的修复软骨缺损的治疗方法。相比于其他修复软骨缺损的方法，MACI 技术能修复 8 cm² 以下的大面积全层软骨损伤，可生成透明软骨，临床效果持久，具有手术方法简单、微创、手术失败率低、术后并发症少和快速康复等优点。但是 MACI 手术费用昂贵、软骨细胞来源有限、需要二次手术、缺乏临床长期疗效随访等问题使其在临床的广泛应用受到限制。

（4）髋关节镜下软骨修复术：FAI 患者中经常会出现髋臼软骨的剥脱性损伤，即关节软骨全层从其下方的软骨下骨分离，对这种损伤的处理较为困难，往往需要先切除剥脱的软骨，暴露下方的软骨下骨。如果暴露的面积小于 4 cm²，则可考虑行微骨折术。如果暴露的面积大于 4 cm²，处理起来就较为复杂。对于肉眼观察健康的软骨瓣可考虑保留，有医生尝试用纤维黏合剂的方法对不稳定的健康软骨瓣进行修复（Cassar-Gheiti et al., 2015）。

Tzaveas 等（2010）报道了19例关节镜下用纤维黏合胶处理髋臼软骨剥脱性损伤的病例，所有病例的软骨本身结构完整，其中15例有盂唇撕裂，18例合并凸轮型撞击。对软骨下骨行微骨折术，然后软骨瓣下方注射纤维黏合剂，压紧软骨瓣直至黏合剂干燥。其中有5例因各种原因再次行关节镜手术，术中可见修复的软骨均保持稳定。术后1年随访，平均 MHHS 评分由53.3分提高至80.3分。关节软骨修复只适用于小面积的剥脱软骨，尽管临床报道的结果相对乐观，但支持使用这项技术的证据仍然不足。纤维黏合剂的技术目前仅在欧洲可以使用，在美国还未获准。

（5）髋关节镜下骨软骨移植术：髋关节骨软骨移植一般都是开放手术，将股骨头脱位后，处理病灶，植入骨软骨移植物（Pascual-Garrido et al., 2016）。随着髋关节镜技术的进步，Cetinkaya 等（2014）报道了2例关节镜下骨软骨移植术。在髋关节镜监视和 X 线透视下，从大转子逆行钻取骨道处理股骨头的软骨病灶，再植入骨软骨块。此方法避免了切开髋关节和脱位股骨头的创伤和可能的并发症，实现了股骨头骨软骨移植的微创治疗。

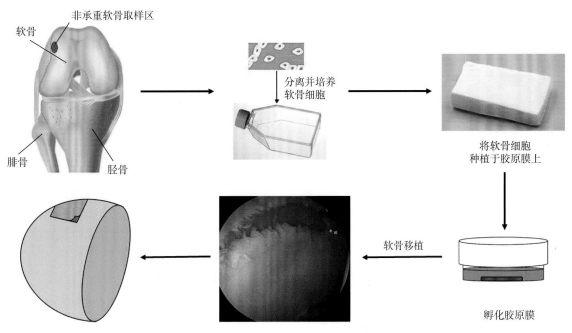

图 12-3-29　MACI 修复髋关节软骨损伤流程图

（6）髋关节置换术（THA）：对于髋关节退变严重、软骨弥漫性损伤、关节间隙狭窄或消失、顽固性疼痛、非手术治疗无效及严重功能障碍的患者，推荐行THA（图12-3-30），其临床疗效确切，约95%的假体在术后10年仍保持功能，超过80%的假体可保持25年寿命。保守治疗无效的患者应建议立即行THA，避免不必要的等待，有证据表明长时间的等待与症状加重有关。渐进性疼痛、残疾和功能障碍可对组织产生更多不必要的损害，影响其他关节的生物力学。

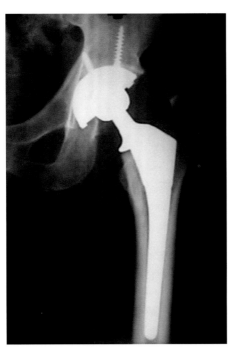

图 12-3-30　髋关节置换术后X线平片

（龚　熹　王永健　刘　平　郭秦炜　鞠晓东）

参考文献

白晓伟. 体外发散式冲击波物理特性研究及对软骨细胞和软骨前体细胞生物学特性影响的初步研究. 中国人民解放军医学院, 2014.

陈凯, 徐凯, 王佳丽, 等. 急性损伤所致膝关节软骨下骨髓病变与被覆软骨T2弛豫时间变化的磁共振研究. 中国医学计算机成像杂志, 2015,21(04):367-371.

郭霜, 李选鹏, 王华彬, 等. 低强度脉冲超声治疗的应用进展. 中国医学物理学杂志, 2018,35(08):927-931.

马世宏, 江湛成, 谢兆夏, 等. 医用体外冲击波能量流密度的计算和测量. 医疗卫生装备, 2014,35(11):22-24, 35.

王琪. 微骨折孔内低能量冲击波修复兔关节软骨缺损的实验研究. 中国人民解放军军医进修学院, 2011.

邢更彦, 刘水涛, 吴坤, 等. 体外冲击波及其关节镜复合疗法治疗骨关节炎及骨坏死的展望. 中国医学前沿杂志(电子版), 2015,7(11):1-5.

Aliabouzar M, LG Zhang, K Sarkar. Lipid Coated Microbubbles and Low Intensity Pulsed Ultrasound Enhance Chondrogenesis of Human Mesenchymal Stem Cells in 3D Printed Scaffolds. Scientific reports, 2016,6:37728.

Aliabouzar M, SJ Lee, X Zhou, et al. Effects of scaffold microstructure and low intensity pulsed ultrasound on chondrogenic differentiation of human mesenchymal stem cells. Biotechnology and bioengineering, 2018, 115(2):495-506.

Arne Tjølsen, Anders Lund, Kjell Hole. Antinociceptive effect of paracetamol in rats is partly dependent on spinal serotonergic systems. European Journal of Pharmacology, 1991,193(2): 193-201.

Atukorala I, Makovey J, Lawler L. Is there a dose response relationship between weight loss and symptom improvement in persons with knee osteoarthritis? Arthritis Care Res(Hoboken), 2016, 68(8): 1106-1114.

Badekas T, Takvorian M, Souras N, et al. Treatment principles for osteochondral lesions in foot and ankle. Orthopaedics, 2013, 37(9):1697-1706.

Battaglia M, F Guaraldi, F Vannini, et al. Efficacy of ultrasound-guided intra-articular injections of platelet-rich plasma versus hyaluronic acid for hip osteoarthritis. Orthopedics, 2013, 36(12):e1501-e1508.

Bauer RS, Ochsner PE. Zur Nosologie der Osteochondrosis dissecans der Talusrolle. Z Orthop Ihre Grenzgeb, 1987,125(2):194-200.

Beaver RJ, M Mahomed, D Backstein, et al. Fresh osteochondral allografts for post-traumatic defects in the knee. A survivorship analysis. J Bone Joint Surg Br, 1992, 74(1):105-110.

Becher C, M Ettinger, M Ezechieli, et al. Repair of retropatellar cartilage defects in the knee with microfracture and a cell-free polymer-based implant. Arch Orthop Trauma Surg, 2015, 135(7):1003-1010.

Beck M, M Kalhor, M Leunig, et al. Hip morphology influences the pattern of damage to the acetabular cartilage: femoroacetabular impingement as a cause of early osteoarthritis of the hip. The Journal of bone and joint surgery, British volume, 2005, 87(7):1012-1018.

Berndt AL, Harty M. Transchondral fractures(osteochondritis dissecans) of the talus. Journal of bone and joint surgery-american volume, 2004,86(6):1336.

Berndt AL, Harty M. Transchondral fractures(osteochon dritis dissecans) of the talus. J Bone Joint Surg Am, 1959,41-A: 988-1020.

Byrd WT, KS Jones. Arthroscopic femoroplasty in the management of cam-type femoroacetabular impingement. Clinical orthopaedics and related research, 2009, 467(3):739-746.

Byron CR, BM Benson, AA Stewart, et al. Effects of radial shock waves on membrane permeability and viability of chondrocytes and structure of articular cartilage in equine cartilage explants. American journal of veterinary research, 2005, 66(10):1757-1763.

Cahill BR. Osteochondritis Dissecans of the Knee: Treatment of Juvenile and Adult Forms. Journal of the American Academy of Orthopaedic Surgeons, 1995, 3(4):237-247.

Campbell CJ, Ranawat CS. Osteochondritis dissecans: the question of etiology. J Trauma, 1966, 6(2):201-221.

Cassar-Gheiti AJ, DP Byrne, E Kavanagh, et al. Comparison of four chondral repair techniques in the hip joint: a biomechanical study using a physiological human cadaveric model. Osteoarthritis and cartilage, 2015, 23(6):1018-1025.

Cetinkaya S, B Toker, O Taser. Arthroscopic retrograde osteochondral autologous transplantation to chondral lesion in femoral head. Orthopedics, 2014, 37(6):e600-e604.

Chang NJ, KW Lee, CJ Chu, et al. A Preclinical Assessment of Early Continuous Passive Motion and Treadmill Therapeutic Exercises for Generating Chondroprotective Effects After Anterior Cruciate Ligament Rupture. The American journal of sports medicine, 2017, 45(10):2284-2293.

Chang NJ, MY Shie, KW Lee, et al. Can Early Rehabilitation Prevent Posttraumatic Osteoarthritis in the Patellofemoral Joint after Anterior Cruciate Ligament Rupture? Understanding the Pathological Features. International journal of molecular sciences, 2017, 18(4):829.

Chaussy C, E Schmiedt, D Jocham, et al. First clinical experience with extracorporeally induced destruction of kidney stones by shock waves. The Journal of urology, 1982, 127(3):417-420.

Christgau S, Henrotin Y, Tanko LB, et al. Osteoarthritic patients with high cartilage turnover show increased responsiveness to the cartilage protecting effects of glucosamine sulphate. Clin Exp Rheumatol, 2004, 22(1): 36-42.

Clemedson CJ, CO Criborn. Mechanical response of different parts of a living body to a high explosive shock wave impact. The American journal of physiology, 1955, 181(3):471-476.

Cleveland RO, PV Chitnis, SR McClure. Acoustic field of a ballistic shock wave therapy device. Ultrasound in medicine & biology, 2007, 33(8):1327-1335.

Cole BJ, C Pascual-Garrido, RC Grumet. Surgical management of articular cartilage defects in the knee. J Bone Joint Surg Am, 2009, 91(7):1778-1790.

Cook SD, SL Salkeld, LP Patron, et al. The effect of low-intensity pulsed ultrasound on autologous osteochondral plugs in a canine model. The American journal of sports medicine, 2008, 36(9):1733-1741.

Cook SD, SL Salkeld, LS Popich-Patron, et al. Improved cartilage repair after treatment with low-intensity pulsed ultrasound. Clinical orthopaedics and related research, 2001(391 Suppl):231-243.

Craig DGN, AC Ford, PC Hayes. Systematic review: prognostic tests of paracetamol-induced acute liver failure. Alimentary pharmacology & therapeutics, 2010, 31(10):1064-1076.

Derendorf H, Möllmann HW, Grüner A, et al. Pharmacokinetics and pharmacodynamics of glucocorticoid suspensions after intra-articular administration. Clinical Pharmacology and Therapeutics, 1986, 39(3):313-317.

Doria C, GR Mosele, G Caggiari, et al. Treatment of Early Hip Osteoarthritis: Ultrasound-Guided Platelet Rich Plasma versus Hyaluronic Acid Injections in a Randomized Clinical Trial. Joints, 2017, 5(3):152-155.

Dussik KT. The ultrasonic field as a medical tool. American journal of physical medicine, 1954, 33(1):5-20.

Ebert JR, M Fallon, TR Ackland, et al. Arthroscopic matrix-induced autologous chondrocyte implantation: 2-year outcomes. Arthroscopy, 2012, 28(7):952-964 e1-2.

Ebrahim S, B Mollon, S Bance, et al. Low-intensity pulsed ultrasonography versus electrical stimulation for fracture healing: a systematic review and network meta-analysis, Canadian journal of surgery. Journal canadien de chirurgie, 2014, 57(3):E105-118.

Eldracher M, P Orth, M Cucchiarini, et al. Small subchondral drill holes improve marrow stimulation of articular cartilage defects. Am J Sport Med, 2014, 42(11): 2741-2750.

Enneking WF, DA Campanacci. Retrieved human allografts : a clinicopathological study. J Bone Joint Surg Am, 2001, 83(7):971-986.

Folberth W, G Kohler, A Rohwedder, et al. Pressure distribution and energy flow in the focal region of two different electromagnetic shock wave sources. The Journal of stone disease, 1992, 4(1):1-7.

Foldager CB, C Kearney, M Spector. Clinical application of extracorporeal shock wave therapy in orthopedics: focused versus unfocused shock waves. Ultrasound in medicine & biology, 2012, 38(10):1673-1680.

Fontana A, A Bistolfi, M Crova, et al. Arthroscopic treatment of hip chondral defects: autologous chondrocyte transplantation versus simple debridement--a pilot study. Arthroscopy : the journal of arthroscopic & related surgery : official publication of the Arthroscopy Association of North America and the International Arthroscopy Association, 2012, 28(3):322-329.

Fransen M, Agaliotis M, Nairn L, et al. Glucosamine and chondroitin for knee osteoarthritis: a double-blind randomised placebo-controlled clinical trial evaluating single and combination regimens. Ann Rheum Dis, 2015, 74(5): 851-858.

Fransen M, McConnell S, Harmer AR, et al. Exercise for osteoarthritis of the knee. Cochrane Database Syst Rev, 2015, 1: CD004376.

Gelber PE, JI Erquicia, E Ramirez-Bermejo, et al. Fresh Osteochondral and Meniscus Allografting for Post-traumatic Tibial Plateau Defects. Arthrosc Tech, 2018, 7(6):e661-

e667.

Gersing AS, Solka M, Joseph GB, et al. Progression of cartilage degeneration and clinical symptoms in obese and overweight individuals is dependent on the amount of weight loss: 48-month data from the Osteoarthritis Initiative. Osteoarthritis and Cartilage, 2016, 24(7):1126-1134.

Ghosh P, Brooks P. Chondroprotection–exploring the concept. J Rheumatol, 1991,18(2): 161-166.

Gomoll AH, SD Gillogly, BJ Cole, et al. Autologous chondrocyte implantation in the patella: a multicenter experience. Am J Sport Med, 2014,42(5): 1074-1081.

Gonzalez-Lomas G, AP Dold, DJ Kaplan, et al. Osteochondral Proximal Tibial and Lateral Meniscal Allograft Transplant. Arthrosc Tech, 2016,5(5):e953-e958.

Gudas R, A Gudaite, A Pocius, et al. Ten-year follow-up of a prospective, randomized clinical study of mosaic osteochondral autologous transplantation versus microfracture for the treatment of osteochondral defects in the knee joint of athletes.Am J Sports Med, 2012,40(11):2499-2508.

Guermazi A, FW Roemer, H Alizai, et al. State of the Art: MR Imaging after Knee Cartilage Repair Surgery. Radiology, 2015,277(1):23-43.

Hangody L, J Dobos, E Balo, et al. Clinical experiences with autologous osteochondral mosaicplasty in an athletic population: a 17-year prospective multicenter study. Am J Sports Med, 2010,38(6):1125-1133.

Haupt G, A Haupt, A Ekkernkamp, et al. Influence of shock waves on fracture healing. Urology, 1992,39(6):529-532.

Haupt G. Use of extracorporeal shock waves in the treatment of pseudarthrosis, tendinopathy and other orthopedic diseases. The Journal of urology, 1997, 158(1):4-11.

Hepple S, IG Winson, D Glew. Osteochondral lesions of the talus: a revised classification. Foot Ankle Int, 1999,20(12): 789-793.

Hochberg MC, Martel-Pelletier J, Monfort J, et al. Combined chondroitin sulfate and glucosamine for painful knee osteoarthritis: a multicentre, randomised, double-blind, non-inferiority trial versus celecoxib. Ann Rheum Dis, 2015,75(1): 37-44.

Hodgman Michael J, Garrard Alexander R. A review of acetaminophen poisoning. Critical Care Clinics, 2012, 28(4):499-516.

Hollander JL, Ernest M Brown, Ralph A Jessar. Hydrocortisone and cortisone injected into arthritic joints; comparative effects of and use of hydrocortisone as a local antiarthritic agent. Journal of the American Medical Association, 1951,147(17):1629-1635.

Hu Y, Q Guo, C Jiao, et al. Treatment of large cystic medial osteochondral lesions of the talus with autologous osteoperiosteal cylinder grafts. Arthroscopy : the journal of arthroscopic & related surgery : official publication of the Arthroscopy Association of North America and the International Arthroscopy Association, 2013, 29(8):1372-1379.

Jevsevar DS, GA Brown, DL Jones, et al. The American Academy of Orthopaedic Surgeons evidence-based guideline on: treatment of osteoarthritis of the knee, 2nd edition. Journal of Bone And Joint Surgery-American Volume, 2013,95(20):1885-1886.

Ji Q, C He. Extracorporeal shockwave therapy promotes chondrogenesis in cartilage tissue engineering: A hypothesis based on previous evidence. Medical hypotheses, 2016,91:9-15.

Ji Q, P Wang, C He. Extracorporeal shockwave therapy as a novel and potential treatment for degenerative cartilage and bone disease: Osteoarthritis. A qualitative analysis of the literature. Progress in biophysics and molecular biology, 2016 121(3):255-265.

Jimenza SA, Dodge GR. The effects of glucosamine sulfate(GSO4) on human chondrocyte gene expression. Osteoarthritis Cartilage, 1997,5(72):59-68.

Kappis M. Weitere beiträge zur traumatisch-mechanischen entstehnung der "spontanen" knor-pelabiösungen. Dtsch Z Chir, 1922,171:13-29.

Karthikeyan S, S Roberts, D Griffin. Microfracture for acetabular chondral defects in patients with femoroacetabular impingement: results at second-look arthroscopic surgery. Am J Sport Med, 2012, 40(12):2725-2730.

Kenton H Fibel, Howard J Hillstrom, Brian C Halpern. State-of-the-Art management of knee osteoarthritis. State-of-the-Art management of knee osteoarthritis, 2015, 3(2):89-101.

Knutsen G, JO Drogset, L Engebretsen, et al. A Randomized Multicenter Trial Comparing Autologous Chondrocyte Implantation with Microfracture: Long-Term Follow-up at 14 to 15 Years. J Bone Joint Surg Am, 2016,98(16):1332-1339.

Kon E, G Filardo, G Venieri, et al. Tibial plateau lesions. Surface reconstruction with a biomimetic osteochondral scaffold: Results at 2 years of follow-up. Injury, 2014, 45(Suppl 6):S121-125.

Lanza Frank L, Chan Francis KL, Quigley Eamonn MM. Guidelines for prevention of NSAID-related ulcer complications. American Journal of Gastroenterology, 2009,104(3):728-738.

Laskin RS, M van Steijn. Total knee replacement for patients with patellofemoral arthritis. Clinical orthopaedics and related research, 1999(367):89-95.

Lin M, Y Lin, X Li, et al. Warm sparse-dense wave inhibits cartilage degradation in papain-induced osteoarthritis through the mitogen-activated protein kinase signaling pathway. Experimental and therapeutic medicine, 2017,14(4):3674-3680.

Lippiello L. Glucosamine and chondroitin sulfate: biological response modifers of chondrocytes under simulated conditions of joint stress. Osteoarthritis Cartilage, 2003,11(5): 335-342.

Locht RC, AE Gross, F Langer. Late osteochondral allograft resurfacing for tibial plateau fractures. J Bone Joint Surg Am, 1984, 66(3):328-335.

Logerstedt DS, DA Scalzitti, KL Bennell, et al. Knee Pain and Mobility Impairments: Meniscal and Articular Cartilage Lesions Revision 2018. The Journal of orthopaedic and sports physical therapy, 2018, 48(2):A1-a50.

Marc C Hochberg, Johanne Martel-Pelletier, Jordi Monfort, et al. Combined chondroitin sulfate and glucosamine for painful knee osteoarthritis: a multicentre, randomised, double-blind, non-inferiority trial versus celecoxib. Ann Rheum Dis, 2016,75(1):37-44.

Mastbergen SC, JW Bijlsma, FP Lafeber. Selective COX-2 inhibition is favorable to human early and late-stage osteoarthritic cartilage: a human in vitro study. Osteoarthritis and Cartilage, 2005, 13(6):519-526.

Matsusue Y, T Kotake, Y Nakagawa, et al. Arthroscopic osteochondral autograft transplantation for chondral lesion of the tibial plateau of the knee. Arthroscopy, 2001, 17(6):653-659.

McAlindon TE, Bannuru RR, Sullivan MC, et al. OARSI guidelines for the non-surgical management of knee osteoarthritis. Osteoarthritis and Cartilage, 2014, 22(3):363-388.

Modawal A, Ferrer M, Choi HK, et al. Hyaluronic acid injections relieve knee pain. J Fam Pract, 2005,54(9): 758-767.

Monro A. Microgeologie. Berlin: Th Billroth,1856:236.

Moore N, Pollack C, Butkerait P. Adverse drug reactions and drug-drug interactions with over-the-counter NSAIDs. Therapeutics and Clinical Risk Management, 2015,11:1061-1075.

Moretti B, F Iannone, A Notarnicola, et al. Extracorporeal shock waves down-regulate the expression of interleukin-10 and tumor necrosis factor-alpha in osteoarthritic chondrocytes. BMC musculoskeletal disorders, 2008,9:16.

Murphy NJ, JP Eyles, DJ Hunter. Hip Osteoarthritis: Etiopathogenesis and Implications for Management. Adv Ther, 2016, 33(11):1921-1946.

Nishida T, S Kubota, E Aoyama, et al. Low-intensity pulsed ultrasound(LIPUS) treatment of cultured chondrocytes stimulates production of CCN family protein 2(CCN2), a protein involved in the regeneration of articular cartilage: mechanism underlying this stimulation. Osteoarthritis and cartilage, 2017, 25(5):759-769.

Nwachukwu BU, BJ Rebolledo, F McCormick, et al. Arthroscopic Versus Open Treatment of Femoroacetabular Impingement: A Systematic Review of Medium- to Long-Term Outcomes. Am J Sport Med, 2016,44(4):1062-1068.

Ogden JA, A Toth-Kischkat, R Schultheiss. Principles of shock wave therapy. Clinical orthopaedics and related research,

2001(387):8-17.

Pascual-Garrido C, J Hao, J Schrock, et al. Arthroscopic Juvenile Allograft Cartilage Implantation for Cartilage Lesions of the Hip. Arthroscopy techniques, 2016, 5(4):e929-e933.

Pfister RC, N Papanicolaou, IC Yoder. Urinary extracorporeal shock wave lithotripsy: equipment, techniques, and overview. Urologic radiology, 1988,10(1):39-45.

Rothenberg JB, P Jayaram, U Naqvi, et al. The Role of Low-Intensity Pulsed Ultrasound on Cartilage Healing in Knee Osteoarthritis: A Review. PM & R : the journal of injury, function, and rehabilitation, 2017, 9(12):1268-1277.

Sato M, K Nagata, S Kuroda, et al. Low-intensity pulsed ultrasound activates integrin-mediated mechanotransduction pathway in synovial cells. Annals of biomedical engineering, 2014,42(10):2156-2163.

Schneider U, L Rackwitz, S Andereya, et al. A prospective multicenter study on the outcome of type I collagen hydrogel-based autologous chondrocyte implantation(CaReS) for the repair of articular cartilage defects in the knee. Am J Sports Med, 2011, 39(12):2558-2565.

Shasha N, S Krywulak, D Backstein, et al. Long-term follow-up of fresh tibial osteochondral allografts for failed tibial plateau fractures. J Bone Joint Surg Am, 2003, 85(A Suppl 2):33-39.

Soledad Cepeda M, Francisco Camargo, Carlota Zea, et al. Tramadol for osteoarthritis. Cochrane Systematic Review, 2006(3): CD005522.

Stratmeyer ME, JF Greenleaf, D Dalecki, et al. Fetal ultrasound: mechanical effects, Journal of ultrasound in medicine : official journal of the American Institute of Ultrasound in Medicine, 2008,27(4):597-605; quiz 606-609.

Tang ZF, HY Li. Effects of fibroblast growth factors 2 and low intensity pulsed ultrasound on the repair of knee articular cartilage in rabbits. European review for medical and pharmacological sciences, 2018, 22(8):2447-2453.

Towheed TE, Anastassiades TP, Shea B, et al. Glucosamine therapy for treating osteoarthritis. Cochrane Database Syst Rev, 2001(1):CD002946.

Tsuji T, Yoon J, Kitano N, et al. Effects of N-acetyl glucosamine and chondroitin sulfate supplementation on knee pain and self-reported knee function in middle-aged and older Japanese adults: a randomized, double-blind, placebo-controlled trial. Aging Clinical & Experimental Research, 2016,28(2):197-205.

Tzaveas AP, RN Villar. Arthroscopic repair of acetabular chondral delamination with fibrin adhesive. Hip Int, 2010, 20(1):115-119.

Uddin SM, B Richbourgh, Y Ding, et al. Chondro-protective effects of low intensity pulsed ultrasound. Osteoarthritis and cartilage, 2016,24(11):1989-1998.

Ulstein S, A Aroen, JH Rotterud, et al. Microfracture

technique versus osteochondral autologous transplantation mosaicplasty in patients with articular chondral lesions of the knee: a prospective randomized trial with long-term follow-up. Knee surgery, sports traumatology, arthroscopy : official journal of the ESSKA, 2014, 22(6):1207-1215.

van Bergen CJA, ML Reilingh, CN van Dijk. Tertiary osteochondral defect of the talus treated by a novel contoured metal implant. Knee surgery, sports traumatology, arthroscopy : official journal of the ESSKA, 2011, 19(6):999-1003.

van Eekeren ICM, CJA van Bergen, IN Sierevelt, et al. Return to sports after arthroscopic debridement and bone marrow stimulation of osteochondral talar defects: a 5- to 24-year follow-up study. Knee surgery, sports traumatology, arthroscopy : official journal of the ESSKA, 2016, 24(4):1311-1315.

Varghese S, P Theprungsirikul, S Sahani, et al. Glucosamine modulates chondrocyte proliferation, matrix synthesis, and gene expression. Osteoarthritis and cartilage, 2007, 15(1):59-68.

Verhagen, Ronald AW, Struijs, et al. Systematic review of treatment strategies for osteochondral defects of the talar dome. Foot Ankle Int, 2003,8(2):233-242, viii-ix.

Wajsfisz A, KG Makridis, P Djian. Arthroscopic retrograde osteochondral autograft transplantation for cartilage lesions of the tibial plateau: a prospective study. Am J Sports Med, 2013,41(2):411-415.

Wang CJ, YC Sun, T Wong, et al. Extracorporeal shockwave therapy shows time-dependent chondroprotective effects in osteoarthritis of the knee in rats. The Journal of surgical research, 2012,178(1):196-205.

Wang KC, RM Frank, EJ Cotter, et al. Arthroscopic Management of Isolated Tibial Plateau Defect With Microfracture and Micronized Allogeneic Cartilage-Platelet-Rich Plasma Adjunct. Arthrosc Tech, 2017 6(5):e1613-e1618.

Wang P, C Liu, XT Yang, et al. Effect of extracorporeal shock wave therapy on cartilage and subchondral bone remodeling in rabbits with ACLT-induced osteoarthritis. Journal of Sichuan University Medical Science Edition, 2014, 45(1):120-125.

Wang Q, ZL Li, YM Fu, et al. Effect of low-energy shock waves in microfracture holes in the repair of articular cartilage defects in a rabbit model. Chinese medical journal, 2011, 124(9):1386-1394.

Wildi LM, Raynauld JP, Martel-Pelletier J, et al. Chondroitin sulphate reduces both cartilage volume loss and bone marrow lesions in knee osteoarthritis patients starting as early as 6 months after initiation of therapy: a randomised, double-blind, placebo-controlled pilot study using MRI. Ann Rheum Dis, 2011,70(6): 982-989.

Wright JM. The double-edged sword of COX-2 selective NSAIDs. Canadian Medical Association Journal, 2002,167(10):1131-1137.

Yabumoto H, Y Nakagawa, S Mukai, et al. Surgical Technique and Clinical Outcomes of Retrograde Osteochondral Autograft Transfer for Osteochondral Lesions of the Tibial Plateau. Arthroscopy, 2017,33(6):1241-1247.

Yilmaz V, O Karadas, T Dandinoglu, et al. Efficacy of extracorporeal shockwave therapy and low-intensity pulsed ultrasound in a rat knee osteoarthritis model: A randomized controlled trial. European journal of rheumatology, 2017, 4(2):104-108.

Yoon HS, YJ Park, M Lee, et al. Osteochondral Autologous Transplantation Is Superior to Repeat Arthroscopy for the Treatment of Osteochondral Lesions of the Talus After Failed Primary Arthroscopic Treatment. Am J Sport Med, 2014,42(8):1896-1903.

Yoshimura I, K Kanazawa, A Takeyama, et al. Arthroscopic bone marrow stimulation techniques for osteochondral lesions of the talus: prognostic factors for small lesions. Am J Sport Med, 2013, 41(3):528-534.

Yulish BS, Montanez J, Goodfellow DB, et al. Chondromalacia patellae: assessment with MR imaging. Radiology, 1987,164(3):763-766.

Zeifang F, D Oberle, C Nierhoff, et al. Autologous chondrocyte implantation using the original periosteum-cover technique versus matrix-associated autologous chondrocyte implantation: a randomized clinical trial. Am J Sports Med, 2010,38(5):924-933.

Zhang H, ZL Li, F Yang, et al. Radial shockwave treatment promotes human mesenchymal stem cell self-renewal and enhances cartilage healing. Stem cell research & therapy, 2018,9(1):54.

Zhao L, Y Feng, H Hu, et al. Low-Intensity Pulsed Ultrasound Enhances Nerve Growth Factor-Induced Neurite Outgrowth through Mechanotransduction-Mediated ERK1/2-CREB-Trx-1 Signaling. Ultrasound in medicine & biology, 2016,42(12):2914-2925.

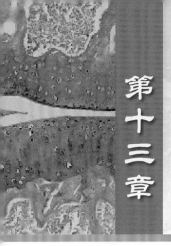

关节软骨损伤修复与重建

近些年，组织工程的发展为软骨修复带来了希望。组织工程是指应用生命科学与工程的原理与方法，将细胞种植于天然或人工合成的生物材料上，经体外培养或直接植入体内后获得具有生命活性的人体组织替代物，修复和重建受损组织或器官的工程。其中生物材料的定义是用以诊断、治疗、修复或替代机体组织、器官或增进其功能的材料。目前，基于生物材料的支架产品已经成为全球预防和控制疾病市场的首选之一。软骨修复是一个理想的组织工程应用领域，生物材料支架可为损伤部位提供力学支持和利于细胞生长的微环境，而植入体内的生物材料会在体内被逐渐降解并被新生组织替代。生物材料支架的植入还可以联合生长因子和细胞来进一步促进软骨组织的修复。应用基于生物材料的支架治疗软骨损伤已经成为一种新的趋势。

第一节　生物材料与关节软骨损伤修复重建

一、关节软骨修复生物材料的临床转化及应用现状

应用于临床软骨修复的生物材料支架，在其研发阶段需要根据规定生产支架并进行动物实验和临床试验，来确保植入物的安全性和有效性，其商业化过程需要对研究与开发过程中的多个阶段进行重复，然后才能获得政府的最终批准。虽然目前已经有广泛的研究聚焦于利用生物材料支架治疗软骨损伤，但是只有部分研究成果进入临床试验或者获批为医疗产品投入临床使用。

目前，生物材料在临床软骨修复中最常见的应用技术包括基质诱导的自体软骨细胞移植（matrix-induced autologous chondrocyte implantation, MACI）和基质诱导自体软骨再生（autologous matrix-induced chondrogenesis, AMIC）。

（一）基质诱导的自体软骨细胞移植

基质诱导的自体软骨细胞移植（matrix-induced autologous chondrocyte implantation, MACI）是目前临床实践中最常见的基于生物材料和细胞的软骨修复技术。MACI 需要两次外科手术，也称"两步法"：第一次手术从非负重区收集自体软骨组织并从中分离出患者的软骨细胞。将获得的软骨细胞体外扩增后在生物材料支架上接种并培养数天，最后

经第二次手术植入软骨缺损处。相对于传统的自体软骨细胞移植（autologous chondrocyte implantation，ACI）技术，MACI 技术的优势在于避免细胞泄露的同时又为细胞提供了良好的生长微环境，这有利于细胞的生长、分化或表型的维持，从而进行有效的软骨修复。目前有不少生物材料软骨修复产品基于这个技术，下面列举部分当前已注册的生物材料供读者参考（有关 MACI 技术的详细介绍请参考本章第二节）。

BioSeed-C®（BioTissue Technologies GmbH，Freiburg，Germany）是一种基于 MACI 技术的产品，它是聚乙醇酸（polyglycolic acid，PGA）/聚乳酸（polylactic acid，PLA）和聚对二氧环己酮（polydioxanone，PDS）与纤维蛋白组成的聚合物。通过患者报告结果测试（patient-reported outcome measures，PROMs），BioSeed-C® 相比使用自体软骨细胞移植术（ACI-p）未显示出明显的临床治疗优势。然而，使用 BioSeed-C® 治疗的患者有更好的影像学结果，表明支架的植入可促进软骨修复（Marlovits et al.，2006）。

NeoCart®（Histogenics Corporation，Waltham，Massachusetts，U. S. A.）也是基于 MACI 技术的支架产品，它由牛 I 型胶原蛋白制备而成。使用时将自体软骨细胞接种在支架上，随后在有生物力学刺激的生物反应器中培养数周以诱导软骨糖蛋白合成，最后通过二次手术植入。在一项 FDA 二期临床试验中，NeoCart® 与微骨折技术治疗相比显示出更好的疗效（Crawford et al.，2012）。

NovoCart®3D（Tissue Engineering Technologies AG, Reutlingen, Germany）是一款胶原 - 硫酸软骨素支架。在一项纳入了 19 名有高康复要求而且软骨缺损较大患者的比较研究中，NovoCart®3D 和第一代 ACI（ACI-P）治疗均未能使这些患者恢复到他们身体受伤前的活动水平。在这项研究中，NovoCart®3D 的治疗效果不如 ACI-p。然而，有报道高达 25% 的患者在接受 NovoCart®3D 移植后出现移植物肥大的情况（Niethammer et al.，2014）。

Hyalograft®C（Anika Therapeutics，Inc.，Bedford，Massachusetts，U.S.A.）由透明质酸酯化衍生物制备的支架。一项比较研究报道，在随访两年后，Hyalograft®C 和微骨折技术治疗均显示出改善效果。在继续随访五年后，微骨折技术处理的新生软骨组织退变明显，而使用 Hyalograft®C 的则依旧保持相对稳定的治疗效果（Filardo et al.，

2011）。由于缺乏足够的证据证明其获益大于风险，Hyalograft®C 在 2013 年退出了欧洲市场。

Cartipatch®（TBF Tissue Engineering，Bron，France）是将单层扩增的自体软骨细胞植入由海藻酸盐 - 琼脂糖制备的水凝胶。有临床随机试验报道在随访两年后，与骨软骨镶嵌成形术（mosaicplasty）相比，Cartipatch® 治疗具有较差的临床和组织学评分，其中包括一组有较大缺损的患者（Clave et al.，2016）。

CaReS®（Arthro Kinetics，Krems an der Donau，Austria），是用于自体软骨细胞植入的一种新型鼠尾肌腱 I 型胶原水凝胶。胶原水凝胶为软骨细胞的扩增提供了环境，避免了细胞单层扩张带来的软骨细胞脱离的风险。该水凝胶还具有其他特性，包括使细胞分布均匀，保持机械稳定性和可定制尺寸等，这些特性使其成为临床治疗软骨病变的理想水凝胶。在一项比较 MACI 与微骨折技术治疗髌股软骨缺损的配对分析研究中，结果显示接受 CaReS® 治疗的患者三年后显示出优于微骨折技术的治疗效果（Petri et al.，2013）。

（二）基质诱导自体软骨再生

尽管基于自体软骨细胞和间充质干细胞（mesenchymal stem cell, MSC）的移植技术为关节软骨修复带来了美好的前景，但是提取、增殖和分化细胞的成本仍旧很高。此外，由于 MACI 是细胞技术，美国食品药品监督管理局（Food And Drug Administration, FDA）可能会将其视为医疗设备和生物设备，这使得需要对其进行长期监管，才能在其获批后投入使用。因此，这种现状加速了用于软骨再生和修复的无细胞材料的生物材料产品发展。基质诱导自体软骨再生（autologous matrix-induced chondrogenesis，AMIC）是一种无细胞技术，可以在单次手术中进行，也称"一步法"。它是指通过微创手术暴露缺损部位，在清创后行微骨折手术释放含有 MSC 的血液和骨髓，最后将生物材料支架缝合或黏合固定到软骨缺损中的治疗方法。植入的支架可稳定微骨折术后的血凝块，有助于提高早期机械稳定性并促进软骨再生。已经有病例系列研究发现 AMIC 在治疗全层软骨缺损方面既安全又有效（Behrens et al.，2004）。

Chondrotissue®（BioTissue AG，Zürich，Switzerland）是一种可吸收的以非编织聚乙醇酸（PGA）为主体，经透明质酸处理的海绵状织物，

有研究证明它可以诱导间充质干细胞分化为软骨细胞。在治疗软骨缺损时，Chondrotissue®和微骨折手术联合使用，它用于"捕获"因微骨折手术而释放的血液、骨髓细胞和干细胞并提供支持环境，使细胞在其中生长并成熟为新的软骨组织。报道显示，Chondrotissue®在部分患者的活组织检查中被发现有透明软骨组织的形成（Becher et al., 2015）。

TruFit™ CB（Smith & Nephew, Andover, Massachusetts, U.S.A.）是一种双相可吸收植入物，由半多孔聚乳酸-羟基乙酸（PLGA, TruFit™ CB中乳酸与羟基乙酸比例为75:25）和磷酸钙组成。该植入物采用仿生设计，模仿骨软骨组织中关节软骨（PLGA）和骨（磷酸钙）的力学性能。一项临床研究报道了应用TruFit™ CB使软骨受损部位缓慢改善，但植入物与周围组织出现了延迟整合的问题（Dell'Osso et al., 2016）。在Verhaegen等发表的综述中，MRI显示所有TruFit™塞子都存在持续膨胀的现象，这可能归因于在多项研究中观察到的植入物延迟整合（Ananthram et al., 2014）。因为临床治疗效果未能被有效证明，TruFit™ CB已经不再投入临床使用。

Agili-C™（CartiHeal Ltd. Kfar Saba，Israel）是一种双层支架，该支架的骨层由结晶文石（基于碳酸钙）组成，软骨层由透明质酸组成。在临床试验中，将支架植入一名47岁的非专业运动员，最终成功治疗2 cm²的股骨髁骨软骨病变。18个月后，患者恢复受伤前的体育活动。在24个月时，MRI分析显示出关节软骨有较好的修复结果（Di Luca et al., 2015）。尽管最初的临床结果看起来有治疗效果，但在临床上这种支架尚未经过严格的临床试验。除此之外，第一次临床试验仅对一名患者进行。患者的活动水平也可以影响临床中获得的良好结果。在患者为运动员的情况下，他可能会在试验期间在某种程度上进行运动或物理治疗，这可能有助于提升支架的表现。为了确定支架是否能有效治疗骨软骨缺损，必须进行更多的临床试验。

Maioregen®（Fin-Ceramica, Faenza S.p.A., Italy）是一种仿生三层支架，具有更接近骨软骨组织的结构，其中软骨层由马的I型胶原组成，厚度为2 mm，中间（潮线）层由I型胶原（占60%重量）和镁-羟基磷灰石（Mg-HA，占40%重量）的组合组成，下层由I型胶原（占30%重量）和Mg-HA（占70%重量）的矿化混合物组成。

Maioregen®模拟了骨软骨组织的分层结构以及软骨和骨组织的细胞外基质组成。临床研究由Kon等进行，将支架植入软骨缺损（平均缺损尺寸：3.2 ± 2.0 cm²）患者的膝关节软骨缺损中（Kon et al., 2014）。该试验评估了30名患者（60岁以下）的治疗效果，其中15名患者植入了Maioregen®支架。15例患者中有13例报告了结果，另外两名患者发现了植入物的早期脱离。在这项研究中，植入Maioregen®的患者主观国际膝关节文献委员会（International Knee Documentation Committee, IKDC）评分改善，日常活动增加，这些结果表明该疗法有效。同时此研究发现植入体内的支架在6个月后完全被降解吸收，缺损处软骨组织不仅出现修复，而且还在进行成熟过程。同一笔者在手术后的2~5年内继续评估了28名患者。在术后3年，与对照组相比，IKDC评分显示出显著改善。此时获得的MRI结果显示66.7%的病例完全修复和填充缺损。随访5年，MRI评估显示软骨和软骨下骨的状态均有显著改善。Maioregen®获得的这些临床结果突出显示了具有仿生分层渐变结构的生物材料的优势，使用类似于骨软骨组织细胞外基质的生物材料能改善支架的性能。然而，在最近的一项研究中，Christensen等观察到相反和阴性的结果，在使用Maioregen®支架治疗踝关节和膝关节骨软骨缺损后，在1年和2.5年的随访中发现软骨修复不完全和软骨下骨修复不良（Christensen et al., 2016）。

ChonDux™（Cartilix, California, U.S.A.）是双组分系统，结合包含基于光聚合的聚乙二醇（polyethylene glycol, PEG）/透明质酸的水凝胶与硫酸软骨素生物黏合剂一起使用。水凝胶用于增强血凝块，保留从软骨缺损中的骨髓释放的细胞和生物因子，并提供有利于软骨形成的细胞环境。另一方面，化学功能化的硫酸软骨素用于固定和稳定水凝胶。交联水凝胶的光聚合特性可以使软骨损伤被完全填充。临床试验表明，使用ChonDux™没有发现不良影响，并且在6个月内观察到损伤处软骨再生，患者的疼痛也有所缓解（Albers et al., 2009）。

BST-CarGel®（Smith & Nephew, Tennessee, U.S.A.）是一种双组分水凝胶，包含脱乙酰壳聚糖溶液和缓冲液。使用时将新鲜的自体全血与两种组分混合，然后将其施用于通过微骨折手术诱导的病变处。这种水凝胶支架在软骨修复中起多种作用：它可以稳定软骨病变内的血凝块，并黏附在病变表面，从而稳定水凝胶，同时防止血凝块在正常情况下收缩凝固。此外，它可以促进微骨折手术的创伤愈合和修复过程，主要是通过募集炎症和骨髓来源的基质细胞并增加软骨缺损中的短暂血管化和软骨下骨重塑从而达到修复目的。在绵羊和新西兰白兔上实施的临床前动物实验显示了其促进软骨修复的效果。水凝胶与微骨折技术结合使用，可以整合病变组织，促进软骨细胞形态和生化特性的恢复（Chevrier et al., 2007）。临床试验也显示病变填充的持续改善。在36个月的随访研究中，与单独的微骨折术治疗相比，经 BST-CarGel® 处理的再生软骨组织的质量更高（Shive et al., 2015）。此外，手术 12 个月后从修复组织中采集的活组织检查也显示采取 BST-CarGel® 治疗与单独采用微骨折术相比，修复组织的结构和细胞形态学上均有显著改善（Methot et al., 2016）。

（三）其他软骨修复生物材料产品

在骨关节炎患者中，关节滑液损失会导致关节润滑能力降低，进一步导致关节疼痛和痉挛等症状。在骨关节炎中，早期可关节内注射黏弹性补充剂来恢复滑液环境和缓解骨关节炎引起的疼痛。此类注射剂有几种已获得 FDA 批准，例如 Sinovial®（IBSA，Switzerland；LaboratoriesGenévrier, France）、Synvisc®（Genzyme Biosurgery, Ridgefield, New Jersey, U.S.A.）、Hyalgan®（Fidia Pharma USA Inc., Parsippany, New Jersey, U.S.A.） 和 Euflexxa®（Ferring Pharmaceuticals Inc., Parsippany, New Jersey, U.S.A.）。虽然这些注射剂显示出改善运动功能和缓解疼痛的效果，但它们并不能完全逆转骨关节炎或使软骨再生（Pavelka et al., 2011）。

以下是正在使用或进入临床试验以及停用或部分地区停用的软骨修复生物材料产品（表 13-1-1）。

表 13-1-1 软骨修复生物材料产品

方案	产品	厂商	组成成分	生物吸收性	典型的临床发现
正在使用或者进入临床试验的产品					
MACI 两步法	Chondro-Gide®	Geistlich Pharma AG, Wolhusen, Switzerland	双层 I / III 型胶原膜	可降解	目前只有病例系列研究
MACI 两步法	BioSeed-C®	BioTissue, AG	结合了 PGA/ PLA 和 PDS 支架与悬浮在纤维蛋白胶中经培养扩增的自体软骨细胞	可降解	临床治疗效果相比 ACI-p 无明显优势，影像结果优于 ACI-p
MACI 两步法	NeoCart®	Histogenics Corporation	由牛 I 型胶原蛋白制备，上面种植软骨细胞	可降解	在比较研究中相比微骨折术的效果好
MACI 两步法	NovoCart® 3D	Tissue Engineering Technologies AG	用自体软骨细胞接种的 3D 胶原蛋白 - 硫酸软骨素支架	可降解	要求高的患者中表现优于 ACI-p，但是效果没有显著性差异；系列研究报道有高比率发生移植物肥大
MACI 两步法	CaReS®	Arthro Kinetics	大鼠尾巴提取的 I 型胶原蛋白水凝胶，种植自体软骨细胞	可降解	术后 3 年后的配对分析中恢复效果要优于微骨折术
MACI 两步法	Cartipatch®	Tissue Bank of France	琼脂糖 - 海藻酸钠水凝胶接种自体软骨细胞	可降解	有临床随机试验报道在两年随访后，与骨软骨镶嵌成形术相比，Cartipatch® 治疗具有较差的临床和组织学评分，其中还包括一组有较大缺损的患者
MACI 两步法	Chondron ™	Sewon Cellontech Co. Ltd	种植了自体软骨细胞的水凝胶与纤维蛋白胶混合（比例 1 : 1）	可降解	没有可用的比较研究
AMIC 一步法	Chondrotissue®	BioTissue AG	透明质酸处理后的非编织的 PGA 织物	可降解	案例研究表明有透明软骨组织形成；没有比较研究

方案	产品	厂商	组成成分	生物吸收性	典型的临床发现
AMIC 一步法	Chondromimetic	Orthomimetics, Cambridge, U.K.	由胶原蛋白、糖胺聚糖和磷酸钙组成的双层支架	可降解	可支持骨与软骨组织的自体修复
AMIC 一步法	HYTOP®	TRB Chemedica AG, Germany	可吸收的双层支架。上层为纯化猪皮，下层为胶原蛋白绒毛和透明质酸混合物	可降解	没有公布的临床试验结果
AMIC 一步法	BioMatrix CRD®	Arthrex, Naples, Florida, U.S.A.	双层支架，顶层由Ⅰ型胶原蛋白组成，软骨下层由β-磷酸三钙和PLA以80%和20%的比例组成	可降解	没有公布的临床试验结果
AMIC 一步法	BST-CarGel®	Piramal Life Sciences, Bio-Orthopaedic Division	基于壳聚糖-甘油磷酸酯的水凝胶支架，其活性组分是具有抗血栓形成活性的葡糖胺聚糖	可降解	已有临床对照试验将BST-Cargel®治疗与仅进行微骨折术治疗的患者进行比较。结果显示采用这种治疗的修复组织在数量和质量上优势持续且显著
AMIC 一步法	GelrinC®	Regentis, Haifa, Israel	由聚乙二醇糖基化的纤维蛋白原组成的水凝胶，在被紫外线照射后成胶	可降解	目前只有临床前动物实验证明有治疗效果，临床试验正在进行
AMIC 一步法	Agili-C™	CartiHeal Ltd., Kfar Saba, Israel	双层支架，骨层由碳酸钙组成，软骨层由改性文石和透明质酸组成	可降解	在临床上这种支架尚未经过严格的临床试验
AMIC 一步法	CartiFill	Sewon Cellontech, Seoul, Korea	去端肽胶原，高纯度猪提取的去除端肽改性的Ⅰ型胶原	未注明	与软骨细胞移植或者微骨折术结合使用的临床试验已证实其具有促进软骨修复的能力
AMIC 一步法	Chondro-Gide®	Geistlich Pharma AG, Wolhusen, Switzerland	双层胶原蛋白（Ⅰ型胶原，Ⅲ型胶原）组成的支架	可降解	没有可用的比较研究
AMIC 一步法	Maioregen®	Fin-Ceramica Faenza S.p.A., Italy	三层纳米结构支架，顶层为Ⅰ型胶原蛋白，中间层为60%Ⅰ型胶原蛋白和40%羟基磷灰石，底层含60%羟基磷灰石和40%Ⅰ型胶原蛋白	可降解	没有可用的比较研究
AMIC 一步法	ChonDux™	Cartilix, California, U.S.A）	基于光聚合的PEG/透明质酸的水凝胶其与功能化的基于硫酸软骨素的生物黏合剂一起使用	可降解	临床试验表明，使用ChonDux™没有任何不良影响，并且在6个月内观察到软骨再生和疼痛显著改善
AMIC 一步法	HemiCAP®	Arthosurface inc.	钴铬合金关节面和钛合金松质螺钉	不可降解	没有可用的比较研究；可作为其他失败的再生治疗的选择性疗法
AMIC 一步法	Episealer® Condyle Solo	Episurf medical AB	钛-羟基磷灰石涂层覆盖的钴铬合金单体	不可降解	没有临床证据
AMIC 一步法	Greenplast®	Green Cross, Yongin, Korean	纤维蛋白水凝胶	可降解	经过12~34个月的随访临床试验研究，治疗效果好
其他	Gel-One®	Zimmer Biomet	透明质酸	未提及	在该产品应用于379例OA患者的临床研究中，单次注射可缓解与该病症相关的疼痛13周

已经停用或者部分地区停用的产品

方案	产品	厂商	组成成分	生物吸收性	典型的临床发现
AMIC 一步法	TruFit®	Smith & Nephew, Andover, Massachusetts, U.S.A.	双层多孔聚（乳酸-共-乙醇酸）酸-硫酸钙生物聚合物	可降解	治疗效果未被证明，已经不再使用

方案	产品	厂商	组成成分	生物吸收性	典型的临床发现
MACI 两步法	Hyalograft® C	Anika Therapeutics, Inc.	（HYAFF-11S），一种苄型透明质酸酯，支架上种植自体软骨细胞并使用纤维蛋白胶固定	未提及	术后 2～7 年间表现优于微骨折术，与 Chondro-Gide® 相比有更快的修复效果。在 2013 年 Hyalograft® C 退出了欧洲市场

二、关节软骨修复生物材料研究进展

生物材料在软骨修复中主要作为一个三维支架，为细胞的增殖、细胞外基质的沉积和相应细胞表型和功能的维持提供支持和适合的微环境。这些生物材料需具备以下的性质：良好的物理机械性能、化学稳定性、无毒性、易加工性、良好的生物相容性等；同时，生物材料支架的设计需要满足以下要求：合适的力学性质、与再生过程匹配的降解速率、降解产物无毒并且能从体内代谢排除、促进基质沉积等。因此，如何选择合适的生物材料和设计合理的使用形式是生物材料研究中的一个关键问题。

（一）软骨修复中的生物材料种类

生物材料的选择是运用组织工程技术修复软骨损伤的关键。生物材料通常可以按来源分为两个大类，分别是天然材料和合成材料，前者是生物体的生理过程和代谢活动的产物，后者是由人工合成的材料。

1. 天然材料　常见的天然材料可以按其组成成分为蛋白质类、多糖类和其他类。

（1）蛋白质类：常见的蛋白质类天然材料包括胶原、明胶、丝素蛋白、纤维蛋白、角蛋白等。

1）胶原：胶原是哺乳类动物体内含量最为丰富的蛋白，它也是关节软骨的重要组成成分。其中含量最丰富的胶原蛋白是 I 型胶原，它是由两条 α1 链和一条 α2 链组成的三螺旋结构。I 型胶原蛋白是一种在机体内普遍存在的结构蛋白，广泛存在于肌腱、皮肤和骨骼等组织，并且很大程度上决定了这些组织的力学性质。II 型、V 型、VI 型、IX 型、X 型和 XI 型等胶原蛋白通常存在于透明软骨组织中，其中关节软骨干重的 90% 是由交联纤维形式的 II 性胶原组成（Responte et al., 2007）。而只有 I 型和 V 型胶原蛋白一直存在于软骨下骨组织中。胶原的特征在于其相对低的免疫原性和其结构

可模拟天然组织的微环境来防止细胞去分化。有研究表明，I 型和 II 型胶原支架均可促进软骨组织形成；然而，I 型胶原蛋白会诱导软骨细胞去分化。目前，胶原支架已经被广泛用于组织工程领域支架的制备。用于组织工程的常见胶原来源包括牛肌腱和牛皮、鼠尾和猪皮，但胶原支架也可由同种异体或异种脱细胞组织制备。胶原有两个缺点：低机械稳定性和快速生物降解速率，这导致其不适宜单独用于关节软骨组织工程。通过交联使其与天然或合成聚合物相混合，是改善胶原性质、克服这些问题的有效方法。

2）明胶：是胶原的不可逆的热变性或水解产物。在相对温和的温度（40℃）下，α 链之间的氢键会断裂从而导致胶原的三螺旋结构被破坏。水解变性在碱性或酸性条件下均可发生，它是通过沿着肽骨架的共价键断裂来诱导的。总的来说，明胶材料的性质取决于胶原类型和来源以及胶原变性的过程。由于明胶是一种变性的胶原，其相对于胶原蛋白本身表现出较低的抗原性，它具有良好的生物相容性并且能在体内被快速降解。在组织工程领域内，明胶最常见的使用方式是制备成水凝胶。此外，明胶可以与其他材料，如淀粉结合使用合成聚合物，以改善所得制备得支架的力学性能。

3）丝素蛋白：蚕丝是一种常用的天然生物材料，作为医学缝线被使用已有悠久历史。蚕丝蛋白由丝素蛋白（结构核心成分）和丝胶蛋白（亲水性蛋白质涂层）组成。丝素蛋白的一级结构主要由甘氨酸和丝胶蛋白的氨基酸组成，其中重链（～350 kDa）和轻链（～25 kDa）通过二硫键连接。与其他生物材料相比，丝素蛋白具有优异的机械性能，如较高的强度和韧性。不仅如此，丝素蛋白还具有良好的生物相容性。同时，丝素蛋白是一种酶促降解的聚合物，在体内可以被缓慢地降解。它具有易于修饰的功能化学基团，可以被加工成多种形式，如薄膜、海绵、微球等。

4）纤维蛋白：纤维蛋白是通过凝血酶将纤维

蛋白原蛋白水解的产物。纤维蛋白具有较好的免疫相容性。纤维蛋白已广泛用于临床医学中，通常以纤维蛋白胶的形式广泛应用于心血管、皮肤、肝或肌肉修复等领域（Ahmed et al., 2008）。纤维蛋白水凝胶的机械性质和完整性取决于 Ca^{2+} 浓度和 pH 值。与明胶相似，纤维蛋白支架的特点是机械强度低和降解速率快。

（2）多糖类：常见的多糖类生物材料有壳聚糖、海藻酸钠、透明质酸等。

1）壳聚糖：壳聚糖是甲壳质经过部分脱乙酰作用的产物。其中甲壳质是在纤维素之后自然界中第二丰富的天然聚合物，可以从昆虫或贝类外骨骼和真菌细胞壁中获得。壳聚糖具有阳离子特性、生物相容性良好、无毒性、性质稳定和可生物降解等特点。此外，壳聚糖还表现出良好的止血作用、抑菌作用、抗真菌作用和促进伤口愈合作用（Mi et al., 2002）。壳聚糖可溶于酸性溶液，在中性或碱性环境下溶解度很低。壳聚糖在体内会被溶酶体水解并产生无毒的糖类副产物。壳聚糖的降解速率可根据其脱乙酰程度进行调节，一般降解速率随着脱乙酰程度的增加而降低。将壳聚糖与其他多聚物（如胶原蛋白和海藻酸盐）混合，可以改善其机械性能，降低生物降解速率（Yan et al., 2006）。有体外研究表明壳聚糖和修饰过的壳聚糖可以促进软骨基质成分的表达和减少软骨细胞炎症介质和分解代谢介质的生成（Oprenyeszk et al., 2015）。壳聚糖已经以不同形式被广泛用于生产组织工程中的支架，如水凝胶、纳米纤维、珠子、微 / 纳米粒子、膜等。

2）海藻酸盐：海藻酸盐是天然的亲水阴离子多糖。它是最丰富的天然生物材料之一，主要来自褐藻类如海带或马尾藻。海藻酸盐具有良好的生物相容性和螯合能力。海藻酸盐分子可以在二价阳离子（Ca^{2+}、Mg^{2+} 或 Ba^{2+}）存在下物理交联。海藻酸盐具有来源丰富、稳定性良好、凝胶化条件温和、低毒性，低免疫原性和低成本等特点，已被用于制备药物和细胞载体。海藻酸盐的分子量会影响基于海藻酸盐的生物材料的降解速率和机械性能。基本上海藻酸盐的分子量越高，可用于水解降解的反应位置数量越少，降解速度越慢。物理交联的海藻酸盐水凝胶在水中相对稳定；然而，随着时间的推移，在生理条件下二价阳离子会逐渐浸出并会破坏水凝胶的长期稳定性，降低其机械强度。利用藻酸盐延迟成胶的特性可开发用于细胞递送的原位交联可注射水凝胶。由于含水量高且缺乏细胞

结合位点，藻酸盐水凝胶的蛋白质吸附和细胞黏附能力有限，但可通过将海藻酸盐与明胶、胶原蛋白和层粘连蛋白等混合和 / 或通过与含有 RGD 的肽等活性物质的化学修饰来改善海藻酸盐的细胞相容性（Alsberg et al., 2001）。

3）透明质酸：透明质酸是由 250～25 000 个重复二糖单元组成的线性多糖。软骨组织中含有丰富的透明质酸，除此之外透明质酸还存在于皮肤的细胞外基质、关节滑液等。透明质酸材料具有良好的生物相容性，它们能被机体快速分解。在透明软骨中，透明质酸在调节蛋白质吸附中发挥着重要作用，为软骨细胞提供黏附位点。透明质酸还参与了软骨细胞的一些关键细胞过程，例如形态发生、增殖和炎症等。有体外研究表明透明质酸对软骨细胞的代谢具有促进作用（Akmal et al., 2005）。透明质酸通常以水凝胶的形式被应用，它的降解速率和机械性能可以通过化学交联修饰来调整。

2. 合成材料 常用的合成材料包括聚乳酸（PLA）、聚乙醇酸（PGA）等。聚乳酸通常以两种异构形式被使用：聚 L- 乳酸（PLLA）和聚 DL- 乳酸（PDLLA）。与所有合成聚合物一样，PLA 易于生产和加工。它具有生物相容性和生物可降解性，一般 PLA 的降解时间为 1~2 年，其体内降解速率取决于植入物的大小和形状。聚乙醇酸在体内的降解产物为甘氨酸。代谢产物甘氨酸会进入三羧酸循环，通过天然代谢途径代谢。跟 PLA 一样，PGA 也是 FDA 批准的聚合物，长期以来一直用于制作可生物降解的缝合线。合成材料的主要缺点是它的降解产物是高浓度的酸和微粒，可导致局部炎症和细胞死亡。

以下是软骨修复中应用的生物材料种类（表13-1-2）。

（二）软骨修复中生物材料的使用形式

生物材料支架使用形式的设计是组织工程领域的核心要素。目前软骨组织工程生物材料的应用主要有五种形式：固体支架、水凝胶、微球、纳米纤维和复合支架（图13-1-1）。一般来说，固体支架、纳米纤维和复合支架，主要采取直接植入途径，而水凝胶和微球则采取注射途径植入体内。这五种形式的生物材料具备不同的理化特性，可以提供三维支撑环境，促进细胞的生长与分化，或者作为药物递送系统，保护包封内容物，具备负载效率高、比表面积大、稳定性好的优点，能

315

表 13-1-2　软骨修复中应用的生物材料

名称	来源	降解方式	降解时间	性质	应用
天然材料					
胶原	大鼠尾巴、牛肌腱、鱼骨、鳞片/皮肤、水母	酶解	快	骨软骨细胞外基质的主要组成，相对较低的免疫原性，具有生物降解性、生物可吸收性，是理想的细胞黏附介质，可促进多能干细胞的分化；降解速度很快。因为降解导致力学性质不稳定	软骨再生支架，软骨再生分化的支架
明胶	猪/初生小牛皮肤、牛肌腱、海洋生物等	酶解	快	一种变性的胶原，与胶原相比具有更低的抗原性、更好的生物降解性、生物可吸收性，是理想的细胞黏附介质。常用于制作水凝胶。明胶可以化学交联，以增加体内条件下的稳定性、机械性能和降低降解速度；与胶原相比具有更低的免疫原性	明胶可以与其他材料如淀粉或合成聚合物结合，以改善所得支架的机械性能。明胶经常用于增加其他天然或合成材料的生物活性和生物相容性
丝素蛋白	蚕茧	酶解	慢	丝素蛋白可以加工成多种形式，具有可调节的性质。具有优异的机械性能。其他重要的优点包括良好的生物相容性、生物降解性和具有易于修饰的功能化学基团；具有很好的细胞黏附性、具有诱导羟基磷灰石成核作用，有促增殖作用；无细胞毒性，低抗原性	它可以用作各种形式的生物材料，例如薄膜、膜、凝胶、海绵、粉末和支架。其应用包括烧伤敷料、网、血管假体和结构植入物
纤维蛋白	牛/人血浆	酶解	快	可注射（可原位成胶），良好的生物相容性；对凝胶收缩敏感；非承重，快速降解	以纤维蛋白胶的形式应用于心血管、皮肤、肝或肌肉修复等领域
壳聚糖	经过甲壳质脱乙酰得到	酶解、水解	慢，取决于脱乙酰程度	可化学修饰结构，可与细胞相互作用。来源不同性质差异性较大，被认为无毒性，无过敏性，引起的体内排斥反应很小	以不同形式被广泛用于生产组织工程中的支架，如水凝胶、纳米纤维、珠子、微/纳米粒子、膜和海绵
海藻酸盐	褐藻类的海带或马尾藻中提取	水解	慢	可注射、易通过化学和物理反应修饰，以获得具有各种结构、性质、功能和应用的衍生物；没有直接的细胞黏附能力，非承重；不同来源差异很大，难以控制结构；低毒性，低免疫原性	易于加工适用的三维支架材料，例如水凝胶、微球、微胶囊、海绵、泡沫等。基于藻酸盐的生物材料可用作药物递送系统和组织工程的细胞载体
透明质酸	公鸡鸡冠、微生物发酵	酶解、水解	快	滑膜液和软骨中的天然成分、润滑作用、透明质酸水凝胶的力学性能和降解动力学可以通过化学交联来控制；非承重；良好的生物相容性	用于伤口愈合、组织工程、眼科手术、关节炎治疗
合成材料					
聚乳酸（PLA）/聚乙醇酸（PGA）	化学合成	酶解、水解（大量降解）	可调整	单体比率决定降解率，完全可降解，可承重，惰性；降解产物是高浓度的酸和微粒，可导致局部炎症和细胞死亡	这些材料可以不同形式被应用，例如颗粒、网状物和纤维
聚对二氧环己酮（PDS）	化学合成	酶解、水解	数月	降解产物是高浓度的酸和微粒，可导致局部炎症和细胞死亡	常用作单丝缝合线

够持续、靶向给药。目前，组织工程领域的研究者们对生物学材料进行了大量的研究，其终极目标都在于研发出可以用于修复软骨损伤，并达到良好治疗效果的"仿生软骨"。

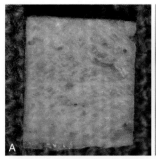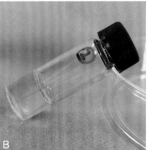

Ⅰ型胶原支架 　　　　　GelMA-透明质酸水凝胶

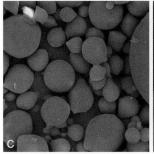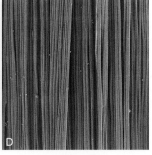

壳聚糖微球 　　　　　聚乳酸纳米纤维

图13-1-1　A. Ⅰ型胶原支架；B. GelMA（甲基丙烯酸酐化明胶）-HA（透明质酸）水凝胶；C.壳聚糖微球；D. 聚乳酸纤维

1. 固体支架

（1）基本特性：三维结构是组织工程支架的一个重要特征。固体支架为细胞的生长、代谢和基质的产生提供了最初的结构支撑，在细胞生长发育过程中发挥重要作用。因此，支架材料必须满足生物相容性、生物降解性、机械稳定性和孔隙结构等要求。支架的组成及其表面化学性质会影响细胞黏附、形态及形成的组织类型。

按照材料来源，用于软骨组织工程的固体支架可以分为两种类型：基于天然材料的支架与基于合成材料的支架。

（2）天然材料固体支架：目前支架用到的天然材料主要以软骨细胞外基质（extracellular matrix ECM）中的各种组分为基础，尤其是软骨细胞外基质中的多肽与多糖，它们具备可生物降解及降解产物无毒的优势。目前已成功制备固体支架的天然材料有壳聚糖、海藻酸钠、淀粉、右旋糖酐、明

胶、透明质酸、琼脂等各种多聚物，主要采取冷冻干燥法、超临界流体法、熔融成型法、乳液模板法、颗粒浸出法、气体发泡法等技术制备支架。接下来以胶原支架和脱细胞软骨支架为代表，进行详细讲述。

1）胶原支架：胶原作为软骨细胞外基质中的主要成分，在软骨组织工程中受到广泛关注。胶原具有良好的生物相容性，免疫原性低，可生物降解，易于通过交联等改性方式来提高其力学性能，降解速度可调控等特性。大部分研究主要采用Ⅰ型胶原蛋白作为软骨组织工程支架。有研究表明，含有Ⅱ型胶原的支架和凝胶具有启动和维持 MSC 软骨形成的潜力（Mueller et al., 1999）。

多孔的Ⅰ型胶原蛋白-糖胺聚糖（glycosaminoglycan, GAG）支架主要使用冷冻-干燥技术制备。利用这种技术，将胶原蛋白和糖胺聚糖的悬浮液冷冻固化，糖胺聚糖共沉淀物位于生成的冰晶之间，形成连续的、连通的冰网和共沉淀物，冰晶升华后，形成高度多孔的支架。Haugh等通过改进冷冻法-干燥循环的方法，制备了一系列具有定制孔径的胶原-糖胺聚糖支架（Haugh et al., 2010）。研究也证明了Ⅰ型胶原-糖胺聚糖支架在关节软骨修复中具有良好的应用前景。

胶原的交联（cross-linking）是指胶原分子内部和胶原分子间通过共价键结合，提高胶原纤维的张力和稳定性的过程，有很多学者试图通过对胶原进行交联来增加其强度。胶原支架的交联处理可分为两大类：化学交联和生物物理交联。化学交联的方法包括使用戊二醛（glutaraldehyde, GTA）和各种碳二亚胺试剂，生物物理交联的方法包括紫外光交联和干热交联（dehydrothermal, DHT）。DHT 处理是在真空条件下使胶原蛋白升高温度（>98℃），从而去除胶原蛋白分子中的水，通过缩合反应，形成分子交联，其过程中不涉及生物毒性试剂。

2）脱细胞软骨支架：脱细胞软骨支架是一种通过理化方式，去除自体或同种异体软骨中细胞及异体抗原成分，从而得到的支架，它保留了丰富的软骨细胞外基质（ECM）及原生软骨的结构与生物活性信号（例如 Arg-Gly-Asp 序列），能够促进细胞分化、黏附与增殖等，且无细胞毒性（Yang et al., 2008）。杨强等开发了一种源自软骨细胞外基质的无细胞、三维互连的多孔支架。他们将人软骨物理破碎，使用低渗缓冲液、Triton X-100 和核酸酶溶液依次脱细胞，制成悬浮液。再通过冷冻

和交联技术罐备支架。在裸鼠皮下植入载有软骨细胞软骨支架，4 周后发现有软骨样组织形成（Yang et al.，2008）。Kang 等的研究表明在兔股骨软骨缺损中植入载有脂肪干细胞（ASC）的脱细胞软骨支架后，缺损得到修复（Kang et al.，2014）。

其他天然材料，如透明质酸、壳聚糖及其衍生物等，也被用于制备固体支架，并且在软骨缺损修复方面已经得到应用。

（3）合成材料固体支架：软骨组织工程中最常用的合成材料包括聚己内酯（polycaprolactone，PCL）、聚乳酸（polylactic acid，PLA）、聚乙醇酸（polyglycolic acid，PGA）及其共聚物和聚乳酸-共-乙醇酸 [poly（lactic-co-glycolic acid），PLGA] 等。这些合成材料易于生产和加工，在体内易于降解且速率可控，无病原体，不易引起免疫排斥反应。其中，PLA、PLGA 和 PGA 均获得 FDA 批准应用于临床。

聚乳酸（PLA）作为一种线性脂肪族热塑性聚酯，是一种易于生产与加工，生物相容性良好、可生物降解和可再生的材料，可以通过改性来提高其在软骨组织工程中的生物性能。PLA 有两种异构体：聚 L-乳酸（PLLA）和聚 DL-乳酸（PDLLA）。在体内，PLA 无需酶或催化剂就能被水解，其降解速率取决于种植体的大小和形状。Cui 等通过植入载有脂肪干细胞（ASC）的 PGA/PLA 支架修复了猪软骨缺损（Cui et al.，2009）。

固体支架为细胞黏附、生长、增殖和代谢提供支撑结构。满足生物相容性和降解性的固体支架作为损伤部位细胞或药物的递送介质，在组织工程中得到广泛应用。

2. 可注射水凝胶

（1）基本特性：水凝胶是由高含水量的亲水聚合物组成的三维交联网络结构。由于具备与天然细胞外基质相似的性质，如高含水量、生物降解性、孔隙率和生物相容性等，水凝胶成为了组织工程中极具前景的生物材料。在基于水凝胶的方法中，将装载有生长因子和/或细胞的水凝胶前体注射到伤口部位后，通过物理或化学刺激在原位固化成胶。这种可注射性质能够使水凝胶在各种形状或者尺寸的缺损上均匀分布以进行后续的修复。在软骨修复当中，固化后水凝胶可以表现出与天然软骨类似的机械特性，从而维持软骨表型，促进软骨细胞增殖、分化和软骨组织形成（Spiller et al.，2011）。

按照材料类型，水凝胶可分为天然水凝胶（海藻酸、胶原蛋白、果胶、壳聚糖等）、合成水凝胶（聚乙二醇、聚乳酸）和组合水凝胶（明胶-海藻酸钠、壳聚糖-海藻酸钠等）。根据刺激的类型，水凝胶可分为温敏、pH 敏感、葡萄糖敏感、电信号敏感、光敏、压敏等几类。下面以海藻酸盐水凝胶与透明质酸水凝胶为例进行详细讲解。

（2）海藻酸盐水凝胶：海藻酸盐是一种天然的多糖聚合物，通常从褐藻和各种细菌中提取。由于其具有低免疫原性、无毒性等优点，海藻酸盐水凝胶已经成为组织工程中用于制备可注射水凝胶的最常用的生物材料之一。

海藻酸钠是最常用的海藻酸盐。从水溶液中制备海藻酸钠水凝胶的最常用方法是将海藻酸钠与二价阳离子、离子交联剂结合。当二价阳离子与 G 单体相互作用形成离子桥时，就会发生简单的凝胶化（Donati et al.，2005）。但因其有限的载药量、强度和韧性，限制了离子交联型海藻酸钠水凝胶在再生医学中的应用。

另外，细胞交联也是常见的海藻酸钠水凝胶制备方法。虽然海藻酸钠具有良好的生物相容性，但它是由惰性单体组成的，这些单体本质上缺乏细胞锚定所必需的生物活性配体。细胞交联的策略则能在海藻酸钠上引入配体，如精氨酸-甘氨酸-天冬氨酸（Arg-Gly-Asp，RGD）序列。细胞通过表面受体与凝胶中的配体结合后，互相交联形成网络结构。细胞交联的海藻酸钠水凝胶生物活性高，但是强度与韧性较低，使其应用受到限制。

由于海藻酸钠水凝胶本身的低强度和韧性，对其进行化学改性，可以提高其力学性能、改善其选择性溶解度和细胞黏附性。如 Park 等制备了可注射的氧化藻酸盐/透明质酸水凝胶，他们在将含有原代软骨细胞的水凝胶给小鼠注射，观察到有效的软骨再生，且支架逐渐降解（Park et al.，2014）。

（3）透明质酸水凝胶：透明质酸是软骨中最丰富的成分，也是组织软骨细胞外基质形成弹性结构的重要成分。体内实验证明，含 MSC 的 HA 水凝胶能促进新生软骨的形成，增加 II 型胶原蛋白的生成，促进蛋白聚糖的产生（Aulin et al.，2011）。因此，基于透明质酸的水凝胶是软骨组织工程应用中最有前途的天然生物材料之一。

透明质酸溶于水，它可被细胞分泌的透明质酸酶降解，也可以通过加入乳酸来加速降解或加入聚己内酯来减慢降解（Chung et al.，2009）。为了克服其力学性能差、降解速度快和可水解的缺点，通常对透明质酸进行改性或与其他生物材料结合。如通过羧基与各种带羟基或胺的基团反应从而对透明质酸进行改性，形成生物相容性得到改善和可控生物降解性的衍生物（Zhao et al., 2013）。利用光响应基团，如甲基丙烯酸酯和甲基丙烯酸缩水甘油酯，对 HA 进行化学改性，使其通过暴露于可见光或低能紫外光让透明质酸衍生物交联，即成为光敏水凝胶，这种光敏透明质酸水凝胶包封软骨细胞后，可用于修复不规则骨软骨缺损（Nettles et al., 2004）。

Barbucci 合成了 50% 交联的 Hyal 水凝胶，并注入兔膝关节缺损部位，起到了促进愈合的作用（Barbucci et al., 2002）。在该研究中，透明质酸水凝胶合成的大致过程为：使用 Dowex 50WX8 树脂将 Hyal-Na 溶液进行钠 - 氢离子交换，然后加入到 5% 氢氧化四丁基铵溶液中直至 pH 值达到 7～8。然后将溶液冷冻干燥，得到透明质酸的四丁基铵盐（Hyal-TBA）。在搅拌和氮气流下将 Hyal-TBA 盐溶解在 N, N'- 二甲基甲酰胺（DMF）中。将溶液保持在约 0℃，加入活化剂 2- 氯 -1- 甲基吡啶碘化物（CMPJ），用于活化 50% 数量的羧酸酯基团。然后过量加入交联二胺试剂 1, 3- 二氨基丙烷（1, 3 DAP）并在室温下放置 3～4 个小时。通过少量三乙胺作为碘化氢捕获剂催化反应。然后将形成的水凝胶在乙醇和水中洗涤数次，直到在洗涤溶液中不再发现溶剂和试剂。最后冻干 - 干燥得到 Hyal 50% 水凝胶。

Wu 等研究了透明质酸对人脂肪来源干细胞（ADSC）软骨形成的影响。发现透明质酸/纤维蛋白凝胶上的细胞的软骨基质标记物（SOX-9、Ⅱ型胶原和蛋白聚糖）表达水平较高，糖胺聚糖的合成也优于单纯纤维蛋白凝胶（Wu et al., 2013）。Yu 等制备了一种具有优良力学性能的注射型透明质酸/PEG 水凝胶，用于软骨组织工程，结果显示原位水凝胶包裹的细胞具有较高的代谢活性和增殖能力（Yu et al., 2014）。Kontturi 等开发了一种用于软骨组织工程的Ⅱ型胶原/透明质酸水凝胶原位注射剂。结果表明，软骨细胞能够在含有转化生长因子β1（TGF-β1）的水凝胶中存活和增殖，并能维持形态及Ⅱ型胶原和蛋白聚糖的表达（Kontturi et al., 2014）。

（4）光敏/温敏成胶技术：缺损处的水凝胶如果固化速度较慢，则会有被组织液或其他液体稀释的可能，从而影响该凝胶性能。光敏和温敏成胶技术则提供了快速固化凝胶前体的方法，使凝胶在液体状态下注射入缺损部位，迅速进行空间填补，并在光照或温度的刺激下，迅速形成具备机械性能的固体状态，有利于水凝胶与周围组织的整合以及性能的维持。

1）温敏水凝胶：温敏水凝胶的固液状态转变依赖于温度的改变，其温度依赖性的转变归因于凝胶中网络的亲水/疏水平衡，可分为正温敏系统和负温敏系统。当温度低于最高临界共溶温度（upper critical solution temperature, UCST）时，正温敏水凝胶成胶。当温度高于最低临界共溶温度（lower critical solution temperature, LCST）时，负温敏水凝胶成胶。由于环境温度的变化不依赖于其他化学或物理处理，因此具有低于人体温度的最低临界共溶温度的水凝胶可用于体内注射成胶。Park 等设计了温敏壳聚糖 -Pluronic 水凝胶，用作促进软骨再生的可注射细胞递送载体（Park et al., 2009）。Abbadessa 等在聚乙二醇（polyethylene glycol, PEG）共聚物的基础上合成了用于修复软骨的三维打印的温敏水凝胶（Abbadessa et al., 2016）。聚[N-（2- 羟丙基）甲基丙烯酰胺单/二乳酸]{poly[N-（2-hydroxypropyl）methacrylamide mono/dilactate], poly HPMA-lac} 具备温敏性能，通过加入甲基丙烯酸化的多糖硫酸软骨素（polysaccharides chondroitin sulfate）和透明质酸（hyaluronic acid, HA）后，更适合于 3D 打印，且不影响负载细胞的基质产生。

2）光敏水凝胶：光敏水凝胶通常通过引入光响应基团而形成。Nettles 等开发了可原位光交联的甲基丙烯透明质酸（hyaluronic acid methacrylate, HA-MA）水凝胶，研究结果证明该光敏水凝胶体外可促进软骨细胞表型维持和基质合成，并在体内骨软骨缺损模型中可加速缺损愈合（Nettles et al., 2004）。Levett 等通过加入甲基硫酸化的透明质酸（HA-MA）和硫酸软骨素（CS-MA），对明胶 - 甲基丙烯酰胺（Gel-MA）水凝胶进行改性，使这种光敏水凝胶的修复软骨能力得到了进一步改善（Levett et al., 2014）。

现有的光敏成胶技术多依赖于紫外光的照射，但由于自由基的形成，紫外光可能对细胞或周围组织造成一定的影响，从而延缓损伤的修复进程。且如果损伤较深，一定厚度处的凝胶无法接受到紫外照射。这些使得光敏成胶技术在组织工程的应用中受到限制。为了克服紫外光诱导成胶的潜在毒性，

319

可见光交联成胶技术也在开发中。Fu 等开发了一种基于肝素/聚乙二醇的可见光（524 nm）交联水凝胶，该凝胶以伊红 Y 和三乙醇胺为光敏引发剂。在该系统中，巯基肝素通过迈克尔加成（Michael addition）与聚乙二醇二丙烯酸酯交联，形成共价交联网络。用这种光敏水凝胶包裹的纤维细胞存活率高，释放的生长因子能保持生物活性。这种可见光交联成胶技术也有望用于软骨组织工程（Fu et al., 2015）。

可注射水凝胶作为组织工程生物材料的使用形式，其高含水量有助于软骨细胞球状形态的形成与维持，而且溶液-凝胶的转变过程使得注射的水凝胶能够完美贴合缺损部位。胶原蛋白、壳聚糖等天然水凝胶在含水量、生物相容性等方面表现优良，但不能完全达到天然软骨的机械性能，因此需要对其进行改性，或采用合成水凝胶来克服其较差的力学特性。另外，水凝胶与其他材料组合形成复合支架也为模拟天然关节软骨的带状层次结构提供了新的思路。

3. 微球

（1）基本特性：微球是一种由可生物降解材料构成的中空或者多孔球体，一般直径小于 200 μm，可以作为药物、细胞的递送系统，也可以作为细胞三维培养的基质。作为药物递送介质，微球具有靶向给药、给药持续时间长且可控的优点，能够提高治疗效果。将载有细胞的微球注射到缺损部位后，多孔结构允许细胞离开微球，在宿主缺损部位生长，从而促进再生过程。微球尺寸是聚合物降解速率的主要决定因素之一，也是控制负载分子的释放动力学的主要因素。此外，通过控制微球大小，也能对孔径和宏观孔隙率实现精确控制。

用作制备微球载体材料的天然材料有：明胶、胶原、淀粉、琼脂糖、卡拉胶、壳聚糖、聚乙酰葡聚糖等，常见的合成材料有 PMMA、丙烯醛、甲基丙烯酸缩水甘油酯、多元酸酐、聚烷基氰基丙烯酸酯、丙交酯、乙醇胺及其共聚物等。

（2）制备方法与应用：微球的制备方法有：单乳化剂法、双乳化剂法、常规聚合法、界面聚合法、相位分离法、喷雾干燥法和喷雾凝结法等。Cheng 等开发了一种胶原微胶囊技术，将活细胞包裹在天然胶原纤维的自组装网络中，形成细胞-胶原微球（Cheng et al., 2009）。将 NaOH 与 I 型胶原混合后，加入人源间充质干细胞，以制备细胞-基质混合物。制备一定大小的混合物液滴，滴加在非黏性培养皿

的表面上，送进培养箱培养，形成包封人源间充质干细胞的胶原微球。微球加入液体培养基中，即可进行培养。实验结果表明，微球培养的间充质干细胞能够保留其活力与干性，可用于后续修复软骨损伤等应用。Wang 等利用微流控装置制备了一种具备适当机械强度与高孔隙率的三维海藻酸盐微球支架，该微球支架对体外培养软骨细胞有效（Wang et al., 2012）。Eswaramoorthy 和 Ko 等用 PLGA 微球作为甲状旁腺激素（parathyroid hormone, PTH）和异硫氰酸盐（sulforaphane, SFN）的递送工具，注入大鼠关节后，均起到了减缓关节炎进展的作用（Ko et al., 2013）。

微球的多孔结构为细胞的生长与迁移提供了三维环境，且利于细胞与外界环境的物质交换，因此可以作为细胞体外培养的载体，也可以用作靶向药物或细胞递送的介质。

4. 纳米纤维

（1）基本特性：近十年来，纳米纤维在医疗领域中的应用越来越多，已成为药物、蛋白质和DNA 的运载工具来治疗各种疾病。纳米纤维被定义为直径在纳米范围内的纤维，其直径大小取决于原材料类型与制备方法。纳米纤维的结构与天然组织的细胞外基质（ECM）在形态学上具有相似性，其特征在于孔径分布范围广，孔隙率高，并具备有效力学性能。这种结构为细胞迁移、附着和增殖提供了理想的表面，因此它也符合理想工程支架的基本设计标准。

（2）制备方法与应用：纳米纤维的主要制备方法有：静电纺丝法、绘图法、模板合成法、相分离法、自组装法、纤维网法和纤维结合法等。静电纺丝是纳米纤维的主要制备方法，能够产生直径在 40～2000 nm 范围内的纤维，该方法的原理和过程大致为：在放置在毛细管中的聚合物溶液（或聚合物熔体）之间产生电场，毛细管内装有小直径的吸管或针头和金属套管，当电场达到临界值时，静电斥力聚合物溶液的表面张力和产生带电射流。这种带电的聚合物射流经历了一个拉伸过程，伴随着溶剂的快速蒸发，形成了长而薄的纤维。经过静电纺丝产生的纳米纤维，其性能主要取决于聚合物的性质、聚合物的浓度、施加的电压等，具有孔径可控、高包封效率、价廉、简单的优点，但同时存在不适用于所有聚合物、不足以进行细胞种植和细胞渗透等缺点（Garg et al., 2014）。

静电纺丝技术利用天然或合成的聚合物，如

胶原蛋白、壳聚糖、甲壳素、丝素蛋白和聚氧化乙烯、聚L-丙交酯和聚己内酯等制备纳米纤维结构。制备的纳米纤维聚合物已被用于许多不同组织的修复。Li等将胎牛软骨细胞接种到纳米纤维聚（ε-己内酯）（PCL）支架上，发现该纳米纤维支架能促进软骨细胞增殖，维持软骨细胞表型。后来，Li等又发现PCL制备的三维纳米纤维支架能够在体外支持和维持人骨髓来源间充质干细胞（hMSC）的多谱系分化，可以作为支持人骨髓间充质干细胞分化的支架（Li et al., 2005）。Man Z等使用聚乙烯吡咯烷酮/牛血清白蛋白/rhTGF-β1复合溶液作为核心液和聚（ε-己内酯）溶液作为鞘液制备同轴电纺纤维，然后将BMSC特异性亲和肽E7与同轴电纺纤维缀合，以开发rhTGF-β1和E7的共递送系统（Man et al., 2014）。结果表明，该系统可以提高BMSC的存活率与软骨分化能力。

高表面积与体积比赋予了纳米纤维灵活的表面功能，合适的材质与工艺使之具备优异的机械性能，所以纳米纤维作为药物递送工具在医疗卫生事业中的应用愈加广泛，作为细胞培养支架的研究也备受关注。

5. 复合支架

（1）基本特性：关节软骨是一种复杂的多相材料，具有非线性，黏弹性，各向异性和低摩擦系数的特性。这些特性使健康的关节能够反复承受施加的载荷并保持润滑。在软骨组织工程中，我们常常使用到各种天然或合成的聚合物。天然聚合物具有生物相容性良好、生物可降解性、低毒性和细胞信号等特性，而合成聚合物具有力学性能和热稳定性等特性。然而，这些材料开发出的工程学软骨，还未能完全模拟天然软骨所具有的物理和生物学特征。因此不少研究聚焦于复合支架在关节缺损修复中的应用，即将多种不同性能的材料通过嵌入或设计多层结构等方式结合起来得到复合支架，这种支架可以提供独特的特性，促进组织的修复或再生，有望达到高度仿生效果。

（2）嵌入式支架：所谓嵌入式支架是指通过在水凝胶等块状聚合物中，嵌入其他结构如纤维、固体支架等，得到的整体性能增强的支架。在这种情况下，纤维作为支架支撑结构，可改善其机械特性，而水凝胶通常用于改善机械刚性支架内的细胞接种能力。Formica等制备了仿生的超孔纳米纤维-水凝胶模拟软骨细胞外基质。在该研究

中，通过将软骨细胞/藻酸盐溶液渗透到纤维网中后进行物理交联，可以产生载有细胞的复合支架。机械不稳定的海藻酸盐水凝胶，经过低温电纺与载药的多孔聚（ε-己内酯）支架（PCL支架）的结合而在功能上得到增强，且体内研究表明，该复合物中的软骨细胞可维持高水平的Ⅱ型胶原和糖胺聚糖，持续时间长达3周以上（Formica et al., 2016）。Mellati等制备了聚（N-异丙基丙烯酰胺）水凝胶/壳聚糖支架复合体，用于三维干细胞培养和软骨组织工程，其效果明显优于单独使用壳聚糖的支架（Mellati et al., 2016）。

（3）分层支架：植入材料能否与周围软骨或者软骨下骨整合，是目前软骨组织工程面临的一大挑战，这与天然软骨的层次结构紧密相关。天然的关节软骨通常分为三层：浅层带、中间带和深层带。每个区域都有不同的ECM组成、力学特征、细胞形态和代谢活性，这是单一材料的单层支架所无法达到的效果。因此许多研究者致力于开发具有创造骨-软骨结构潜力的多层复合支架，用于软骨组织工程。

第一代分层支架是一种双层支架，通过缝合线或密封剂将仿软骨和仿骨区域连接在一起。例如，Gao等组装了一个双层支架，他们使用透明质酸衍生物多孔支架（HYAFF-11）进行软骨再生，用磷酸钙陶瓷支架进行骨再生（Gao et al., 2001）。每层分别接种骨髓间充质干细胞，再用纤维蛋白胶结合在一起。在大鼠体内培养6周后发现，上层形成了软骨组织，下层形成了骨，且两层之间仍具有连续性。此后，Kon等研制了一种脱细胞三层骨软骨支架（Kon et al., 2010），他们通过控制磷酸钙和胶原的空间分布，以再现软骨-骨的过渡转变。上、中、下层分别由100%的Ⅰ型胶原、60%的Ⅰ型胶原和40%的羟基磷灰石、30%的Ⅰ型胶原和70%的羟基磷灰石组成。三层支架通过冷冻-干燥连接后，植入成年马骨软骨缺损模型中。结果表明，新的组织与周围的软骨和骨很好地结合在一起。Zhu等制备了连续分层的支架，以达到结构和功能上的仿生，用于增强骨软骨再生。在该研究中，载有骨髓间充质干细胞（BMSC）的海藻酸钠（SA）/生物玻璃（BG）复合水凝胶层进行骨再生，载有软骨细胞/BMSC的热敏SA/琼脂糖（AG）复合水凝胶层用于软骨再生。这种结复合支架不仅可以促进透明软骨和软骨下骨再生，还可以促进新形成的组织与宿主组织之间的整合（Zhu et al., 2018）。

模拟软骨层级结构或骨 - 软骨界面的复合支架是近年来软骨组织工程研究中的挑战与热点，通过结合多种材质或形态的生物材料的优良特性，达到整体性能上的多重优化，使复合物在植入体内后，能够与损伤周围组织进行良好地整合，达到近似天然软骨的效果。尽管目前大多数生物材料都仍处于研究阶段，并未投入临床使用。但随着新材料的发现以及对各种材料制造、改性技术的进步，相信能够直接用于修复治疗的工程学材料很快就可以问世。

三、生物材料与软骨损伤修复的未来展望

以生物材料为基础的组织工程技术，在修复关节软骨损伤方面虽然已经取得了初步的成功，并且近些年也取得了一些可喜的进展，但是距离完美修复关节损伤，让修复组织恢复到正常软骨的组织结构和生物力学的目标仍有一定的距离。我们预测在将来会在以下几个方面发展和改善生物材料在软骨损伤修复当中的应用：首先，进一步优化生物材料在临床的应用技术，结合微创手术和光交联成胶等手段，通过关节镜等微创手术实现生物材料的植入和固定，达到"微创移植"；再者，通过基因治疗手段，将新的遗传信息递送到细胞中，塑造"超级种子细胞"，随后在细胞和分子水平调节再生过程；最后，通过解析软骨组织再生的细胞图谱和组织微环境，进行软骨组织再生的生物材料、细胞和因子三要素的优化组合，在体外构建"微组织"，使之成为更加仿生的移植物，实现损伤软骨组织的超快速愈合和完全再生。相信随着相应技术的发展，在不久的将来将会出现更多、更好的软骨修复的新方法，实现不同患者的个性化治疗。

（张哲源　吴昊宇　胥　莹　文　雅　欧阳宏伟）

第二节　组织工程修复软骨损伤临床转化研究中的 MACI 技术概念与应用

一、MACI技术概念

近年来，随着细胞治疗及组织工程技术的发展，临床上出现了取自体正常软骨细胞经培养扩增后植入到缺损区以治疗软骨缺损的技术，即自体软骨细胞移植（autologous chondrocyte implantation，ACI）。自 1994 年 Brittberg 等报道以来（Brittberg et al., 2003），该技术因其可再生为透明软骨、对供区伤害小并可治疗较大缺损等优势而得到逐步推广，而且临床疗效满意。第一代 ACI（P-ACI）技术是将体外混悬培养的自体软骨细胞移植到软骨损伤处，并采用自体骨膜覆盖缺损部位；该技术会造成供区损伤，同时覆盖的骨膜容易过度增生肥大。第二代 ACI 技术用可吸收型胶原膜代替了骨膜，故不存在骨膜供区的损伤，但软骨细胞流失、分布不均匀等问题仍然存在，且无法保证软骨三维填充构建（Goyal et al., 2013）。

为克服前两代 ACI 的不足，第三代 ACI 即基质诱导的自体软骨细胞移植（matrix-induced autologous chondrocyte implantation，MACI）应运而生。该技术通过体外扩增培养软骨细胞，并将其种植于Ⅰ/Ⅲ型胶原支架复合培养，然后进行回植固定以修复软骨缺损（图 13-2-1）。由于软骨细胞黏附于三维胶原支架上，减少了细胞逸出和分布不均的风险，同时提高了术后软骨细胞的存活率。研究表明，软骨细胞在三维环境下生长有利于软骨细胞表型和正常功能的维持，可提高新生组织透明软骨的生成率（Nawaz et al., 2014）。

二、MACI技术的应用

（一）经典 MACI

Behrens 等（2006）首次将 MACI 技术应用于临床，将体外扩增的自体软骨细胞种植于猪来源的Ⅰ/Ⅲ型双层胶原膜，移植时将粗糙面贴近缺损面，然后以生物蛋白胶结合缝合方式进行固定。术后中长期随访中，患者疼痛、功能及活动水平等均有明显改善，影像学检查提示患者术后组织修复良好。Basad 等（2012）对 65 名软骨缺损在 $3 \sim 10 cm^2$ 之间的患者，运用 MACI 治疗术后长达 5 年的随访研究表明，94% 患者功能在术后 2 年得到极大提升，术后 5 年亦有不错的疗效。由此可见，MACI

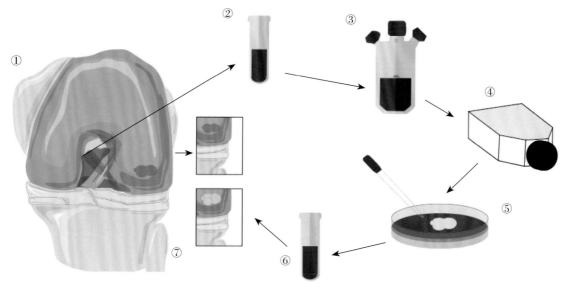

图 13-2-1　MACI 技术

技术的短期及中长期疗效是值得肯定的。

目前，临床上运用的 MACI 技术主要适合于较年轻的关节软骨损伤及剥脱性骨软骨炎所致软骨损伤患者，同时膝关节稳定性良好，力线正常。首先是取同侧膝关节髁间窝或滑车边缘等非负重区正常全层透明软骨约 200 mg（作为种子细胞来源），进行分离软骨细胞并培养扩增，同时抽取患者 100 ml 静脉血作为培养基，扩增后种植到生物材料上（Ⅰ/Ⅲ型胶原支架材料）制备复合软骨移

植物，待 2～3 周软骨细胞扩增到足够数量后施行回植手术。回植时根据软骨缺损位置选择合适切口切开关节囊进入关节，暴露软骨损伤部位，新鲜化软骨缺损面及周边，在软骨缺损区用纱布修剪做一试膜，以试膜为样板剪出形状、大小相应的移植物，将胶原膜贴于软骨缺损区，保持一定张力下进入器械、5/0 可吸收线缝合一周，边距 2 mm、针距 2～3 mm，进针时力度要把握好，防止将软骨组织撕脱，最后纤维蛋白胶封边（图 13-2-2）。

323

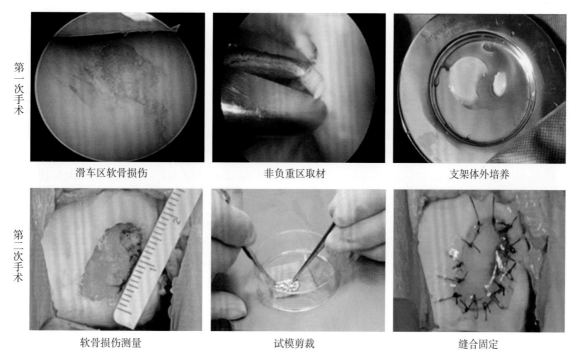

第一次手术　　滑车区软骨损伤　　非负重区取材　　支架体外培养

第二次手术　　软骨损伤测量　　试模剪裁　　缝合固定

图 13-2-2　MACI 手术步骤

MACI的手术技巧及注意事项：①进行关节镜下取样时尽量避开滑车负重区，在髁间窝边缘正常的软骨区取材，以免损伤负重区扩大MACI的手术范围；②如合并有韧带或半月板损伤，需予以相应处理，必要时需待合并伤愈合、功能恢复后再行MACI；③行MACI手术时，仔细清创受区软骨缺损区的边缘，使其成为光整圆形或椭圆形，力求与关节面垂直，以利于MACI膜的贴合；④彻底清理坏死的软骨下骨及囊性变病灶中填充的肉芽组织，清理后如发现软骨下骨缺损较大，则需考虑植骨；⑤软骨缺损区的测量应尽可能准确，MACI膜的剪取需与软骨缺损区大小、形状力求一致；⑥用纤维蛋白胶粘贴MACI膜时，需确保MACI膜与受区软骨面齐平，避免高凸，否则术后易发生撞击，从而导致MACI膜剥脱。

MACI的优点：①可避免软骨细胞外漏或流失、软骨细胞分布不均匀及软骨膜过度生长；②不受骨软骨缺损面积大小限制，也无供区损伤；③该技术操作方便，手术时间短，小切口即可完成移植；最新的MACI已发展到使用生物相容性更好的纤维蛋白胶进行黏合，不再需要进行缝合，使手术操作更加简易，大大缩短了手术时间，同时也降低了细胞渗漏的风险，这将成为今后手术发展的一个方向。最新研究报道显示，关节镜下MACI可减少膝关节粘连、术后疼痛及手术瘢痕，加速术后康复，相比传统开放的MACI更具优势（Edwards et al., 2014）。也有研究报道MACI治疗髌股关节软骨损伤取得了良好疗效，从而使MACI在膝关节的应用范围不断扩大。

MACI的不足：①患者需经历两次手术，第二次MACI手术很难在关节镜下完成，往往需要开放手术；②开放的MACI术后患者康复时间较久，对患者的心理耐受提出挑战。如何选择一种更理想的支架材料，软骨细胞在体外培养过程中如何快速增殖，软骨在支架中如何均匀分布，如何进一步提升或改善术后与周围正常软骨的融合以及MACI膜的耐磨性、硬度等，这些问题仍是需要重点攻克的难题。

（二）改良MACI

随着组织工程技术的不断发展，许多改良技术也陆续出现，如BioCart Ⅱ、Hyalograft C、Bioseed C、NeoCart等，此类技术修复效果显著，并已获批准运用于临床。

1. BioCart Ⅱ　BioCart Ⅱ技术第一步是将自体软骨细胞、自体血清、细胞生长因子FGF-2v1在体外培养；第二步，分离细胞种植于纤维蛋白——透明质酸基质，随后通过微型关节切开术植入软骨缺损处。有研究首次报道8例应用BioCart Ⅱ技术的患者，结果显示患者疼痛明显减轻，Lysholm评分、IKDC评分在术后6个月、12个月有明显提高。此外，研究表明通过MRI分析，BioCart Ⅱ术后修复组织类似透明样软骨。有研究对31例患者实行BioCart Ⅱ术后平均随访17.3个月。结果显示IKDC评分明显提高，MRI与MOCART评分显示移植物在形态上有所改善，MRI显示修复组织出现典型的透明样软骨的分层现象。目前，BioCart Ⅱ技术仅在以色列使用，一项BioCart Ⅱ技术与微骨折技术的二期临床试验正在美国进行。

2. Hyalograft C技术　Hyalograft C技术以透明质酸苄基酯凝胶为支架，可在关节镜下完成手术，目前其应用广泛程度仅次于经典MACI。透明质酸属于天然聚阴离子黏多糖，具有独特的流变性能和良好的生物相容性，存在于人体所有的疏松结缔组织中；透明质酸在葡萄糖醛酸与苄基乙醇作用下酯化生成透明质酸苄基酯凝胶，透明质酸苄基酯凝胶较透明质酸支撑强度强、降解速率慢。体外实验证实（Jiao et al., 2016），透明质酸苄基酯凝胶对软骨细胞表型的维持具有优势且对细胞黏附和增殖具有诱导作用。Brix等（2014）对53例Hyalograft C患者进行长达平均9年的随访，结果显示术后患者所有临床康复指标均显著改善，其中10年随访组（3例）IKDC评分由术前40.4分提高至74.7分（$P<0.05$）。Kon等（2011）对50例Hyalograft C患者进行长达5年的追踪随访，结果显示所有患者临床评价指标均明显好转，MRI检查显示移植物边缘整合和缺损填充良好，并发现有规律的运动对临床评价指标、再生软骨表面情况有积极的影响。尽管Hyalograft C治疗效果得到广泛肯定，但因无法提供足够的证据说明其获益大于风险，Hyalograft C目前已退出欧洲市场。

3. Neocart技术　Neocart技术首先将自体软骨细胞种植于Ⅰ型胶原支架培养2~3周，支架提供了一个多孔结构避免了所谓的软骨细胞渗漏，同时促进细胞黏附和生长，允许更高密度的细胞分布。然后放置于能模拟关节生物力学环境的生物反应器中动态培养，再体外三维静态培养2~4

周，得到的移植物含有丰富的蛋白多糖和黏多糖，最后经小关节切口植入缺损区，并采用生物黏合剂固定。有学者报道该技术安全性与微骨折技术类似，却具有更好的临床效果（Crawford et al., 2012）。目前 Neocart 技术尚处于 FDA 第三期临床试验阶段。

4. BioSeed-C 技术　BioSeed-C 技术的移植材料主要为纤维蛋白 - 聚合物基质，即透明质酸、纤维蛋白、可吸收聚合物混合制备，该支架材料特点是支架孔隙率增大、力学强度提高；该技术首先清创修整软骨缺损为矩形，将移植物裁剪成相匹配的形状，移植物四边经可吸收线缝以达到有效的固定作用。Ossendorf 等（2007）报道 40 例 BioSeed-C 患者 2 年随访结果，其中膝关节损伤与骨关节炎评分（KOOS）、Lysholm 评分、改良辛辛那提膝关节评分和生活质量调查问卷（SF-36）评分明显提高，MRI 显示移植物与周围组织整合良好。

5. Cartipatch 技术　Cartipatch 技术采用的支架是由藻酸盐和琼脂糖共同制备而成的温固化水凝胶，常温条件下为溶胶状态，其内部具有丰富的网状结构，与软骨细胞悬液能均匀混合，被注射至软骨缺损处后，体温下可迅速转变为凝胶状，最后以生物蛋白胶固定。琼脂糖凝胶化后具有三维多孔结构，但其防粘连特性可干扰细胞黏附，所以需与藻酸盐等天然材料复合，有利于降低其防粘连性且优化支架的力学性能和成型性能。Selmi 等（2008）报道了 17 例经 Cartipatch 技术治疗的软骨缺损患者，分别从临床、影像学、关节镜下和组织学方面进行评价；随访 2 年结果所有患者临床症状均得以显著改善，组织学检查中有 62% 的患者可见显著的透明软骨，表明由琼脂糖与藻酸盐组成的水凝胶不仅可以修复面积较大的软骨缺损，而且在操作上简便、易行。

6. CaReS 技术　CaReS 技术以鼠尾 I 型胶原蛋白为支架，鼠尾胶原是天然的培养基，其浓度＞ 1 mg/ml 时可形成一定强度的三维凝胶。被定义为"三维的细胞 - I 型胶原蛋白载体"，它提供高细胞活性和功能，并促进天然 II 型胶原的生成。与 MACI 技术相比，CaReS 技术具有明显的改进优势：①优化了细胞体外培养环境，三维的细胞培养载体使软骨细胞在与体内环境非常接近的环境中保持透明软骨细胞的特性；②优化的细胞培养基为软骨细胞活性保持和细胞增殖提供了优良的营养环境，大大缩短了细胞体外培养时间；③由于细胞在

新型载体中获得良好的生长支持，只需要患者提供很少的自体细胞；④成型承压的 CaReS 移植物可根据手术需要，进行厚度和大小的修整，更加适用于患者个性化治疗。自 2007 年 CaReS 在欧洲市场正式开展临床应用以来，至今已有 2000 余名欧洲患者成功使用了 CaReS 进行治疗，所治疗患者有 70% 以上曾因关节疾病进行过其他手术治疗，且在临床应用病例中包含了膝、踝等关节的损伤的治疗，治疗患者的年龄最大达到了 74 岁高龄，接受治疗的患者 90% 以上对治疗结果表示满意或很满意。CaReS 技术的临床应用为广大关节软骨损伤患者改善了健康状况、提高了生活质量。

7. Novocart 3D 技术　Novocart 3D 技术以三维胶原 - 硫酸软骨素为支架。硫酸软骨素是共价连接在蛋白质上的一类糖胺聚糖，广泛分布于细胞外基质和细胞表面。硫酸软骨素经胶原交联化学改造后抗原性和降解速率降低，同时更能模拟软骨细胞外基质的特性。该技术使用生物可吸收螺钉固定，便于关节镜下操作。Zak 等（2014）报道了 23 例 Novocart 3D 患者术后 2 年的随访结果，结果 KOOS、IKDC、Tegne 等评分明显提高，MRI 检查显示移植物填充良好，信号与邻近正常软骨组织相似。但该技术目前尚缺乏中长期随访研究结果。

三、支架材料

支架材料一直是 MACI 研究中的热点和难点，而组织工程的发展对 MACI 技术的不断改进有着重要意义。支架技术的本质是在体外构建软骨细胞外基质替代物，为种子细胞提供与天然细胞外基质相似的微环境。在 MACI 技术中，支架材料起着外源性细胞载体的作用，可以促进软骨细胞的移动、黏附、增殖及分化，并提供结构支持。

在过去的几年中，组织工程对于改进自体软骨细胞移植技术的方法主要集中在生物材料领域，其中主要包括天然或人工合成的聚合物以及可注射的如凝胶等支架材料。理想的支架材料应具有良好的生物相容性、可控的生物降解速率、一定的机械强度及可塑性。采用支架材料的三维培养法使软骨细胞处于更接近于人体内的立体细胞外基质微环境中，可减少软骨细胞经多次传代后的去分化现象；而高孔隙率的三维立体结构有利于细胞黏附与生长，从而为种子细胞提供良好的生长环境，促进细胞分化与代谢。

（一）胶原

胶原是哺乳动物体内含量最多的一类蛋白质，广泛存在于从低等脊椎动物的体表到哺乳动物机体的一切组织中，而关节软骨中的胶原主要为Ⅱ型胶原。Buma等（2003）在使用胶原修复兔膝关节软骨全层缺损中发现：Ⅰ型胶原在诱导软骨下区细胞进入缺损处这方面更有优势，而Ⅱ型胶原能更快表达软骨细胞表型；且研究进一步证实了Ⅱ型胶原支架诱导形成的是透明软骨样组织，更符合人体力学结构。其优点包括：①能显著促进种子细胞的黏附、增殖和向软骨的定向分化；②Ⅱ型胶原独有的三螺旋结构使其具有一定的抗压和抗张强度；③良好的可塑性。

Ⅰ/Ⅲ型胶原膜因其具有良好的生物相容性和可降解性、与细胞亲和力高、抗压及拉伸强度高等特性，在自体软骨细胞移植术中得到广泛的应用。最近的一项研究显示，80例膝关节全层软骨缺损的患者，在接受使用Ⅰ/Ⅲ型胶原蛋白支架作为软骨细胞载体的ACI手术后，经过3年的随访，其中83%的患者获得良好的临床效果（Pestka et al.，2014）。Stark等（2006）把软骨细胞负载到胶原基质上，实验结果表明细胞的黏附、增殖状态良好，支架呈现出三维空间结构，并检测到大量Ⅱ型胶原的产生，证实了以胶原为支架材料可支持种子细胞的生长和定向分化表达。但胶原作为支架材料也存在如下缺点：①体内降解速度过快；②机械强度低，无法单独应用为支架材料。因此，目前通过物理和化学改性来改善其热稳定性、机械强度及性能。Zhang等（2014）采用京尼平与Ⅰ型胶原蛋白交联制备支架材料，与单纯胶原蛋白相比，发现前者的抗压强度、降解速率及稳定性都得到了显著改善。有学者发现胶原与壳聚糖有很好的相容性，将壳聚糖加入胶原中，胶原的机械性能和生物学性能都得到了很大的提升（Sionkowska et al.，2004）。

（二）聚乳酸

聚乳酸为手性分子，有3种立体异构体，分别为聚右旋乳酸（PDLA）、聚左旋乳酸（PLLA）和聚消旋乳酸（PDLLA）。目前最常用的为PDLA和PLLA，优点主要包括：①良好的生物相容性和可吸收性；②降解产物为乳酸，可参与人体糖代谢的无氧酵解，最终转化为二氧化碳和水。Dounchis等（2000）将自体软骨膜细胞接种到聚乳酸支架

上，以修复兔股骨内侧髁软骨缺损，结果显示实验组提高了动物内源性成软骨能力。当然聚合物也存在一些缺点，包括力学强度不足、细胞亲和力低及降解周期难以控制，通过共聚改性、表面修饰法等可以改善其性能。

（三）壳聚糖

壳聚糖是线性多糖，为甲壳素经N-脱乙酰化处理后所得到的产物，其结构中存在N-乙酰基葡糖胺，与细胞外基质中的糖胺聚糖相似。其优点包括：①优越的生物相容性和表面细胞活性；②具备止血、抗菌功效；③可在体内被溶菌酶降解，产物为氨基葡萄糖单体，安全无毒。同样，壳聚糖也存在以下缺陷：①水溶性较差，机械抗力低；②降解速率过快。壳聚糖分子链上具有许多活性反应基团（如氨基、羟基等），其结构和多糖相似，可通过在已有基团的基础上，嫁接外源性的功能基团或与其他生物或高分子材料复合来改善其功能。

当前，这些支架材料构建的三维多孔支架以及使用两种或者三种上述材料构建的复合支架在关节软骨损伤修复方面都取得了不错的效果，但目前为止还没有哪种方案能达到较为理想的效果。总体来讲，目前使用的各种三维多孔支架材料能为细胞提供一种三维立体的环境，可促进细胞在支架上面贴附生长，从而促进细胞增殖。但是，这些材料能够极大地促进Ⅰ型胶原蛋白的生成，这对于透明软骨的生成是极为不利的。在生理状态下，软骨组织中，软骨细胞在大量的软骨细胞外基质中呈球形生长而不是展开贴附生长。因此，只有能真正模拟软骨细胞在体内生理状况下生长的支架材料才能促进透明软骨细胞基质的合成（Muzzarelli et al.，2012）。

水凝胶材料因其和软骨相似的双极性以及促进软骨细胞生长分化而成为研究的热点。水凝胶是一类具有三维网络结构的聚合物，在水中能够吸收大量水分而溶胀，并在溶胀之后能够继续保持其原有结构而不被溶解。因其三维网络结构与天然细胞外基质相近，富含水分，利于种子细胞的存活，可在液态时微创注射至体内再形成半固态的胶体从而减少植入创伤等独特优势，已作为一类广泛应用于骨、软骨等各类组织工程的研究中的支架。Kim等（2013）使用低聚糖复合水凝胶作为支架材料复合软骨细胞修复兔软骨损伤，结果显示修复组织呈透明软骨样。

单一的材料由于自身理化特性的局限难以单独进行构建，故目前的研究多采用多种材料构建的复合支架以取长补短，经过多年的研究与应用，组织工程软骨水凝胶支架在体内及体外实验均已取得可观的成果，但仍存在着种种难题需要进一步研究以期得到解决，包括：①如何提高和保持支架材料力学性能及表面活性，尤其是在体内动态的力学环境内；②如何控制支架的降解速度与软骨修复速度的平衡以及支架在体内降解产物对机体的影响；③如何使再生的软骨组织与基底骨组织达到正常的过渡以及与周围原有软骨组织的长合。

四、基因修饰

随着分子生物学和基因技术的快速发展，基因修饰等方法在组织工程中的研究应用也日益广泛。自体软骨细胞移植中的基因修饰是将目的基因通过载体导入软骨细胞，经修饰的软骨细胞可在软骨再生过程中持续、高效地在局部分泌生长因子，从而促进软骨修复。Che 等（2010）将导入骨形态发生蛋白-7（BMP-7）基因的软骨细胞种植到胶原膜上，再将该胶原膜植入兔膝关节损伤处进行修复，12 周后实验组可形成透明软骨，糖胺聚糖及 DNA 含量明显高于对照组，提示转染 BMP-7 的软骨细胞能够促进软骨损伤的修复。虽然基因修饰在软骨细胞移植中有着极好的应用前景，但是在该方法应用于临床前还有许多问题亟待解决，比如如何选择合适的基因、调节基因序列、基因转染载体以及基因长期稳定的表达调控等。

五、小结与展望

MACI 将细胞、支架、细胞因子集为一体，不同类型的支架已经在临床实践中应用，并且在短期和中期随访中显示出良好的效果。但是这些技术缺乏系统的长期评价和随机对照研究，特别是缺乏与可用的传统治疗方法相比较，以确认这种组织工程方法的潜力。近期在种子细胞来源以及优化方面，如胚胎干细胞、骨髓间充质干细胞、脐带干细胞、基因治疗等的研究备受关注。这些方法在动物实验中取得了良好的疗效，但其临床安全性、可靠性以及有效性还需进一步研究。

（陈　康　朱伟民　陆　伟）

第三节　自体骨-骨膜移植技术修复距骨骨软骨损伤

距骨骨软骨损伤是足踝部常见的病损之一，它指距骨关节面软骨或软骨连同部分软骨下骨的剥脱或骨折，多表现为局部关节软骨剥脱，并可累及深部的软骨下骨。通常距骨骨软骨损伤的保守治疗效果不佳；关节镜下骨髓刺激术（钻孔术、微骨折术等）手术创伤小，治疗 Hepple Ⅱ～Ⅳ型距骨骨软骨损伤疗效优良率可达 87%～95%（Guo et al., 2010）。有研究表明对于囊肿直径较小的 Hepple Ⅴ型距骨骨软骨损伤，关节镜微创手术也能明显减轻症状，同时 MR 检查发现软骨下囊肿的平均直径从术前 8 mm 减小到术后 6 mm，但并未消失（Han et al., 2006）。

因为骨囊肿区域没有增生活跃的骨髓细胞，失去了修复软骨缺损的基础，所以对于囊肿直径较大的 Hepple Ⅴ型距骨骨软骨损伤行关节镜下骨髓刺激术并非理想的手术方法。目前，国际上治疗囊肿直径较大的 Hepple Ⅴ型距骨骨软骨损伤的手术方法主要包括自体骨软骨移植术和软骨细胞移植术。虽然这两种方法均取得了较好的临床效果，但也存在供区损伤、手术操作复杂、需要体外培养细胞、费用昂贵等问题，因而其应用受到限制。

Hepple Ⅴ型距骨骨软骨损伤不同于其他四型的独特病理特点是具有软骨下骨囊肿，治疗的关键在于修复软骨的同时用正常松质骨填充软骨下骨囊肿区，通过自体骨-骨膜移植治疗囊肿直径较大的 Hepple Ⅴ型距骨骨软骨损伤可取得满意的疗效。

一、手术方法

脊椎麻醉（腰麻）后，患者取仰卧位，患侧下肢及髂前上棘取骨区消毒铺巾。患侧大腿根部使用止血带，压力 300 mmHg。使用 30°直径 4.0 mm 的关节镜，踝关节前内侧和前外侧入路。镜下发现距骨内侧或外侧肩部软骨剥脱翘起，周围滑膜均有不同程度的炎症性增生。关节镜探查验证影像学诊断。切开踝关节，暴露病灶，如病变位于距骨内侧中后部，因显露困难需行内踝截骨，清除不稳定软骨，在病灶中心用外径 8～8.5 mm 环钻垂直于骨面钻出深度约 10 mm 的柱状骨洞，经骨洞进一步清理软骨下囊肿，并新鲜化硬化的囊壁（图 13-3-1）。于同侧髂前上棘部位做斜切口，显露髂前上棘，保留其表面骨膜于髂前上棘最高点近侧 2 cm 处用内径同距骨骨槽的环钻垂直于骨面取出高度约 15 mm 的柱状骨原骨膜移植物（图

13-3-1），并用刮匙取适量松质骨备用。取骨区填塞明胶海绵。松质骨填充距骨骨洞周围的囊腔区后，将柱状骨 - 骨膜移植物嵌入骨洞，注意将骨膜面朝上，使移植物表面与周围关节软骨齐平，屈伸踝关节检查移植物是否稳定（图 13-3-2）。内踝截骨的患者在 C 型臂 X 线机监视下复位，而后用 2 枚半螺纹加压螺钉固定内踝。冲洗并逐层关闭切口。

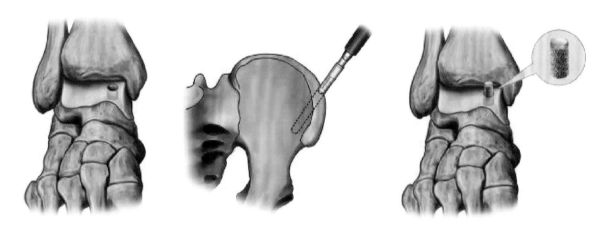

图 13-3-1　自体骨 - 骨膜移植技术修复距骨骨软骨损伤手术示意图

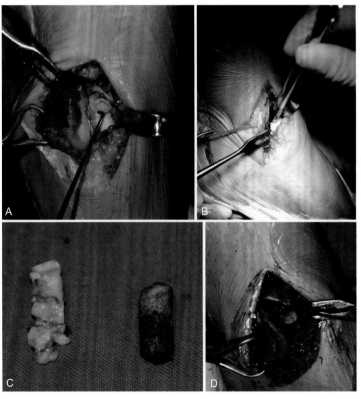

图 13-3-2　自体骨 - 骨膜移植技术修复距骨骨软骨损伤

二、术后康复

术后第 1 天开始活动足趾、膝关节，患肢不负重扶拐下地行走。术后第 3 天开始行踝关节被动屈伸练习（每天 3 次，每次 15 min）及冰敷。术后 6 周内患肢不负重；第 7~8 周患肢部分负重；术后 8 周如 X 线片示骨折线模糊，则可完全负重。术后 3 个月可恢复日常活动，并逐渐开始进行体育运动。

笔者回顾性分析了 2007 年 10 月至 2011 年 9 月期间治疗的 27 例合并软骨下骨囊肿（平均直径 >8 mm）的距骨骨软骨损伤患者资料，经踝关节镜探查明确发生距骨骨软骨损伤后，从自体髂骨取骨 - 骨膜移植物填充距骨骨软骨缺损区，采用美国足踝外科协会（American Orthopedic Foot Ankle Society, AOFAS）踝与后足评分、VAS 评分及术后患者主观满意度对手术疗效进行评估。26 例患者获得随访，平均随访 22.4 个月，术后 AOFAS 踝与后足评分为 93.0 分 ± 6.5 分，显著高于术前评分 73.9 分 ± 3.1 分，术后 VAS 评分为 0.8 分 ± 0.8 分，显著低于术前的 5.4 分 ± 1.0 分。术

后患者主观满意度为优者 16 例，良 8 例，可 2 例，总体优良率为 92.3%。术后患者 X 线片均示软骨下囊肿低密度区消失，未见关节间隙狭窄。MRI 均示原病灶缺损区为移植物填充，MOCART 评分平均为 57.2 分 ± 9.1 分，其中 3 例软骨下骨内有直径约 5 mm 的囊肿。证明自体骨 - 骨膜移植可同时修复 Hepple Ⅴ 型距骨骨软骨损伤的软骨缺损及软骨下囊肿，近期疗效满意，是安全、有效的治疗方法（图 13-3-3）。

本方法首先使用细碎的松质骨填充囊腔的周边部分，然后用 1 个直径 8.0~8.5 mm 的移植物填充缺损区中央部分。操作较简单，避免了自体骨软骨镶嵌移植使用多个直径 4.5~6.5 mm 骨软骨块的融合问题。自体骨 - 骨膜移植术的特点在于移植物表面覆盖骨膜，而骨膜具有一定的软骨化生能力。骨 - 骨膜移植物的骨膜可与骨结合紧密，不存在修复软骨与软骨下骨之间分层的问题。此外，由于移植物取自髂骨，所以避免了健康关节的供区损伤。总之，自体骨 - 骨膜移植可同时修复 Hepple Ⅴ 型距骨骨软骨损伤的软骨缺损及软骨下囊肿，缓解临床症状，是安全、有效的治疗方法。

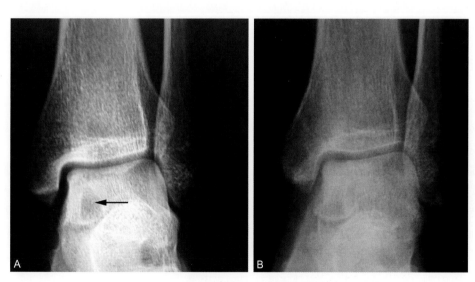

图 13-3-3　患者正位 X 线平片显示囊肿的射线可透区域消失

（郭秦炜）

329

第四节 关节软骨修复膜的临床应用

一、概论

关节软骨属于透明软骨，是由软骨细胞和软骨外基质组成的特异化的结缔组织。关节软骨光滑且富有弹性，能减少骨间摩擦，吸收关节间振荡，是维持关节功能的重要结构，具有复杂的生物力学特征和高度的耐用性。由运动损伤、骨病、年龄等因素可导致人关节软骨组织损伤致使其结构和功能发生改变，软骨损伤在临床十分常见。人体关节软骨没有血管组织且细胞外基质致密，无血液供应，营养来源于周围关节滑液的滋润，一旦损伤很难再生修复，因此软骨损伤后修复仍是最具挑战性的临床难题之一。

软骨损伤的危害巨大，其发病率高，可导致年轻患者残疾，限制就业、限制运动，严重影响日常生活起居。患者未经治疗可进行性发展成骨性关节炎（OA），甚至需要关节置换。

关节软骨治疗方法较多，包括关节清理、骨软骨镶嵌成形术（骨软骨移植术）、微骨折技术及自体软骨细胞移植技术等，而这些方法都有各自的缺点。其中关节清理和微骨折技术简单，可以缓解症状，但是不能在损伤部位形成透明软骨，长期效果不佳。而骨软骨移植包括自体骨软骨移植和异体骨软骨移植，其中自体软骨移植会造成供区损伤，而异体软骨移植来源有限，而二者共同的不足都是适用面积较小，缺乏边缘整合。

近些年随着组织工程技术的发展，越来越多新的修复方式应用于临床。近期发展出了基质诱导的软骨再生技术，即 AMIC 技术。AMIC 技术是在微骨折术后加生物材料覆盖，一方面为血凝块提供机械保护，另一方面可以作为干细胞附着、增殖和分化的三维空间。AMIC 技术优势是结合微骨折术使用，单次手术完成，操作简单；此外无需取患者自体健康组织，避免供区继发病变。

目前国内外 AMIC 技术产品主要有两大类，一类是膜类产品，以 Chondro-Gide® 为代表，另一类是凝胶类产品，代表产品有 BST-CarGel®、ChonDux™、Gelrin C 等。其中 Chondro-Gide® 临床应用比较成熟，凝胶类产品 BST-CarGel® 已开展临床试验，但临床试验随访结果尚未见报道。

Chondro-Gide® 是瑞士 Geistlich 公司的产品，为猪源 Ⅰ、Ⅲ 型胶原双层结构膜，它的疏松多孔面作为细胞贴附支架，提供高细胞活性和功能，致密面防止细胞流失，同时保护细胞免受机械损伤。Chondro-Gide® 于 1999 年被批准应用于自体软骨细胞移植，2004 年被批准应用于 AMIC 技术。目前，已获得 Chondro-Gide® 临床应用超过 7 年的随访结果，各项临床评分、患者满意度及 MRI 检查均获得令人满意的结果。

我国也有类似于 Chondro-Gide® 的产品开发，为陕西佰傲再生医学有限公司开发的引导软骨再生膜产品。引导软骨再生膜由猪源性膜组织，经过特殊工艺加工而成，采用定量去抗原技术及冷冻干燥技术，去除了动物源性材料的抗原成分，同时保留了材料的天然结构，具有与天然膜组织相似的双层结构，可降解，与微骨折技术配合应用，粗糙面疏松多孔结构为骨髓所含有的干细胞的贴附、增殖和分化提供三维空间，能够用于较大面积的软骨损伤修复，再生的软骨组织学结构与正常软骨类似。

（一）引导软骨再生膜的生产工艺

引导软骨再生膜为动物源性植入性医疗器械产品，产品需满足动物源性医疗器械相关法规要求，需从原材料、免疫原性、病毒风险等安全性和有效性要求考虑产品的生产工艺。

1. 原材料的选择 常用的异种脱细胞外基质材料大多为牛源性或猪源性，包括猪小肠黏膜下层基质、猪心包、猪腹膜、猪皮、牛心包、牛皮等。在选择原料供体时，除了动物的种类、品种和年龄外，同时还需考虑的是国家法规政策、市场供应、工艺处理难易、风险因素、产量、成本以及产品本身的性能等要求。本技术选用猪腹膜作为原料。

2. 生产工艺 动物源性材料加工成低免疫原性医疗产品，最常用的方法是进行脱细胞处理，使用于去除原材料中所含有的细胞等抗原成分。用时为了避免潜在的病毒传染风险，还需进行病毒灭活处理，根据原材料来源，选用不同的病毒灭活处理方法。

引导软骨再生膜的生产工艺包括前处理、病毒灭活、脱细胞、清洗、冷冻干燥、裁切和辐照灭菌等。前处理用于去除原料所附带的脂肪等附属组织，便于后续处理。病毒灭活主要采用两步法，首先采用酒精处理，第二步是随后的辐照灭菌。脱细胞工艺采用高渗溶液 - 低渗溶液循环处理法，破碎组织材料中的细胞并去除细胞碎片。清洗主要用于去除前面工序所引入的加工助剂。冷冻干燥可获得疏松多孔的干态材料，方便后续的裁切加工和储存。辐照灭菌可以确保产品达到无菌状态，满足临床植入的要求。

（二）引导软骨再生膜的性能研究

根据植入性产品的基本要求和产品临床使用目的，需对产品进行物理性能、化学性能和生物相容性研究。

引导软骨再生膜主要成分是胶原蛋白，保留了天然膜材料的双层结构，无毒、无免疫排斥，不会引起热原反应，具有良好的生物相容性，安全可靠。

1. 物理性能　于自然光或日光灯下肉眼观察，引导软骨再生膜呈淡黄色或白色，无肉眼可见杂色物质。扫描电子显微镜观察，可见具有明显的胶原纤维形态，一面致密一面疏松。力学性能研究显示，引导软骨再生膜具有良好的拉伸强度、撕裂力和顶破强度。产品在软骨损伤修复过程中以纤维蛋白胶黏合于损伤部位，几乎不受力，保持着材料本身的力学性能。

2. 化学性能　引导软骨再生膜主成分为蛋白质，占总质量的 85% 以上，其中羟脯氨酸含量占 9% 以上，蛋白质主要成分为胶原蛋白纤维，通过天狼星红染色可知其主要为 I 型胶原蛋白和 III 型胶原蛋白。

3. 生物相容性　按照 GB/T 16886 系列标准，通过体内、体外试验研究引导软骨再生膜的生物相容性，试验包括体外细胞毒性、致敏、刺激、急性全身毒性、亚慢性全身毒性、植入后局部组织反应、遗传毒性和免疫毒性，结果显示引导软骨再生膜具有良好的生物相容性。

二、引导软骨再生膜有效性动物实验研究

实验动物可选择新西兰白兔或成年小型猪。实验采用引导软骨再生膜结合微骨折术进行软骨损伤

修复，以微骨折术作为对照，探讨引导软骨再生膜在软骨损伤修复过程中的有效性。可将动物分为实验组和对照组，于膝关节外侧切口，暴露关节腔，向内侧积压髌骨，使其脱位，显露关节面，用高速涡轮机在关节面处造一直径 3 mm 的圆形缺损，缺损深度以造成全层软骨缺损为宜。

在软骨缺损部位暴露的软骨下骨打孔，孔间距约 0.9 mm，深度 2 ~ 3 mm。将引导软骨再生膜修剪成合适大小，复水 5 ~ 10 min 后将引导软骨再生膜填充在缺损部位，纤维蛋白胶固定。5 min 后关节复位，反复活动 6 ~ 8 次后观察缺损部位材料，若未发生移位脱落则关闭关节腔。消毒手术部位后打石膏固定。术后石膏固定 48 h 后拆除。对照组软骨缺损造模只进行微骨折术，不进行材料植入。

分别于术后 1 个月、6 个月、12 个月将实验组与对照组动物取材，进行大体观察、修复效果改良 Wakitani 评分、组织学观察、免疫组化、力学性能、GAG 含量等评价，确定修复效果。

通过对新西兰兔软骨缺损实验显示，术后 1 个月、6 个月、12 个月观察时，所有动物伤口愈合良好，无红肿发炎及感染，关节部位无肿大，动物术侧关节活动正常。在 1 个月取材即可见缺损部位被新生组织填充，并伴随材料逐步降解。在随后的 6 个月取材及 12 个月取材的组织学切片中均未发现材料，说明材料已完全降解，同时缺损部位被新生组织填充，该组织具有番红 O 异染性，且随着修复时间的延长，其中的软骨细胞含量增多，说明新生组织逐渐分化为软骨组织，证明本产品具有较好的引导软骨再生效果，实现了软骨的修复与再生。

猪软骨修复实验取材大体照及组织学结果显示，采用引导软骨再生膜材料对猪软骨损伤进行修复，术后 6 个月、12 个月、24 个月取材，损伤部位已被新生软骨组织填充，填充程度良好，新生软骨组织具有与周围正常软骨相近的色泽、硬度，且表面较为光滑平整。随着修复时间的延长，新生软骨组织与周围正常软骨组织及软骨下骨整合情况良好。24 个月取材时新生组织 II 型胶原免疫组化呈阳性，GAG 含量与正常软骨组织含量相当，说明其主要成分为软骨细胞且具有正常软骨相近的细胞外基质成分，力学检测也显示实验组较微骨折对照组具有更高的弹性模量和更低的摩擦系数，修复效果评分结果显示本品结合微骨折术用于猪软骨损伤修复效果明显优于微骨折术的修复效果。

三、引导软骨再生膜临床应用研究

引导软骨再生膜产品已于 2015 年 3 月召开了临床试验预实验研究讨论会，由北京大学第三医院、南京大学医学院附属鼓楼医院、山西医科大学第二医院、中山大学孙逸仙纪念医院、武汉大学中南医院等参研，其中牵头单位北京大学第三医院敖英芳教授为本次临床试验首席医学专家。预实验已完成 20 多例患者的研究，1 年随访 MRI 及 Lysholm 评分结果显示效果良好，部分患者已完成 3 年随访，无免疫排斥反应，达到预期目的。目前，该产品临床试验已获国家药品监督管理局医疗器械技术审评中心审批并开始进行。具体试验研究内容如下：

（一）入排标准

1. 入选标准

（1）年龄≥18 周岁且≤50 周岁，男性或女性患者；

（2）关节软骨缺损面积≤8 cm²，可行微骨折术的患者，无手术禁忌证；

（3）患者自愿参加临床试验，签署知情同意书，能够配合临床随访。

2. 排除标准

（1）最近 6 个月内参加过其他药物或医疗器械临床试验者；

（2）因宗教、民族等问题不能接受猪源性器械者；

（3）对胶原、异种蛋白或猪源性材料敏感者；

（4）损伤面积 >8 cm² 或损伤周围缺乏正常软骨组织围绕者；

（5）系统性免疫疾病或全身、局部有感染者；

（6）关节纤维化、关节强直，活动明显受限者；

（7）中、重度骨性关节炎者；

（8）有 MRI 检查禁忌证者；

（9）血友病患者；

（10）全身状况不能耐受手术者；

（11）妊娠或计划妊娠女性及哺乳期女性；

（12）精神异常或无自主行为能力者；

（13）医生判断不能参与试验的其他情况。

（二）引导软骨再生膜关节镜下修复技术方法

1. 患者准备 全身麻醉或椎管内麻醉后，关节镜常规前上、前内或前外入路，患者仰卧位，驱血后大腿上止血带，在生理盐水灌注下，经标准的前外侧和前内侧关节镜入口对膝关节进行探查评估。

2. 手术及测量技术 试验组按照以下步骤进行，对照组按照微骨折术操作方法进行即可。

（1）手术部位新鲜化处理。

（2）测量软骨缺损面积及径线：测量方法采用了敖英芳教授团队自行研发的国家发明专利"关节镜下精确测量软骨损伤大小及面积的软件方法"测量软骨缺损的大小和面积，解决了软骨损伤精确测量的困难以及移植物与软骨缺损区不易匹配的难题。具体操作如下：

1）常规行膝关节入路后，进关节镜探查、清理损伤软骨及软骨下骨区域。在缺损平面摆放标尺（与缺损在同一平面，但并不遮挡缺损），并拍摄镜下缺损完全暴露的图像，缺损平面尽量平行于镜头。

2）将镜下图像读入到 Matlab 软件中，图片以三维矩阵形式存储，矩阵大小为行像素点数 × 列像素点数 ×3，矩阵的每一个元素都是一个 RGB 值，行、列代表其像素点的位置，如第 1 行、第 1 列的三个元素，分别代表了该位置上像素点的 RGB 的值。读入图像后，显示图像。

3）"选取标尺上两点"：触发鼠标在屏幕上选两个点的指令，分别点击鼠标左键选取标尺上的两个刻度值的位置，获得这两个像素点的位置，计算这两点在矩阵中相距多少个像素点（得到其在图像上的距离），输入这两点实际在尺子上的距离，计算出实际距离与图像上像素点距离的比例，得到比例尺。

4）"测量任意两点间的距离"：目的是任意选取镜下图像上两点，测量两点间的直线长度。触发鼠标在屏幕上选两个点的指令，点击鼠标左键选择，鼠标选取两个端点，计算机获得这两点之间的像素点距离，进而根据 3 步骤中得到的比例尺，计算出两点间的实际距离，获得测量结果。

5）"选取轮廓点"：触发鼠标在屏幕上选一系列点的指令，在缺损部位轮廓的一周上，描绘（点击鼠标左键选取，回车结束）任意几个标记点，以能显示出其轮廓为宜。计算机获得这些轮廓点的像素点位置，并且在相应的位置显示轮廓点（图 13-4-1）。

6）"计算面积"：对所选取的轮廓标记点进行

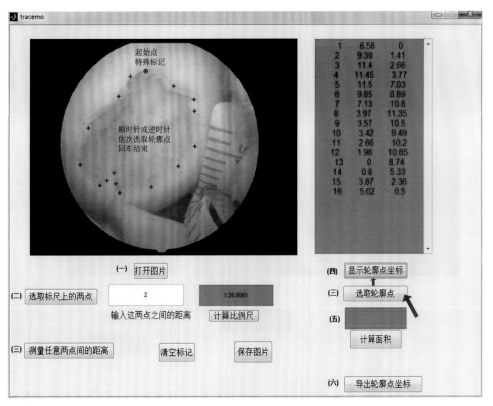

图 13-4-1 选取轮廓点、显示轮廓点坐标

333

插值，得到样条曲线，根据样条曲线，利用多边形面积计算公式，计算该样条曲线所围成的像素点面积，并且根据比例尺，计算其实际面积（图 13-4-2）。

（3）微骨折术处理。

（4）根据测量结果对引导软骨再生膜进行修剪、复水。

（5）选择适宜规格的引导软骨再生膜，检查产品是否在有效期内，并观察外包装是否破损。

（6）无菌操作取出产品内包装，将膜片用无菌剪刀修剪，使之与损伤部位形状大小相适应。

（7）生理盐水复水 5～10 min。

（8）区分光滑面及粗糙面，并使粗糙表面朝向缺损。

（9）将膜片置于缺损之上，铺平，并小心去除气泡。膜片用软骨钉、生物胶固定或缝合固定，选用生物胶固定时将生物胶小心滴于膜片的致密面上，试验中使用软骨钉固定导向器为敖英芳教授团队研发并获得国家发明专利的关节镜下软骨修复定位导向器，较临床上现有的软骨钉植入定位导向器对软骨的损伤作用更小，更加微创（专利号：ZL201621063648.4，CN201610832451.0，

ZL201621134670.3，CN201610908255.7）（图 13-4-3）。

（10）静置 5～10 min 使其完全凝固。

（11）复位关节，并被动活动关节 10 次，观察膜片是否脱落。

（12）膜片发生脱落应重新进行固定，膜片未脱落则闭合手术部位，逐层缝合皮肤。

3. 术后康复　软骨的生理特点决定了软骨修复与再生是一个长期的过程，需按照以下康复程序来进行康复训练：

（1）早期康复训练（0～6 周）：除了关节活动度练习外，均需要佩戴直夹板固定伸膝 0° 位。

1）关节活动度

ⅰ. 练习踝关节完全背伸和完全跖屈。

ⅱ. 练习股四头肌收缩和放松，收缩时间 5 秒，放松时间 2 秒。

ⅲ. 术后 4 天至 6 周内进行无痛范围内的持续被动屈膝练习（用自己的双手被动屈伸膝关节，一般每次 500 个，练后冰敷 20 min，每日 3 次，具体强度根据自身反应增减。

ⅳ. 一周内达到被动完全伸直，3 周后被动屈膝正常。

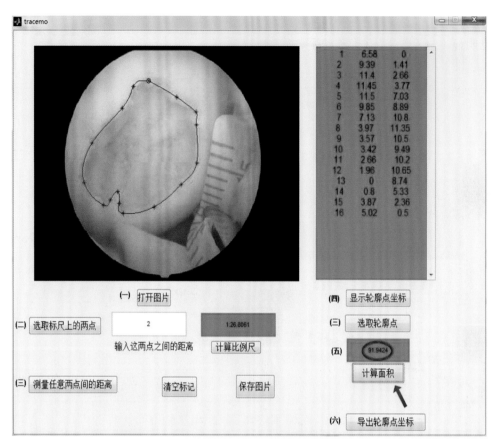

图 13-4-2　点击"计算面积"

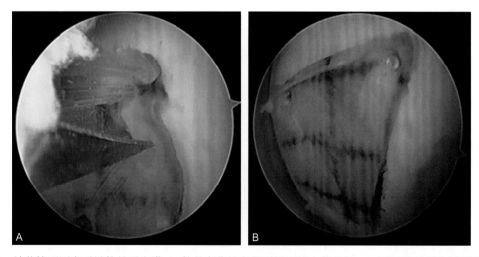

图 13-4-3　关节镜下固定引导软骨再生膜 A.软骨定位导向器引导下植入软骨钉；B.引导软骨再生膜固定后镜下观

2）肌力练习：完全伸膝位进行大腿前侧和后侧肌肉绷劲及放松。

3）负重练习：前 6 周不负重或在拐杖支持下脚尖着地部分负重。如果非负重区软骨损伤，可以酌情下地佩戴直夹板完全负重行走。

（2）中期训练（6~12 周）：6~8 周时，如果患膝能完全伸直、屈膝 100° 以上、行走时没有疼痛和肿胀，可逐步去掉拐杖等辅具，并借助减重器或水疗，逐步过渡到全部负重。

（3）后期活动恢复期（12 周以后）：如能耐受慢跑，而且没有疼痛和肿胀，即可在耐受范围内逐步快走。慢跑宜在术后 6 个月经复查后，决定是否开始。

4. 治疗效果　目前采用引导软骨再生膜技术

的 20 例患者已完成 1 年随访，试验组较对照组磁共振评估可见明显改善（图 13-4-4），术后 CRP 检测提示未见明显排斥反应。

随访 1 年 Lysholm 评分试验组较术前明显改善（术前：72.2 分 ±13.34 分，术后 1 年：90 分 ±9.1

分，P=0.002），随访 1 年 Lysholm 评分对照组较术前明显改善（术前：72.4 分 ±18.87 分，术后 1 年：89.1 分 ±9.80 分，P=0.007），术后 1 年 Lysholm 评分试验组较对照组无明显差异（试验组 90 分 ±9.1 分，对照组 89.1 分 ±9.8 分，P=0.42）。

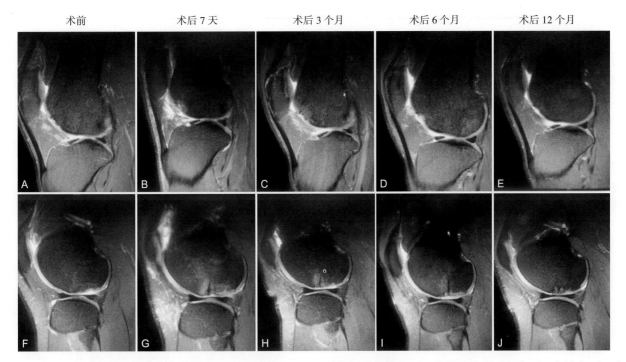

图 13-4-4　引导软骨再生膜修复软骨损伤的 MRI 表现　A~E 是微骨折组术前（A）、术后 7 天（B）、术后 3 个月（C）、术后 6 个月（D）和术后 12 个月（E）的矢状位 MRI 表现；F~J 是引导软骨再生膜修复组术前（F）、术后 7 天（G）、术后 3 个月（H）、术后 6 个月（I）和术后 12 个月（J）的矢状位 MRI 表现；可见试验组较微骨折组软骨再生效果好

（刘世宇　龚　熹　金　岩）

第五节　胶原支架在软骨组织工程中的应用

在组织工程领域，胶原支架与 BMP-2 结合已经被美国 FDA 批准用于骨修复，基于胶原膜的第三代自体软骨细胞移植技术，即基质诱导的自体软骨细胞移植（matrix-induced autologous chondrocyte implantation, MACI）在 2016 年经 FDA 批准开始用于软骨组织的损伤修复。此外，胶原支架在食管和气管组织的修复中发挥了有效作用，而且采用多孔胶原 - 蛋白聚糖（glycosaminoglycan, GAG）支架促进皮肤再生和周围神经再生也取得了很大进展。

在软骨组织工程中，组织支架作为软骨细胞外基质的替代品，起着至关重要的作用。软骨组织工程学材料旨在为种子细胞提供舒适的并可刺激

细胞合成细胞外基质的微环境，以暂时代替细胞外基质，直到形成新的软骨组织。

为了实现这一功能，软骨支架材料应具备以下特点：

（1）能够生物降解，在体内无毒副作用；

（2）具备一定的孔隙率，允许营养物质和代谢废物的扩散；

（3）能够维持细胞活力、促进种子细胞增殖、诱导其成软骨分化并且能够促进其分泌软骨细胞外基质；

（4）和软骨缺损部位有着良好的结合性能；

（5）有一定的机械强度，对组织工程学软骨

有一定的支撑作用。

利用组织工程学构建软骨组织需要大量的自体软骨细胞，由于关节软骨组织中软骨细胞本身数量较低，而且组织来源量受限，因此，体外培养的软骨细胞数量至少扩增20倍以上（4次倍增）才能满足临床和实验所用（Kock et al., 2012）。软骨细胞一旦从软骨组织消化分离体外扩增，其所处的微环境就会从一个3D生长的环境变成单层生长环境，进而表现"去分化"现象，最终影响软骨修复的疗效（Rosenzweig et al., 2013）。在软骨组织工程中，软骨细胞在植入前或者实验应用前就丧失分化表型成为一个巨大的困扰。尽管目前有很多方法可以延缓软骨细胞的去分化，但是没有方法能够彻底防止去分化的发生。因此，研究软骨细胞发生去分化后诱导重分化的方法越来越受重视。很多方法用来诱导软骨细胞重分化：3D支架培养系统、添加生长因子改良培养液成分、改变底物覆盖、低氧张力、力学刺激和与干细胞共培养等。目前最有效的维持软骨细胞分化表型的方法是将软骨细胞重新种植于三维的生长环境中，已有很多文献报道将不同物种的软骨细胞接种到3D支架材料中可起到诱导软骨细胞重分化和维持软骨细胞分化表型的作用（Levett et al., 2014）。

一、软骨组织支架的种类

目前常用于软骨组织工程的支架材料主要有2大类：天然生物材料以及人工合成材料。天然的支架包括胶原蛋白、海藻酸盐凝胶、透明质酸凝胶及壳聚糖等，合成的支架包括聚乳酸-乙醇酸共聚物（PLGA）等。

（一）天然生物支架

天然生物材料主要是指从自然界现有的动、植物中提取的天然活性高分子物质。天然生物材料来源广泛，具有良好的生物相容性，并且对宿主组织的炎症或免疫应答刺激小，且有较好的微结构和功能。许多天然聚合物已被广泛研究用于组织工程和修复医学的生物材料，常用的天然材料包括胶原蛋白、海藻酸盐、明胶、透明质酸、蚕丝蛋白及琼脂糖凝胶等。

1. 胶原支架　胶原是哺乳动物体内最多的蛋白，在整个动物界分布广泛，包括鸟类和鱼类。一般来说，胶原蛋白可以从哺乳动物体内提取和纯化，在使用之前必须经过处理来降低其抗原性。用于软骨组织工程的胶原支架主要来源于牛的肌腱和皮肤、鼠尾或者犬皮肤。但是，胶原支架也可以是异体来源或者来自异种去细胞组织。近年来，海洋源性胶原作为哺乳动物胶原的替代物引起越来越多的注意（Tongnuanchan et al., 2012）。海洋源性胶原常常从鱼皮、水母（jellyfish）、深海海绵、棘皮动物（echinoderms）和头足类动物（cephalopods）等中提取。总的来说，从鱼皮、鱼鳞（scales）和骨组织中提取的胶原相当于Ⅰ型胶原，而从水母、深海海绵提取的胶原相当于Ⅱ型胶原。胶原的来源、提取方法以及前期处理程序对胶原的最终特性和结构组成、可溶性以及热稳定性影响很大，继而影响胶原的生物学活性。从水母中提取的胶原蛋白表现出良好的生物相容性，并有利于维持软骨细胞的分化表型。而且，水母胶原蛋白-海藻酸盐混合系统有利于维持人间充质干细胞的分化方向。

胶原是由3条α链通过氢键连接而成的右向三螺旋结构。α链最典型的重复单位是甘氨酸-X-Y，通常X和Y分别代表脯氨酸和羟脯氨酸。胶原细纤维之间通过蛋白聚糖连接以维持在胶原中的位置。目前，发现存在29种不同类型的胶原，它们之间的区别主要在于α链上氨基酸组成的不同和非螺旋结构区域蛋白的不同，因此具有不同的结构和功能。大多数胶原蛋白，尤其胶原纤维构成的胶原蛋白，包括Ⅰ、Ⅱ、Ⅲ和Ⅴ型胶原主要存在于哺乳动物体内，具有良好的生物相容性和良好的降解特性。Ⅰ型胶原蛋白最为多见，其三螺旋结构主要由两条α1链和2条α2链构成。Ⅰ型胶原是构成肌腱、皮肤和骨组织的主要胶原类型，决定了这些组织的力学特性。Ⅱ、Ⅴ、Ⅵ、Ⅸ、Ⅹ和Ⅺ型胶原主要存在于透明软骨组织中，软骨下骨中仅有Ⅰ和Ⅴ型胶原。软骨与骨组织的交界区域常常主要由Ⅱ型和Ⅴ型胶原构成。Ⅱ型胶原是构成软骨细胞外基质最丰富的结构蛋白，本身是一种生物可吸收的、具有自然结构的蛋白。在关节软骨中，90%的干重是由交联纤维形式的Ⅱ型胶原蛋白组成，与其他类型的胶原交联形成胶原网络，从而与生物大分子或软骨细胞相互作用。这个交联网络吸收关节软骨组织中70%的水分进行水合，并提供一定的机械强度和支撑关节软骨形状。

目前，研究显示Ⅰ型和Ⅱ型胶原蛋白支架均可促进软骨组织再生和修复。其中，Ⅰ型胶原支架对促进软骨细胞外基质的产生、分泌和促进矿物质的沉积有着重要的影响。Yamaoka 等研究显示，将软骨细胞植入Ⅰ型胶原支架中，在培养液中加入血清可有效地促进软骨细胞的增殖、Ⅱ型胶原的分泌和蛋白聚糖（GAG）的产生；向Ⅰ型胶原蛋白水凝胶 - 兔软骨缺损模型中定期给予 BMP-2 可有效促进间充质干细胞（MSC）诱导分化成软骨组织（Yamaoka et al., 2006）。这些结果都表明，胶原蛋白水凝胶较其他类型水凝胶更能提供良好的软骨组织形成微环境以及提供更好的细胞 - 胶原相互作用体系，从而有效促进细胞的增殖、分化和细胞外基质的分泌。胶原支架 - 细胞复合体植入体内后，胶原支架逐渐降解，随着时间的推移，新组织形成，而新形成的组织又帮助维持或改善构造的组织工程学软骨的机械稳定性。

负载或者不负载自体软骨细胞的Ⅰ型胶原蛋白水凝胶支架已经开始在软骨损伤的修复Ⅲ期临床试验中使用（图 13-5-1，图 13-5-2）。我们在研究中发现，自体软骨细胞体外培养扩增后植入Ⅰ型胶原水凝胶支架，在 3D 培养条件下基本全部维持类圆形，保持着较好的细胞形态，说明Ⅰ型胶原凝

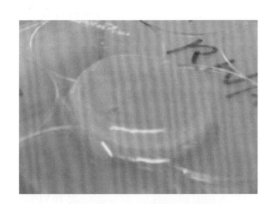

图 13-5-1　Ⅰ型胶原支架

胶支架有利于维持软骨细胞的形态，延缓了软骨细胞去分化的进程。在反映分化状态方面，Ⅰ型胶原支架负载的软骨细胞在 3D 培养状态下 COL2-α1、ACAN、COMP、SOX-9、BMP-2 和表面分子 CD44 的表达明显高于平面培养的软骨细胞，而代表软骨去分化的基因 COL1-α1 和 VCAN 较平面培养显著下降，说明Ⅰ型胶原支架能够诱导离体扩增的软骨细胞重分化（图 13-5-3）。此外，Ⅰ型胶原支架负载的软骨细胞在 3D 培养状态下基质金属蛋白酶 MMP-13 和 ADAMTS-5 的合成比平面培养明显下降，Ⅰ型胶原支架 3D 培养软骨细胞有利于下调基质金属蛋白酶的表达，从而减缓软骨细胞的分解代谢，有利于更多的细胞外基质分泌。以上结果表明，Ⅱ型胶原支架负载的软骨细胞进行 3D 培养有利于诱导软骨细胞发生重分化，维持在体形成软骨修复组织的稳定性。

2. 其他天然生物支架　海藻酸盐是线性多聚糖家族成员之一，主要由 α-L- 古洛糖醛酸（G）和 β-D- 甘露糖醛酸（M）单位构成，它们不仅在两种单体的数量上多种多样，在排列序列上也有所不同。海藻酸盐是最重要的天然生物材料之一，因为它形成多功能的水凝胶或海绵具有良好的生物相容性、可降解性、低免疫性和可处理成任意几何形状的灵活性，而且海藻酸盐水凝胶具有丰富的羧基和羟基部分，可以被修饰以赋予许多化学或生物学活性。海藻酸盐水凝胶已被广泛用于组织工程支架、药物、蛋白质组学，以及细胞传递、蛋白质固定、骨和软骨组织工程。现已开发出多种海藻酸盐支架材料以满足来自各种应用的不同需求。具体到软骨组织工程学，海藻酸盐水凝胶支架用作支撑软骨细胞和提供软骨细胞培养微环境，以维持软骨细胞表

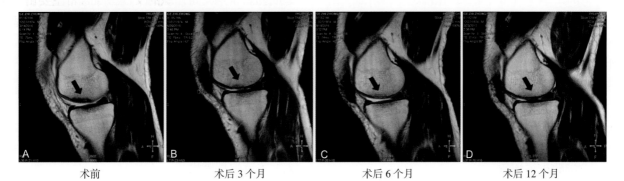

術前　　　　術后 3 个月　　　　術后 6 个月　　　　術后 12 个月

图 13-5-2　负载或不负载自体软骨细胞的Ⅰ型胶原蛋白水凝胶支架已经开始在Ⅲ临床试验中用于治疗新鲜软骨损伤 A. 股骨内侧髁软骨损伤术前矢状位 MRI 表现；B. 植入胶原支架术后 3 个月的矢状位 MRI 表现；C. 植入胶原支架术后 6 个月的矢状位 MRI 表现；D. 植入胶原支架术后 12 个月的矢状位 MRI 表现

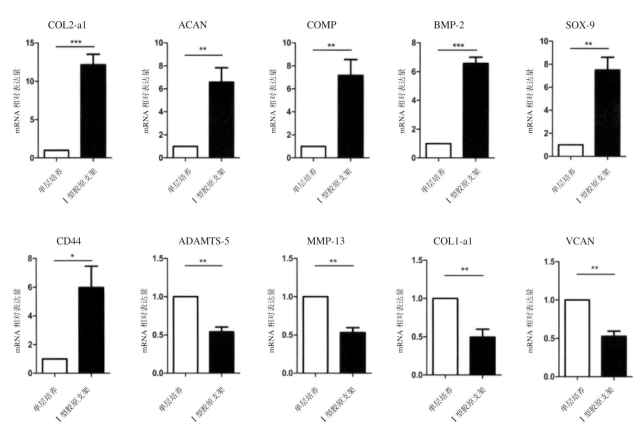

图 13-5-3　Ⅰ型胶原水凝胶支架 3D 培养和单层培养的软骨细胞分化特异性分子标志物基因表达的比较，Ⅰ型胶原水凝胶支架能够诱导离体培养扩增的软骨细胞重分化（*** : $P<0.001$ ；** : $P<0.01$ ；* : $P<0.05$）

型和促进软骨特异性大分子的合成，如蛋白多糖和胶原蛋白等，诱导软骨细胞重分化。Paige 等首次采用海藻酸盐水凝胶负载软骨细胞移植于小鼠皮下，能够产生新生的软骨组织（Paige et al., 1996）。随后有研究表明，用海藻酸盐水凝胶负载成骨细胞修复羊的颅骨缺损也获得成功。同时成纤维细胞、软骨细胞和成骨细胞均可在海藻酸盐水凝胶中成活并合成丰富的细胞外基质。这些研究都可以显示海藻酸盐水凝胶具有良好的生物相容性，并证明它是较理想的组织工程支架材料。Rokstad 等用海藻酸盐制作微球，并通过研究微球对不同细胞的增殖和蛋白质合成的影响，证明海藻酸盐微球是理想的细胞生存和蛋白质分泌载体（Rokstad et al., 2002）。还有试验通过组织学、生物化学和免疫组织化学等方法研究海藻酸盐三维培养系统，在体内和体外细胞都能保持原有的形态和特有的表达基因，证明这种 3D 培养系统可以在生物化学、基因治疗和组织工程等方面得到应用。

总之，海藻酸盐凝胶是一种应用广泛的组织工程基质材料。但由于机械强度的不足，其应用受到一定限制。Rokstad 等用海藻酸盐微球培养细胞时，发现海藻酸盐微囊的强度不能满足细胞长期增殖的需要。也有研究表明，海藻酸盐支架负载软骨细胞修复兔关节缺损时，发现有 20% 的植入体被纤维组织取代，说明海藻酸盐支架材料的机械强度的不足（Sittinger et al., 1999）。

透明质酸（hyaluronic acid, HA）是由多糖分子构成的线性多糖组织，在关节软骨中含量最丰富，其次在滑液和眼玻璃体液中含量也较多。HA 是软骨细胞外基质中很重要的 GAG 成分，蛋白聚糖（aggrecan）/HA 可将大量的水分固定在软骨细胞外基质中，并且主要负责润滑软骨组织和为软骨组织提供一定的黏弹性。HA 关节腔注射也是一种传统的治疗膝关节骨关节炎的方法。此外，HA 同样在蛋白黏附和软骨细胞与细胞外基质结合的过程中起到关键作用，因此，可以用来作为软骨再生的生物支架材料。Solchaga 等使用 HA 水凝胶作为支架材料，成功构建组织工程学软骨，有效地修复软骨损伤，并且在原位形成了较多的透明软骨组织（Solchaga et al., 2000）。但同样的，作为天然水凝胶的共同缺点，HA 也因为其不具有较强的生物力学性能，在临床使用上受到限制。

（二）人工合成材料

除了上述天然生物聚合物之外，在软骨损伤的治疗上，也可以使用各种人工合成聚合物材料。它们可以通过多种方式进行改性，如机械性能、降解速率和化学改性等。此外，它们可以无限制地人工合成。目前使用最广泛的是聚乳酸（polylactic acid，PLA），聚乙醇酸（polyglycolic acid，PGA）和聚乙二醇（polyethylene glycol，PEG）。

PLA是从农作物发酵的乳酸中提取的可生物降解的聚合物。而PGA同样是一种可生物降解的热塑性聚合物，也是最简单的线性脂肪族聚酯。在组织工程中，这两种聚合物仅用于制备支架，最常用的是将其二者制备成共聚物。PLA和PGA被证明可以促进软骨细胞增殖和糖胺聚糖的分泌（Hsu et al.，2006）。最近，有研究者通过试验证明了由PLA和PGA合成的共聚物较其单独使用是诱导软骨组织形成的更好选择，组织学和免疫组织化学结果显示软骨细胞更大程度上保留了它们的形态表型和特异的基因表达水平（Gong et al.，2014）。

PEG由于其具有抵抗蛋白质吸收的能力，同样是软骨组织工程学应用的常用聚合物之一。这些合成支架材料也可以与含有生物活性的大分子，例如各种生长因子等通过化学修饰形成交联，以发挥更好的诱导软骨细胞分化作用。Hwang等将负载软骨细胞的PEG支架进行组织工程学软骨的制备，结果显示，PEG有利于软骨细胞和支架的附着，有利于维持种子细胞的细胞活性，还可以促进软骨细胞增殖和生物合成软骨细胞外基质（Hwang et al.，2010）。而且有研究显示，由PEG制备的水凝胶支架可模拟促进软骨组织形成的自然微环境，而这种微环境更有利于促进骨髓来源的干细胞成软骨诱导分化和增强软骨特异性细胞外基质的分泌能力（Liu et al.，2010）。

二、支架类型对自体软骨细胞移植的影响

天然生物支架和人工合成的支架材料都具有诱导软骨细胞重分化的能力，如透明质酸水凝胶，可以诱导去分化的软骨细胞发生重分化，促进Ⅱ型胶原和蛋白聚糖的表达。多孔合成支架在组织渗入和细胞外基质渗透方面具有优势，但是这些支架对细胞扩展作用大于水凝胶，可能会导致软骨细胞去分化的发生。但是，天然蛋白的多孔支架可以减少

去分化、促进软骨细胞重分化是由于蛋白的存在，而多孔支持组织渗入。

在软骨组织工程学中，支架的类型也至关重要。水凝胶为软骨细胞提供了软的立体环境，更有利于诱导干细胞向软骨细胞分化。同时，水凝胶内富含水分，有利于营养成分的扩散、废物排出以及信号分子的作用。水凝胶包括胶原蛋白、海藻酸盐、琼脂糖、植物凝胶、纤维蛋白凝胶以及透明质酸凝胶等。其中，海藻酸盐应用最广，因为只需要二价离子，如钙离子的存在，就可以实现溶胶转变。研究表明，海藻酸盐凝胶适合用于软骨细胞单层培养扩增后诱导再分化和作为干细胞分化形成软骨细胞的载体（Pleumeekers et al.，2014）。而且，海藻酸盐凝胶有利于软骨细胞维持圆形细胞形态、形成软骨细胞陷窝、促进细胞外基质成分如Ⅱ型胶原和蛋白聚糖的合成，因此，往往将海藻酸盐作为评价其他支架性能的金标准。但是，在长时间培养后，负载软骨细胞的海藻酸盐结构体缺少连续的胶原纤维和蛋白聚糖网架结构，说明其在诱导软骨组织形成上作用是不充分的（Mesallati et al.，2014）。而且，海藻酸盐水凝胶的力学性能不佳，因此将其作为软骨组织工程支架依然存在不足之处。

采用胶原蛋白作为支架，软骨细胞可以直接通过整合素受体或者自身合成基质胶原纤维发生相互作用，这可以促进细胞发育和基质沉积。多孔的胶原支架常常用于诱导间充质干细胞在离体情况下向软骨细胞分化，并广泛用于自体软骨细胞体内移植。胶原支架材料具有良好的生物学性能，且来源广泛，以Ⅰ、Ⅱ型胶原蛋白为主。有研究表明，Ⅰ、Ⅱ型胶原支架均有利于软骨细胞的黏附、增殖和分化。Ⅱ型胶原是关节软骨细胞外基质的主要成分，但Ⅰ型胶原支架比Ⅱ型胶原支架具有更均匀的孔隙结构，且其体内降解速度比Ⅱ型胶原支架更慢，这为软骨细胞在其内部的增殖分化提供了更适宜、稳定的三维空间，在支架材料降解过程中由软骨细胞和软骨细胞分泌的细胞外基质形成的新生软骨组织修复缺损区域。另外，Ⅰ型胶原支架比Ⅱ型胶原支架价格更便宜，更容易制作，因此在组织工程中应用更广。

将自体软骨细胞分别接种到不同的支架，即Ⅰ型胶原水凝胶支架和海藻酸盐水凝胶，均可见软骨细胞生长状态良好，说明两种支架均无明显细胞毒性，具有良好的生物相容性。但对比发现，

Ⅰ型胶原支架负载软骨细胞的细胞活力明显好于海藻酸盐水凝胶（图 13-5-4）。在构建组织工程学软骨的过程中，3D 支架的选择同样有着重要的意义。为了对比不同支架对扩增后软骨细胞诱导重分化的能力，我们将自体软骨细胞以 2×10^6 cells/ml 密度分别种植于Ⅰ型胶原水凝胶支架和海藻酸盐水凝胶中，体外培养 2 周后，分别提取细胞，检测分化相关标志物基因表达水平的差异（图 13-5-5），结果发现：Ⅰ型胶原支架组 COL2-α1（$P=0.000$）、COMP（$P=0.000$）、BMP-2（$P=0.007$）表达显著高于较海藻酸盐水凝胶组，ADAMTS-5 显著低于海藻酸盐水凝胶组（$P=0.029$）。其他软骨细胞分化状态的分子标志物基因的表达，包括 ACAN、SOX-9、CD44、COL1-α1 和 VCAN 等，虽然在Ⅰ型胶原支架组中略高于海藻酸盐水凝胶组，但没有统计学显著性差异（$P>0.05$）。海藻酸盐水凝胶是目前研究软骨细胞 3D 培养使用最多的一种支架材料，可以作为检测支架性能的标准对照。本实验结果可以说明，在诱导软骨细胞重分化方面，Ⅰ型胶原水凝胶支架优于海藻酸盐水凝胶支架。

笔者将软骨细胞（2×10^6 cells/ml）分别种植于Ⅰ型胶原水凝胶支架和海藻酸盐水凝胶中，体外培养 24 小时后植入重症联合免疫缺陷（severe combined immunodeficiency, SCID）小鼠背部皮下，建立异位在体成软骨模型。4 周后取出标本，常规固定、包埋、切片和染色。从取出后的组织工程软骨大体标本可以看出，二者均能形成具有一定弹性的类软骨组织。负载软骨细胞的Ⅰ型胶原支架大体上较海藻酸盐水凝胶更加均质和透明，与透明软骨更加相似。从切片染色结果可以看出，两组的番红 O（safranin O, SO）染色和甲苯胺蓝（toluidine blue, TB）染色强度较为相近，但Ⅰ型胶原支架组细胞分布更为均匀，且染色更为均质。免疫组化结果显示，两组均可以分泌大量Ⅱ型胶原蛋白和少量的Ⅰ型胶原蛋白（图 13-5-6），以上结果表明，Ⅰ型胶原水凝胶支架和海藻酸盐水凝胶负载软骨细胞均具有异位在体成软骨能力，Ⅰ型胶原支架负载软骨细胞在体形成软骨组织的稳定性优于海藻酸盐凝胶。

三、胶原与其他材料组成复合支架

自体软骨细胞移植（autologous chondrocyte implantation, ACI）是治疗软骨损伤的可靠方法，但是，目前主要的限制在于缺少合适的生物材料支架与 ACI 联合使用。目前主要的焦点在于研发

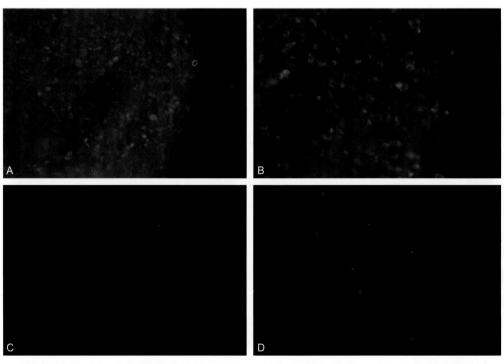

图 13-5-4　荧光显微镜观察Ⅰ型胶原水凝胶支架和海藻酸盐水凝胶负载软骨细胞的活力，Ⅰ型胶原支架内死细胞数量明显少于海藻酸盐水凝胶　A. Ⅰ型胶原支架活细胞染色；B. 海藻酸盐水凝胶活细胞染色；C. Ⅰ型胶原支架死细胞染色；D. 海藻酸盐水凝胶死细胞染色

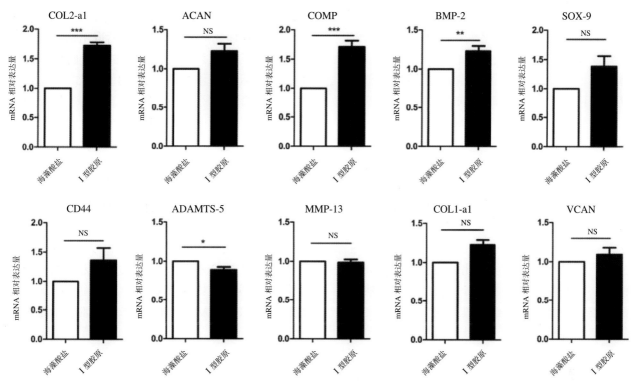

图 13-5-5 Ⅰ型胶原水凝胶支架组和海藻酸盐水凝胶组 3D 培养自体软骨细胞特异性分子标志物基因表达的差异，结果显示Ⅰ型胶原水凝胶支架组在保持自体软骨细胞分化稳定性方面优于海藻酸盐水凝胶组（***P<0.001；**P<0.01；*P<0.05；NS：无统计学差异）

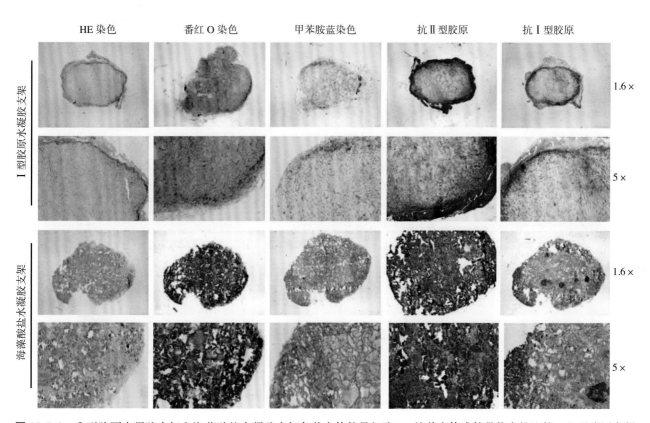

图 13-5-6 Ⅰ型胶原水凝胶支架和海藻酸盐水凝胶支架负载自体软骨细胞 3D 培养在体成软骨能力的比较；Ⅰ型胶原水凝胶支架和海藻酸盐水凝胶负载软骨细胞均具有异位在体成软骨能力，Ⅰ型胶原水凝胶支架负载软骨细胞在体形成软骨组织的稳定性略优于海藻酸盐凝胶

具有多孔性三维支架，通过内部交叉连接的多孔网架结构支持软骨细胞增生和细胞外基质的产生，而且支架结构要达到足够的力学强度才能使软骨修复组织承受足够的力学负荷。关节软骨细胞外基质是由胶原和蛋白聚糖组成的复杂结构，因此胶原蛋白是软骨组织工程的潜在支架材料。壳聚糖是壳质中提取的天然多糖，与关节软骨蛋白聚糖的结构类似。但是，单纯胶原蛋白或壳聚糖都不能达到需要的力学强度。I 型胶原支架水凝胶的弹性模量为 65.5 kPa，远远低于原生的软骨组织（Xu et al., 2013）。早期研究显示，PLA 和胶原都不是关节软骨的最佳支架材料，PLA 合成支架过硬，而胶原水凝胶虽然比较适用于软骨组织修复，但是往往容易收缩。目前的一种解决方案为将胶原支架与可降解的具有高机械强度的聚合物支架相混合。有研究将胶原微粒体结合种子细胞与聚 DL-乳酸-乙醇酸（PLGA）相结合用于构建组织工程学软骨，在这种混合构建体中，多孔 PLGA 作为骨架可决定软骨组织的形状和尺寸大小，而胶原蛋白支架提供有利的软骨细胞增殖环境。形成较单纯 PLGA 支架更均匀的在体软骨组织，在新组织的形成过程中，胶原蛋白和 PLGA 海绵逐渐降解，形成结构稳定且分化状态良好的组织工程学软骨。

采用合成 PLA 材料给予力学上稳定的骨架，而通过嗜水性的胶原和壳聚糖给予支架亲水特性，以此模拟关节软骨细胞外基质的特性。通过冻干技术和交联技术防止胶原发生回缩。因此，通过将胶原与 PLA 或 PLGA 合成材料组成复合材料提高了支架的力学性能。很多复合支架具有二维纤维结构或者通过盐浸（salt leaching）技术形成三维结构。关节软骨的力学特性主要依靠在力学负荷作用后恢复自身形状，并且回吸收挤出的水分，这也是支架应该具有的基本特点。因此，复合支架需要由高度亲水材料和高强度的纤维合成材料共同组成，这是软骨组织工程中最佳的材料结构。

四、交联生长因子的胶原支架在软骨组织工程中的应用

组织工程综合使用支架、细胞和生长因子来促进组织修复。支架作为人工合成的细胞外基质，必须具有多孔性，而且要有足够的表面积和机械强度。支架的微结构，包括孔隙率、平均孔隙大小、连接性以及特异的表面积等参数显著影响细胞的黏附和增生。理想情况下，支架应该模拟细胞-细胞外基质间的相互作用，通过细胞外基质和生长因子为细胞提供足够的信号，保持细胞的分化稳定性和促进组织修复。

生长因子是一种可溶性蛋白分子，可促进细胞增生与分化，辅助细胞迁移、增加细胞数量和促进细胞外基质产生。软骨组织工程中，生长因子有利于促进软骨细胞维持分化表型的稳定性。IGF-1 是一种促合成生长因子，对于软骨的发育和稳态发挥重要作用。IGF-1 促进软骨细胞合成蛋白聚糖和 II 型胶原，促进骨髓间充质干细胞的成软骨作用（Somoza et al., 2014）。另外，IGF-1 还可以减轻软骨损伤过程中 IL-1 和 TNF-α 介导的组织降解。以往研究显示，每天稳定释放生长因子对软骨组织修复可能更有好处。10 ng/ml 的 IGF-1 足以促进体外培养的软骨细胞的增殖和代谢活性，而 100 ng/ml 的 IGF-1 可以促进蛋白聚糖的产生（Fortier et al., 1999）。在平面培养中加入 10～200 ng/ml IGF-1 可以促进 II 型胶原和 DNA 的合成，抑制蛋白聚糖的降解，而 200 ng/ml IGF-1 可以抑制软骨细胞凋亡。对于骨关节炎软骨细胞，IGF-1 促进蛋白聚糖合成的最佳剂量是 30 ng/ml（Loeser et al., 2003）。

注射生长因子由于扩散作用或者被酶类降解，导致体内半衰期过短，因此，它们需要一种运载装置来保护生长因子，防止被水解。目前，生长因子可以与支架进行可逆性结合，在特定的损伤区域控制释放，从而限制了可能的副作用，确保释放过程中始终保持生物活性。IGF-1 运送装置被广泛研究，但是胶原-GAG 支架是最接近关节软骨组织的运送装置。

Mullen 等研究尝试将胶原-GAG 支架作为生长因子的运送装置来促进软骨修复。通过交联高浓度 IGF-1 的胶原-GAG 支架来达到每天 >50 ng/ml 的释放剂量（Mullen et al., 2010）。硫酸软骨素富含阴离子，因此很容易与细胞外基质蛋白分子或影响细胞代谢的生长因子或细胞因子结合。生长因子通过与硫酸软骨素及胶原的结合来促进软骨细胞黏附。以往的研究表明，将硫酸软骨素与胶原支架共价结合，比单纯使用胶原支架能更显著地促进软骨细胞增生，促进软骨组织形成。Tuncel 等将交联 5 mg IGF-1 的胶原海绵用于兔关节骨软骨缺损修复，发现可以产生更好的关节软骨，具有更好的大体、组织学和生化表现（Tuncel et al., 2005）。

交联 IGF-1 的纤维素支架用于修复马的全厚层关节软骨损伤，可促进透明软骨的形成，并且可与软骨下骨更好地黏附（Nixon et al., 1999）。

很多研究显示，IGF-1 在软骨组织修复过程中发挥重要作用，但是没有研究检查交联 IGF-1 的胶原-GAG 支架内部软骨细胞行为（例如骨关节炎来源的软骨细胞）。Foriter 等研究显示，10～100 ng/ml 的 IGF-1 可以促进纤维素网架内部软骨细胞蛋白聚糖和 II 型胶原的合成，让软骨细胞保持分化表型的稳定性（Fortier et al., 1999）。Laffargue 等将 IGF-1 通过吸收作用交联到多孔的 TP 支架中，在前 4 天会大量释放，而在 20 天时缓慢释放。实验结束时，支架内部保留近 60% 的 IGF-1，说明 IGF-1 与支架结构结合非常紧密（Laffargue et al., 2000）。胶原膜上的蛋白吸收主要靠二者之间的氢键和离子键；这种吸收与结合位点的数量和蛋白的浓度密切相关。以往的研究显示，IGF-1 可以与人体关节软骨中的蛋白聚糖结合。IGF-1 在中性 pH 值时带正电荷，因此主要通过静电与胶原-GAG 支架中带负电荷的硫酸软骨素基团结合。

五、炎性环境下胶原支架对软骨组织工程的影响

软骨组织修复技术最终将用于关节炎患者的关节中，后者在关节中存在大量炎性细胞因子，造成关节软骨的破坏，因此，选择合适的软骨支架构建组织工程软骨植入到炎性环境中维持软骨修复组织的分化稳定性具有重要意义。不同生物材料构建的软骨支架具有不同的表面特性和物理特性，影响软骨细胞的生长、黏附和基质产生。但是，目前还不清楚在炎性环境条件下，软骨支架材料如何影响软骨细胞的稳态平衡。

作为天然的支架材料，胶原蛋白具有良好的生物相容性、生物可降解性和低免疫原性，但是缺点是不能提供足够的力学强度。蚕丝蛋白具有很好的生物相容性和机械力学特性。PLA 是一种合成支架材料，具有很好的力学特性、降解率以及维度。但是，有研究表明，PLA 较蚕丝蛋白会引起更高的炎性反应（Meinel et al., 2005）。

一些研究比较了不同支架材料对软骨细胞细胞外基质产生的影响。Chao 等比较了蚕丝蛋白和琼脂水凝胶支架的作用，结果发现二者的生化和生物物理特性类似（Chao et al., 2010）。Erickson 等

发现，琼脂糖凝胶中 GAG/DNA 的含量明显高于 HA 以及自组装肽段（Erickson et al., 2009）。Mou 等发现琼脂糖凝胶比海藻酸盐、胶原、纤维素以及 PGA 能够产生更多的 GAG/DNA（Mouw et al., 2005）。Hu 等发现 PGA 软骨支架比琼脂支架能产生更多的 II 型胶原（Hu et al., 2005）。还有研究比较了 PCL、PGS 以及 POC 支架，发现 POC 支架更有利于提高 II / I 型胶原比例和促进蛋白聚糖的合成。除了研究不同材料支架以外，很多研究比较来自相同材料但是进行不同方法改良的支架的作用，结果发现不同改良方法做成的支架材料产生的 GAG/DNA 和 II 型胶原的水平不同，这说明支架的特性对软骨细胞基因的表达具有明显影响。可能支架的电荷、多孔性和表面化学特性对于软骨细胞的功能具有显著影响。但是，这些研究都不是在病理环境下进行的，在炎性因子的刺激下，支架材料对软骨细胞会产生更显著的影响。

Kwon 等将关节软骨细胞种植在蚕丝蛋白、胶原和 PLA 支架中，观察发现在炎性环境下软骨细胞表现出不同的形态，细胞外基质合成及破坏基因的表达水平也不同；并测试了不同支架的生物物理特性，包括炎性细胞因子的释放和水分子的摄取，二者对炎性环境条件下软骨细胞的生化反应具有显著的影响。试验结果显示在不同的支架材料内软骨细胞针对炎性细胞因子作用下的基质产生和降解反应、细胞黏附和细胞死亡等反应均不同。总体来说，在炎性环境条件下，蚕丝蛋白和胶原支架促进软骨基质基因表达高于 PLA，甲苯胺蓝染色结果显示 GAG 的含量也明显高于 PLA；蚕丝蛋白和胶原支架对炎性因子作用下细胞形态相关基因，包括 IL-1β 和 TNF-α 以及水摄取能力都优于 PLA。这说明不同的支架材料对软骨细胞微环境以及炎性条件下软骨细胞的稳态所发挥的作用不同（Kwon et al., 2013）。

组织工程化软骨可能因为炎性细胞因子诱导软骨基质成分降解。一些生化因子，包括 IGF-1、FGF 和 COX-2 抑制剂（塞来昔布）对 IL-1β 诱导的 2D 培养软骨细胞的基质降解具有抑制作用（Mastbergen et al., 2002）。在 3D 培养体系中，地塞米松和组织金属蛋白酶抑制物 TIMP-1 对 IL-1α 的作用具有抑制作用（Kafienah et al., 2003）。京尼平（genipin）是一种交联剂，当加入到培养液中时会对 IL-1α 诱导的 GAG 降解具有抑制作用（Lima et al., 2009）。虽然动力负荷可以促进软骨细胞外基

质的产生，但是动力负荷不会减弱 IL-1α 和 IL-1β 对工程软骨组织的促分解作用。研究结果表明，正常情况下基质的产生和炎性条件下基质的维持是两个相关但并不等同的事件。除了生物化学因素以外，对 3D 支架培养体系其他因素的了解仍然相对较少。

六、总结与展望

目前关节软骨损伤的治疗取得的成果令人鼓舞，但关节软骨组织工程修复研究仍主要处于实验研究阶段，临床实践较少且远期疗效并不十分确定。如何优化种子细胞、支架材料和细胞因子

的选择和匹配，以获得最佳的关节软骨修复效果，是未来的重要发展方向。由于人们越来越重视对软骨下骨的研究，将软骨及软骨下骨视为统一复合功能单元的综合研究是未来主要的治疗策略之一。例如，构建骨与软骨双层复合工程，可同时形成骨细胞和软骨，新生区修复和周围组织结合程度将会提高，软骨组织将保持结构完整性以及软骨与软骨下骨结合的牢固性，为关节软骨损伤提供更好的治疗。如何利用组织工程技术实现软骨组织原位再生，达到关节软骨的理想修复，仍是未来重要的研究和发展方向。

（曹宸喜　孙铁铮）

第六节　微创化可注射水凝胶软骨损伤修复

一、基于凝胶的自体软骨细胞移植术

由于关节软骨再生能力有限，在过去数十年，学者们针对关节软骨损伤已经研究出一系列治疗方法，其中自体软骨细胞移植术（ACI）是一种先进的细胞治疗技术，它已经逐渐成为修复全层软骨损伤的标准方法。

传统的第一代 ACI 技术是将体外培养的自体软骨细胞植入软骨缺损位置，会产生如骨膜增厚症等并发症。随着组织工程研究的逐渐深入，诞生了新一代 ACI 技术，它是将具有生物活性的可降解生物材料与细胞结合，生物材料如 I/III 型胶原蛋白膜和透明质酸聚合物等，但这些技术都需要在第二期关节切开术时将移植物植入体内，可能会产生其他疾病或并发症。

最新的第四代 ACI 技术包括一种基于凝胶的技术（Gel ACI），它是将自体软骨细胞植入一个三维支架凝胶，在软骨缺损处用纤维蛋白凝胶固定，无需任何缝合或修补。这种方法结合了体外培养的自体软骨细胞和三维可降解支架，具有更好的结构稳定性和持久性，并且通过微型关节切开术即可完成（Kim et al., 2014）。诚然，这种基于凝胶的 ACI 技术具有显著的优点，但仍然涉及体外软骨细胞培养和通过关节切开术植入自体软骨细胞的二期手术。英国坎特伯雷基督教会大学的 Anan Shetty 教授、韩国加图立大学的 Kim Seok Jung 教授和英

国帝国理工学院的李鉴墨博士在此技术的基础上进行了改进和升级，提出了一种通过一次微创手术即可完成的一期关节镜下软骨再生术，即胶原诱导的自体软骨再生术（autologous collagen-induced chondrogenesis, ACIC）。

二、胶原诱导的自体软骨再生术

（一）概述

胶原诱导的自体软骨再生术（ACIC）是在关节镜下使用胶原蛋白凝胶，结合纤维蛋白治疗软骨损伤，该技术能够良好地固定自体软骨细胞，并且再生出透明软骨。此外，该技术仅需一次关节镜术即可完成，相比其他技术（包括最新的第四代 ACI 技术）具有显著优势，除了可以降低手术成本，缩短患者康复时间，同时还可以避免关节切开术所产生的各种并发症（Ipach et al., 2011）。

在软骨修复中使用自体胶原和无细胞胶原支架已经得到了广泛应用，它有助于形成一个稳定的支架，促进透明软骨的生成。去端肽胶原蛋白具有良好的生物相容性和低免疫原性，因此术后产生不良反应的风险较低（Shetty et al., 2016）。

实验证明，基于胶原蛋白的支架和凝胶能够促进移植物更好地固定（Jeong et al., 2013）。胶原蛋白是结缔组织蛋白，对维持组织形态起着重要作用。ACIC 技术使用的是一种来源于真皮组织、经胃蛋白酶处理的高纯度 I 型去端肽胶原蛋白。通过

344

去除端肽，降低了胶原的免疫原性。因此，去端肽胶原常被用于伤口愈合、血管形成、骨替代物和止血剂。

（二）主要技术

1. 配合使用的纤维蛋白凝胶　ACIC 中纤维蛋白凝胶的作用是在凝固过程的最后一步帮助控制骨出血。纤维蛋白因其良好的生物相容性，也可用于软骨再生，作为促进新生软骨形成的合适载体。由于凝胶的特殊形态，因此 ACIC 可用于治疗不同面积大小的软骨缺损。联合使用凝血酶和纤维蛋白，胶原凝胶在 5 分钟左右凝固成形并固定在缺损位置。有研究证明，纤维蛋白可以形成直径为 200～1000 nm 的纤维网状结构（Jang et al., 2013）。因此，纤维蛋白凝胶也可作为软骨修复和再生的生物支架材料。

2. 保护气体的使用　在软骨深度 6 mm 处进行微钻孔会在软骨下骨处形成血凝块，获得更多骨髓基质，从而获得更多干细胞，同时也提升了支架材料的稳定性（Chen et al., 2009）。成功实施 ACIC 手术的一个重要方面在于如何将产品安全地注入受损软骨，而不会引发其他并发症。传统的关节镜下手术都是在液体中实施，然而液体环境并不利于胶原蛋白凝固。动物学研究显示静脉持续输入二氧化碳（CO_2）不会产生不良反应（Corson et al., 1988），目前二氧化碳已被广泛地应用于腹腔镜手术中。二氧化碳是一种较为理想的安全气体，一方面因为它是惰性气体，不易引起其他化学反应，且不会影响手术视野；另一方面即便二氧化碳在人体内存留，但其血液溶解度高，人体可以吸收，随后经肺呼出。因此利用二氧化碳作为保护性气体可以增强 ACIC 手术的效果。

3. 可注射的胶原凝胶　ACIC 使用的自体胶原凝胶包含 1 ml 猪源去端肽胶原蛋白。结合骨髓刺激术（如微钻孔术、微骨折术等）和纤维蛋白凝胶，可以形成一种稳定的基质结构，能够固定并刺激骨髓细胞。

4. 病患选择　选择患者是 ACIC 手术成功的关键，这不仅需要考虑患者本身软骨缺损情况，也需要考虑其他相关的疾病症状，所以需要对患者进行一系列检查，包括详细的病史调查。患者如果患有严重的共存病可能会提高围术期患病率，不建议进行 ACIC 手术。在围术期阶段建议患者减肥、节食以及戒烟。另外，也需要测试患者膝盖稳定性、关节弯曲变形程度、活动范围以及髋关节和踝关节功能。

5. 术前影像学检查　如果患者适合行 ACIC 手术，应进行如下影像学检查：

（1）双下肢的负重位 X 线片（weight-bearing long-leg radiograph）；

（2）患侧膝侧位及轴位 X 线片（lateral and skyline radiographic views of affected knee）；

（3）患侧膝 MRI（DESS 序列）检查［MRI（DESS sequencing）of affected knee］；

（4）双膝髌骨轨迹 CT 扫描（CT patellar tracking of both knees）。

普遍认为 MRI 扫描适合用于检测软骨损伤并确定损伤大小。利用更新的扫描序列，即使是早期损伤都可被合理精确地检测到（Roemer et al., 2011）。膝关节周围的相关症状，如半月板损伤、韧带功能不全和关节游离体都应当标记并同时开展治疗。

6. 入排标准

（1）入选标准

1）患者年龄在 18～65 周岁之间（含 18 周岁和 65 周岁）；

2）膝关节软骨损伤（ICRS 评分或 MRI 扫描评价软骨损伤为 III 级或 IV 级）

3）缺损少于三处，面积 2～9 cm^2。

（2）排除标准

1）年龄小于 18 岁或大于 65 岁；

2）全身性和 / 或炎症性关节炎；

3）关节长期发炎；

4）缺损多于三处；

5）缺损面积大于 9 cm^2；

6）韧带不稳（ligament instability）。

7. ACIC 手术方法

（1）患者准备：与常规关节镜手术相似，患者在适当高度的手术椅上呈水平仰卧位，用止血带尽可能地绑紧大腿上部，采用全身麻醉或脊椎麻醉，在生理盐水灌注下，经标准的前外侧和前内侧关节镜入口对膝关节进行评价。

（2）准备胶原混合物：首先制备纤维蛋白原溶液，在 30～37℃ 水浴中放置几分钟待用。然后制备凝血酶溶液，并用注射器吸取 0.2 ml。另外用注射器吸取 0.8 ml 的去端肽胶原蛋白凝胶，与 0.2 ml 凝血酶溶液的注射器通过三通导管相连，来回推动两支注射器芯杆直至混合均匀。随后将装有凝血酶和胶原凝胶混合物的注射器安装在 Y 型装置一侧。另取一支注射器抽取 1 ml 完全溶解的纤维蛋白原溶液并安装在 Y 型装置另一侧。最后，将针头固定在 Y 型装置的前端，完成胶原混合物的制备（图 13-6-1）。

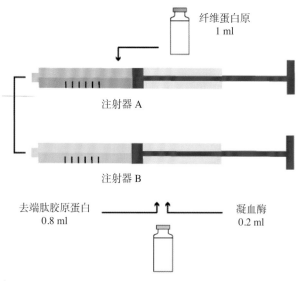

图 13-6-1　制备去端肽胶原蛋白和纤维蛋白胶混合物

（3）注射胶原凝胶：通过标准的前外侧和前内侧关节镜入口对膝关节进行评价，确定软骨缺损位置并观察其大小，整个过程中使用生理盐水，在关节镜的视野下评估软骨缺损数量、大小和位置。如果适合手术，使用刮匙和剃刀将缺损处软骨清除至软骨下骨，使周围软骨垂直于缺损平面，磨钻去除软骨缺损区硬化骨质。以微骨折锥紧贴正常软骨垂直于软骨缺损面钻孔，钻孔间隔 3 mm，深度为 6 mm。彻底清理膝关节内碎屑，吸尽关节内生理盐水，用棉签棒吸干软骨缺损处。

停止灌注生理盐水，向关节腔内充入二氧化碳气体，形成干燥环境。二氧化碳经狼牌套管和带有过滤器的一次性管子从外上方入口引入。

将双腔注射器的针头插入膝关节，在软骨缺损部位上方注入第一层凝胶，1~2 分钟内凝固，随后在第一层下方注入第二层以实现对缺损部位的完全填充。随后用例如 McDonalds 分离器对凝胶支架进行塑形，支架大约 5 分钟内硬化。屈伸膝关节，观察植入物的稳定性，最后用缝线或免缝胶带缝合切口（Clave et al., 2016）。

8. 术后康复　软骨的生理特点决定了软骨修复与再生是一个长期的过程，患者术后建议按照标准康复方案进行训练。

患者术后 4 小时给予持续被动运动机（CPM）治疗可以有效防止或减少关节粘连的发生，术后 12 周内不建议服用消炎止痛药，因为这些药物对细胞膜有毒性作用。

患者在家持续被动训练 4~6 周，术后当天 25% 负重，术后 6 周内建议使用拐杖局部负重，并逐渐增加患侧负重，在术后 6 周时达到完全负重。髌骨和滑车部位软骨损伤的患者需要携带膝关节支架，初始支架弯曲角度调节为 0°~20°，术后 6 周逐渐增大至 90° 并移除支具，之后达到完全活动范围。

患者术后 9~12 个月不建议进行强度较大的体育运动，但可以进行低强度活动，如骑车、游泳（避免蛙泳）和散步。

9. 治疗效果　ACIC 技术已经在临床上得到了广泛应用，目前最长临床随访时间长达 6 年，而关于再生软骨的同类研究鲜有超过 5 年随访期的临床结果。无论从临床效果还是放射学结果来看，使用微创化可注射凝胶进行软骨损伤治疗获得的结果都令人满意。

Stelzeneder 等（2013）分别在术前、术后 12 个月和 18 个月时对患者进行 MRI 扫描。术后 12 个月使用 DESS 序列和 T2* 加权图像扫描，术后 18 个月使用 d-GEMRIC 扫描。此外患者在术前和术后也进行了功能评分。研究数据表明，患者的 Lysholm 评分从术前 51.7 ± 27.1 增加到术后 2 年的 81.3 ± 24.6（$P < 0.05$）。术后 1 年平均 MOCART 评分在 15~95 范围内是 70.4 ± 20.2，在 25~95 范围内是 71.7 ± 21.0。再生软骨和周围原生软骨的平均 T2* 松弛时间分别为 30.6 ms $\pm$ 11.3 ms 和 28.8 ms $\pm$ 6.8 ms。再生软骨和周围原生软骨的 T2* 加权图像为 $105\% \pm 30\%$，表明再生软骨成分与原生软骨相近。

Kim 等（2020）在术后 6 周、6 个月、1 年及之后每年 1 次（至术后第 6 年）进行随访，包括 Lysholm、KOOS、IKDS 和 MOCART 评分，用于评价软骨修复效果。研究数据显示了平均年龄为 39.0 岁（19~61 岁）的患者接受 ACIC 治疗后 72 个月的随访结果，平均软骨损伤面积大小为 4.6 cm² （SD =2.0），平均 Lysholm 评分由术前 52.6（SD=10.7）改善至术后第 6 年的 79.7（SD=6.8）（$P < 0.05$）；症状性 KOOS 评分从 68.3（SD=11.4）改善至 90.2（SD=4.3）（$P < 0.05$）；客观 IKDC 评分同样得到了改善，从术前 39.1（SD=4.1）提高至 81.6（SD=7.8）（$P < 0.05$）。再生软骨和原生软骨的平均 T2* 松弛时间计算结果分别是 26.0（SD=4.2）

和 30.3（SD=6.2），所有损伤部位平均 MOCART 评分是 78.5（SD=9.6），表明再生软骨情况良好。

（三）讨论

Shetty 教授和 Kim 教授提出的以 ACIC 技术为代表的微创化可注射凝胶，相比其他组织工程软骨修复技术具有显著的优点，例如只需进行一次关节镜微创手术、患者创伤小、恢复快等，并且临床研究显示该技术能够获得较好的临床结果。

本技术使用的去端肽胶原凝胶能够应用于各种形状、大小、深度的软骨缺损，且该胶原凝胶与纤维蛋白混合物的凝血特性和可塑性能够保证软骨缺损处被良好、稳定地覆盖。从成本上，胶原凝胶原材料为取自动物皮肤的去端肽胶原，成本较低。以英国为例，使用去端肽胶原凝胶实施 ACIC 技术治疗软骨损伤的花费大约是使用标准的基质诱导的自体软骨细胞移植（MACI）技术费用的 1/3（Li et al., 2006）。

该产品在国内已进入Ⅲ期临床试验阶段，现已开展"评价胶原蛋白软骨再生载体促使软骨再生的安全性及有效性——前瞻性、多中心、随机、平行对照、非劣效研究"，牵头单位为北京大学运动医学研究所，北京协和医院、河北医科大学第三医院、吉林大学中日联谊医院共同参与研究。该试验样本量为 106 例，目前入组患者 84 例，所有入组患者均在随访中，无严重不良事件发生，无术后感染等并发症，目前 34 例患者完成术后 1 年随访，占受试者总数的 32%，随访初步结果显示软骨再生 MRI MOCART 评分、膝关节功能 Lysholm 评分优于微骨折组。

（龚 熹 李鉴墨）

第七节　脱细胞骨基质支架关节软骨修复与重建研究

一、脱细胞骨基质概述

基于脱细胞骨基质的关节软骨修复技术主要是利用钻孔或微骨折技术释放软骨缺损区域原位细胞，然后脱细胞骨基质为其提供适宜生长的微环境，从而促进缺损区域修复。其特点是利用自体细胞进行关节软骨损伤修复，避免了体外分离培养种子细胞的过程和弊端；该过程不添加外源性种子细胞，因此避免了免疫排斥反应；同时也可以通过一定的方法使原位细胞迁徙、募集到缺损区域，从而达到修复的效果，该过程更接近于人体损伤组织的自我修复，将生物体视为完整的生物反应器，这样的修复效果或许是更佳的。

脱细胞骨基质是由骨质完全脱去细胞及矿物质形成的天然材料。脱细胞骨基质主要是由胶原纤维构成网架结构，具有较大的孔隙。因为脱钙骨不含有任何细胞性抗原，所以不具有免疫原性，能够利用同种异体或异种的骨质进行制备应用（Li et al., 2006）。脱细胞骨基质作为一种固态支架，具有较高的力学强度，且胶原纤维网架的形变复原性较高，使其适用于软骨组织工程研究。有研究显示脱细胞骨基质内残余了一定的生物因子成分，能够在体内、体外环境内促进 MSC 的骨、软骨分化（Becerra et al., 1996）。

二、脱细胞骨基质的临床应用

基于动物实验的研究结果（详见第六章），笔者将脱细胞骨基质应用于临床。笔者对 11 名Ⅳ度软骨缺损患者行微骨折加脱细胞骨基质（ABM）支架植入术（所用器械及手术步骤如图 13-7-1、图 13-7-2）。术后分别在 3 个月、6 个月、1 年及其后每年进行随访，最长随访 7 年，平均随访 5 年。结果显示，患者的临床症状较术前改善明显，治疗有效率为 100%，总体症状的改善度平均为 74.2%。术后临床症状减轻。MRI 结果显示修复组织充填软骨缺损区域，修复组织及软骨下骨的信号逐渐改善接近正常。定性和定量 MRI 显示缺损区域随着时间延长性质越来越接近正常软骨（图 13-7-3）。对 2 例随访 7 年的患者进行二次关节镜检查，结果显示，关节镜下观察修复组织与正常软骨无明显差异。活检结果显示修复组织为透明软骨样组织（图 13-7-4）。同时 VAS、IKDC、Lyshlom 评分较术前有显著改善，与体格检查及影像学检查结果一致。

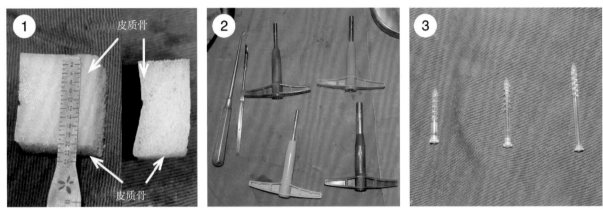

图 13-7-1　脱细胞骨基质材料及相关手术器械

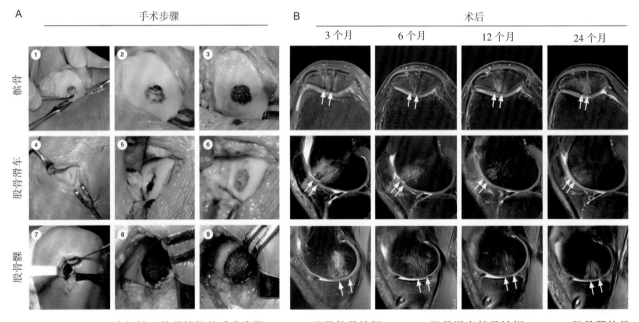

图 13-7-2　A. ABM 支架植入软骨缺损的手术步骤；1~3：髌骨软骨缺损；4~6：股骨滑车软骨缺损；7~9：股骨髁软骨缺损；手术步骤：a. 采用小切口显露软骨缺损（1、4、7）；b. 对缺损边缘进行清创，去除软骨边缘的任何坏死组织（2、5、8）；c. 将 ABM 支架植入缺损的基底和壁，然后进行外科微骨折，微骨折孔出血被固定在 ABM 支架内及周围（3、6、9）；B. ABM+ 微骨折治疗后 6 个月、12 个月、24 个月和 5 年的 MRI 影像学表现

A 术前

术后

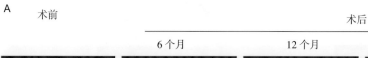

6 个月　　12 个月　　24 个月　　5 年

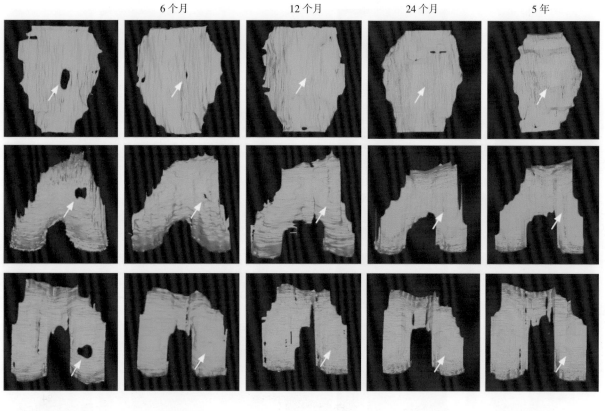

B 术前　　　　　　　　　　　　　　　　术后

6 个月　　12 个月　　24 个月　　5 年

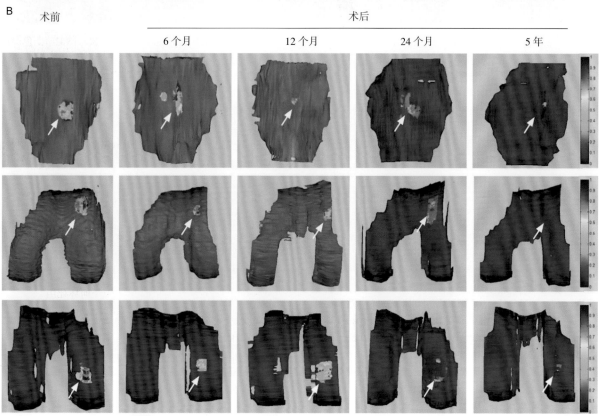

图 13-7-3 A. 基于 MRI 的三维模型显示软骨缺损区的修复；B. 根据不同的 MRI 图像量化修复组织的灰度值，并在三维模型中显示，蓝色标记为正常软骨，根据接近软骨灰度值的程度，将缺陷颜色设定为从蓝色到红色

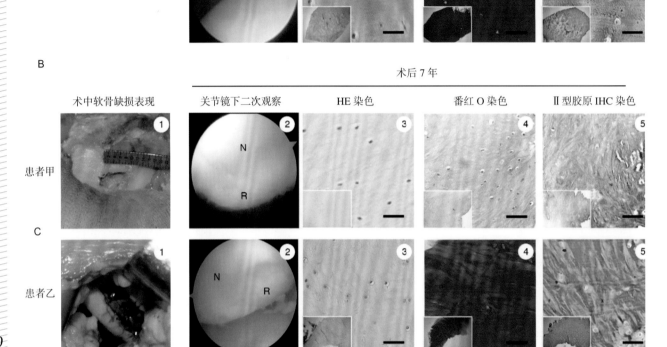

图 13-7-4　2 例患者行关节镜下二次活检　A. 以正常软骨为对照；1. 正常软骨的关节镜下表现；2. 正常软骨的 HE 染色；3. 正常软骨的番红 O 染色；4. 正常软骨 II 型胶原 IHC 染色。B. 患者甲，髌骨软骨缺损术后 7 年行活检；1. 术中软骨缺损的表现；2. 关节镜下修复组织图像；3. 修复组织的 HE 染色；4. 修复组织的番红 O 染色；5. 修复组织 II 型胶原 IHC 染色。C. 患者乙，股骨髁软骨缺损术后 7 年行活检；1. 手术中软骨缺损的表现；2. 关节镜下修复组织图像；3. 修复组织的 HE 染色；4. 修复组织的番红 O 染色；5. 修复组织 II 型胶原 IHC 染色；N：正常软骨；R：修复组织（标尺 =100 μm）

（代岭辉　龚　熹　敖英芳）

参考文献

Abbadessa A, VHM Mouser, MM Blokzijl, et al. A Synthetic Thermosensitive Hydrogel for Cartilage Bioprinting and Its Biofunctionalization with Polysaccharides. Biomacromolecules, 2016, 17(6):2137-2147.

Ahmed TA, EV Dare, M Hincke. Fibrin: a versatile scaffold for tissue engineering applications. Tissue engineering. Part B, Reviews, 2008, 14(2):199-215.

Akmal M, A Singh, A Anand, et al. The effects of hyaluronic acid on articular chondrocytes. J Bone Joint Surg Br, 2005, 87b(8):1143-1149.

Albers LT G H, AB Stibbe, U Pietzner, et al. Presented in part at the 55th Annual Meeting of the Orthopaedic Research Society, Las Vegas, USA, 2009.

Alsberg E, KW Anderson, A Albeiruti, et al. Cell-interactive alginate hydrogels for bone tissue engineering. J Dent Res, 2001,80(11):2025-2029.

Ananthram Shetty A, SeokJung Kim, Norimasa Nakamura, et al. Techniques in Cartilage Repair Surgery. Berlin: Springer Berlin Heidelberg, 2014.

Aulin C, K Bergman, M Jensen-Waern, et al. In situ cross-linkable hyaluronan hydrogel enhances chondrogenesis. Journal of tissue engineering and regenerative medicine, 2011, 5(8):e188-196.

Barbucci R, S Lamponi, A Borzacchiello, et al. Hyaluronic acid hydrogel in the treatment of osteoarthritis. Biomaterials, 2002, 23(23):4503-4513.

Becerra J, JA Andrades, DC Ertl, et al. Demineralized bone matrix mediates differentiation of bone marrow stromal cells in vitro: effect of age of cell donor. Journal of bone and mineral research : the official journal of the American Society for Bone and Mineral Research,1996, 11(11):1703-1714.

Becher C, M Ettinger, M Ezechieli, et al. Repair of retropatellar cartilage defects in the knee with microfracture and a cell-free polymer-based implant. Arch Orthop Trauma Surg, 2015, 135(7):1003-1010.

Behrens P, T Bitter, B Kurz, et al. Matrix-associated autologous chondrocyte transplantation/implantation(MACT/MACI)--5-year follow-up. Knee, 2006, 13(3):194-202.

Behrens P, U Bosch, J Bruns, et al. Indications and implementation of recommendations of the working group "Tissue Regeneration and Tissue Substitutes" for autologous chondrocyte transplantation(ACT). Zeitschrift fur Orthopadie und ihre Grenzgebiete, 2004, 142(5):529-539.

Brittberg M, L Peterson, E Sjogren-Jansson, et al. Articular cartilage engineering with autologous chondrocyte transplantation. A review of recent developments. J Bone Joint Surg Am, 2003, 85(A Suppl 3):109-115.

Brix MO, D Stelzeneder, C Chiari, et al. Treatment of Full-Thickness Chondral Defects With Hyalograft C in the Knee: Long-term Results. Am J Sports Med, 2014, 42(6):1426-1432.

Buma P, JS Pieper, T van Tienen, et al. Cross-linked type I and type II collagenous matrices for the repair of full-thickness articular cartilage defects--a study in rabbits. Biomaterials, 2003, 24(19):3255-3263.

Chao PH, S Yodmuang, X Wang, L Sun, DL Kaplan, G Vunjak-Novakovic, Silk hydrogel for cartilage tissue engineering. J Biomed Mater Res B Appl Biomater, 2010, 95(1):84-90.

Che JH, ZR Zhang, GZ Li, et al. Application of tissue-engineered cartilage with BMP-7 gene to repair knee joint cartilage injury in rabbits. Knee Surg Sports Traumatol Arthrosc, 2010, 18(4):496-503.

Chen H, J Sun, CD Hoemann, et al. Drilling and microfracture lead to different bone structure and necrosis during bone-marrow stimulation for cartilage repair. J Orthop Res, 2009, 27(11):1432-1438.

Cheng HW, YK Tsui, KM Cheung, et al. Decellularization of chondrocyte-encapsulated collagen microspheres: a three-dimensional model to study the effects of acellular matrix on stem cell fate. Tissue Eng Part C Methods, 2009, 15(4):697-706.

Chevrier A, CD Hoemann, J Sun, et al. Chitosan-glycerol phosphate/blood implants increase cell recruitment, transient vascularization and subchondral bone remodeling in drilled cartilage defects. Osteoarthritis and cartilage, 2007, 15(3):316-327.

Christensen BB, CB Foldager, J Jensen, et al. Poor osteochondral repair by a biomimetic collagen scaffold: 1- to 3-year clinical and radiological follow-up. Knee surgery, sports traumatology, arthroscopy : official journal of the ESSKA, 2016, 24(7):2380-2387.

Chung C, JA Burdick. Influence of three-dimensional hyaluronic acid microenvironments on mesenchymal stem cell chondrogenesis. Tissue Eng Part A, 2009, 15(2):243-254.

Clave A, JF Potel, E Servien, et al. Third-generation autologous chondrocyte implantation versus mosaicplasty for knee cartilage injury: 2-year randomized trial. Journal of orthopaedic research : official publication of the Orthopaedic Research Society, 2016,34(4):658-665.

Corson SL, JJ Hoffman, J Jackowski, et al. Cardiopulmonary effects of direct venous CO2 insufflation in ewes. A model for CO2 hysteroscopy. J Reprod Med, 1988, 33(5):440-444.

Crawford DC, TM DeBerardino, RJ Williams. NeoCart, an autologous cartilage tissue implant, compared with microfracture for treatment of distal femoral cartilage lesions: an FDA phase-II prospective, randomized clinical trial after two years. J Bone Joint Surg Am, 2012, 94(11):979-989.

Cui L, Y Wu, L Cen, et al. Repair of articular cartilage defect in non-weight bearing areas using adipose derived stem cells loaded polyglycolic acid mesh. Biomaterials, 2009, 30(14):2683-2693.

Dell'Osso G, V Bottai, G Bugelli, et al. The biphasic bioresorbable scaffold(Trufit(R)) in the osteochondral knee lesions: long-term clinical and MRI assessment in 30 patients. Musculoskeletal surgery, 2016, 100(2):93-96.

Di Luca A, C Van Blitterswijk, L Moroni. The osteochondral interface as a gradient tissue: from development to the fabrication of gradient scaffolds for regenerative medicine. Birth defects research. Part C, Embryo today : reviews, 2015,105(1):34-52.

Donati I, S Holtan, YA Morch, et al. New hypothesis on the role of alternating sequences in calcium-alginate gels. Biomacromolecules, 2005, 6(2):1031-1040.

Dounchis JS, RD Coutts, D Amiel. Cartilage repair with autogenic perichondrium cell/polylactic acid grafts: a two-year study in rabbits. J Orthop Res, 2000,18(3):512-515.

Edwards PK, T Ackland, JR Ebert. Clinical rehabilitation guidelines for matrix-induced autologous chondrocyte implantation on the tibiofemoral joint. J Orthop Sports Phys Ther, 2014,44(2):102-119.

Enea D, S Cecconi, A Busilacchi, et al. Matrix-induced autologous chondrocyte implantation(MACI) in the knee. Knee Surg Sports Traumatol Arthrosc, 2012, 20(5):862-869.

Erickson IE, AH Huang, S Sengupta, et al. Macromer density influences mesenchymal stem cell chondrogenesis and maturation in photocrosslinked hyaluronic acid hydrogels. Osteoarthritis Cartilage, 2009, 17(12):1639-1648.

Filardo G, E Kon, A Di Martino, et al. Arthroscopic second-generation autologous chondrocyte implantation: a prospective 7-year follow-up study. The American journal of sports medicine, 2011, 39(10):2153-2160.

Formica FA, E Ozturk, SC Hess, et al. A Bioinspired Ultraporous Nanofiber-Hydrogel Mimic of the Cartilage Extracellular Matrix. Advanced healthcare materials, 2016,5(24):3129-3138.

Fortier LA, G Lust, HO Mohammed, et al. Coordinate upregulation of cartilage matrix synthesis in fibrin cultures supplemented with exogenous insulin-like growth factor-I. J Orthop Res, 1999, 17(4):467-474.

Fu A, K Gwon, M Kim, et al. Visible-Light-Initiated Thiol-Acrylate Photopolymerization of Heparin-Based Hydrogels. Biomacromolecules, 2015,16(2):497-506.

Gao JZ, JE Dennis, LA Solchaga, et al. Tissue-engineered fabrication of an osteochondral composite graft using rat bone marrow-derived mesenchymal stem cells. Tissue Eng, 2001, 7(4):363-371.

Garg T, AK Goyal. Biomaterial-based scaffolds - current status and future directions. Expert Opin Drug Del, 2014, 11(5):767-789.

Gong L, X Zhou, Y Wu, et al. Proteomic analysis profile of engineered articular cartilage with chondrogenic differentiated adipose tissue-derived stem cells loaded polyglycolic acid mesh for weight-bearing area defect repair. Tissue Eng Part A, 2014, 20(3-4):575-587.

Goyal D, A Goyal, S Keyhani, et al. Evidence-based status of second- and third-generation autologous chondrocyte implantation over first generation: a systematic review of level I and II studies. Arthroscopy, 2013, 29(11):1872-1878.

Guo QW, YL Hu, C Jiao, et al. Arthroscopic treatment for osteochondral lesions of the talus: analysis of outcome predictors. Chin Med J(Engl), 2010, 123(3):296-300.

Han SH, JW Lee, DY Lee, et al. Radiographic changes and clinical results of osteochondral defects of the talus with and without subchondral cysts. Foot Ankle Int, 2006,27(12):1109-1114.

Haugh MG, CM Murphy, FJ O'Brien. Novel Freeze-Drying Methods to Produce a Range of Collagen-Glycosaminoglycan Scaffolds with Tailored Mean Pore Sizes. Tissue Eng Part C-Me, 2010, 16(5):887-894.

Hsu SH, SH Chang, HJ Yen, et al. Evaluation of biodegradable polyesters modified by type II collagen and Arg-Gly-Asp as tissue engineering scaffolding materials for cartilage regeneration. Artif Organs, 2006, 30(1):42-55.

Hu JC, KA Athanasiou. Low-density cultures of bovine chondrocytes: effects of scaffold material and culture system. Biomaterials, 2005, 26(14):2001-2012.

Hwang Y, N Sangaj, S Varghese. Interconnected macroporous poly(ethylene glycol) cryogels as a cell scaffold for cartilage

tissue engineering. Tissue Eng Part A, 2010,16(10):3033-3041.

Ipach I, R Schafer, J Lahrmann, et al. Stiffness after knee arthrotomy: evaluation of prevalence and results after manipulation under anaesthesia. Orthop Traumatol Surg Res, 2011, 97(3):292-296.

Jang JD, YS Moon, YS Kim, et al. Novel repair technique for articular cartilage defect using a fibrin and hyaluronic acid mixture. Tissue Eng Regen Med, 2013, 10(1):1-9.

Jeong IH, AA Shetty, SJ Kim, et al. Autologous collagen-induced chondrogenesis using fibrin and atelocollagen mixture. Cells Tissues Organs, 2013,198(4):278-288.

Jiao Q, L Wei, C Chen, et al. Cartilage oligomeric matrix protein and hyaluronic acid are sensitive serum biomarkers for early cartilage lesions in the knee joint. Biomarkers, 2016,21(2):146-151.

Kafienah W, F Al-Fayez, AP Hollander, et al. Inhibition of cartilage degradation: a combined tissue engineering and gene therapy approach. Arthritis Rheum, 2003, 48(3):709-718.

Kang H, J Peng, S Lu, et al. In vivo cartilage repair using adipose-derived stem cell-loaded decellularized cartilage ECM scaffolds. Journal of tissue engineering and regenerative medicine, 2014, 8(6):442-453.

Kim K, J Lam, S Lu, et al. Osteochondral tissue regeneration using a bilayered composite hydrogel with modulating dual growth factor release kinetics in a rabbit model. J Control Release, 2013,168(2):166-178.

Kim SJ, AA Shetty, NM Kurian, et al. Articular cartilage repair using autologous collagen-induced chondrogenesis(ACIC): a pragmatic and cost-effective enhancement of a traditional technique, Knee Surg Sports Traumatol Arthrosc, 2020.

Kim SJ, Shetty AA, Shetty VA. Gel ACI(GACI): Articular Cartilage Repair Technique. Springer, Berlin, Heidelberg, 2014.

Ko JY, YJ Choi, GJ Jeong, et al. Sulforaphane-PLGA microspheres for the intra-articular treatment of osteoarthritis. Biomaterials, 2013, 34(21):5359-5368.

Kock L, CC van Donkelaar, K Ito. Tissue engineering of functional articular cartilage: the current status. Cell Tissue Res, 2012, 347(3):613-627.

Kon E, A Di Martino, G Filardo, et al. Second-generation autologous chondrocyte transplantation: MRI findings and clinical correlations at a minimum 5-year follow-up. Eur J Radiol, 2011, 79(3):382-388.

Kon E, A Muttini, E Arcangeli, et al. Novel nanostructured scaffold for osteochondral regeneration: pilot study in horses. Journal of tissue engineering and regenerative medicine, 2010, 4(4):300-308.

Kon E, G Filardo, F Perdisa, et al. A one-step treatment for chondral and osteochondral knee defects: clinical results of a biomimetic scaffold implantation at 2 years of follow-up. Journal of materials science: Materials in medicine, 2014,

25(10):2437-2444.

Kontturi LS, E Jarvinen, V Muhonen, et al. An injectable, in situ forming type II collagen/hyaluronic acid hydrogel vehicle for chondrocyte delivery in cartilage tissue engineering. Drug Deliv Transl Re, 2014, 4(2):149-158.

Kwon H, L Sun, DM Cairns, et al. The influence of scaffold material on chondrocytes under inflammatory conditions. Acta Biomater, 2013, 9(5):6563-6575.

Laffargue P, P Fialdes, P Frayssinet, et al. Adsorption and release of insulin-like growth factor-I on porous tricalcium phosphate implant. J Biomed Mater Res, 2000, 49(3):415-421.

Levett PA, FP Melchels, K Schrobback, et al. A biomimetic extracellular matrix for cartilage tissue engineering centered on photocurable gelatin, hyaluronic acid and chondroitin sulfate. Acta biomaterialia, 2014, 10(1):214-223.

Levett PA, FP Melchels, K Schrobback, et al. Chondrocyte redifferentiation and construct mechanical property development in single-component photocrosslinkable hydrogels. J Biomed Mater Res A, 2014, 102(8):2544-2553.

Li WJ, R Tuli, X Huang, et al. Multilineage differentiation of human mesenchymal stem cells in a three-dimensional nanofibrous scaffold. Biomaterials, 2005, 26(25):5158-5166.

Li X, L Jin, G Balian, et al. Demineralized bone matrix gelatin as scaffold for osteochondral tissue engineering, Biomaterials, 2006, 27(11):2426-2433.

Lima EG, AR Tan, T Tai, et al. Genipin enhances the mechanical properties of tissue-engineered cartilage and protects against inflammatory degradation when used as a medium supplement. J Biomed Mater Res A, 2009, 91(3):692-700.

Liu SQ, Q Tian, JL Hedrick, et al. Biomimetic hydrogels for chondrogenic differentiation of human mesenchymal stem cells to neocartilage. Biomaterials, 2010, 31(28):7298-7307.

Loeser RF, MD Todd, BL Seely. Prolonged treatment of human osteoarthritic chondrocytes with insulin-like growth factor-I stimulates proteoglycan synthesis but not proteoglycan matrix accumulation in alginate cultures. J Rheumatol, 2003, 30(7):1565-1570.

Man Z, L Yin, Z Shao, et al. The effects of co-delivery of BMSC-affinity peptide and rhTGF-beta1 from coaxial electrospun scaffolds on chondrogenic differentiation. Biomaterials, 2014, 35(19):5250-5260.

Marlovits S, P Singer, P Zeller, et al. Magnetic resonance observation of cartilage repair tissue(MOCART) for the evaluation of autologous chondrocyte transplantation: determination of interobserver variability and correlation to clinical outcome after 2 years. Eur J Radiol, 2006, 57(1):16-23.

Mastbergen SC, FP Lafeber, JW Bijlsma. Selective COX-2 inhibition prevents proinflammatory cytokine-induced cartilage damage. Rheumatology(Oxford), 2002, 41(7):801-808.

Meinel L, S Hofmann, V Karageorgiou, et al. The inflammatory responses to silk films in vitro and in vivo. Biomaterials, 2005, 26(2):147-155.

Mellati A, MV Kiamahalleh, SH Madani, et al. Poly(N-isopropylacrylamide) hydrogel/chitosan scaffold hybrid for three-dimensional stem cell culture and cartilage tissue engineering. Journal of biomedical materials research Part A, 2016, 104(11):2764-2774.

Mesallati T, CT Buckley, DJ Kelly. A comparison of self-assembly and hydrogel encapsulation as a means to engineer functional cartilaginous grafts using culture expanded chondrocytes. Tissue Eng Part C Methods, 2014, 20(1):52-63.

Methot S, A Changoor, N Tran-Khanh, et al. Osteochondral Biopsy Analysis Demonstrates That BST-CarGel Treatment Improves Structural and Cellular Characteristics of Cartilage Repair Tissue Compared With Microfracture. Cartilage, 2016, 7(1):16-28.

Mi FL, YB Wu, SS Shyu, et al. Control of wound infections using a bilayer chitosan wound dressing with sustainable antibiotic delivery. J Biomed Mater Res, 2002, 59(3):438-449.

Mouw JK, ND Case, RE Guldberg, et al. Variations in matrix composition and GAG fine structure among scaffolds for cartilage tissue engineering. Osteoarthritis Cartilage, 2005, 13(9):828-836.

Mueller SM, S Shortkroff, TO Schneider, et al. Meniscus cells seeded in type I and type II collagen-GAG matrices in vitro. Biomaterials, 1999, 20(8):701-709.

Mullen LM, SM Best, RA Brooks, et al. Binding and release characteristics of insulin-like growth factor-1 from a collagen-glycosaminoglycan scaffold. Tissue Eng Part C Methods, 2010, 16(6):1439-1448.

Muzzarelli RA, F Greco, A Busilacchi, et al. Chitosan, hyaluronan and chondroitin sulfate in tissue engineering for cartilage regeneration: a review. Carbohydr Polym, 2012, 89(3):723-739.

Nawaz SZ, G Bentley, TW Briggs, et al. Autologous chondrocyte implantation in the knee: mid-term to long-term results. J Bone Joint Surg Am, 2014, 96(10):824-830.

Nettles DL, TP Vail, MT Morgan, et al. Photocrosslinkable hyaluronan as a scaffold for articular cartilage repair. Ann Biomed Eng, 2004, 32(3):391-397.

Niethammer TR, MF Pietschmann, A Horng, et al. Graft hypertrophy of matrix-based autologous chondrocyte implantation: a two-year follow-up study of NOVOCART 3D implantation in the knee. Knee surgery, sports traumatology, arthroscopy : official journal of the ESSKA, 2014, 22(6):1329-1336.

Nixon AJ, LA Fortier, J Williams, et al. Enhanced repair of extensive articular defects by insulin-like growth factor-I-laden fibrin composites. J Orthop Res, 1999, 17(4):475-487.

Oprenyeszk F, C Sanchez, JE Dubuc, et al. Chitosan Enriched

Three-Dimensional Matrix Reduces Inflammatory and Catabolic Mediators Production by Human Chondrocytes. Plos One, 2015,10(5): e0128362.

Ossendorf C, C Kaps, PC Kreuz, et al. Treatment of posttraumatic and focal osteoarthritic cartilage defects of the knee with autologous polymer-based three-dimensional chondrocyte grafts: 2-year clinical results. Arthritis Res Ther, 2007, 9(2):R41.

Paige KT, LG Cima, MJ Yaremchuk, et al. De novo cartilage generation using calcium alginate-chondrocyte constructs. Plast Reconstr Surg, 1996,97(1):168-178; discussion 179-180.

Park H, KY Lee. Cartilage regeneration using biodegradable oxidized alginate/hyaluronate hydrogels. Journal of Biomedical Materials Research Part A, 2014,102(12):4519-4525.

Park KM, SY Lee, YK Joung, et al. Thermosensitive chitosan-Pluronic hydrogel as an injectable cell delivery carrier for cartilage regeneration. Acta biomaterialia, 2009, 5(6):1956-1965.

Pavelka K, D Uebelhart. Efficacy evaluation of highly purified intra-articular hyaluronic acid(Sinovial(R)) vs hylan G-F20(Synvisc(R)) in the treatment of symptomatic knee osteoarthritis. A double-blind, controlled, randomized, parallel-group non-inferiority study. Osteoarthritis and cartilage, 2011, 19(11):1294-1300.

Pestka JM, G Bode, G Salzmann, et al. Clinical outcomes after cell-seeded autologous chondrocyte implantation of the knee: when can success or failure be predicted? Am J Sports Med, 2014, 42(1):208-215.

Petri M, M Broese, A Simon, et al. CaReS(MACT) versus microfracture in treating symptomatic patellofemoral cartilage defects: a retrospective matched-pair analysis. Journal of orthopaedic science : official journal of the Japanese Orthopaedic Association, 2013, 18(1):38-44.

Pleumeekers MM, L Nimeskern, WL Koevoet, et al. The in vitro and in vivo capacity of culture-expanded human cells from several sources encapsulated in alginate to form cartilage. Eur Cell Mater, 2014, 27:264-80; discussion 278-280.

Responte DJ, RM Natoli, KA Athanasiou. Collagens of articular cartilage: structure, function, and importance in tissue engineering. Critical reviews in biomedical engineering, 2007, 35(5):363-411.

Roemer FW, MD Crema, S Trattnig, et al. Advances in imaging of osteoarthritis and cartilage, Radiology, 2011,260(2):332-354.

Rokstad AM, S Holtan, B Strand, et al. Microencapsulation of cells producing therapeutic proteins: optimizing cell growth and secretion. Cell Transplant, 2002, 11(4):313-324.

Rosenzweig DH, F Chicatun, SN Nazhat, et al. Cartilaginous constructs using primary chondrocytes from continuous expansion culture seeded in dense collagen gels. Acta Biomater, 2013, 9(12):9360-9369.

Selmi TA, P Verdonk, P Chambat, et al. Autologous chondrocyte implantation in a novel alginate-agarose hydrogel: outcome at two years. J Bone Joint Surg Br, 2008, 90(5):597-604.

Shetty AA, SJ Kim, V Shetty, et al. Autologous collagen induced chondrogenesis(ACIC: Shetty-Kim technique) - A matrix based acellular single stage arthroscopic cartilage repair technique. J Clin Orthop Trauma, 2016, 7(3):164-169.

Shive MS, WD Stanish, R McCormack, et al. Treatment Maintains Cartilage Repair Superiority over Microfracture at 5 Years in a Multicenter Randomized Controlled Trial. Cartilage, 2015, 6(2):62-72.

Sionkowska A, M Wisniewski, J Skopinska, et al. Molecular interactions in collagen and chitosan blends. Biomaterials, 2004, 25(5):795-801.

Sittinger M, C Perka, O Schultz, et al. Joint cartilage regeneration by tissue engineering. Z Rheumatol, 1999, 58(3):130-135.

Solchaga LA, JU Yoo, M Lundberg, et al. Hyaluronan-based polymers in the treatment of osteochondral defects. J Orthop Res, 2000, 18(5):773-780.

Somoza RA, JF Welter, D Correa, et al. Chondrogenic differentiation of mesenchymal stem cells: challenges and unfulfilled expectations. Tissue Eng Part B Rev, 2014, 20(6):596-608.

Spiller KL, SA Maher, AM Lowman. Hydrogels for the repair of articular cartilage defects. Tissue engineering: Part B, Reviews. 2011,17(4): 281-299.

Stark Y, K Suck, C Kasper, et al. Application of collagen matrices for cartilage tissue engineering. Exp Toxicol Pathol, 2006, 57(4):305-311.

Stelzeneder D, AA Shetty, SJ Kim, et al. Repair tissue quality after arthroscopic autologous collagen-induced chondrogenesis(ACIC) assessed via T2* mapping. Skeletal Radiol, 2013, 42(12):1657-1664.

Tongnuanchan P, S Benjakul, T Prodpran. Properties and antioxidant activity of fish skin gelatin film incorporated with citrus essential oils. Food Chem, 2012, 134(3):1571-1579.

Tuncel M, M Halici, O Canoz, et al. Role of insulin like growth factor-I in repair response in immature cartilage. Knee, 2005, 12(2):113-119.

Wang CC, KC Yang, KH Lin, et al. Cartilage regeneration in SCID mice using a highly organized three-dimensional alginate scaffold. Biomaterials, 2012, 33(1):120-127.

Wu SC, CH Chen, JK Chang, et al. Hyaluronan initiates chondrogenesis mainly via CD44 in human adipose-derived stem cells. J Appl Physiol, 2013, 114(11):1610-1618.

Xu T, KW Binder, MZ Albanna, et al. Hybrid printing of mechanically and biologically improved constructs for cartilage tissue engineering applications. Biofabrication, 2013, 5(1):015001.

Yamaoka H, H Asato, T Ogasawara, et al. Cartilage tissue engineering using human auricular chondrocytes embedded in different hydrogel materials. J Biomed Mater Res A, 2006, 78(1):1-11.

Yan JH, XM Li, LR Liu, et al. Potential use of collagen-chitosan-hyaluronan tri-copolymer scaffold for cartilage tissue engineering. Artif Cell Blood Sub, 2006, 34(1):27-39.

Yang Q, J Peng, Q Guo, et al. A cartilage ECM-derived 3-D porous acellular matrix scaffold for in vivo cartilage tissue engineering with PKH26-labeled chondrogenic bone marrow-derived mesenchymal stem cells. Biomaterials, 2008,29(15):2378-2387.

Yu F, XD Cao, YL Li, et al. An injectable hyaluronic acid/PEG hydrogel for cartilage tissue engineering formed by integrating enzymatic crosslinking and Diels-Alder "click chemistry". Polym Chem-Uk, 2014, 5(3):1082-1090.

Zak L, C Albrecht, B Wondrasch, et al. Results 2 Years After Matrix-Associated Autologous Chondrocyte Transplantation Using the Novocart 3D Scaffold: An Analysis of Clinical and Radiological Data. Am J Sports Med, 2014, 42(7):1618-1627.

Zhang X, X Chen, T Yang, et al. The effects of different crossing-linking conditions of genipin on type I collagen scaffolds: an in vitro evaluation. Cell Tissue Bank, 2014, 15(4):531-541.

Zhao W, X Jin, Y Cong, et al. Degradable natural polymer hydrogels for articular cartilage tissue engineering. J Chem Technol Biot, 2013, 88(3):327-339.

Zhu Y, L Kong, F Farhadi, et al. An injectable continuous stratified structurally and functionally biomimetic construct for enhancing osteochondral regeneration. Biomaterials, 2018, 192:149-158.

第十四章

关节软骨损伤康复治疗

第一节　软骨损伤康复概述

一、软骨损伤修复康复总则

1. 制订康复计划的准备工作

（1）了解关节软骨的生物学以及影响软骨愈合的因素。

（2）考虑损伤细节：①损伤的性质（急性、慢性）；②缺损的位置（股骨髁、胫骨平台、髌骨或滑车）；③缺损的尺寸；④缺损的深度。

（3）详细的手术过程：成功的康复计划应该根据手术方案制订。

（4）考虑患者的特殊性：年龄、术后运动水平预期、职业等。

2. 对软骨修复术后康复的总体要求

（1）关节制动或不负重对关节软骨有害，因为这将导致软骨基质中的蛋白聚糖减少。

（2）尚未成熟的新生组织若过度负重，则不利于愈合或破坏新生组织。

（3）给软骨组织的生长提供一个良好的环境或提供刺激生长的因素，即控制关节的活动度、控制负重的力量和所施加的外力。

（4）重新恢复肌肉的功能，保持关节的稳定性。

（5）要求下肢力线正常，保持损伤区的受力正常。

（6）对患者的正确教育和患者的依从性对手术能否成功至关重要。

3. 康复治疗的步骤应根据软骨修复的不同时期来制订（Mohan et al., 2013）。

（1）保护期（0~8周）；

（2）组织化生期（8~12周）；

（3）成熟期（12~26周）；

（4）塑形期（26~38周）。

二、软骨损伤修复康复要素

康复计划要素的组成包括以下几部分（Murray et al., 2016）：

1. 活动度练习控制下的早期运动可以防止软骨变性，也能促进软骨愈合。

（1）软骨损伤修复后，控制安全的活动范围有利于促进愈合。

（2）一定安全范围内的活动可避免制动的危害。

（3）临床指导方针：使用被动运动、辅助主动运动和非负重的主动运动练习，逐渐恢复关节活动度（图14-1-1）。每小时练习关节运动10~15分钟，通常情况下要持续3周。可应用持续被动运动（CPM）仪器或相关康复设备进行训练（黄红拾等，2007）（图14-1-2）。

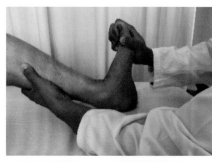

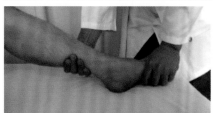

图 14-1-1　手法被动关节活动

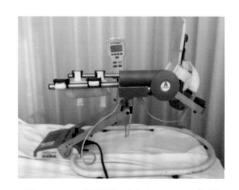

图 14-1-2　持续被动活动（CPM）仪器

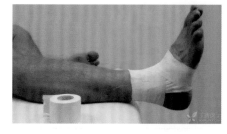

图 14-1-3　加压包扎

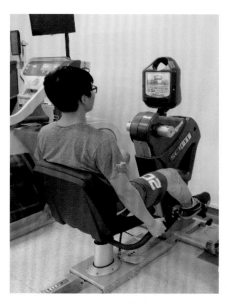

图 14-1-4　自行车训练

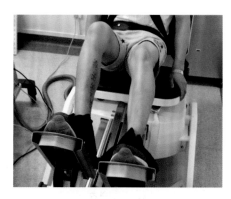

图 14-1-5　闭链等速训练

2. 减少关节肿胀　关节肿胀导致关节周围肌力受到抑制；仅少量（50～55 ml）关节积液就可以对下蹲造成影响。减少术后肿胀的方法有加压包扎（图 14-1-3）、冰敷或抬高患肢等。

3. 重建肌肉功能

（1）改善肌肉的力量和耐力：正常关节周围的肌肉可以吸收关节受到的冲击。

（2）肌力练习的方式和进度要基于软骨缺损的位置。

（3）术后软骨修复不同时期的肌肉训练：①保护期（0～4周）：不同角度的等长练习。可以使用肌肉电刺激；②保护期（4～8周）：主动运动（有限的）、水中运动、自行车（图 14-1-4）、有轻负荷阻力和少量活动度的闭链练习；③组织化生期（8～12周）：使用中等负荷抗阻和关节活动度的渐进训练，但是必须同时监控疼痛和肿胀。此期还适合做闭链训练（图 14-1-5）、自行车、爬台阶和水中运动等功能训练；④成熟期（12～26周）：关节逐渐负重。

4. 控制负重量

（1）负重的指导原则由损伤的尺寸、特点和术中情况决定。

（2）在术后 2～6 周对负重进行控制。

（3）根据缺损的分布控制负重：①对承重区如股骨髁和胫骨平台要控制负重 8 周；②对滑车区的损伤在避开损伤角度时允许负重；③使用可减少负重的支具或负荷很少的机器，如无阻力固定自行车或进行减重跑台行走训练（图 14-1-6），在低负重练习中每周增加 10%~20% 的负重，也可进行水中训练以减少负重。

5. 患者的依从和教育　对患者的教育可以促

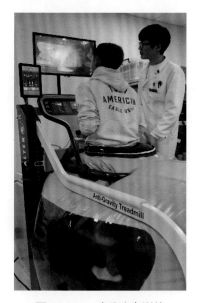

图 14-1-6　减重跑台训练

使他们更好地依从。不是所有患者都能恢复满意的功能。让他们了解软骨愈合的过程、过度负重的后果以及剪力和压力等一些重要概念；应牢记软骨修复过程较长，保守的康复治疗恢复效果更好，因为康复后期的疼痛减轻，但脆弱的软骨修复组织仍需保护。过早地进行激进康复可能损伤修复处的软骨细胞。

6. 耐力练习　术后 1 天即可开始进行双上肢、健侧下肢以及腰背肌的练习，运动量由小到大，可提高整体素质和心血管功能。

7. 术后总体康复目标　达到自由步行活动能力，达到全范围关节活动度，获得稳定膝关节，恢复良好的整体素质。

8. 在术后康复中需要注意的问题　在康复过程中，如果患膝肿痛随着负重增加而加重，应立即减小负重程度。如果出现关节交锁和肿痛，一定要和手术医师交流讨论并重新调整康复计划（曲绵域等，2003）。

（李　玟　黄红拾）

第二节　不同重建方法的软骨损伤康复

一、微骨折术修复软骨损伤的术后康复

微骨折（microfracture）术后康复对手术的疗效至关重要，可对骨髓干细胞在手术所创造的环境下分化成为软骨细胞产生影响。其中微骨折术处理后形成的血凝块提供的生化环境很重要。局部的细胞分化和成熟将修复缺损的关节软骨。在制订术后康复方案时要考虑许多因素，尤其是软骨所在的解剖部位（Montgomery et al., 2014）。

1. 减少术后肿胀和疼痛

（1）术后 1~7 天给予冰敷（图 14-2-1），减轻患者的疼痛和炎性反应。

（2）经常抬高患肢（图 14-2-2）。

（3）术后 7 天进行理疗，促进关节积液的吸收。

（4）踝泵练习，促进患肢血液循环。

2. 术后 CPM 练习（Murray et al., 2016）

（1）如果软骨缺损部位在股骨负重区，微骨折术后可以立即开始 CPM 练习。

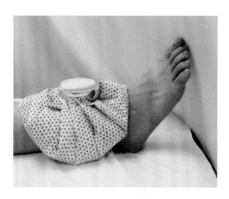

图 14-2-1　冰敷

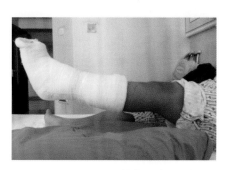

图 14-2-2　抬高患肢

（2）早期 CPM 的膝关节屈伸角度是 30°～70°。如果患者可以忍受，还可以增加 10°～20°。但要注意在术后早期避免使软骨修复部位受到摩擦。

（3）CPM 的速度一般是每分钟循环一次，但是要根据患者的舒适程度进行调整。

（4）如果没有条件进行 CPM，可以每天进行 3 组膝关节的被动屈伸练习，每组 500 次。一般持续到术后 3 周。

3. 关节的被动活动范围　值得重视的是，术后的被动屈伸活动范围应尽快达到正常。

4. 术后负重

（1）术后 1～2 周酌情开始无阻力固定自行车练习和水中练习。

（2）根据缺损的大小，6～8 周内扶拐部分负重。

（3）对于负重区域的软骨损伤，在术后 8 周内进行部分负重时，应该去掉支具，练习结束后，必须再戴上支具。而髌股关节区域的软骨缺损修复，微骨折术后 8 周内进行负重练习时要用支具限制屈膝范围小于 20°，以便保护髌股关节面的手术区域。

（4）术后 8 周以后，可以让患者逐渐从部分负重开始过渡到完全负重。

5. 肌力练习

（1）早期进行健侧肢体肌肉的最大抗阻练习以防止肌肉萎缩。

（2）逐步进行肌肉的弹力带抗阻练习（图 14-2-3）。

（3）术后 16 周以后，酌情尝试应用机器进行肌肉的抗阻练习（图 14-2-4）。

6. 术后恢复运动

（1）术后 12 周逐步进行正常步行和地面慢跑。

（2）术后 4～6 个月以后，酌情开始急转急停和跳跃运动练习。

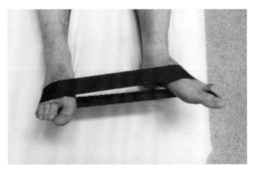

图 14-2-3　弹力带抗阻训练

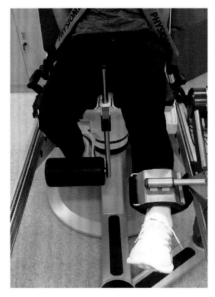

图 14-2-4　开链等速训练

二、自体软骨细胞加骨膜移植的术后康复

自体软骨细胞移植术后康复对于术后的愈合和手术疗效意义重大。但患者的恢复期不仅很长，而且还要特别注意软骨细胞移植的部位与关节活动和肢体负重的关系。应注意的是，自体软骨细胞修复是一种生物性修复，移植细胞经历生长和成熟等过程。术后 6 周内，修复区域的组织很脆弱，非常容易受到损伤。随着修复区域组织逐渐成熟，进而变成类似正常的软骨组织。康复设计要考虑保护修复部位的组织，以便软骨细胞的逐步成熟，逐渐恢复患侧关节的运动和肌肉的力量。

1. 术后控制肿痛　同微骨折术后。

2. 控制患肢负重程度

（1）缺损的分布与负重的关系：对于股骨髁和胫骨平台区域的软骨损伤，要控制负重 8 周（2 周内不负重，3～4 周内负重 15%，5～6 周逐步增加负重，7～12 周完全负重）。股骨负重区前方的软骨修复要避免患侧膝关节在完全伸直时进行负重，股骨负重区后方的软骨修复要避免屈膝角度大于 45° 时进行负重。对于滑车区的软骨损伤，可以在膝关节完全伸直时进行负重。对于髌骨区域的软骨损伤，要用维持膝关节伸直的支具并观察负重时有无不适。

（2）髌骨软骨损伤修复部位与关节活动度的关系：对于髌骨下部、中部、上部的软骨损伤，应分别避免屈膝角度大于 15°、40°、80° 时的负重和剪力。

（3）减少负重的训练

1）使用减少负重的支具：术后前6周或早期，应持双拐下地，以减少患膝负重。术后12周争取达到全负重弃拐步行。

2）负重很少的器械练习：例如进行不需要负重的行走练习（无阻力固定自行车），在低负重练习中，每周增加10%～20%的负重。

3）采用水中训练或减重跑台以减少负重。

4）避免患膝负重时膝关节扭转或旋转。

3．CPM仪器的使用

（1）术后即刻使用6～8小时。

（2）每次使用2小时，累计每天8～10小时。

（3）一般用到术后4周～6周。

（4）CPM角度关系

1）股骨髁软骨修复与CPM角度的关系：术后即刻CPM角度设置在0°～40°，在患者患膝允许的情况下，每天增加屈膝5°～10°。根据软骨缺损的位置及面积大小调整CPM角度：对于滑车区小的软骨缺损，如果患者无不适，每天增加屈膝5°，到术后6周，CPM的角度设置应达到伸膝0°，屈膝90°～110°。对于滑车区大面积的软骨缺损，CPM角度设置仅为0°～30°。可用被动手法帮助增加屈膝角度。

2）髌骨软骨损伤与CPM角度的关系：术后0～3周，角度设置为0°～30°。对于仅髌骨表面的单个小面积软骨缺损术后，每天酌情增加5°，术后4～6周，屈膝范围应达到0°到90°～110°。对于大面积的髌骨软骨缺损或缺损越过中线，CPM角度应设置到屈膝小于30°。

4．膝关节活动度练习　患膝在安全范围内的早期被动关节活动可以有效地防止关节粘连和关节僵直。按摩、肌肉牵拉练习、髌股关节松动（图14-2-5）等也能有效防治关节粘连。术后12周应争取达到全范围的膝关节活动度。

（1）股骨髁部软骨修复：术后4周屈膝0°～90°，5周达到110°，6周达到130°。

（2）滑车部软骨修复：术后4周屈膝0°～40°，术后6周达90°，术后8周达120°。

（3）髌骨软骨修复：术后4周0°～90°，6周达110°，8周达120°。

5．在术后不同时期，根据软骨损伤面积大小、位置以及活动角度的规定，适当进行肌力练习。

6．术后不同时期所能参加的活动

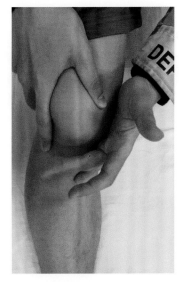

图14-2-5　推髌骨

（1）术后13周～6个月时，逐步放弃拐杖并重点加强膝关节周围肌肉的练习（抗阻外展和伸髋），酌情增加站立时间和步行训练量。在康复早期可以酌情进行必要的低冲击活动，如开车等。

（2）术后7～9个月，为使患者患膝关节周围肌肉的体积增大、肌力更强，可加强站立和步行的耐力。进一步做全面的功能评估，并根据具体功能需要或特殊运动需求制订随后的康复目标和康复计划。

（3）术后9～12个月：低强度冲击活动，如滑雪、越野滑雪、滑冰、击剑、自行车。

（4）术后13～15个月：中强度冲击活动，如慢跑、健身操。

（5）术后16～18个月：高强度冲击活动，如网球、篮球。

三、自体或异体骨软骨移植的术后康复

由于自体或异体骨软骨移植属于组织移植，较软骨细胞移植相对恢复快，而与单纯微骨折术相比愈合慢，故在其康复方面，强度、进度均在两者之间，总原则均相同，康复的快慢影响因素有：软骨损伤面积大小、深度及其部位，患者的年龄，术前身体状况，受伤侧别。需要根据情况进行个体化调整。

1．术后控制肿痛　同微骨折术后。

2．负重　控制性负重6～8周：

（1）术后2周内，患肢完全不负重。

（2）术后3~4周，患侧下肢用脚尖点地行走，负重约15%的体重。

（3）术后5周，开始患侧下肢脚尖负重约25%的体重。

（4）术后6~7周，患侧下肢负重约50%体重，逐步开始练习双下肢不对称性的重心转移。

（5）术后8周，双下肢逐渐完全负重，逐步开始双下肢对称性的重心转移训练。

3. 膝关节的活动度练习

（1）在患者可耐受的情况下，进行被动膝关节活动度练习，被动屈膝角度第1周90°，以后每周被动屈曲角度增加10°，逐步达到正常的被动屈伸范围。

（2）术后1周后，若患膝屈曲角度能达到90°，逐步开始无阻力的固定自行车练习。

（3）术后4~5周争取达到完全的膝关节活动度。

4. 肌力练习

（1）患者如果能够耐受，术后应尽早开始健侧下肢或上肢的抗阻练习，以防止肌肉萎缩。

（2）逐步开始轻度负荷的等张练习。

（3）水中或减重跑台练习：在负重限度内，逐步练习。

（4）闭链练习：当负重能达到体重的75%~100%时，逐步开始下肢闭链练习，如靠墙静蹲（图14-2-6）、半蹲位的蹲起练习。

（5）术后2个月，逐渐加强患侧下肢肌肉力量的训练，如渐进性的抗阻练习、阻力自行车蹬踏练习。

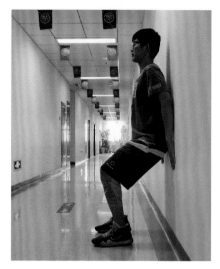

图14-2-6 靠墙静蹲

5. 促进恢复神经肌肉系统的相关训练 术后2个月，当患肢能完全负重后，逐渐引入滑板练习、台阶练习等。

6. 术后恢复不同运动的时间

（1）3~4个月内控制膝关节承受剪力和压力的活动。

（2）4~4.5个月逐步开始低强度冲击活动，如滑雪、公路自行车。

（3）术后5个月逐步开始中等强度冲击活动，如慢跑、健身操。

（4）术后6~7个月逐渐开始高强度冲击活动，如网球、篮球。

（苗 欣 黄红拾）

第三节 软骨损伤临床康复的作用机制

对于关节软骨损伤，传统的临床治疗方式普遍选择内科药物进行缓解治疗，即生化调节（Cugat et al., 2015），但没有改变软骨的力学环境，而康复更多强调的是通过关节运动、肌肉、本体感觉等运动训练，来加强关节稳定性及灵活性、改善关节受力，生物力学的改变可以引起生物化学的调节，进而来延缓关节软骨退变的进程（Mithoefer et al., 2012；Shabani et al., 2015）。

一、制动对软骨的影响

有研究表明关节制动增加IL-β1 TNF-α，进而增加MMP-1、MMP-3，引起软骨细胞损伤（Montgomery et al., 2014）；制动1~2周内会增加软骨细胞表面的TGF-β1受体表达，TGF-β1在软骨早期修复起作用，早期升高明显。此外，IL-β，TNF-α两个因子引起胶原降解并且促使生成TGF

进而使合成增加，说明制动同时能引发合成和降解。关节液中的 IL-1、TIMP 会因制动而降低，但制动 11 周后恢复活动，这些因子又会恢复到正常水平。说明短期制动带来的关节液成分改变是可逆的（Haapala et al., 2001）。

二、活动及负重对软骨的影响

关节软骨是一种无血管、无神经的结缔组织，故需依靠关节液输送营养物质。在低压力环境中，大约使软骨细胞延长 15% 的机械应力作用下可以增加关节液中营养物质的渗透压，促进营养成分向关节软骨内部渗透，同时软骨细胞合成 TGF 等促进合成的细胞因子增加，软骨细胞合成代谢增加（van Spil et al., 2012；Wang et al., 2017）。并且能够抑制关节内炎性因子 IL-1β，从而抑制 iNOS mRNA 的表达和 NO 的生成以及 E2 的生成，同时减少 COX-2 和 MMP。但超过该程度的应力传递到关节软骨表面，对软骨细胞造成的影响则以分解代谢为主（Guo et al., 2011；Mohan et al., 2013）。

在机械应力的作用下，这些具有分解活性的酶以关节软骨内的广大底物为作用对象，对关节软骨产生破坏作用（Wellsandt et al., 2016）。主要表现在关节内促炎症细胞因子的表达增加，使关节软骨细胞在增殖、凋亡、死亡及细胞外基质的分解和合成方面受到影响。因此关节软骨受到过度负荷是导致骨关节炎的主要风险因素。异常的力学信号通过细胞外基质传递到细胞，激活软骨细胞膜表面的机械性刺激感受器，再由细胞膜上的感受器和细胞内信号传递通路将力学信号转化为化学或电信号，对细胞核内相关基因的转录和表达产生影响。在此过程中，细胞外基质分子、跨膜蛋白受体、细胞骨架结构和细胞内信号传递元件均参与并发挥重要作用（Luo et al., 2015）。

滑膜细胞也显示出相似的反应，在低压力环境中，大约使滑膜细胞延长 22% 的力作用下，可促进长链 HA 的生成，对关节软骨起到保护作用；而高压力环境下则生成短链 HA，促进 OA 进展（Kitamura et al., 2010）。Weiler 等（2002）研究也表明，过度的被动活动也会刺激关节滑膜，引起滑液渗出，加重关节肿胀诱发"滑液浸泡效应"（synovial bathing effect），产生多种细胞因子，并由此产生的炎症反应更为显著。

1845 年 Bonnet 就开始使用膝关节运动器进行术后练习。1904 年就已经出现了最早的 CPM 机。Salter 等（1980）根据关节持续被动活动（CPM）的概念，与工程师 Saringer 合作，于 1978 年首次将自制的 CPM 机用于临床各类骨关节病及损伤患者的康复。通过多年一系列的临床和动物实验证明，CPM 可有效防止关节水肿、粘连，加速关节软骨、周围韧带和肌腱的愈合与再生，减轻疼痛（黄红拾等，2007）。

Salter 等（1980）在一系列 CPM 研究中发现，软骨损伤模型术后立即做 1 周的 CPM 和立即做 3 周的 CPM 可达到相同的效果，似乎 CPM 最佳的效果在术后第 1 周。Leong 等（2010）研究发现，在制动组中增加每天仅进行 1 小时的 CPM 治疗会使 MMP-3 的表达量明显下降，MMP-3 是关节退变极早期表达量增高的少数因子之一，因此研究认为 1 小时的 CPM 也可以起到很好的保护软骨效果。

因此，CPM 和负重所产生的关节内力学的改变对于软骨和滑膜组织来说是一柄双刃剑，关于度的把握在临床应用中尚未量化，这可能也是临床康复研究中结论不一致、观点不统一的重要原因之一。通过肌肉力量、本体感觉功能训练增加关节稳定性对保护软骨起到重要作用。对运动处方的细化还需要进一步的研究（Mononen et al., 2015；Wolburg et al., 2016）。

（李 玳 敖英芳）

参考文献

黄红拾, 敖英芳, 王子羲, 等. 兔膝关节持续被动活动对前交叉韧带重建术后切口局部组织血氧饱和度的影响. 中国微创外科杂志, 2007, 13:808-811.

曲绵域, 于长隆. 实用运动医学. 北京: 北京大学医学出版社, 2003.

Cugat R, Cusco X, Seijas R, et al. Biologic Enhancement of Cartilage Repair: The Role of Platelet-Rich Plasma and Other Commercially Available Growth Factors. Arthroscopy, 2015, 31:777-783.

Guo H, Luo QL, Zhang JL, et al. Comparing different physical factors on serum TNF-alpha levels, chondrocyte apoptosis, caspase-3 and caspase-8 expression in osteoarthritis of the knee in rabbits. Joint Bone Spine, 2011, 78:604-610.

Haapala J, Arokoski JPA, Ronkko S. Decline after immobilisation and recovery after remobilisation of synovial fluid IL1, TIMP, and chondroitin sulphate levels in young beagle dogs. Ann Rheum Dis, 2001, 60:55-60.

Kitamura R, Tanimoto K, Tanne Y, et al. Effects of mechanical load on the expression and activity of hyaluronidase in cultured synovial membrane cells. J Biomed Mater Res A, 2010, 92a: 87-93.

Leong DJ, Gu XI, Li YH, et al. Matrix metalloproteinase-3 in articular cartilage is upregulated by joint immobilization and suppressed by passive joint motion. Matrix Biol, 2010, 29: 420-426.

Luo Q, Chen N, Zhou YH, et al. The effect of low fluoride concentrations on microdamage accumulation in mouse tibias under impact loading. Acta Mech Sinica-Prc, 2015, 31:944-951.

Mithoefer K, Hambly K, Logerstedt D. Current Concepts for Rehabilitation and Return to Sport After Knee Articular Cartilage Repair in the Athlete. Journal of Orthopaedic & Sports Physical Therapy, 2012, 42:254-273.

Mohan G, Perilli E, Parkinson IH. Pre-emptive, early, and delayed alendronate treatment in a rat model of knee osteoarthritis: effect on subchondral trabecular bone microarchitecture and cartilage degradation of the tibia, bone/cartilage turnover, and joint discomfort. Osteoarthr Cartilage, 2013, 21:1595-1604.

Mononen ME, Jurvelin JS, Korhonen RK. Implementation of a gait cycle loading into healthy and meniscectomised knee joint models with fibril-reinforced articular cartilage. Comput Method Biomec, 2015, 18:141-152.

Montgomery SR, Foster BD, Ngo SS, et al. Trends in the surgical treatment of articular cartilage defects of the knee in the United States. Knee Surg Sport Tr A, 2014, 22:2070-2075.

Murray IR, Benke MT, Mandelbaum BR. Management of knee articular cartilage injuries in athletes: chondroprotection,

chondrofacilitation, and resurfacing. Knee Surg Sport Tr A, 2016, 24:1617-1626.

Salter RB, Simmonds DF, Malcolm BW, et al. The Biological Effect of Continuous Passive Motion on the Healing of Full-Thickness Defects in Articular-Cartilage - an Experimental Investigation in the Rabbit. J Bone Joint Surg Am, 1980, 62: 1232-1251.

Shabani B, Bytyqi D, Lustig S, et al. Gait changes of the ACL-deficient knee 3D kinematic assessment. Knee Surg Sport Tr A, 2015, 23:3259-3265.

van Spil WE, Jansen NWD, Bijlsma JWJ, et al. Clusters within a wide spectrum of biochemical markers for osteoarthritis: data from CHECK, a large cohort of individuals with very early symptomatic osteoarthritis. Osteoarthr Cartilage, 2012, 20:745-754.

Wang XR, Rong QG, Sun SL, et al. Stability analysis of slope in strain-softening soils using local arc-length solution scheme. J Mt Sci-Engl, 2017, 14:175-187.

Weiler A, Peine R, Pashmineh-Azar A, et al. Tendon healing in a bone tunnel. Part I: Biomechanical results after biodegradable interference fit fixation in a model of anterior cruciate ligament reconstruction in sheep. Arthroscopy, 2002, 18: 113-123.

Wellsandt E, Gardinier ES, Manal K, et al. Decreased Knee Joint Loading Associated With Early Knee Osteoarthritis After Anterior Cruciate Ligament Injury. Am J Sport Med, 2016, 44:143-151.

Wolburg T, Rapp W, Rieger J, et al. Muscle activity of leg muscles during unipedal stance on therapy devices with different stability properties. Phys Ther Sport, 2016, 17: 58-62.

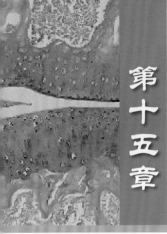

关节软骨损伤修复的临床效果评价

第一节 临床功能评分

对于关节软骨损伤修复方法的评估，需要使用有效性高、可靠性和可重复性好及敏感性高的评估方法。手术效果的综合评价应该包括患者手术前、后的自助式问卷以及临床检查技术，包括体格检查、影像学检查结果等。

一、膝关节软骨损伤术后评分标准

目前国际上常用的膝关节评分标准，包括 Lysholm 评分（Lysholm et al., 1982）、Tegner 评分（Tegner et al., 1985）、美国特种外科医院膝关节评分（hospital for special surgery knee score，简称 HSS 评分）（Insall et al., 1976）、美国膝关节协会评分（American Knee Society knee score，简称 AKS 评分）（Insall et al., 1989）、国际膝关节文献委员会膝关节评估表（Intemational Knee Documentation Committee knee evaluation form，简称 IKDC 评分）（Hefti et al., 1993）、西安大略和麦克马斯特大学骨关节炎指数评分（Westem Ontario and McMaster Universities osteoarthritis index，简称 WOMAC 骨关节炎指数评分）（Bellamy et al., 1988）、美国骨科医师学会（American Academy of Orthopaedic Surgeons）膝关节评分（简称 AAOS 评分）（Johanson et al., 2004）、膝关节损伤和骨关节炎评分（the knee injury and osteoarthritis score，简称 KOOS）（Roos et al., 1998）、辛辛那提膝关节评

分系统（Cincinnati knee rating system）等（Kocher et al., 2004）。各种评分标准的内容、评估的侧重点以及使用的范围不同。

对于膝关节软骨损伤的术后评估，目前经验证用于软骨修复技术患者研究的特定评估量表包括 Lysholm 评分、IKDC 评分、KOOS 评分。健康相关的生活质量评估是长期临床效果的重要评价指标。IKDC 评分包含 SF-36 评分的测量，并且 KOOS 评分也涉及健康相关的生活质量测量。国际软骨修复学会（ICRS）也开发了软骨损伤评估系统，该系统评价涉及症状学评价和软骨缺损的评估，包括绘图和修复效果评估。

（一）IKDC 评分

IKDC 评分是由美国骨科运动医学协会（American Orthopedic Society for Sports Medicine，AOSSM）和欧洲运动创伤、膝关节外科和关节镜学会（European Society of Sports Traumatology，Knee Surgery and Arthroscopy, ESSKA）于 1987 年共同提出的（Hefti et al., 1993），经过 1993、1994、1997、2000 年 4 次修改（Mithoefer et al., 2013），形成比较成熟和完善的一套以评估膝关节相关韧带和软骨损伤以及膝关节镜手术为特点的评分系统。IKDC 评分可以全面评价膝关节的主观症状和客观体征，包括评估日常活动、症状和运动功能三个方面，广泛应用于多种膝关节疾

病（半月板损伤、髌股关节疾病、骨关节炎、软骨损伤）的临床效果评估。它由 18 个项目组成，以 0 到 100 的百分比汇总和表示，100 表示无症状和功能良好（表 15-1-1）。它是国际软骨修复学会（ICRS）软骨损伤评估软件包的一部分，也在 ICRS 临床效果评估软件程序中。用户手册和 excel 文件评分可从美国骨科运动医学学会获得。

（二）KOOS 评分

KOOS 评分是一种膝关节专用评分系统，用于评估可能导致骨关节炎的各种膝关节损伤患者的症状和功能（Roos et al., 1998）。它是基于 WOMAC 评分的扩展。包括 42 个项目，包括 5 个单独评分的子量表：疼痛、其他症状、日常生活能力、运动和娱乐功能（运动 / 娱乐）和与膝关节相关的生活质量。每个子量表的得分从 0 到 100，从最差到

最好（表 15-1-2）。WOMAC 的 24 项内容包括在 KOOS 评分系统中，但是运动 / 娱乐功能和与膝关节相关的生活质量子量表是 KOOS 评分系统独有的。KOOS 评分也包含在 ICRS 软件包中，可从 http://KOOS.nu/ 下载。

（三）Lysholm 评分

Lysholm 评分系统最初于 1982 年被设计用于评估膝关节韧带损伤，并在 2004 年经修改后应用于软骨损伤评估（Kocher et al., 2004）。Lysholm 评分对于膝关节韧带损伤评估的可靠性为 95%，敏感性为 90%。包含八个方面的评估：跛行、交锁、疼痛、爬楼梯、负重，不稳定、肿胀、下蹲困难，总分为 0 到 100，从最差到最好（表 15-1-3）。Lysholm 评分可以简单、直接、清晰、全面地评述患者的膝关节功能，询问简便，占用时间短，无

表 15-1-1　2000 IKDC 主要膝关节功能评价表

（1）您能从事的最大活动量如何？（无疼痛、无明显肿胀、无明显酸软、有规律）×4
　　5，运动量非常大的运动，如篮球或足球中的跳跃或旋转；
　　4，运动量大的运动，如重体力劳动、滑雪或网球；
　　3，中度的运动，如中体力劳动、赛跑或慢跑；
　　2，轻度的运动，如步行、家务或园艺；
　　1，因膝关节疼痛而不能从事上述任何一种活动。

（2）在最近 4 周内或从受伤开始，疼痛发生的频率如何？
　　从没有　　10　9　8　7　6　5　4　3　2　1　　经常

（3）如果您有疼痛，严重程度如何？
　　不痛　　10　9　8　7　6　5　4　3　2　1　　可以想象的最痛

（4）在最近 4 周内或从受伤时开始，膝关节僵硬或肿胀的程度如何？
　　5，没有　　4，轻度　　3，中度　　2，较重　　1，非常重

（5）在最近 4 周内或从受伤时开始，您的膝关节是否出现过交锁？
　　1，是　　5，否

（6）您的膝关节对以下活动的影响达到何种程度？

	无困难	困难很小	中度困难	非常困难	不能完成
上楼	5	4	3	2	1
下楼	5	4	3	2	1
向前跪下	5	4	3	2	1
爬	5	4	3	2	1
弯膝坐下	5	4	3	2	1
从椅子上站起	5	4	3	2	1
向前直跑	5	4	3	2	1
用患腿跳跃后落地	5	4	3	2	1
疾走急停	5	4	3	2	1

（7）自我评价：
不能进行日常活动　　1　2　3　4　5　6　7　8　9　10　　日常活动不受限

总分：　　　　　　　　IKDC 评分 =（总和 — 18）/87 × 100 =

表 15-1-2　KOOS 评分

症状

请回想一下您上周膝关节的症状，然后回答以下问题：

S1.您的膝关节有肿胀吗？	没有	很少有	有时有	经常有	总是有
S2.在活动您的膝关节时，您有没有感到摩擦，听到咯嚓声或是其他声音？	没有	很少有	有时有	经常有	总是有
S3.在活动您的膝关节时，有被卡住或锁住的感觉吗？	没有	很少有	有时有	经常有	总是有
S4.您能够完全伸直膝关节吗？	总是能	经常能	有时能	很少能	从不能
S5.您能够完全弯曲膝关节吗？	总是能	经常能	有时能	很少能	从不能

僵硬

僵硬是指在活动膝关节时，您感到行动缓慢或受到限制。以下问题是关于上周您所感受到膝关节僵硬的程度：

S6.早晨当您醒来时，您的膝关节僵硬程度有多严重？	没有	轻微	中等	严重	非常严重
S7.在一天中的晚些时候，当您坐下，躺下或休息时，您的膝关节僵硬程度有多严重？	没有	轻微	中等	严重	非常严重

疼痛

上周在以下活动中，您的膝关节疼痛达到何种程度？

P1.您多久会感到膝关节疼痛？	没有	每个月	每周	每天	总是
P2.扭动/以膝关节为中心转动	没有	轻微的	中等的	严重的	非常严重
P3.完全伸直膝关节	没有	轻微的	中等的	严重的	非常严重
P4.完全弯曲膝关节	没有	轻微的	中等的	严重的	非常严重
P5.在平坦的路面行走	没有	轻微的	中等的	严重的	非常严重
P6.上楼梯或下楼梯	没有	轻微的	中等的	严重的	非常严重
P7.晚上在床上的时候	没有	轻微的	中等的	严重的	非常严重
P8.坐着或躺着	没有	轻微的	中等的	严重的	非常严重
P9.站直	没有	轻微的	中等的	严重的	非常严重

功能：日常生活

以下问题是关于您的身体功能，这些是指您行动和照顾自己的能力。对以下每项活动，请指出在上周您因为膝关节而感到的困难程度：

A1.下楼梯	无困难	轻微困难	中等困难	非常困难	极其困难
A2.上楼梯	无困难	轻微困难	中等困难	非常困难	极其困难
A3.从坐位姿势起身	无困难	轻微困难	中等困难	非常困难	极其困难
A4.站立	无困难	轻微困难	中等困难	非常困难	极其困难
A5.弯向地面/捡起东西	无困难	轻微困难	中等困难	非常困难	极其困难
A6.在平坦的路面行走	无困难	轻微困难	中等困难	非常困难	极其困难
A7.进/出汽车	无困难	轻微困难	中等困难	非常困难	极其困难
A8.上街购物	无困难	轻微困难	中等困难	非常困难	极其困难
A9.穿短袜/长袜	无困难	轻微困难	中等困难	非常困难	极其困难
A10.起床	无困难	轻微困难	中等困难	非常困难	极其困难
A11.脱去短袜/长袜	无困难	轻微困难	中等困难	非常困难	极其困难
A12.躺在床上（翻身，保持膝盖位置）	无困难	轻微困难	中等困难	非常困难	极其困难
A13.洗澡	无困难	轻微困难	中等困难	非常困难	极其困难
A14.坐着	无困难	轻微困难	中等困难	非常困难	极其困难
A15.上厕所	无困难	轻微困难	中等困难	非常困难	极其困难
A16.重的家务（搬很重的箱子、擦地等）	无困难	轻微困难	中等困难	非常困难	极其困难
A17.轻的家务（做饭、除尘等）	无困难	轻微困难	中等困难	非常困难	极其困难

功能：体育及娱乐活动					
以下问题是关于您的身体处于较高活动水平时的功能。对以下每项活动，请指出在上周您因为膝关节的问题而感到的困难程度：					
SP1.蹲着	无困难	轻微困难	中等困难	非常困难	极其困难
SP2.跑步	无困难	轻微困难	中等困难	非常困难	极其困难
SP3.跳跃	无困难	轻微困难	中等困难	非常困难	极其困难
SP4.扭动/以膝盖为中心转动	无困难	轻微困难	中等困难	非常困难	极其困难
SP5.跪下	无困难	轻微困难	中等困难	非常困难	极其困难
生活质量					
Q1.您多久会感到您的膝关节问题？	从不	每个月	每周	每天	一直
Q2.为了避免可能伤害到膝关节，您有改过您的生活方式吗？	从没有	稍许有	中度	很大程度	完全改变
Q3.您因为对自己的膝关节缺乏信心而受到的困扰程度有多大？	没有	轻微	中度	严重	极其严重
Q4.总的来说，您的膝关节会给您带来多大困难？	无困难	轻微困难	中等困难	非常困难	极其困难

表 15-1-3　Lysholm 评分

跛行	无	5	患肢力量	完全正常	5
	轻度或只间断出现	3		需扶拐	3
	重度或持续出现	0		完全不能负重	0
爬楼	完全没有困难	10	下蹲	完全没有困难	5
	轻度受限	6		轻度受限	4
	一次只能上一个台阶	2		不能大于 90°	2
	完全不能	0		完全不能	0
共 25 分					
关节不稳定（打软腿）	从未出现打软腿	30	疼痛	无	30
	田径或剧烈运动时偶尔出现	25		剧烈运动时偶尔出现，程度轻	25
	田径或剧烈运动时经常出现	20		打软腿时明显	20
	日常活动时偶尔出现	10		剧烈运动时明显	15
	日常活动时经常出现	5		走路 >2 km 时才明显	10
	持续存在	0		走路 <2 km 时就明显	5
				持续存在，程度重	0
肿胀	无	10	股四头肌萎缩	无	5
	打软腿时出现	7		1~2 cm	3
	剧烈运动时出现	5		大于 2 cm	0
	一般运动时出现	2			
	持续存在	0			
共 75 分					

创伤性，易于被患者接受。Lysholm 评分不仅能评价对患者最重要的日常活动功能，而且对于患者不同强度的运动功能等级也能做出初步评估。它通过数字式的评分和患者活动级别的联系，对患者功能障碍的程度做出清晰的划分，从而使评估系统中每一个内容参数都能反映治疗过程。在膝关节镜的相关文献中，Lysholm 评分所占比例为所有评分之首。

笔者应用同种异体脱细胞皮质松质骨基质作为组织工程支架结合软骨下骨钻孔修复膝关节Ⅳ度软骨损伤取得了良好临床效果。手术后随访观察平均5年，患者的临床症状较术前改善明显，治疗有效率为100%，总体症状的改善度平均为74.2%。MRI结果显示修复组织充填软骨缺损区域，修复组织及软骨下骨的信号逐渐改善接近正常。同时VAS评分、IKDC评分、Lyshlom评分较术前有显著改善，与体格检查及影像学检查结果一致。这也从另一方面证明了VAS评分、IKDC评分、Lyshlom评分等评分标准的有效性、可靠性。

二、踝关节软骨损伤评分系统

对于踝关节软骨损伤术后临床评分，常采用美国足踝外科协会（American Orthopaedic Foot and Ankle Society, AOFAS）踝与后足评分对手术前后踝关节功能进行评价。1994年美国足踝外科协会制订并推荐了踝与后足功能评分量表（AOFAS ankle hindfood scale），同期制订的量表还有AOFAS拇趾跖趾-趾间关节量表、AOFAS足趾跖趾-趾间关节量表、AOFAS中足量表共四种评分量表（Kitaoka et al., 1994）。AOFAS踝-后足评分量表包括患者自填和医师检查共九个项目，指标包括疼痛，功能和自主活动、支撑情况，最大步行距离（街区），地面步行，反常步态，前足活动（屈曲加伸展），后足活动（内翻加外翻），踝-后足稳定性（前后及内翻、外翻），足部力线。此评分满分为100分，不需要转换，直接相加即可（表15-1-4）。

北京大学运动医学研究所郭秦炜、胡跃林团队回顾性研究自2007年10月至2011年9月采用自体骨-骨膜移植术治疗囊肿直径>8 mm的Hepple Ⅴ

表 15-1-4　AOFAS 踝 - 后足评分

项目		分级	评分
疼痛（40分）		无 轻度，偶见 中度，常见 重度	40 30 20 0
功能（50分）	1. 自主活动，支撑需求	无活动受限，无需支撑 日常活动不受限，娱乐活动受限，无需支撑 日常活动、娱乐活动受限，需扶手杖 日常活动、娱乐活动严重受限，需助行器、扶拐、轮椅或支架	10 7 4 0
	2. 最大步行距离（街区）	大于6个 4~6个 1~3个 小于1个	5 4 2 0
	3. 地面步行	任何地面无困难 走不平地面、楼梯、斜坡，爬梯时有困难 走不平地面、楼梯、斜坡，爬梯时很困难	5 3 0
	4. 步态异常	无，轻微 明显 显著	8 4 0
	5. 前足活动（屈/伸）	正常或轻度受限（≥30°） 中度受限（15°~29°） 重度受限（<15°）	8 4 2
	6. 后足活动（内翻加外翻）	正常或轻度受限（正常的75%~100%） 中度受限（正常的25%~74%） 重度受限（<正常的25%）	6 3 0
	7. 踝-后足稳定性（前后及内翻、外翻）	稳定 明显不稳定	8 0
足部对线（10分）		优：跖屈足，踝-足排列整齐 良：跖屈足，踝-足明显排列成角，无症状 差：非跖屈足，踝-足严重对线不齐，有症状	10 5 0

分级标准：优，90~100分；良，75~89分；可，50~74分；差，<50分（Bellamy et al., 1988；Hefti et al., 1993；Roos et al., 1998；Kocher et al., 2004）。采用视觉模拟评分（visual analog score, VAS）对术前及术后疼痛进行评价，评分满分为10分，0分为无痛，10分为难以忍受的剧痛

型距骨骨软骨损伤 27 例（郭秦炜等，2012）。术后 26 例患者接受随访，随访时间为 12 ~ 59 个月，平均 22.4 个月。术前 AOFAS 踝 - 后足评分为 63 ~ 77 分，平均为 73.9 分 ±3.1 分，术后为 77 ~ 100 分，平均为 93.0 分 ±6.5 分。两者比较差异有统计学意义（$t=17.21$，$P<0.01$）。VAS 评分术前为 4 ~ 8 分，平均为 5.4 分 ±1.0 分，术后为 0 ~ 3 分，平均为 0.8 分 ±0.8 分。两者比较差异有统计学意义（$t=31.3$，$P<0.01$）。末次随访时，患者主观满意度结果显示：优 16 例，良 8 例，可 2 例，优良率为 92.3%（24/26）。

第二节　软骨损伤修复的 MRI 评价

MRI 具有多方位、多序列、多参数成像，组织分辨率高、对比度好等诸多优势，不仅能无创性地观察软骨损伤的部位、范围、程度及软骨表面的病理变化，而且能准确观察软骨内部、软骨下骨及骨髓的病变情况，因此被公认为目前评价软骨损伤的最佳无创检查方法。尤其是近年来定量磁共振成像技术的快速发展，使得关节软骨无创性检查从形态学发展到了分子生化水平，为早期关节软骨损伤的检测以及修复效果的评估提供了更多行之有效的技术手段。但在临床工作中，对于关节软骨的 MRI 序列选择及优化组合、软骨损伤在不同 MRI 序列中的表现和诊断等方面尚无统一标准。

国际软骨修复学会（ICRS）关节软骨影像组针对软骨 MRI 影像提供了具体建议，常用的关节软骨 MRI 技术包括快速回波序列（FSE）、脂肪抑制梯度回波序列（GRE）、三维重建（3D）。T2 加权 FSE 序列组织对比度高，能区别关节软骨和周围滑液信号，可有效探测关节软骨缺损和修复的整体情况，但不易探测软骨内部的裂隙等细微变化。GRE 可使正常软骨组织呈现高信号（相比周围低信号组织），有助于探测修复软骨组织内部的细微变化，但对比度差，不易与周围组织区分。

目前临床与研究应用最多的 MRI 评分标准是 MOCART（magnetic resonance observation of cartilage repair tissue）评分。MOCART 评分是 Marlovits 等于 2004 年设计的一种软骨损伤修复评价标准（Marlovits et al., 2006）。具体从软骨缺损的填充、与周围软骨的整合、修复组织的表面、修复组织的结构、修复组织的信号、软骨下皮质骨完整性、软骨下骨改变、粘连和积液共 9 个方面进行全面评估（表 15-2-1）。与临床上最相关的变量之一是软骨修复后的缺损填充。MOCART 评分与软骨修复后的临床症状相关。MOCART 评分的临床相关性检验进一步证明，其个体变量与临床相关结果参数相关，如疼痛、

表 15-2-1　MOCART 评分评估内容及分数

评估内容	分数
1. 软骨缺损的填充和修复	
完全	20
肥厚增生	15
不完全	
大于周边软骨的 50%	10
小于周边软骨的 50%	5
软骨下骨组织暴露	0
2. 与周边软骨的整合	
完全	15
不完全，可视分界边缘	10
可视缺损	
小于修复组织的 50%	5
大于修复组织的 50%	0
3. 修复组织的表面	
完整	10
表面损伤（纤维化、裂隙、溃疡）	
小于修复组织深度的 50%	5
大于修复组织深度的 50% 或全损伤	0
4. 修复组织的结构	
均匀	5
不均匀或有裂隙	0
5. 修复组织的信号强度	
PDWI- FS 和 T2WI-FS	
等信号	15
稍高信号	5
明显高信号	0
3D VIBE T1WI-FS	
高信号	15
稍低信号	5
明显低信号	0
6. 软骨下薄层致密骨	
完整	5
不完整	0
7. 软骨下骨	
完整	5
水肿、粒状组织、囊变和硬化	0
8. 粘连	
无	5
有	0
9. 滑膜炎	
无	5
有	0
合　计	100

注：3D-VIBE，三维容积插值屏气检查

症状、日常生活活动（activities of daily living, ADL）、运动和膝关节相关生活质量（quality of life, QOL）亚组的 VAS 评分和 KOOS 评分。具体来说，缺损填充、修复组织的结构和修复组织的信号强度与这些临床评分在统计学上具有显著相关性（Moradi et al., 2012）。同样，另一项研究显示缺损填充与 ADL 评分、IKDC 评分和 SF-36 评分相关。重要的是，所有填充良好的膝关节均显示膝关节功能改善，而填充不良与 24 个月后膝关节功能改善有限和功能评分下降相关（Mithoefer et al., 2005）。

北京大学运动医学研究所敖英芳教授团队采用 3T（Magnetom Trio Tim, Siemens）磁共振扫描仪，在进行软骨损伤修复术前及术后对患膝进行检查，评估软骨损伤的程度及范围。检查时患者仰卧，常规应用 8 通道膝关节专用线圈，扫描序列如下：①矢状位 TSE T1W：TR 650 ms，TE 16 ms；②矢状位脂肪抑制 TSE 双回波序列：TR

3000 ms，TE 33 ms、80 ms；③冠状位脂肪抑制 TSE PDW：TR 3000 ms，TE 31 ms；④横断位脂肪抑制 TSE PDW：TR 3000 ms，TE 31ms。以上各序列层厚均为 3~4 mm，层间隔 0.3~0.4 mm，扫描野 160 mm×160 mm，扫描矩阵 256×（256~384）。术前及术后应用 MOCART 评分系统对修复组织进行系统评分。从具体评分数值来看，反映修复软骨形态的指标（软骨缺损填充、与周围的整合、修复组织的表面、修复组织的结构）在术后 1 周内评分为最高，均为满分，术后 6 个月到 5 年的评分比较稳定，虽较术后 1 周略差，但有逐渐好转的趋势。反映修复软骨信号的指标（MRI 影像的 T2 与 3D 信号）在术后 1 周内相对较低，随着时间的推移，修复软骨的信号有逐渐改善的趋势。反映软骨修复效果的其他指标（软骨下皮质骨完整性、软骨下骨改变、粘连、积液）也有类似随着时间推移逐渐好转的趋势（表 15-2-2）。

表 15-2-2　软骨损伤修复术后的磁共振成像 MOCART 评分

MOCART 评分	1 周	6 个月	12 个月	24 个月	5 年
软骨缺损的填充	20	15 ± 5.3※	15 ± 5.8	16.1 ± 3.8	18.6 ± 2.3
与周围软骨的整合	15	14.5 ± 1.6	13.8 ± 2.5	14.8 ± 1.4	14.5 ± 1.5
修复组织的表面	10	9 ± 5.2	8.8 ± 2.5	9.2 ± 1.6	9.5 ± 1.5
修复组织的结构	5	5	5	5	5
修复组织的信号	7.7 ± 7.2	9 ± 5.2	10 ± 5.8	12.3 ± 4.7	13.1 ± 4.0
软骨下皮质骨完整性	4.1 ± 2.0	4.5 ± 1.6	5	5	5
软骨下骨改变	1.4 ± 2.3	3 ± 2.6	2.5 ± 2.9	3.3 ± 1.7	4.0 ± 2.0
粘连	5	5	5	5	5
积液	0	1.5 ± 2.4※	3.75 ± 2.5※	0.75 ± 1.2※	4.54 ± 1.5※
总分	71.4 ± 12.5	70.5 ± 12.6	76.3 ± 11.1	82.6 ± 10.4	89.0 ± 10.9

注：采用配对秩和检验，$P<0.05$，认为有显著性差异。※表示与第一组统计学上有显著性差异

第三节　关节软骨损伤关节镜下及组织学评估

对于软骨损伤修复术后的评估，除了测量关节疼痛和评估关节功能外，缺损本身修复水平也是一个重要的评估内容，包括宏观表现（关节镜下表现）和组织学表现。

一、关节镜下软骨损伤修复组织表现

虽然镜下表现以及修复组织的外观都与软骨损伤修复术后功能评分结果相关，但是二次关节镜探查可以直观地评估软骨缺损修复效果，同时，如果条件允许（患者知情同意，通过伦理批准等），可以对修复组织取活检行病理学检测。通常情况下，在患者进行内固定物取出或当关节内其他结构损伤需要行关节镜治疗时可以进行二次关节镜探查，以评估软骨缺损修复效果。

关节镜下可以对修复的软骨组织进行宏观评估，并对缺损修复进行分级定量和定性分析。国际公认使用 ICRS 和 Oswestry 宏观软骨评分系统对填充缺损的修复组织进行评估（van den Borne et al.，2007），包括缺损填充等级、与周围软骨组织的整合程度和表面外观等标准。然而，这个评分系统并不能提供诸如移植物硬度或移植物过度生长等生物力学及组织学信息。虽然宏观分级提供了有价值的形态学信息，但它需要有计划和有标准地进行第二次关节镜检查。由于伦理上的考虑以及强制性第二次关节镜检查及其相关的手术和麻醉风险，使得它可能并不总是可行。自愿性二次关节镜检查或二次关节镜检查仅在有症状的患者中进行可能引入选择偏差，但仍可以为软骨修复后的结果评估提供有用信息。

根据国际软骨修复学会（ICRS）分级系统（表15-3-1），关节镜下软骨修复效果的评估指标包括：修复组织填充缺损的体积、修复组织与邻近关节软骨的整合以及修复部位的宏观外观等。

北京大学运动医学研究所敖英芳教授团队对2例应用同种异体脱钙皮质松质骨结合软骨下骨钻孔修复膝关节Ⅳ度软骨损伤的患者术后行二次关节镜探查发现，2例患者的软骨缺损区域均被修复组织填充，未见明显凹陷。并且修复组织与正常软骨

表 15-3-1　国际软骨修复学会（CRS）关节镜下软骨损伤修复评分表

标准	分值
1. A 级	
缺损区域高度与周围正常软骨相当	4
达到 75% 水平	3
达到 50% 水平	2
达到 25% 水平	1
没有修复组织填充	0
1. B 级	
移植物表面 100% 存活	4
移植物表面 75% 存活	3
移植物表面 50% 存活	2
移植物表面 25% 存活	1
移植物表面 0% 存活	0
2. 整合	
与周围正常软骨完全整合	4
分界线 < 1 mm	3
75% 整合，25% 边界明显，> 1 mm	2
50% 整合，50% 边界明显，> 1 mm	1
0% ~ 25% 整合	0
3. 外观	
完整光滑的表面	4
纤维表面	3
小而分散的裂隙	2
小到大裂缝	1
移植区完全变性	0
4. 综合评价及评分	
Ⅰ度：正常	12
Ⅱ度：接近正常	8 ~ 11
Ⅲ度：异常	4 ~ 7
Ⅳ度：严重异常	0 ~ 3

整合较好，虽然还可以区分正常软骨与修复组织，但无明显裂隙。镜下用探钩检查发现修复组织生物力学性能与正常软骨相差无几（图 15-3-1）。

北京大学运动医学研究所郭秦炜、胡跃林团队对 17 例距骨骨软骨损伤的患者行自体骨 - 骨膜移植修复术，术后进行二次关节镜探查发现，所有的损伤区域都被"软骨样组织"填充，修复组织较软，与邻近的正常软骨平齐，但尚可观察到边界（图 15-3-2）。ICRS 评分为 9 ± 1.4（范围 7 ~ 12）（Hu et al., 2013）。

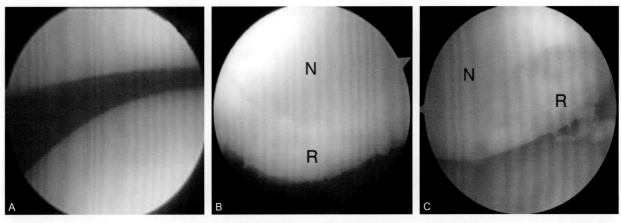

图 15-3-1 关节软骨损伤修复术后二次关节镜探查修复组织的镜下表现 A.正常软骨组织关节镜下表现。B.患者甲，软骨缺损位于髌骨，经过脱钙骨支架修复后 7 年的镜下表现，N 为正常软骨组织，R 为修复组织，可见修复组织完全填充，可见与正常软骨的边界。C.患者乙，软骨缺损位于股骨内侧髁，经过脱钙骨支架修复后 7 年的镜下表现，N 为正常软骨组织，R 为修复组织，可见修复组织完全填充，但仍可见与正常软骨的边界

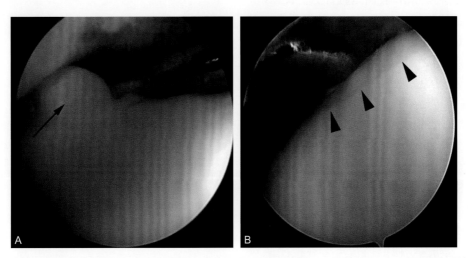

图 15-3-2 距骨骨软骨损伤修复术后二次关节镜探查修复组织的镜下表现 A.关节镜下显示内距骨软骨瓣（黑色箭头）。B.术后 12 个月复查关节镜。金属探针指示修复组织的中心区域，黑色三角指示正常软骨与修复组织的边缘

二、软骨损伤修复术后组织病理学表现

评价修复软骨的组织学质量对于客观评价软骨修复效果及手术成功具有重要意义，因为组织学评估提供了软骨修复组织结构质量的重要信息。修复组织的活检可以通过二次关节镜探查进行。目前常用的活检针为 11 ~ 13 号活检针。

组织学评价：组织学评价可以确定修复组织的性质、结构、组织与正常成人关节软骨的差距。那么如何进行组织学评价？首先，应对样本的采集和处理的质量进行初步评价。例如，是否获得包括关节表面和至少一些软骨下骨的全层活检，切

片的质量应该得到确认，即切片的方向是否正确，是否存在人工裂痕或"孔"、刀划痕或切片内的褶皱，这些会使某些评估不能完成或不可靠。软骨与骨或软骨之间的撕裂会影响软骨骨化评分。没有表面或骨附着的活检样本评估信息有限。对于染色不良、折叠或撕裂的切片，在组织学和组织形态学分析前需要重新切片和重新染色切片。具体的软骨的组织学染色除了常规的 HE 染色外，甲苯胺蓝染色、番红 O 染色、Ⅰ 型/Ⅱ 型胶原免疫组化染色、天狼星红染色等也为软骨组织的修复提供了重要的定性信息。

组织特性和解剖结构的全面和定量分析提供了完整和公正的治疗效果评估。组织学评分是临床

软骨修复效果评价的重要指标。目前可用的软骨组织学评分系统包括改良的 O'Driscoll 量表和国际软骨修复学会（ICRS）推荐的评估量表：改良的 O'Driscoll 量表（MODS）主要是作为评估动物模型中软骨修复组织的工具。由于 MODS 需要对整个关节进行三维评估，因此它在评估人软骨损伤修复组织的活检标本中的用途有限。2003 年，国际软骨修复学会组织学终点委员会（Histological Endpoint Committee of the ICRS）制订了一个组织学评分方案，专门用于评估患者的修复组织质量。这个评分系统称为 ICRS 视觉评估量表，以下称为 ICRS I，评估组织学切片修复的 6 个组成部分。其中 4 种成分，即基质、细胞分布、软骨下骨和表面，分别对应着 MODS 评分系统的组织形态、结构、完整性、软骨下骨形成和表面结构评分。ICRS I 是为评估人体活检组织修复组织的质量而开发，但它尚未得到验证。随着研究软骨修复过程的几项人类临床试验的开始，显然需要开发一种可靠、敏感、客观和可重复的方法来评估修复组织的质量。这种分级系统的重要特点是易于组织病理学家使用，并且具有足够的区分性，可以区分好的、中等的和差的修复。2010 年 ICRS 组织推出了新的组织学评分标准（ICRS II），验证了可靠性及客观性，并且推荐 ICRS II 组织学评分系统作为评估人软骨损伤修复术后的组织学评分标准（Mainil-Varlet et al., 2010）（表 15-3-2）。

北京大学运动医学研究所敖英芳教授团队对 2 例应用同种异体脱钙皮质松质骨结合软骨下骨钻孔修复膝关节Ⅳ度软骨损伤的患者术后行二次关节镜探查，术中取了 2 例标本。对其进行组织学染色，包括 HE 染色、甲苯胺蓝染色、番红 O 染色、Ⅱ型胶原免疫组化染色等。HE 染色可以清楚看到修复组织的细胞呈类圆形，与正常软骨形态类似，可见软骨陷窝，说明修复组织中细胞为透明软骨细胞。细胞外基质染色包括甲苯胺蓝染色、番红 O

染色、Ⅱ型胶原免疫组化染色，可见修复组织能够正常分泌Ⅱ型胶原。从组织学方面证实了修复组织为透明软骨，能够正常分泌蛋白聚糖和Ⅱ型胶原，为透明软骨修复（图 15-3-3）。从中可以看出组织病理学评价是软骨损伤修复术后评估临床效果的重要指标。

表 15-3-2　国际软骨修复学会（ICRS）推荐的 ICRS II 评分标准

组织学参数	可视化评分
1. 组织形态学（偏振光镜下观察）	0：全层胶原纤维 100：正常软骨双折射
2. 基质染色（异染）	0：无染色 100：全异染
3. 细胞形态学	0：无圆形、椭圆形细胞 100：全为圆形、椭圆形细胞
4. 软骨细胞簇集现象	0：存在簇集现象 100：无簇集现象
5. 表面结构	0：分层，大部分不规则 100：光滑表面
6. 与周围软骨整合	0：无整合 100：完全整合
7. 潮线形成	0：无钙化线 100：潮线
8. 软骨下骨异常 / 骨髓纤维化	0：异常 100：正常骨髓
9. 炎症	0：存在 100：无
10. 异常钙化 / 骨化	0：存在 100：无
11. 修复组织血管化	0：存在 100：无
12. 表层评估	0：全部缺失或完全混乱 100：重新形成完整关节软骨
13. 中层 / 深层评估	0：纤维组织 100：正常透明软骨
14. 整体评估	0：差，纤维组织 100：好，透明软骨

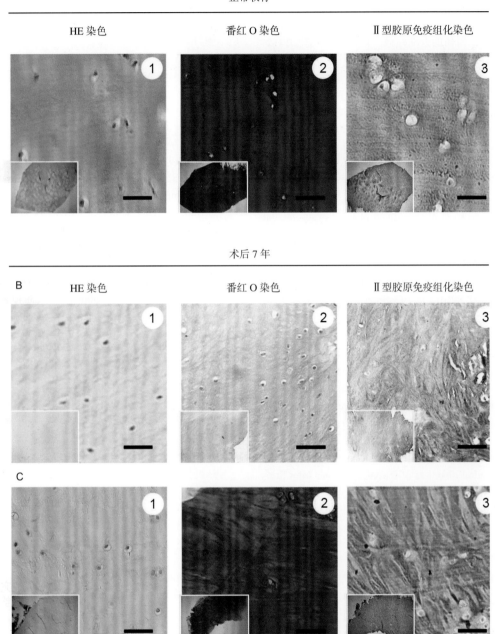

图 15-3-3　应用同种异体脱钙皮质松质骨结合软骨下骨钻孔修复膝关节Ⅳ度软骨损伤患者的术后组织学染色结果 A. 正常软骨组织染色结果；1）HE 染色；2）番红 O 染色；3）Ⅱ型胶原免疫组化染色。B. 患者甲，软骨缺损位于髌骨，术后 7 年的修复组织染色结果：1）HE 染色，可见类圆形、椭圆形软骨细胞存在；2）番红 O 染色呈现淡染色；3）Ⅱ型胶原免疫组化染色阳性，证明修复组织可以分泌Ⅱ型胶原。C. 患者乙，软骨缺损位于股骨髁，术后 7 年的修复组织染色结果：1）HE 染色，可见类圆形、椭圆形软骨细胞存在，可见软骨陷窝结构；2）番红 O 染色；3）Ⅱ型胶原免疫组化染色两种染色都呈强阳性，证明修复组织可以分泌正常软骨组织的细胞外基质，即蛋白聚糖和Ⅱ型胶原（标尺 =200μm）

（代岭辉　龚熹）

参考文献

郭秦炜, 梅宇, 焦晨,等. 自体骨-骨膜移植治疗Hepple Ⅴ型距骨骨软骨损伤的近期疗效. 中华骨科杂志, 2012, 33(4):342-347.

Bellamy N, Buchanan WW, Goldsmith CH, et al. Validation study of WOMAC: a health status instrument for measuring clinically important patient relevant outcomes to antirheumatic drug therapy in patients with osteoarthritis of the hip or knee. J Rheumatol, 1988, 15(12):1833-1840.

Hefti F, Muller W, Jakob RP, et al. Evaluation of knee ligament injuries with the IKDC form. Knee Surg Sports Traumatol Arthrosc, 1993, 1(3-4):226-234.

Hu Y,Guo Q , Jiao C, et al. Treatment of large cystic medial osteochondral lesions of the talus with autologous osteoperiosteal cylinder grafts. Arthroscopy, 2013, 29(8):1372-1379.

Insall JN, Ranawat CS, Aglietti P, et al. A comparison of four models of total knee-replacement prostheses. J Bone Joint Surg Am, 1976, 58(6):754-765.

Insall JN, Dorr LD, Scott RD, et al. Rationale of the Knee Society clinical rating system. Clin Orthop Relat Res, 1989, 248:13-14.

Kitaoka HB, Alexander IJ, Adelaar RS, et al. Clinical rating systems for the ankle-hindfoot, midfoot, hallux, and lesser toes. Foot Ankle Int, 1994, 15(7):349-353.

Kocher MS, Steadman JR, Briggs KK, et al. Reliability, validity, and responsiveness of the Lysholm knee scale for various chondral disorders of the knee. J Bone Joint Surg Am, 2004, 86(6):1139-1145.

Lysholm J, Gillquist J. Evaluation of knee ligament surgery results with special emphasis on use of a scoring scale. Am J Sports Med, 1982, 10(3):150-154.

Mainil-Varlet P, Van Damme B, Nesic D, et al. A new histology scoring system for the assessment of the quality of human cartilage repair: ICRS II. Am J Sports Med, 2010, 38(5):880-890.

Mithoefer K, Acuna M. Clinical outcomes assessment for articular cartilage restoration. J Knee Surg, 2013, 26(1):31-40.

Mithoefer K, Williams RJ, Warren RF, et al. The microfracture technique for the treatment of articular cartilage lesions in the knee. A prospective cohort study. J Bone Joint Surg Am, 2005, 87(9):1911-1920.

Moradi B, Schonit E, Nierhoff C, et al. First-generation autologous chondrocyte implantation in patients with cartilage defects of the knee: 7 to 14 years' clinical and magnetic resonance imaging follow-up evaluation. Arthroscopy, 2012, 28(12):1851-1861.

NA Johanson, Liang MH, Daltroy L, et al. American Academy of Orthopaedic Surgeons lower limb outcomes assessment instruments. Reliability, validity, and sensitivity to change. J Bone Joint Surg Am, 2004, 86(5):902-909.

Roos EM, Roos HP, Lohmander LS, et al. Knee Injury and Osteoarthritis Outcome Score(KOOS)--development of a self-administered outcome measure. J Orthop Sports Phys Ther, 1998, 28(2):88-96.

Tegner Y, Lysholm J. Rating systems in the evaluation of knee ligament injuries. Clin Orthop Relat Res, 1985, (198):43-49.

van den Borne MP, Raijmakers NJ, Vanlauwe J, et al. International Cartilage Repair, International Cartilage Repair Society(ICRS) and Oswestry macroscopic cartilage evaluation scores validated for use in Autologous Chondrocyte Implantation(ACI) and microfracture. Osteoarthritis Cartilage, 2007, 15(12):1397-1402.

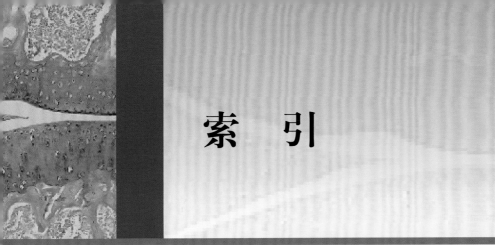

索　引